U0618990

中国康复医学会"康复医学指南"丛书

营养食疗康复指南

主　　编　蔡美琴
副 主 编　韩　婷　陈　薇　汤有才　郑　璇

人民卫生出版社
·北京·

版权所有，侵权必究！

图书在版编目（CIP）数据

营养食疗康复指南 / 蔡美琴主编 . -- 北京：人民
卫生出版社，2025. 6. -- ISBN 978-7-117-38053-9

I. R151. 3-62；R247. 1-62

中国国家版本馆 CIP 数据核字第 2025L8R881 号

人卫智网	www.ipmph.com	医学教育、学术、考试、健康，购书智慧智能综合服务平台
人卫官网	www.pmph.com	人卫官方资讯发布平台

营养食疗康复指南
Yingyang Shiliao Kangfu Zhinan

主　　编：蔡美琴	
出版发行：人民卫生出版社（中继线 010-59780011）	
地　　址：北京市朝阳区潘家园南里 19 号	
邮　　编：100021	
E - mail：pmph @ pmph.com	
购书热线：010-59787592　010-59787584　010-65264830	
印　　刷：北京汇林印务有限公司	
经　　销：新华书店	
开　　本：787 × 1092　1/16　印张：28　插页：1	
字　　数：699 千字	
版　　次：2025 年 6 月第 1 版	
印　　次：2025 年 8 月第 1 次印刷	
标准书号：ISBN 978-7-117-38053-9	
定　　价：118.00 元	

打击盗版举报电话：010-59787491　E-mail：WQ @ pmph.com
质量问题联系电话：010-59787234　E-mail：zhiliang @ pmph.com
数字融合服务电话：4001118166　E-mail：zengzhi @ pmph.com

编者（按姓氏笔画排序）

王玉波（云南省第三人民医院）

白朝芳（云南省第三人民医院）

伍佩英（上海交通大学医学院附属第一人民医院）

刘　莹（吉林市人民医院）

刘雅卓（大连大学附属中山医院）

汤有才（郑州大学第五附属医院）

李　娟（海军军医大学第二附属医院）

何道强（云南省肿瘤医院／昆明医科大学第三附属医院）

张　钧（上海师范大学）

张汉语（太和医院／湖北医药学院附属医院）

张丽莉（成都市第三人民医院）

张呈敬（海军军医大学第三附属医院）

张哲民（上海市肺科医院）

陈　薇（上海市肺科医院）

周　岚（云南省肿瘤医院／昆明医科大学第三附属医院）

郑　璇（海军军医大学第一附属医院）

顾　萍（青岛市市立医院）

党国栋（上海交通大学医学院）

唐黎明［玛士撒拉(上海)医疗科技有限公司］

黄毅漵（上海市口腔医院／复旦大学附属口腔医院）

曹　翔（上海四一一医院）

韩　婷（同济大学附属第十人民医院）

蔡美琴（上海交通大学医学院）

潘　瑞（玉溪市人民医院）

编写秘书

吴诗寅（上海交通大学医学院）

张卫家［玛士撒拉(上海)医疗科技有限公司］

郭盼盼（同济大学附属第十人民医院）

杨　宁（同济大学附属第十人民医院）

中国康复医学会"康复医学指南"丛书

序言

受国家卫生健康委员会委托,中国康复医学会组织编写了"康复医学指南"丛书(以下简称"指南")。

康复医学是卫生健康工作的重要组成部分,在维护人民群众健康工作中发挥着重要作用。康复医学以改善患者功能、提高生活质量、重塑生命尊严、覆盖生命全周期健康服务、体现社会公平为核心宗旨,康复医学水平直接体现了一个国家的民生事业发展水平和社会文明发达程度。国家高度重视康复医学工作,近年来相继制定出台了一系列政策文件,大大推动了我国康复医学工作发展,目前我国康复医学工作呈现出一派欣欣向荣的局面。康复医学快速发展迫切需要出台一套与工作相适应的"指南",为康复行业发展提供工作规范,为专业人员提供技术指导,为人民群众提供健康康复参考。

"指南"编写原则为,遵循大健康大康复理念,以服务人民群众健康为目的,以满足广大康复医学工作者需求为指向,以康复医学科技创新为主线,以康复医学技术方法为重点,以康复医学服务规范为准则,以康复循证医学为依据,坚持中西结合并重,既体现当今现代康复医学发展水平,又体现中国传统技术特色,是一套适合中国康复医学工作国情的"康复医学指南"丛书。

"指南"具有如下特点:一是科学性,以循证医学为依据,推荐内容均为公认的国内外最权威发展成果;二是先进性,全面系统检索文献,书中内容力求展现国内外最新研究进展;三是指导性,书中内容既有基础理论,又有技术方法,更有各位作者多年的实践经验和辩证思考;四是中西结合,推荐国外先进成果的同时,大量介绍国内开展且证明有效的治疗技术和方案,并吸纳中医传统康复技术和方法;五是涵盖全面,丛书内容涵盖康复医学各专科、各领域,首批计划推出66部指南,后续将继续推出,全面覆盖康复医学各方面工作。

"指南"丛书编写工作举学会全体之力。中国康复医学会设总编写委员会负总责,各专业委员会设专科编写委员会,各专业委员会主任委员为各专科指南主编,全面负责本专科指南编写工作。参与编写的作者均为我国当今康复医学领域的高水平专家、学者,作者数量达千余人之多。"指南"是全体参与编写的各位同仁辛勤劳动的成果。

"指南"的编写和出版是中国康复医学会各位同仁为广大康复界同道、

为人民群众健康奉献出的一份厚礼，我们真诚希望本书能够为大家提供工作中的实用指导和有益参考。由于"指南"涉及面广，信息量大，加之编撰时间较紧，书中的疏漏和不当之处在所难免，期望各位同仁积极参与探讨，敬请广大读者批评指正，以便再版时修正完善。

衷心感谢国家卫生健康委员会对中国康复医学会的高度信任并赋予如此重要任务，衷心感谢参与编写工作的各位专家、同仁的辛勤劳动和无私奉献，衷心感谢人民卫生出版社对于"指南"出版的高度重视和大力支持，衷心感谢广大读者对于"指南"的关心和厚爱！

百舸争流，奋楫者先。我们将与各位同道一起继续奋楫前行！

中国康复医学会会长

方国恩

2020 年 8 月 28 日

中国康复医学会"康复医学指南"丛书
编写委员会

顾　　问　邓开叔　于长隆　王茂斌　侯树勋　胡大一　励建安　王　辰

主任委员　方国恩　牛恩喜

副主任委员　彭明强　李建军　陈立典　岳寿伟　黄晓琳　周谋望　燕铁斌

丛书主审　燕铁斌

委　　员（按姓氏笔画排序）

于惠秋	于善良	万春晓	马迎春	王　辰	王　彤
王　俊	王于领	王正昕	王宁华	王发省	王振常
王健民	王雪强	王跃进	牛恩喜	方国恩	邓绍平
邓景贵	左　力	石秀娥	卢　奕	叶祥明	史春梦
付小兵	冯　珍	冯晓东	匡延平	邢　新	毕　胜
吕泽平	朱　霞	朱家源	刘　民	刘　博	刘　楠
刘宏亮	刘忠军	刘衍滨	刘晓光	闫彦宁	许光旭
许晓鸣	孙　锟	孙培春	牟　翔	杜　青	杜金刚
李　宁	李　玲	李　柏	李中实	李秀云	李建军
李奎成	李贵森	李宪伦	李晓捷	杨建荣	杨惠林
励建安	肖　农	吴　军	吴　毅	邱　勇	何成奇
何晓宏	余　茜	邹　燕	宋为群	张　俊	张　通
张　皓	张　频	张长杰	张志强	张建中	张晓玉
张继荣	张琳瑛	陈仁吉	陈文华	陈立典	陈作兵
陈健尔	邵　明	武继祥	岳寿伟	周江林	周明成
周谋望	周慧芳	郑洁皎	郑彩娥	郑鹏远	单守勤
单春雷	赵　斌	赵　焰	赵红梅	赵振彪	胡大一
侯　健	侯春林	恽晓萍	贺西京	敖丽娟	袁　霆
贾　杰	贾子善	贾福军	倪朝民	徐　林	徐　斌
徐永清	凌　锋	凌昌全	高　文	高希言	郭铁成
席家宁	唐　强	唐久来	唐国瑶	陶　静	黄东锋
黄国志	黄晓琳	黄殿龙	曹谊林	梁　英	彭明强
彭宝淦	喻洪流	程　京	程　洪	程　飚	曾小峰
谢欲晓	窦祖林	蔡郑东	蔡美琴	廖小平	潘树义
燕铁斌	魏　立				

秘书组　余红亚　高　楠

7

中国康复医学会"康复医学指南"丛书

目录

31. 精神疾病康复指南	主编	贾福军		
32. 生殖健康指南	主编	匡延平		
33. 产后康复指南	主编	邹 燕		
34. 疼痛康复指南	主编	毕 胜		
35. 手功能康复指南	主编	贾 杰		
36. 视觉康复指南	主编	卢 奕		
37. 眩晕康复指南	主编	刘 博		
38. 听力康复指南	主编	周慧芳		
39. 言语康复指南	主编	陈仁吉		
40. 吞咽障碍康复指南	主编	窦祖林		
41. 康复评定技术指南	主编	恽晓萍		
42. 康复电诊断指南	主编	郭铁成		
43. 康复影像学指南	主编	王振常	梁长虹	
44. 康复治疗指南	主编	燕铁斌	陈文华	
45. 物理治疗指南	主编	王于领	王雪强	
46. 运动疗法指南	主编	许光旭		
47. 作业治疗指南	主编	闫彦宁	李奎成	
48. 水治疗康复指南	主编	王 俊		
49. 神经调控康复指南	主编	单春雷		
50. 高压氧康复指南	主编	潘树义		
51. 浓缩血小板再生康复应用指南	主编	程 飚	袁 霆	
52. 推拿康复指南	主编	赵 焰	李义凯	于天源
53. 针灸康复指南	主编	高希言		
54. 康复器械临床应用指南	主编	喻洪流		
55. 康复辅助器具临床应用指南	主编	武继祥		
56. 社区康复指南	主编	余 茜		
57. 居家康复指南	主编	黄东锋		
58. 心理康复指南	主编	朱 霞		
59. 体育保健康复指南	主编	赵 斌		
60. 疗养康复指南	主编	单守勤	于善良	
61. 医养结合康复指南	主编	陈作兵		
62. 营养食疗康复指南	主编	蔡美琴		
63. 中西医结合康复指南	主编	陈立典	陶 静	
64. 康复护理指南	主编	李秀云	郑彩娥	
65. 康复机构管理指南	主编	席家宁	周明成	
66. 康复医学教育指南	主编	敖丽娟	陈健尔	黄国志
67. 康复质量控制工作指南	主编	周谋望		

前言

营养关系到每个人的健康和寿命，人类通过摄入食物不仅饱腹，满足了食欲，还获得了正常生命活动所需的营养物质和能量，食物营养是维持生命、生长发育和保障健康的重要基石。

《"健康中国 2030"规划纲要》中明确提出"共建共享、全民健康"是建设健康中国的战略主题，要求从"疾病治疗"向"健康预防"进行根本性转变。中国和其他许多国家和地区一样，正面临着人口老龄化的巨大挑战，各种健康状况导致的社会和经济负担日益加重。合理营养、平衡膳食在预防慢性病、增强健康素质方面发挥了重要作用，在各类疾病的治疗和康复中也起着非常重要的作用。

本书是中国康复医学会"康复医学指南"丛书之一，由中国康复医学会营养与康复专业委员会基于自身工作范畴、组织相关专家共同合作完成。

本书内容分为两篇，上篇为康复营养基础篇，内容包括营养与健康、个体营养筛查及评定、营养不良康复治疗、营养支持疗法、临床常见营养食品与营养康复治疗、住院患者膳食介绍、康复运动膳食营养等；下篇为疾病营养康复治疗篇，从阐明营养与疾病的关系入手，根据医学的进展和疾病时营养代谢的变化，总结和提出适合国情并切实可行的营养康复治疗方案，包括营养治疗原则、食谱推荐及中医食疗方。

本书既可作为各级营养师及康复从业人员的工具书，也可作为其他临床专业人员了解营养学科的参考用书，也可用于营养专业或康复专业在校学生早期接触临床的补充读物，具有较强的实践性和广泛的适用性。

衷心感谢参与编写的各位专家、同仁的辛勤劳动和无私奉献，衷心感谢广大读者对于本书的关心和厚爱。

我们真诚希望本书能够为大家提供工作中的实用指导和有益参考。由于本书涉及面广，信息量大，加之编撰时间较紧，书中的疏漏和不当之处在所难免，期望各位同仁积极参与探讨，敬请广大读者批评指正，以便再版时修正完善。

蔡美琴

2025 年 5 月 10 日

目录

上 篇

康复营养基础

第一章

营养与健康

第一节 概 述

营养是人类维持生命、生长发育和健康的物质基础。合理的营养不仅能够促进健康和生长发育,还可作为防治疾病的重要手段。合理营养与健康之间关系密切。通过饮食能补充体内所需的维生素、碳水化合物、脂肪、蛋白质等物质,能促进机体细胞合成以及功能代谢,对于维持机体健康有一定作用,还可预防多种疾病,如缺铁性贫血、营养不良等。长期营养不良,可导致自身免疫力下降,也会引起低血压、低血糖等,严重危害机体健康。长期摄入高热量的饮食,可能会导致自身能量无法代谢,容易出现脂肪堆积,从而引起身体肥胖,还可能继发高血脂、脂肪肝等慢性病。

一、营养的概念

营养是机体摄取食物,经过消化、吸收、代谢和排泄,利用食物中的营养素和其他对身体有益的成分构建组织器官,满足生理功能和体力活动需要的必要的生物学过程。营养素包括蛋白质、脂肪、碳水化合物、矿物质、维生素和水。食物摄入不足、吸收不良或过度损耗营养素所造成的营养不足,以及过度摄入特定的营养素而造成的营养过剩统称为营养不良。如果长期营养不良,可导致机体免疫力下降,进而容易感染各种疾病,如贫血、低血糖、骨质疏松、维生素缺乏等。对于胃肠道功能正常的健康人,可通过调整营养素的摄入及不良的饮食结构,进而改善机体的营养状况。此外,对于无法正常进食的患者,可通过肠内营养和肠外营养满足患者的营养需求。

没有营养,人会变得虚弱、生病甚至危及生命。营养素对于维持机体的生理功能、生长发育、促进健康及预防疾病至关重要。根据人体需要量,营养素分为宏量营养素和微量营养素。碳水化合物、蛋白质和脂肪为宏量营养素,机体需要或消耗多;是能量的主要来源,又被称为供能营养素。矿物质和维生素是微量营养素,在机体物质和能量代谢过程中发挥重要作用。水是构成细胞和体液的重要组成部分,参与新陈代谢,具有调节体温和润滑作用。

二、营养与健康之间的关系

良好的营养是健康生活的关键。合理饮食可以改善健康和营养状态。世界卫生组织指出,营养是考虑到身体的饮食需要,摄取合适的食物和量,良好的营养——充足、均衡的饮食加上有规律的体育活动是良好健康的基石。

食物多样化和营养素的合理平衡直接影响健康状态。植物性食物为主的东方膳食结构,蛋白质、脂肪摄入量相对较少,膳食纤维充足,人群心血管疾病和糖尿病的发病率低,但同时容易出现蛋白质、能量营养不良,来自动物性食物的营养素如铁、钙和维生素 A 的缺乏,导致劳动能力降低、健康状况不佳。动物性食物为主的西方膳食结构具有高能量、高脂肪、高蛋白、低膳食纤维的特点,导致肥胖、高血压等营养代谢性疾病高发。所以必须注意饮食中的营养搭配合理。增加全谷物摄入,有利于降低 2 型糖尿病、心血管疾病、结直肠癌等慢性病的发病风险，以及减少体重增加的风险；增加蔬菜水果的摄入，可降低心血管疾病、食管癌和结肠癌的发病及死亡风险。除此之外，很多对健康有益的营养物质如橙色和红色的水果、蔬菜中的植物色素可预防和减缓眼部疾病的进展；钙有助于保持骨骼强壮；B族维生素参与保持大脑健康；许多植物中的类黄酮可以改善心血管系统的健康。

营养提升机体免疫力。人的机体具有强大的适应能力，能适应周围环境和生活，如果免疫系统强，就能耐受大量的病原体或有毒物质。然而，营养不足或营养过剩会破坏这种平衡。目前，食品市场消费很大，给人们提供了各种选择，鉴于大多数加工食品都含有大量的单糖、饱和脂肪和钠，增加了与心血管系统密切相关的各种疾病发病风险。营养是一种改善健康的工具，提高免疫力，有助于预防疾病。

饮食行为对健康也有一定的影响。尤其是儿童，儿童容易受到家庭环境的影响模仿父母的饮食习惯。此外，由于不同地区人们的生活环境和风俗不同，人们的饮食习惯也不相同。中国营养学会发布《中国居民膳食指南科学研究报告（2021）》指出，以多蔬菜水果、多鱼虾水产品、经常吃奶类和大豆制品、适量的谷类和肉禽类、烹调清淡少盐为主要特点的江南地区模式，可以作为东方健康膳食模式的代表。

均衡的饮食，合理营养对健康至关重要。根据《中国居民膳食指南（2022）》，推荐"食物多样，合理搭配"等原则（见附录二）。中国居民平衡膳食宝塔（2022）及中国居民平衡膳食餐盘（2022）见图1-1-1、图1-1-2。

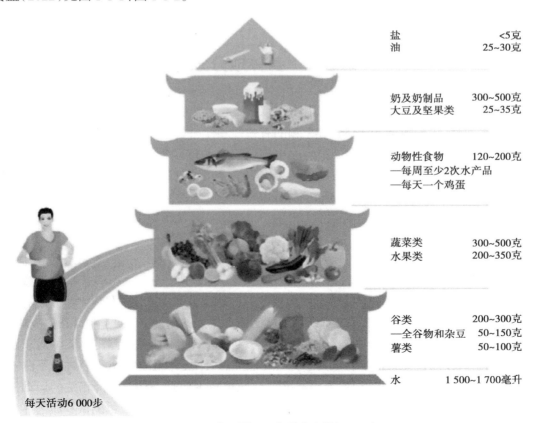

盐	<5克
油	25~30克
奶及奶制品	300~500克
大豆及坚果类	25~35克
动物性食物	120~200克
—每周至少2次水产品	
—每天一个鸡蛋	
蔬菜类	300~500克
水果类	200~350克
谷类	200~300克
—全谷物和杂豆	50~150克
薯类	50~100克
水	1 500~1 700毫升

每天活动6 000步

图 1-1-1　中国居民平衡膳食宝塔（2022）

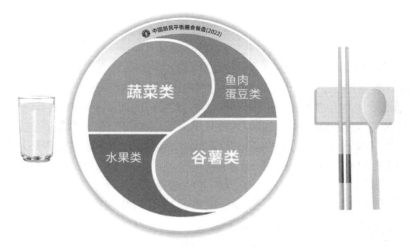

图 1-1-2　中国居民平衡膳食餐盘（2022）

三、小结

　　营养是生命赖以生存的重要物质。营养为人类和各种生物的生长和生存提供了必要的物质基础。营养成分构成人体的组成成分，参与机体生理和生化过程，维持正常的机体功能。预防疾病的方式，营养可能是最有效的工具之一，所以必须重视营养。营养和健康之间的关系密切。讲究营养摄入合理平衡是营养的核心内容。

第二节　身体成分分析

　　身体成分构成与多种疾病的发病因素相关，如心血管疾病、糖尿病、癌症、骨质疏松和骨关节炎。身体成分测量在评估营养干预的有效性和监测与生长发育和疾病状况相关的变化方面非常重要。当营养摄入不足时，会出现消瘦和发育迟缓。此外，营养过剩可导致肥胖。目前使用的人体成分评估的方法包括人体测量学、示踪稀释法、密度测定法、双能 X 射线吸收法（dual-emission X-ray absorptiometry，DXA）、空气置换体积流变学和生物电阻抗分析等。

一、概述

　　人体成分测量是营养评估的客观方法，是营养学家、卫生专业人员和运动科学家常用的工具。对人体组成的评估有助于了解人体的营养状况及相关功能，在营养学方面有助于描述从出生到成年的生长和发育，有助于了解健康和疾病的起源，有助于制订营养战略，以及治疗干预的监测。骨骼肌独立于体脂肪，是长期能量储存的指标，测定体成分对于了解肌肉和脂肪直接的代谢平衡具有重要意义。在癌症患者中，体重减轻（6 个月体重下降 5%）的同时，通常伴有肌肉萎缩，最终导致恶病质。肌肉减少症是一种与年龄相关的运动能力下降，由肌肉质量下降引起，通常伴有肌肉脂肪浸润增加，通过肌肉力量测试和肌肉体积测量来诊断。老年少肌性肥胖（sarcopenic obesity）的发病率增加，同时增加残疾、发病率和死亡率。少肌性肥胖与功能衰退增加、疾病和死亡率高相关。准确测量肌肉质量和力量对于识别有风险的个体和制订适当的干预措施非常重要。根据不同的物理原理，采用不同的模型和假设，已经发展出不同的方法来确定人体的组成。断层成像技术，如计算机体层成像（CT）和磁共振成像（MRI），涉及体内不同脂肪储存和器官脂肪的测量，被认为是人体成分分析的"金标准"。每种方法各有优缺点。

人类的身体主要由四种成分组成：水、脂肪、蛋白质和矿物质，按数量递减的顺序排列。从普通人到医学专业人士，最受关注的物质是脂肪。脂肪组织（adipose tissue，AT）是体内可变化量较大的成分，存在个体间差异，随着时间的推移，饮食或生活方式的改变，同一个个体体内脂肪含量也会有较大的变化。最广泛使用的估计身体脂肪的方法是体重指数（body mass index，BMI）：体重除以身高的平方（kg/m²）。它是一种非常简单和易于操作的方法，是世界卫生组织定义超重（25kg/m² ≤ BMI < 30kg/m²）和肥胖（BMI ≥ 30kg/m²）的基础。然而，体脂百分比随着年龄的变化而变化，这种变化的速度因性别、种族和个体差异而不同。虽然BMI与大量人群的脂肪积累和代谢健康有关，但它对身体脂肪的实际分布并不敏感。

大部分身体脂肪储存在脂肪组织中，但脂肪也存在于其他器官中。中心性肥胖，特别是异位脂肪堆积是重要的代谢风险因素。大量的内脏脂肪组织（visceral adipose tissue，VAT）堆积与心脏风险增加、2型糖尿病、肝脏疾病和癌症等疾病有关。过量的肝脂肪会增加患脂肪肝和2型糖尿病的风险，而脂肪的增加又与胰岛素抵抗和2型糖尿病导致的活动能力下降有关。

脂肪是人体长期的能量储存体，而骨骼肌是消耗能量的重要组织。肌肉的能量消耗和脂肪的能量储存之间，存在着紧密的关联。恶病质（cachexia），即体重不自觉地减轻，通常伴有不成比例的肌肉萎缩，是一种危及生命的状况，通常与潜在的严重疾病（如癌症）的进展有关。在癌症中，恶病质的定义为：体重在6个月内下降5%，男性和女性四肢骨骼肌指数分别 < 7.26kg/m² 或 < 5.45kg/m²。骨骼肌减少症，不仅与恶病质相关，也与衰老相关，常被定义为肌肉质量下降后身体功能下降，通常伴有肌肉中的脂肪浸润增加。诊断肌肉减少症时，需要进行肌肉力量测试并测量肌肉质量。

自20世纪初以来，科学家们一直试图用各种不同的物理原理和设备，并使用不同的模型和假设，以不同的方式确定人体组成。目前，可以使用CT和MRI等层析成像技术对不同的脂肪储存和器官中的脂肪浸润进行体内局部测量，可用于评估机体组成的各种方法有二室（2C）、三室（3C）、四室（4C）或多室模型。

二、身体组成模型

（一）二室模型（two-compartment model）

最简单测量身体组成的方法是二室模型，将体重分为脂肪质量（fat mass，FM）和去脂质量（fat-free mass，FFM）。基于二室模型的水密度法、空气置换体积描记法（air displacement plethysmography，ADP）和水测量法是目前常用的测量方法。

（二）三室模型（three-compartment model）

在三室模型中，去脂质量分为水[总身体水分（total body water，TBW）]和剩余固体[蛋白质和矿物质，去脂干质量（fat-free dry mass，FFDM）]。这包括测量身体密度（body density，Db）和总身体水分，同时假设矿物质与蛋白质的比例恒定为0.35。因此，三室模型控制了去脂质量水合作用的个体间差异。

（三）四室模型（four-compartment model）

身体成分四室模型是通过结合多种方法将身体质量划分为脂肪、矿物质、TBW 蛋白质，从而无须对这些成分在体内的相对比例进行假设。由于四室模型控制了骨矿物质和总身体水分的生物变异性，理论上它比三室模型更有效。然而，考虑到多重测量所需的时间、成本和设备，四室方法在临床环境和大型研究中往往是有限的，应主要用于体成分方法的验证和推导预测方程。

（四）多室模型（multicompartment models）

人体组成的原子模型要求直接分析人体的主要元素。中子活化分析（neutron activation analysis，NAA）可用于测定体内钙、钠、氯、磷、氮、氢、氧、碳等元素的总含量。六室模型将人体分为水、氮、钙、钾、钠和氯化物。虽然多室模型提供了对人体成分的准确测量，以验证其他方法，但由于缺乏适当的设施、费用高和辐射暴露限制了它们的使用。图 1-1-3 描述了身体组成测量的不同模型。

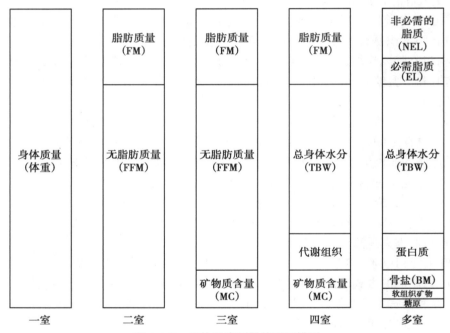

图 1-1-3　身体组成测量的不同模型

（五）实地调查法

1. 人体测量（anthropometry）　人体测量是非侵入性的，有助于评估营养状况，识别有风险的个体，监测营养干预的效果，并提供关于身体脂肪和肌肉储存的信息。由于这些测量相对简单，价格低廉，不需要高水平的技术技能，人体测量被广泛应用于临床和大型流行病学研究。

体重指数（BMI）因其简单、易于使用而被广泛用于估算身体脂肪。世界卫生组织的标准常用于 BMI 的分类。给定 BMI 的体脂百分比（body fat percent，BF%）随着年龄的变化而变化，这种变化的速率取决于性别、种族和个体差异。此外，BMI 对身体脂肪的实际分布和代谢风险不敏感。

2. 腰围（waist circumference）　腰围是儿童和成人腹部脂肪的指标。腰围用不可拉但的胶带测量到最接近 0.1cm，在呼气末、吸气未开始时，在最低的胸腔和髂骨的中点以站立的姿势测量。以腰围为基础的风险指标为：男性≥90cm，女性≥85cm 则定义为中心性肥胖。

3. 腰臀比（waist-hip ratio）　腰臀比（WHR）被用来替代测量身体下部和上部的脂肪分布和测量身体脂肪储存的位置。上半身脂肪过多的男性多见，而下半身脂肪过多的女性多见。高腰臀比意味着与肥胖相关的健康问题的风险增加。WHR 的计算方法为腰围除以臀围，其风险指标为男性≥1.0，女性≥0.85。

4. 皮褶厚度（skinfold measurement）测量　皮褶厚度测量（SKF）技术是一种皮下脂肪的测量方法，通过估计身体密度得到体脂百分比。在二头肌、三头肌、肩胛下肌和肩胛上肌等部位进行测量，这些部位被用于年龄和性别方程，以得出身体密度值。体脂肪是根据特定群体的换算公式从身体密度中得到的。

5. 生物电阻抗分析（bioelectrical impedance analysis，BIA）　生物电阻抗分析技术是基于人体的导电性来预测人体组成，包括测量在固定频率（50kHz）下低电流（800μA）流动的阻抗（Z）。BIA 设备可以是单频，当它工作在 50kHz 频率或多频，当使用广泛的频率范围。BIA 的原理是，由水和电解质组成的瘦组织是良好的导体，而不含水的脂肪是不良导体。BIA 可能的误差来源是肢体长度、体力活动、营养状况、水合水平、血液化学、排卵和电极放置的差异。

通过对方法、仪器和个体制备的优化标准化，BIA 可以快速、简便和相对便宜地估算健康人群和肥胖个体的去脂质量和总身体水分。BIA 仪器便携、安全、易于使用、成本相对较低、参与者负担较小，因此是大型研究的有用工具。例如，内脏脂肪组织与部分皮下脂肪组织（subcutaneous fatty tissue，SAT）混合，在 DEXA 图像中无法分离。内脏脂肪组织和部分皮下脂肪组织之间的分布需要通过一个预测部分皮下脂肪组织厚度的解剖模型来估计。然而，由于 DEXA 能够估计局部脂肪和测量瘦肉组织，加上相对较高的可用性，DEXA 已被广泛用于临床应用的体成分分析。

（六）实验室方法

1. 水密度测定（hydrodensitometry）　又称水下称重法（underwater weighing，UWW），水密度测定法涉及身体密度的估计，是基于阿基米德原理。该方法测量人体在空气和水中的重量差用来计算人体的密度。假设脂肪质量和无脂肪质量密度不同的双组分模型，并对肺部的气量进行校正，估计出全身脂肪的百分比。去脂质量比例较高的个体在水中的重量会更重，体脂百分比较低，因为骨骼和肌肉比水密度大，而脂肪会漂浮。UWW 技术虽然准确，但也有一些缺点，如耗时和对个人造成不适。

2. 空气体积描记法（air displacement plethysmography，ADP）　ADP 原理上与 UWW 相似，它测量的是身体密度，由此得出全身脂肪和瘦肉组织，而不是它们的分布。通过将机体置于一个封闭的腔室中，改变腔室的体积，排出的空气的体积（即机体的体积）可以由气压的变化来确定。简而言之，ADP 利用压力和体积之间的关系来得出一个人在腔室中的个体体积。个体体积的估计值是一个空房间里的空气体积减去人坐进去后房间里的空气体积。人坐在一个封闭的房间里，通过改变房间的体积，排开的空气的体积可以根据气压的变化来确定。测量时间约为 5~8min/ 人。与四室模型方法相比，ADP 和 UWW 的准确性相似。

3. 同位素稀释分析法（isotope dilution method，hydrometry）　水分测量法基于稀释原理，如果已知示踪剂（同位素）的浓度和数量，则可以估计出溶剂的数量。总人体水分占人体体重的 40%~60%，主要存在于去脂质量中。FFM 的估计值可以从总人体水分中得到。

4. 双能 X 线吸收计量法（dual-energy X-ray absorptiometry，DEXA）　DEXA 是一种二维成像技术，使用两种不同能量的 X 射线。X 射线的衰减取决于组织的厚度和组织的衰减系数，衰减系数取决于 X 射线的能量。通过使用两种不同的能量级别，图像可以被分成两部分（如骨骼和软组织）。DEXA 主要用于骨密度测量，被认为是"金标准"，但它也可用于估计总体和局部体脂肪和瘦肉组织质量。两种能量的比值低于某一阈值的像素被归类为软组织，在这些像素中，衰减与软组织的脂肪比例呈线性关系。由于 DXA 只给出了二维（冠状）投影，因此不可能获得直接的比较体积测量，所以区域体积估计是通过解剖模型间接获得的。在 DEXA 测量过程中，受试者躺在床上，一束 X 射线从后到前的方向通过检测器。DEXA 方法有能力评估区域和整个身体组成。

5. 计算机断层扫描术（computed tomography，CT）和全身计算机断层成像术（computed tomography body composition，CTBC）　利用身体不同角度的 X 射线投影，可以从 CT 中获得身体各部位的高分辨率三维体像。利用瘦软组织和脂肪组织（AT）的 X 射线之间的衰减差异来分离组织。使用 CT 可以准确地测定骨骼肌组织和肝脏中的脂肪，但对于小于 5% 的肝脏脂肪，CT 的准确性明显较低。然而，CT 和 MRI 一起被认为是目前人体成分分析的"金标准"，特别是区域成分分析。

6. 磁共振成像（magnetic resonance imaging，MRI）　MRI 利用细胞中某些化学元素（通常是水和脂肪中的氢）核的不同磁性来产生体内软组织的图像。许多基于 MRI 的脂肪组织和肌肉定量方法已经被开发和实施。通过所谓的"定量脂肪水成像"，可以精确测量局部组织和瘦肉组织，以及其他器官的弥漫性脂肪浸润。定量脂肪水成像的基础是脂肪水分离成像，即 Dixon 成像，其中脂肪和水中质子的不同磁共振频率被用于将两种信号分离成脂肪图像和水图像。由于许多不确定因素影响磁共振信号，磁共振图像不能在绝对尺度上校准，因此本身不是定量的。但通过使用不同的后处理技术，可以对图像进行标定，以定量测量脂肪或脂肪组织。这类方法的例子有：质子密度脂肪分数（proton density fat fraction，PDFF）测量 MRI 可见软组织中的脂肪分数，和脂肪参照的 MRI 测量每个体素中脂肪组织的数量。

7. 全身记钾法（whole-body potassium counter，WBKC）　细胞四室模型将身体分为脂肪、体细胞质量、细胞外液（extracellular fluid，ECF）和细胞外固体（ECSs）。体细胞质量是新陈代谢活跃的组织，含有人体 98% 以上的钾含量。WBKC 是准确测量体细胞质量的"金标准"。除体细胞质量外，体总钾（total body potassium，TBK）法还可以通过体重、体细胞质量和总身体水分估算体脂肪。该方法也可以作为一种非侵入性的方法来估计体蛋白和骨骼肌质量。体总钾法是确定妊娠期蛋白质需求量的参考测量方法，因为它独立于妊娠期水合状态的变化，并且不受影像学技术的辐射照射。

三、婴儿和儿童身体成分

（一）婴儿

婴儿的体成分评估有助于了解婴儿的瘦肉组织和脂肪质量在体重中的分布，并有助于了解影响宫内生长的不同因素。婴儿身体成分是一个早期和潜在的可改变的风险因素，可能导致随后的代谢疾病和其他结果，并可能在健康和疾病的发育起源中发挥作用。在婴儿期，FFM 的成分变化很快，因此，多室模型是开发参考数据的理想选择。常用的测量婴儿体成分的方法有人体测量、同位素稀释、ADP、BIA、DEXA 和 MRI。

空气体积描记法（ADP）是另一种用于婴儿的方法，它对体积估计具有良好的准确性，提供了有效的脂肪质量和去脂质量测量，重复测量之间的可靠性很高。与氘稀释法和四室模型法相比，ADP法能准确可靠地估计婴儿的脂肪百分比，ADP法是一种简单有效的评估婴儿早期身体成分的方法。

BIA已被用于测量婴儿的身体成分，并已开发出婴儿预测方程。虽然BIA是一种非侵入性、相对廉价、安全、便携的身体成分评估方法，但其在婴儿人群中的应用显示，个体水平上的准确性较低。DEXA方法虽然在其他年龄组中是准确的，但在两岁以下的儿童中数据有限，可能是由于暴露在辐射下的问题。测量过程中的婴儿运动、仪器制造商的差异、硬件、软件算法、扫描分析和数据采集技术等因素可能会影响对身体成分的估计，尤其是体型较小的婴儿。对婴儿可行的MRI方案已经开发出来，该方案可快速提供脂肪组织容量的估计。婴儿MRI技术显示宫内生长受限的婴儿皮下脂肪组织减少，而不是腹内脂肪组织减少。虽然MRI不涉及暴露于辐射，但在图像采集过程中，身体运动会导致伪影；因此，婴儿需要在睡觉时进行扫描，因此这项技术主要适用于6个月以下的婴儿。此外，成本和可获得性方面的考虑使这项技术更适用于基础的人类生物学和临床研究，而不是基于大规模人群的研究。

（二）儿童

随着儿童肥胖率的上升及其与健康风险的关系，对儿童体脂的准确测量显得尤为重要。生长图表通常用于评估儿童的营养状况，这些图表描述了某一特定时间点的生长模式。国际上有推荐使用的WHO、IOFT和美国CDC2000三种判定标准。

WHO标准是根据2007年发布的生长发育曲线制订的，包括儿童和学龄前儿童两部分，其中5岁及以下儿童，以身高别体重（weight for height）或BMI大于参照人群生长标准中位数的2个标准差为"超重"，大于参照人群生长标准中位数的3个标准差为"肥胖"；5~19岁儿童，以BMI大于参照人群生长标准中位数的1个标准差为"超重"，大于参照人群生长标准中位数的2个标准差为"肥胖"。

IOFT标准为国际肥胖工作组（International Obesity Task Force）采用LMS曲线平滑方法，使不同年龄、性别的超重、肥胖诊断临界点曲线在18岁时分别通过WHO成年超重（BMI=25kg/m^2）和肥胖（BMI=30kg/m^2）水平，达到与成年BMI诊断临界点衔接的目的，建立了2~18岁儿童分年龄别和性别的超重、肥胖诊断临界点。

美国CDC2000标准为美国国家卫生统计中心（National Center for Health Statistics，NCHS）和疾病预防控制中心（CDC）的分析研究，给出了2~18岁男女BMI百分位曲线，以BMI≥95百分位作为"超重"临界点，BMI在85百分位和95百分位之间作为"有超重危险"的临界点。

四、身体测量的未来发展性

随着科技的发展，利用移动技术进行的人体成分分析使得数据可以在现实生活中而不是在专门复杂的实验室中轻易获得。随着自动光学扫描系统的发展，传统的人体测量学取得了新的进展，它可以快速地提供人体的身高、宽度和周长等尺寸，一些验证研究表明，这些光学方法可以与参考方法相比，尽管这些方法还需要进一步改进。

身体成分的测量在营养评价和干预中很重要。有多种可用于不同年龄组的技术。在比较不同的方法时，必须同时考虑其准确性。在选择合适的方法时，必须综合考虑可行性、成本、所需的技术、准确性、参与者负担、辐射暴露、所需时间、在适当人群中的验证以及参考数据的可用性等因素。

第三节 运动人群营养

营养是保证运动人群身体健康和运动成绩的一个重要组成部分。适量合理的宏量营养素、微量营养素和液体补充是为身体健康和运动提供能量所必需的。对儿童和青少年运动员来说，适当的营养是至关重要的，以保证生长发育和发挥最佳的运动水平。运动员需要学习合理的食物搭配和合适的进餐时间，如在比赛期间如何吃，以及在运动后吃什么可以更好地补充能量。含有适量宏量营养素（蛋白质、碳水化合物和脂肪）和微量营养素（维生素和矿物质）的均衡饮食以及水的摄入是为身体健康和运动提供足够能量所必不可少的。

一、概述

运动营养学是营养学领域的一门专门学科，它与人体和运动科学的研究密切相关。运动营养可以定义为将营养知识应用于实用的日常饮食计划，重点是为身体活动提供热量和营养，促进大量运动后的修复和重建过程，优化竞技项目中的运动表现，同时促进整体健康。运动营养领域需要掌握一般营养和运动科学，了解它们之间的相互关系，以及如何实际应用运动营养概念的知识。运动营养这一领域通常被认为只属于"运动员"，也就是专业体育竞技运动员。在本文中，"运动员"指的是任何经常运动的人，健身爱好者、竞技爱好者或专业人士均包括在内。运动员在特定的营养需求上可能存在差异，这就为制订个性化的运动营养计划带来了挑战。

二、运动营养代谢特点

（一）营养代谢

合理营养是运动员保持健康状态，提高训练效果和竞技能力以及机体产生适应性功能调节的重要基础，也是赛后减轻和消除疲劳、恢复体力和防治运动性伤病的基本保障。营养影响运动员的生理、生化代谢以及各种功能发挥和运动竞技状态；合理营养与平衡膳食可以提供充足的能源（肝糖原和肌糖原），提高血红蛋白水平及携氧能力，调节组织和细胞的代谢和功能，增加运动效率和促进运动后能力的恢复。

1. 能量 身体从每天摄取的食物中获得能量。碳水化合物、脂肪和蛋白质被称为能量营养素，因为它们是身体的能量来源。这些能量营养素实际上是一种化学物质，它们的能量被储存在构成它们的原子之间的化学键中。当细胞内的代谢途径将食物分解成它们的组成部分，二氧化碳和水时，这些营养物质中的能量就会被释放出来。释放的一些能量被保存，并用于制造另一种高能化学物质三磷酸腺苷（ATP）。其余的能量以热的形式消耗了。ATP 是人体细胞工作的直接能量来源。没有 ATP 的持续来源，肌肉就无法产生力量，因此运动员就无法进行任何体育活动。

运动能量消耗主要受运动项目和训练水平、运动强度和持续时间、体内能源物质储备、骨骼肌纤维类型、营养素摄入以及膳食结构等因素的影响。能量需要量一般为 50~67kcal/kg（ 1kcal=4.184kJ ）。

2. 碳水化合物（carbohydrate） 碳水化合物是运动中重要的能量来源。葡萄糖以糖原的形式储存在肌肉和肝脏中。肌糖原是运动肌肉最容易获得的能量来源，比其他能量来源释放得更快。因此，短时间高强度运动和长时间低强度或中等强度运动的初期阶段，机体以碳水化合物供能为主，只有在糖原储备下降后，脂肪或蛋白质供能的比例才会逐渐增高。机体的糖贮备是影响运动员耐久力的重要因素。应根据运动强度和持续时间，在运动前、中、后阶段合理补充碳水化合物。

运动员膳食碳水化合物推荐膳食摄入量占总能量的 55%~65%，高强度、高耐力和缺氧运动项目可增至 70%。1g 碳水化合物含有大约 4kcal 的能量，碳水化合物的良好来源包括全谷物、水果，运动员可适当增加谷薯类等食物的摄入量。

3. 蛋白质（protein） 运动时，机体蛋白质分解代谢增强，加速亮氨酸等支链氨基酸的氧化供能，导致支链氨基酸的浓度下降；当血浆支链氨基酸水平过低时，运动可引起运动性中枢疲劳，降低运动能力。同时运动后恢复期蛋白质分解率持续增强。因此，蛋白质供给不足，影响运动性损伤的修复和运动能力的提高。然而，蛋白质摄入过多会加大肝脏、肾脏的负担，增加酸性代谢产物的产生，机体提前出现疲劳现象；同时，还可导致机体脱水、脱钙以及矿物质代谢异常等。

运动员蛋白质的需要量与其身体状态、运动类型和强度有关。对于轻度运动和短时间运动，蛋白质不是能量的主要来源。运动员蛋白质推荐摄入量占总能量的 12%~15%，优质蛋白质至少占到 1/3；同时，在运动营养师的指导下，可以适量补充支链氨基酸，且以低剂量、运动前半小时补充为宜。1g 蛋白质提供 4kcal 的能量。蛋白质的良好来源包括瘦肉和家禽、鱼、蛋、奶制品、豆类和坚果。

4. 脂肪（fats） 脂肪是一种热量密集的能量来源，能量密度高，是运动员的主要能源物质。但脂肪不易消化吸收、增加氧化供能时的耗氧量，长期过量摄入容易造成血脂和血压升高，导致酸性代谢产物堆积，降低运动员耐力和体力恢复速度。

运动员膳食脂肪的摄入量因根据运动强度和持续时间、氧气消耗以及机体脂代谢等情况做出合理调整。推荐运动员脂肪供能占总能量的 25%~30%，游泳、滑雪和滑冰可增加，但以不超过 35% 为宜；饱和脂肪酸、多不饱和脂肪酸和单不饱和脂肪酸的比例为 1：1：1~1.5。

脂肪对吸收脂溶性维生素（A、D、E、K）、提供必需脂肪酸，隔离保护重要器官，同时能够增加饱腹感。它是一种热量密集的能量来源（1g 提供 9kcal 的能量）。脂肪的良好来源包括瘦肉和家禽、鱼、坚果、种子、奶制品、橄榄油和菜籽油。薯条、糖果、油炸食品和烘焙食品中的脂肪应尽量减少摄入。

5. 维生素（vitamins） 运动会增加机体对维生素的需要量，适量补充维生素有助于提升运动能力，促进运动后的身体恢复。维生素 B_1 和维生素 B_2 是能量代谢的重要辅酶。长期缺乏维生素 B_1 容易引起丙酮酸堆积，损害神经系统功能，而大量丙酮酸转化成乳酸后，造成乳酸堆积，容易疲劳，降低有氧运动能力。维生素 B_2 缺乏，直接损害有氧运动和无氧运动能力，对于年龄较小耗能大、需要控制体重和以吃素食为主的运动员都应特别注意补充维生素 B_2。维生素 C 参与胶原蛋白的合成，与运动中组织细胞损伤的修复关系密切。维生素 A 与运动员视觉功能有关，所以对视力要求较高的运动项目如射击、击剑和乒乓球等对维生素 A 的需要量比较高。

6. 水（water）和矿物质（minerals） 运动时大量出汗、尿量减少，造成水和电解质的流失,严重时出现脱水。根据运动员身体状况以及运动强度,合理补液至关重要。大量出汗后,补水应少量多次,切忌单次暴饮;避免加重电解质丢失及心脏、肾脏和胃肠道的负担;同时,补充适量的矿物质(尤其是钠离子和钾离子)和水溶性维生素。补液总量应该大于失水的总量,运动前中后均要注意补充,使运动员机体水分和电解质达到生理平衡状态。

运动员进行大运动量训练时,经汗液丢失大量钠、钾和镁。如不及时补充,会降低肌肉兴奋性,表现为肌肉无力、心脏节律紊乱、食欲减退等,严重时可出现恶心、呕吐、头疼和肌肉抽搐等症状。运动员应增加蔬菜、水果摄入量,可通过菜汤、运动饮料等进行及时补充。

(二)营养补充方式

1. 运动后恢复食物 应在运动后40min内恢复饮食,并在运动后1~2h内再次进食,以帮助肌肉重新储存糖原。这些食物应包括蛋白质和碳水化合物。例如,全麦饼干加花生酱和果汁,酸奶加水果,或者运动饮料加水果和奶酪。

2. 膳食计划 一般的指导方针包括在运动前至少3h进食,以保证适当的消化,并将运动过程中肠胃不适的发生率降到最低。膳食应该包括碳水化合物、蛋白质和脂肪。运动前应避免吃高脂肪食物,因为高脂肪食物会延迟胃排空,使运动员感觉迟钝,从而影响成绩。对于清晨的练习或活动,运动者在运动前1~2h吃点零食或液体食物,然后在活动结束后吃一顿完整的早餐,这样的饮食安排在确保运动者有足够能量的同时,可以最大限度地发挥出清晨锻炼的最佳状态。

赛前零食或流食应在比赛前1~2h摄入,以便在开始运动前消化。零食可以包括新鲜水果、干果、一碗牛奶麦片、果汁或水果冰沙。在比赛中,运动饮料、水果或合适的能量棒可以帮助补充能量,保持高水平的能量。

均衡的饮食对于青少年运动员来说是至关重要的,这样他们才能保持适当的生长发育,并在运动中取得最佳的成绩。理想的饮食指:碳水化合物占55%~65%,蛋白质占12%~15%,脂肪占25%~30%。并且水分的摄入是非常重要的,应该在运动前、中、后摄入,以防止脱水。进食的时间对优化性能很重要。至少在运动前3h进食,运动前1~2h吃零食。应在运动后40min内恢复进食,并在运动后1~2h内再次食用,以使肌肉重建并确保适当恢复。

膳食参考摄入量(DRI)见表1-1-1。

表1-1-1 膳食参考摄入量(DRI)

膳食参考摄入量(DRI)	定义
DRI	所有营养素推荐摄入量的总称,包括RDA、EAR、AI和UL
推荐摄入量(RNI)	可以满足某一特定性别、年龄、生理状况群体中绝大多数个体(97%~98%)需要量的某种营养素摄入水平。可以作为个体每日摄入该营养素的目标值
平均需要量(EAR)	在某一生命阶段或性别群体中,有一半的健康个体每日摄入的维生素或矿物质的量,估计可满足由特定充分性指标确定的需求
适宜摄入量(AI)	当没有足够的科学证据来计算EAR/RDA时的摄入量建议。AI值是基于健康个体的摄入量数据。然而,有关该营养素的研究结果还不够确凿,在建立EAR/RDA之前还需要进行更多的研究
可耐受最高摄入量(UL)	每日营养摄入的最高水平,对一般人群中的几乎所有人都不会产生不利的健康影响。超过UL的摄入量时,不良反应的风险增加

三、食品标签

食品标签使运动员能够获得关于各种食品和饮料产品的可信和可靠的营养信息,最终使他们能够在日常生活中做出正确的食物选择。

所有含有一种以上成分的食物都需要一份成分清单。这些成分需依据其在产品中所占比例,按由多到少的顺序依次排列。主要成分的顺序是由重量决定的,重量最大的成分列在前面,重量最小的列在最后。运动员可以使用这个营养工具来评估产品的营养质量,并确保避免可能过敏或不耐受的食物/添加剂。

产品的营养质量可以通过特定成分的存在以及所列成分的顺序来评估。例如,许多运动员被要求增加他们每天的膳食纤维摄入量。全谷物产品比精制面粉产品含有更多的膳食纤维,运动员可以使用配料标签来选择是"全麦面粉"而不是"精白面粉"制作的面包、饼干、馒头等食品。

所有食品标签上都要求有营养成分说明。标签的这一部分以可量化的方式告知消费者食品的具体营养成分。制造商必须在指定的国家市场监督管理总局指南范围内使用营养成分表,并必须提供有关食品营养成分的准确信息。不需要带营养成分表的食品包括熟食食品,餐馆食品,新鲜的烘焙食品,不提供显著营养的食品,如速溶咖啡和大多数香料,以及多单元包装。较小的包装可能需要修改营养成分表。

从每个食品标签上营养成分标题下方开始,下列必需成分均适用于运动员:

(一)份量大小和每个容器的份量数量

运动员需要理解什么是一次份量。通常,运动员认为一个包装是"一份",而事实上,一个容器中可能包含多个份量。由于营养信息只提供一份,运动员需要将营养成分表上列出的营养信息乘以摄入的份数量,以便获得总营养摄入量的准确估计值。

(二)热量和来自脂肪的热量百分比

回顾一天中所吃食物的总热量可以让运动员确保总能量充足。要得到来自脂肪的热量的百分比,可以将"来自脂肪的热量"除以"总热量",然后乘以100%。运动员的饮食中脂肪所含热量应不超过总热量的25%~30%,在此区间中表明脂肪含量是低到中等的。计算每天所选食物的百分比可以帮助运动员做出健康的选择。

(三)脂肪总量和饱和脂肪

脂肪在运动员的饮食中很重要,但是应该适度食用。运动员可以比较不同品牌或类型的食物,以找到低/中等脂肪的选择。

(四)胆固醇

胆固醇,并不是饮食中必需的营养物质。胆固醇是在体内生成的,因此不需要每天摄入。如果过量摄入了胆固醇,不易消化吸收、增加氧化供能时的耗氧量,引起血脂和血液黏稠度增高,故运动员应该将摄入量保持在最低水平。

(五)钠

钠被归类为电解质,是运动员必需的营养物质,因为它会随着汗水流失。钠也与高血压有关,因此运动员应该摄入足够的钠来满足他们的运动需要,同时避免摄入过量。

(六)碳水化合物、膳食纤维和糖总量

碳水化合物是所有运动的主要能量来源,应该是运动员饮食的主要组成部分。膳食纤维在控制体重和预防疾病方面发挥着作用,并有助于维持血糖水平,为身体提供持续剂量

的能量。营养成分表上的"膳食纤维"部分代表了产品中存在的纤维总量,但没有区分可溶性和不可溶性纤维。"糖"是天然糖和精制糖的组合。因为没有区别,运动员应该检查水果和果汁或任何精制糖产品(提供热量和碳水化合物,但缺乏其他营养价值)的成分清单。由于没有特定于糖类的 DRV 值,因此没有糖的每日摄入百分比(DV%)。

（七）蛋白质

蛋白质的总量,运动员的另一种不可缺少的营养物质,在营养标签上提供。

四、对个体运动员指定饮食计划时的注意事项

在计算运动员的营养需求和制订饮食计划时,必须考虑几个因素,包括个人健康史、运动员运动的生物能学、每周总训练和比赛时间、生活安排、食物获取和旅行计划。

运动营养计划要考虑运动员的健康史是非常重要的。首先,一个运动员必须是健康的,以便训练和竞争。适当的营养在预防各种营养素缺乏症和退行性疾病方面发挥着至关重要的作用。运动员的健康史必须是运动营养比赛计划中的首要注意事项。

同时,运动营养计划也应考虑运动员的生物能量学。能量代谢是运动营养的基础。考虑到细胞机制和代谢途径及参与特定运动所需的能量,这对制订个性化的饮食计划至关重要。例如,足球运动员(几个小时的间歇运动)和 短跑运动员(持续运动通常少于10~20min)对热量、宏量营养素和微量营养素的需求是不同的。即使在一项运动中,比如跑步,不同的项目(100m 短跑 vs 马拉松)也会有不同的能量消耗(短时间、高强度运动 vs 持续的中等强度运动)。

除此之外,运动营养计划还应考虑运动员每周的训练和比赛时间。运动员可以是周末战士,也可以是全职职业运动员。每个运动员每天都会花一段时间来训练和比赛。显然,运动多的运动员会有更大的能量和营养需求。然而,这并不总是想告诉高强度运动的运动员"多吃"那么简单。由于饮食计划和准备的时间限制,以及锻炼、工作、学校和其他生活之间的短暂时间,许多运动员的日常需求难以满足。运动员每周花在训练上的时间越多,就需要制订更多的计划来建立一个合适的、个性化的训练方案。

第四节　孕　期　营　养

妇女在怀孕和哺乳期间的营养状况不仅对孕妇本身健康至关重要,而且对其后代的健康也至关重要。怀孕期的营养需求与非怀孕妇女有很大的不同。因此,建议采用个性化的方法来提供营养建议。在本节,将简述孕妇宏量营养素、微量营养素需求、孕妇运动、怀孕期间食品安全、孕期注意事项等。

一、概述

怀孕期间,为了胎儿的正常发育和健康,孕妇要经历一系列的生理变化。这些变化也使孕妇和胎儿为分娩做好准备。怀孕期的第一个变化是体重增加。按照建议,对于体重正常的女性[体重指数(BMI)18.5~23.9kg/m^2],妊娠期体重增加(gestational weight gain,GWG)应该在 8~14kg。生理妊娠期体重增加主要来源于胎儿体重、胎盘、子宫、羊水、乳腺、血液和脂肪组织。此外,激素的变化在整个孕期都是至关重要的。一方面,已经存在的激

素——主要是雌激素、孕酮和催乳素的产生增加，主要的产生组织也发生了变化（由原本的分泌组织变成胎盘分泌）。另一方面，一些特定的激素是由胎盘合成的，比如人绒毛膜促性腺激素（human chorionic gonadotropin，hCG）。这些激素水平在整个怀孕过程中不断变化并发挥重要作用，比如孕激素在胚胎着床前对子宫内膜增厚过程中的作用。

其他重要的变化包括心脏、血液改变、需氧量增加。正常妊娠期间血浆容量逐渐增加40%以上。血容量的增加大于红细胞质量的增加，表现为血红蛋白浓度、血细胞比容和红细胞计数的下降。血小板计数在妊娠末期下降，但通常保持在正常范围内。

在怀孕和哺乳期间，孕妇的营养需求增加，以支持所有这些变化，为分娩和哺乳做好身体准备，并确保胎儿的正常发育。

营养来源主要由均衡的饮食提供，微量营养素（即维生素和矿物质）和ω-3脂肪酸是许多细胞和代谢活动（细胞分化、增殖、血红蛋白生成、氧气运输等）所必需的。欧洲部分传统饮食，如地中海饮食中包含足够的维生素、矿物质及ω-3脂肪酸，可直接从食物中摄取。然而，仍有一些营养素的缺乏影响孕妇和胎儿健康，如维生素D或铁缺乏。维生素、矿物质和ω-3脂肪酸在怀孕期间发挥着重要的作用：确保正常怀孕的进展，以帮助孕妇度过常见的孕期不适，及防止怀孕并发症。

针对与怀孕和胎儿需要的营养变化，孕妇的营养需要通过实施适当的和平衡的饮食或营养补充来调整。特定的营养摄入也可以纠正一些常见的妊娠症状。

二、孕妇营养

怀孕早、中、晚期的营养需求不同，因此应根据孕期个人情况制订合适的营养方案。怀孕期间的能量需求也与非孕时期不同，根据估计能量需要量（EER）为标准，怀孕早期无需增加额外能量摄入，怀孕中期需增加300kcal/d，怀孕晚期需增加450kcal/d。额外能量摄入除每日正餐外，也可以通过额外摄入一些健康的小零食来辅助。只要孕妇没有明显水肿的情况，测量能量摄入最容易的方法是通过妊娠期体重增加来评估。孕期增加体重表格见表1-1-2。

表1-1-2　妊娠期妇女体重增长范围和妊娠中晚期每周体重增长推荐值

妊娠前女性体重指数分类	总增长值范围 /kg	妊娠早期增长值范围 /kg	妊娠中晚期增长值均值及范围 /（kg/w）
低体重（BMI<18.5kg/m²）	11.0~16.0	0~2.0	0.46（0.37~0.56）
正常体重（18.5kg/m²≤BMI<24.0kg/m²）	8.0~14.0	0~2.0	0.37（0.26~0.48）
超重（24.0kg/m²≤BMI<28.0kg/m²）	7.0~11.0	0~2.0	0.30（0.22~0.37）
肥胖（BMI≥28.0kg/m²）	5.0~9.0	0~2.0	0.22（0.15~0.30）

（一）宏量营养素需求

1. 碳水化合物和膳食纤维（carbohydrate and fiber）　碳水化合物的摄入在孕期显著增加，以增加孕期葡萄糖的利用。根据可接受的宏观营养素可接受范围（acceptable macronutrient distribution range，AMDR），碳水化合物摄入应占每天摄入总热量的50%~65%。根据《中国居民膳食指南（2022）》推荐孕妇每日摄入至少130g碳水化合物〔尤其需要满足胎儿脑葡萄糖的需求（妊娠晚期33g/d）〕。为防止孕妇便秘，适宜摄入量（AL）推荐孕妇每天摄入 25~30g 的膳食纤维。

2. 蛋白质（protein） 孕期的蛋白质摄入也很重要，因为怀孕期间母体将蛋白质用于母体及胎儿蛋白质合成（胎儿、血液、子宫、胎盘）。在妊娠中期到晚期，整个身体的蛋白质需要量增加。孕期每天都需要摄入足够的蛋白质以保证胎儿的发育。《中国居民膳食指南（2022）》建议备孕妇女应提前 3 个月开始每天吃鱼、禽畜瘦肉和蛋类共计 150g，每周至少摄入 1 次动物血和肝脏代替瘦肉。孕中、晚期每天饮奶量应增加至 500g；孕中期鱼、禽畜及蛋类合计摄入量增至 150~200g，孕晚期增至 175~225g。

3. 脂肪（fats） 在怀孕期间，脂肪在支持胎儿的生长发育中也是必需的。尽量选择健康的脂肪（不饱和脂肪酸），限制不健康的饱和脂肪酸和反式脂肪。健康的脂肪存在于如橄榄油、菜籽油和其他植物油、坚果和种子、牛油果以及富含脂肪的鱼类（如鲑鱼）中。不饱和脂肪酸对于胎儿大脑形成及功能也是非常重要的。AMDR 推荐脂肪总摄入量应占每日总热量的 20%~30%，其中包含 ω-6 脂肪酸［每天 13g 亚油酸（RDA）；占比 2.5%~9% 总热量（AMDR），ω-3 脂肪酸（每天 1.4g α-亚麻酸（RDA）；占比 0.5%~2% 总热量（AMDR），AI 推荐 EPA 和 DHA 的摄入量为 250mg/d，摄入不超过 3g/d］。饱和脂肪酸摄入应少于每日总热量的 10%。

4. 水（water） 在怀孕期间，每日应从食物及饮水中比非孕期多摄入约 1L 水，增加进水量以帮助胎儿周围形成羊水和扩大血浆容量。水有很多好处，有助于营养物质在体内循环，并帮助废物离开身体。在怀孕期间孕妇会经常感觉到口渴，这是正常的并且有助于她们喝更多的水。同时要注意液体的摄入，具体饮水量需根据个人情况咨询营养师。

（二）微量营养素需求

1. 维生素 B_9（folate） 即叶酸，其在代谢上不活跃。酶促还原能够将叶酸转化为二氢叶酸（DHF），然后再转化为四氢叶酸（THF）。然后将 THF 还原以获得具有生物活性的 5-甲基四氢叶酸。5-甲基四氢叶酸是 DNA 复制和 RNA 合成、DNA 甲基化和调节同型半胱氨酸代谢所必需的甲基供体。

怀孕是导致叶酸缺乏的常见原因，特别是在多胎妊娠或怀孕时伴有呕吐的孕妇。叶酸缺乏可导致一些妊娠并发症，主要的如胎儿神经管缺陷（NTD）（特别是在怀孕 21~27d 后缺乏），包括脊柱裂和无脑儿。同时应着重强调，建议孕妇每天服用 400μg 剂量的叶酸。为了降低胎儿神经管缺陷的风险，世界卫生组织（WHO）建议，女性在备孕期（一般指孕前 3 个月）和孕期的前 12 周应每日补充叶酸至少 400μg。对于哺乳期产妇而言，WHO 推荐补充至产后第 3 个月，补充剂量为每天 400μg。RNI 建议孕妇每日应补充 600μg DFE 的剂量，并建议孕妇至少在怀孕前 3 个月补充叶酸。根据《中国居民膳食指南（2022）》中"孕期膳食指南"的建议，孕妇的叶酸供给量为每天 600μg，建议除从饮食上补充叶酸之外，每日还应补充 400μg 叶酸补充剂；含有叶酸的健康食物包括：菠菜、新鲜橙汁、豆类等。事实上，如果每位女性在生育期间都能定期服用叶酸补充剂，情况会更好。

但应注意，不要过量摄入叶酸，高叶酸摄入量（>1 000μg）会掩盖维生素 B_{12} 缺乏。

2. 铁（Iron） 整个孕期孕妇都需要补充很多的铁，RNI 建议妊娠早期补充 20mg/d，妊娠中期补充 24mg/d，妊娠晚期补充 29mg/d 的铁，如被诊断为缺铁性贫血，则应每天补充 30~180mg。铁是重要的造血原料，血红蛋白是存在于红细胞中的一种蛋白质，它将氧气输送到孕妇的组织器官中。怀孕期间，孕妇体内的血容量会增加，所需的铁量也会增加。孕妇身体用铁来制造更多的血红蛋白为胎儿提供氧气。在怀孕期间，约有 200mg 的铁会用于母体自身,约有 300mg 的铁会沉积于胎儿和胎盘中,约有 500mg 的铁用于产生红细胞(在生产中约损失 200mg,产后留下 300mg 储存)。

母体铁的储存同样影响胎儿的铁吸收。铁的吸收随着怀孕的进展而增加,在怀孕 30 周后达到顶峰值,这时铁转移到胎儿体内的量很高。如缺铁或没有足够的铁补充,则胎儿会吸收更多母体自身的铁。如有充足的铁,母体只会有 10% 的铁被吸收;如铁储存不足,则会吸收 20%,如母体自身为缺铁性贫血,则会吸收 40%(图 1-1-4)。但应注意,过多摄入铁补充剂也会导致副作用。建议每天最多摄入 42mg。

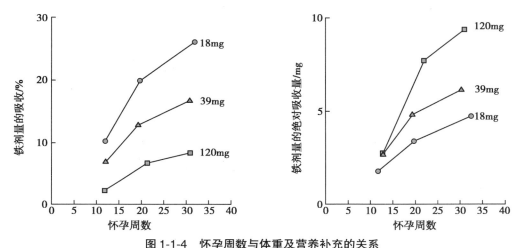

图 1-1-4　怀孕周数与体重及营养补充的关系
三条曲线代表 18mg、39mg 和 120mg 三种铁剂量的中位吸收结果:
剂量越高,绝对吸收量越大,吸收百分比越低

孕妇在怀孕期间缺铁会导致不良结果,若在怀孕早期缺铁,可能会出现早产和低出生体重儿的情况;若怀孕后期缺铁,可能会导致 5 岁时儿童的智力、语言、大肌肉运动和注意力测试得分较低。此外,孕期缺铁也会使产后母体铁状态差,并且未来怀孕时铁含量低的风险更大。怀孕时缺铁也会传给新生儿,使新生儿铁含量低(如果孕妇贫血严重)。

3. 钙(calcium)　钙有助于胎儿骨骼和牙齿的快速发育,还能促进肌肉、心脏和神经的发育。此外,钙对孕妇牙齿和骨骼也很重要。RNI 推荐孕早期妇女摄入 800mg/d 的钙,孕中期和孕晚期摄入 1 000mg/d 的钙。由于母体钙代谢的改变,孕期肠道钙吸收增加(怀孕早期增加一倍),骨转换率增加。饮食中的钙是胎儿骨骼发育和维持母亲骨骼所必需的,胎儿的钙需求高峰出现在妊娠晚期。

钙参与胎儿骨骼发育,特别是在妊娠晚期。饮食中的钙是胎儿骨骼发育和维持母体骨骼所必需的,大约 30g 钙从母体转移到胎儿,其中四分之三的矿物质沉积在怀孕的最后三个月。因此,孕妇的钙需求量增加,特别是在妊娠晚期(钙的需求量从 1 000~1 200mg/d)。在钙摄入量低的人群中,建议孕妇每日补充 1.5~2.0g 元素钙,以降低先兆子痫的风险。

4. 维生素 D(vitamin D)　维生素 D 可以调节体内钙和磷的代谢,是保持骨骼、牙齿和肌肉健康所必需的。维生素 D 有两种形式——D_2 和 D_3。维生素 D_2(麦角钙化醇)的来源主要是植物,而维生素 D_3(胆钙化醇)既存在于动物食物中,也可在人体皮肤中合成。维生素 D_3 可从皮肤中的 7- 脱氢胆固醇开始,在紫外线 B 辐射下由表皮合成。RNI 推荐妊娠期摄入

10μg/d 的维生素 D。当我们的皮肤暴露在阳光下（从 3 月底 /4 月初到 9 月底），我们的身体会产生维生素 D。但目前还不清楚在阳光下需要多长时间才能产生足够的维生素 D 来满足身体的需要，但在阳光下，皮肤开始变红或晒伤之前，要注意遮盖或用防晒霜保护皮肤。同时，维生素 D 也可以在少部分食物中获取，如三文鱼、鸡蛋、红肉等。

由于维生素 D 只存在于少量的食物中，无论是天然的还是添加的，单从食物中获得足够的维生素 D 是很困难的。如果体内维生素 D 含量足够的话，每日摄入 600IU 足以维持体内的平衡状态，如怀孕前维生素 D 已是缺乏状态，则普遍推荐每日摄入 1 000~2 000IU（D_3）。

5. 碘（iodine） 甲状腺稳态，尤其是孕妇和胎儿的甲状腺稳态，对脑组织的发育、智力和学习至关重要。碘的补充在怀孕的前半段尤其重要，四碘甲腺原氨酸（tetraiodothyronine）通过胎盘，在胎儿甲状腺功能发育之前，胎儿的大脑发育需要四碘甲腺原氨酸。饮食中碘的主要来源是含有碘的食物（如鱼、海鲜和乳制品）和某些强化或富含碘的添加剂（如加碘盐）。然而，健康专家建议孕妇在怀孕期间应避免某些类型的鱼和海鲜，因为它们有被寄生虫、细菌或毒素污染的高风险。

此外，在怀孕期间，由于母体甲状腺激素通过胎盘，肾碘清除和碘转移到胎儿合成胎儿甲状腺激素的增加，碘需求量增加了约 50%。

WHO 建议孕期碘摄入量为 220~250μg/d。RNI 推荐妊娠期孕妇摄入 230μg/d 的碘。某些特殊情况使孕妇面临碘缺乏的高风险，如：生活在特别缺乏营养的地区；吸烟；两次怀孕时间过近；特殊饮食（如纯素食主义）；出现恶心、呕吐等症状从而减少食物摄入量。

碘缺乏的风险包括：流产，后代甲状腺功能减退，后代患克汀病的风险增加，后代智商降低及后代认知障碍。

6. 维生素 A（vitamin A） 维生素 A 对胚胎发育非常重要，包括心脏、肺、肾、眼睛、骨骼以及循环系统、呼吸系统和中枢神经系统的发育。维生素 A 对即将分娩的妇女尤其重要，因为它有助于产后组织修复。

维生素 A 包括存在于食物中的游离和酯化视黄醇，它们在体内产生的代谢产物（视黄醇和视黄酸）负责其生物活性，以及类胡萝卜素（β- 胡萝卜素、叶黄素、紫黄素、新黄质、α- 胡萝卜素等）。考虑类胡萝卜素向视黄醇的不完全转化，这些化合物的维生素活性按以下公式表示为视黄醇当量（RE）：

1μg RE=1μg 视黄醇 =6μg β– 胡萝卜素 =12μg 其他原维生素 A 类胡萝卜素

RNI 推荐孕早期妇女摄入 700μg RAE/d 的钙，孕中期和孕晚期摄入 770μg RAE/d，除补充剂外，还可以在食物中获取维生素 A，富含维生素 A 的食物如胡萝卜、西红柿、三文鱼、红薯、菠菜等。若血清视黄醇<0.35μmol/L，则被定义为维生素 A 缺乏。维生素 A 缺乏一般发生在低收入国家，约有 15% 的孕妇存在维生素 A 缺乏。全球约 8% 的孕妇因维生素 A 缺乏患有夜盲症，全球比较来说，亚洲和非洲的孕妇维生素 A 水平最低，应注意补充。

但在服用维生素补充剂时应谨慎，因为维生素 A 过量有致畸的风险。欧盟食品科学委员会（SCF）规定了每天 3 000μg 的安全上限，并得到欧洲食品安全局（EFSA）的认可。

（三）其他营养素需求

1. 锌（zinc） 锌在许多生物过程中都是必不可少的，包括细胞分裂，蛋白质合成和生长，以及核酸代谢。锌主要作用于 DNA，RNA 和蛋白质的合成，用于胎盘发育和减少氧化应激。妊娠期缺锌可导致先天性畸形、低出生体重、宫内生长迟缓和早产。RNI 推荐孕妇每日摄入 9.5mg 锌。过度的补充铁会干扰锌的吸收。然而，锌主要存在于肉、鱼和海鲜中。因此,在怀孕期间仅摄入食物可能是不够的。锌缺乏症在世界范围内很普遍,特别是在发展中国家。血浆锌浓度在孕期十分重要,因此孕妇应该监测锌的饮食摄入量。

2. 胆碱(choline)　怀孕期间摄入足够的胆碱是很重要的,因为它可以帮助胎儿的大脑和脊髓正常发育,还可以保护胎儿免受神经管缺陷的伤害。怀孕时期胆碱的需要量增加,AI推荐每日摄入420mg。胆碱缺乏可能损害胎儿的大脑生长和智力发展。富含胆碱的食物如:鸡蛋和肉类含量最高,豆类、豌豆和小扁豆也富含胆碱。

3. 钠(sodium)　钠有助于维持体内液体和矿物质的正常平衡,但对于妊娠期高血压或水肿应适当限制。

4. 氟化物(fluoride)　作用于胎儿牙齿发育(开始于第5个月),但不建议孕妇补充氟化水。

(刘雅卓)

第二章

个体营养筛查及评定

第一节　个体营养筛查方法和评定介绍

一、概述

营养筛查（nutritional screening）是指应用量表化工具初步判断患者营养状态的过程，是进行营养治疗的第一步。其目的在于判定患者是否具有营养风险或发生营养不良的风险，以进一步进行营养不良评定或制订营养支持计划。全球领导人营养不良倡议（global leadership initiative on malnutrition，GLIM）标准明确提出，营养筛查是营养不良诊断标准的第一步。

营养筛查包括营养风险筛查（nutritional risk screening，NRS）和营养不良筛查（malnutrition screening）两大类。

（一）营养风险筛查

营养风险（nutritional risk）是指现存的或潜在的与营养因素相关的导致患者出现不利临床结局的风险，筛查住院患者是否存在营养风险，是"营养筛查 - 营养评定 - 营养治疗"过程中的第一步。根据 ESPEN 指南（2003 版）和中华医学会肠外肠内营养学分会指南（2008 版），营养风险筛查是借助具有循证基础的量表化筛查工具判断患者是否具有营养风险，即判定患者是否具有营养治疗适应证。对存在营养风险筛查的患者，应进行营养评定，给予营养治疗，可改善患者临床结局和成本效益比。常用工具为营养风险筛查 -2002（nutritional risk screening 2002，NRS 2002）。

（二）营养不良筛查

根据美国肠外肠内营养学会指南（2011 版），营养不良筛查是发现营养不良患者的过程，或者发现具有营养不良风险的患者，与之前提到的营养风险筛查的含义截然不同。常用工具包括微型营养评定 - 简表（mini-nutritional assessment short form，MNA-SF）、儿科营养不良筛查工具（screening tool for the assessment of malnutrition in pediatrics，STAMP）等。

二、营养筛查方法

（一）营养风险筛查 -2002

1. 概念　营养风险筛查 -2002（NRS 2002）是 2002 年丹麦肠外肠内营养学会基于 10 篇文献（9 篇随机对照研究、1 篇观察性研究），以 12 篇随机对照研究为基准，在 128 篇随机对照临床试验所验证的一种筛查方法，2003 年在杂志 *Clinical Nutrition* 发表，被欧洲肠内肠外营养学会（European Society for Clinical Nutrition and Metabolism，ESPEN）指南推荐，而且是目前唯一具有循证基础的筛查工具。同时也被美国肠外肠内营养学会重症患者营养支持指南、美国胃肠病协会成人营养支持指南和中华医学会肠外肠内营养学分会等多个指南及共识推荐。

2. 适用人群　18~90 岁住院时间超过 24h 的患者。

3. 筛查内容　包括初筛和最终筛查。初筛是从体重指数（body mass index，BMI）、体重、饮食情况、疾病是否严重等方面实施（表1-2-1）；最终筛查包括营养状况、疾病严重程度以及年龄，营养状况和疾病严重程度划分为0~3分，年龄≥70岁为1分。

4. 结果判定 总分值<3分，无营养风险；总分值≥3分，存在营养风险，即进入营养治疗程序（表1-2-2）。

5. 优点 操作仅需进行简单的人体测量及问诊，经非专业化培训的人员及专业人员分别测出的结果差异性不大，可在3min内迅速完成评估。

表1-2-1 NRS 2002 初筛表

筛查项目	是	否
1. 体重指数（BMI）<20.5kg/m^2？		
2. 患者在最近3个月内是否有体重减轻？		
3. 患者在最近1周内是否有膳食摄入有减少？		
4. 患者的病情严重吗？（如：在重症监护中）		

说明：如果以上任何一个问题的答案为"是"，则进行最终筛查。以上所有问题的答案为"否"，每隔一周要重新进行筛查。如果患者计划接受腹部大手术治疗，则要考虑预防性的营养支持计划，以降低营养风险。

表1-2-2 NRS 2002 最终筛查表

评分项目		分值
营养状况	正常营养状态	0分
	3个月内体重丢失大于5%； 或前1周的食物摄入为正常食物需求的50%~75%	1分
	2个月内体重丢失大于5%； 或者体重指数在18.5~20.5kg/m^{2}并全身情况受损； 或前1周的食物摄入为正常食物需求的25%~50%	2分
	1个月内体重丢失大于5%（3个月内大于15%）； 或体重指数小于18.5kg/m^{2}并全身情况受损； 或前1周的食物摄入为正常食物需求的0~25%	3分
疾病严重程度	正常营养需求	0分
	髋骨折、慢性疾病有急性并发症；肝硬化、慢性阻塞性疾病、长期血液透析、糖尿病、恶性肿瘤	1分
	腹部大手术、卒中、重度肺炎、血液系统恶化肿瘤	2分
	头部损伤、骨髓移植、重症监护的患者（APACHE>10）	3分
年龄	<70岁	0分
	≥70岁	1分

营养风险筛查总评分：＿＿＿分

注：评分≥3分，有营养风险，需给予营养治疗。

评分<3分，暂无营养风险，每周复查。患者如有重大手术安排，需给予预防性营养治疗。

参考来源：国家临床营养专业医疗质量控制中心.营养风险筛查实施规范,2021.

（二）微型营养筛查简表

1. 概念 微型营养筛查简表（MNA-SF）是专用于老年人的营养筛查工具，是由Rubenstein等人在传统微型营养评估（mini nutritional assessment，MNA）基础上进行设计而来，将18项指标简化为6项指标，被欧洲临床营养代谢学会推荐应用于老年患者。

2. 适用人群 65岁及以上老年人。

3. 筛查内容 近期体重丢失是否大于1kg、BMI是否小于$23kg/m^2$、急性疾病状态、精神状况、活动能力、自主进食状况，在BMI无法得到的情况下，可由小腿围代替。操作用时<4min。

4. 结果判定 总评分14分，MNA-SF值≥12分，营养正常；8~11分，存在营养不良风险；<8分，存在营养不良。

5. 优缺点 MNA-SF相比于MNA具有定量分析的优势，具有更高的敏感性，特异性更强，耗时更短，且同样能在床旁进行检测，较为方便易行，但MNA-SF缺点是评价指标仍不够全面，评分条目较多等缺陷，漏诊率较高。故MNA-SF仅能粗略评估，可作为MNA的初筛试验。

6. MNA-SF评分表 见表1-2-3。

表1-2-3 微型营养筛查简表（MNA-SF）

评分项目
1. 既往3个月内是否由于食欲下降、消化问题、咀嚼或吞咽困难而摄食减少？
□0分，严重的食欲下降；□1分，轻度的食欲下降；□2分，无食欲下降
2. 既往3个月内体重下降情况？
□0分，体重丢失超过3kg；□1分，丢失重量不清楚；□2分，丢失在1~3kg之间；□3分，无体重下降
3. 活动能力
□0分，需卧床或长期坐着；□1分，不依赖床或椅子，但不能外出；□2分，能独立外出
4. 在过去的3个月内，是否遭受精神创伤或急性疾病？
□0分，是；□2分，否
5. 神经精神问题
□0分，严重智力减退或抑郁；□1分，轻度智力减退；□2分，无精神问题
6. 体重指数（BMI）
□0分，BMI<$19kg/m^2$；□1分，BMI 19~$21kg/m^2$；□2分，BMI 21~$23kg/m^2$；□3分，BMI≥$23kg/m^2$
注：因严重胸、腹水及水肿等无法得到准确BMI值时，可用小腿围（≥31cm，1分；<31cm，0分）来替代
筛查得分：_____分
筛查结果：□12~14分：营养状况正常；□8~11分：营养不良风险；□0~7分：营养不良

参考来源：T/CHAS 10-2-29—2020，中国医院质量安全管理第2-29部分：患者服务临床营养[S].

（三）儿科营养不良筛查工具

1. 概念 儿科营养不良筛查工具（STAMP）评估住院儿童的营养风险，该方法简单、快捷、方便，能比较客观地反映患儿可能发生营养不良的风险，可为儿科患者进行合理营养支持提供依据,同时通过营养风险管理可改善患儿的营养状况。2010 年欧洲儿科胃肠肝病与营养学会推荐使用 STAMP 作为儿科住院患者营养不良评分和营养风险管理的工具。

2. 适用人群　2~17 岁的住院儿童。

3. 筛查内容　包括身高体重的测量和评价、疾病状况评分及膳食摄入问卷调查。

4. STAMP 评分表　见表 1-2-4。

表 1-2-4　儿科营养不良筛查表(STAMP)

评分项目		分值
疾病风险	正常营养需求	0 分
	小手术、饮食行为问题、心脏病、糖尿病、神经肌肉病、精神疾病、脑瘫、胃食管反流、唇/腭裂、呼吸道合胞病毒感染、乳糜泻、单一食物过敏/不耐受	2 分
	大手术、吞咽困难、肠衰竭/顽固性腹泻、肾病/肾衰竭、克罗恩病、囊性纤维化、烧伤/严重创伤、肝脏疾病、积极治疗中的肿瘤、先天性代谢异常、多种食物过敏/不耐受	3 分
营养摄入	饮食较前无变化 & 营养摄入良好	0 分
	饮食较前进食减少一半及以上	2 分
	无营养摄入	3 分
生长情况	相似的百分位数/栏	0 分
	>2 个百分位数/栏	1 分
	>3 个百分位数/栏(或体重<第 2 个百分位)	3 分

营养不良风险总评分:

注:分数≥4 分:高风险,须进行营养诊疗,请通知临床营养科医师会诊;

分数 2~3 分:中等风险,须连续 3d 监测营养摄入状况,3d 后再行筛查;

分数 0~1 分:低风险,可继续常规临床治疗,每周重测。

参考来源:国家临床营养专业医疗质量控制中心.营养风险筛查实施规范,2021.

三、营养评定

营养评定(nutritional assessment)是指临床营养专业人士通过膳食调查、人体测量、临床检查、生化检查及多项综合营养评估方法等手段对患者进行的个体营养状况评定,确定营养不良的类型及程度,估计营养不良后果的危险性,指导医师和营养师进行营养治疗计划的制订,并检测营养治疗的疗效。其中膳食评估,可借助食物模型和图谱以及各种食品大小的参考重量进行评估患者食物摄入量、种类、餐次,计算能量及营养素摄入量和比例,参照 WS/T 426.1—2013 执行。对于住院儿童应结合家庭因素,参照世界卫生组织生长曲线图等进行营养状况综合评定。对于成人住院患者可使用营养状况评估报告(表 1-2-5),或通过综合营养评估量表对患者营养状况进行综合评定,常用的综合营养评估方法包括主观整体评估、微型营养评估等。

表 1-2-5 营养状况评估报告

1. 疾病状况	（包括现病史、既往史、用药史、临床诊断等）
2. 人体测量	身高_____cm，实际体重_____kg，理想体重_____kg，BMI_____kg/m^2 □近 3 个月体重无显著变化；□近 3 个月体重丢失>5%；□近 2 个月体重丢失>5%； □近 1 个月体重丢失>5% 握力_____kg，皮褶厚度_____mm，腰围_____cm，臀围_____cm，上臂围_____cm，小腿围_____cm，其他测量指标：_____
3. 膳食状况	平素膳食餐次_____次/日
	近 1 周食物摄入量：□无变化 100%；□50%~75%；□25%~50%；□0%~25% 近 1 周食物摄入种类（ /日）：粮谷类_____g，肉类_____g，豆制品类_____g，蛋类_____g，奶类_____g，水果类_____g，蔬菜类_____g，油脂类_____g 近 1 周能量 – 营养素摄入量分析（ /日）：总能量_____kcal，总氮量_____g，氮/能量比值 1：_____，蛋白质热比_____g_____%，脂肪热比_____g_____%，碳水化合物热比_____g_____%
4. 营养生化检查	
5. 营养代谢检测	（包括能量代谢测定、人体组成成分分析等）
6. 营养相关诊断	

参考来源：国家临床营养专业医疗质量控制中心. 营养评估实施规范，2021.

（一）主观整体评估

1. 概念　主观整体评估（subjective global assessment，SGA）由加拿大多伦多大学 Detsky 等人设计，是美国肠外肠内营养学会（ASPEN）推荐的临床营养状况评估工具，也是目前临床营养评估的"金标准"，其特点是以详细的病史与临床检查为基础，省略人体测量和生化检查。

2. 适用人群　适用于已存在营养不足的住院患者，进行定性评估。

3. 评估内容　包括患者病史（体重变化、膳食改变、胃肠道症状、活动功能状态、营养相关状态）和体格检查（皮下脂肪厚度、肌肉萎缩程度、水肿程度）等共计 8 项指标。

4. 结果判定　异常指标<5 项，A 等级，营养状况良好；≥5 项，B 或 C 级，存在中度、重度营养不良。

5. SGA 评分表　见表 1-2-6。

表 1-2-6 主观整体评估表（SGA）

	SGA-A 级 （营养状况正常）	SGA-B 级 （轻~中度营养不良）	SGA-C 级 （重度营养不良）
1. 体重下降	□近 6 个月内体重无下降；或近 6 个月体重下降>10%，但近 1 个月内体重又恢复	□近 6 个月内体重持续性下降达 5%~10%	□近 6 个月体重下降>10%
2. 饮食改变	□无或较少	□摄食量减少；或呈流质饮食	□摄食量严重减少；或呈饥饿状态

续表

	SGA-A 级 （营养状况正常）	SGA-B 级 （轻~中度营养不良）	SGA-C 级 （重度营养不良）
3. 胃肠道症状（恶心、呕吐、腹泻等）	□无消化道症状	□轻度消化道症状持续时间<2周	□重度消化道症状持续时间>2周
4. 活动能力	□无限制	□正常活动受限；或虽不能正常活动但卧床或坐椅时间不超过半天	□活动明显受限，仅能卧床或坐椅子；或大部分时间卧床，很少下床活动
5. 应激反应	□无发热	□近 3 d 体温波动在37~39℃之间	□体温≥39℃持续 3 d 以上
6. 肌肉萎缩	□无	□轻~中度	□重度
7. 皮下脂肪丢失（肱三头肌皮褶厚度，TSF）	□无	□轻~中度	□重度
8. 踝部水肿	□无	□轻~中度	□重度

营养状况评估结果：＿＿＿＿＿＿＿＿＿＿＿＿＿＿＿＿＿＿＿＿＿＿＿＿＿＿＿＿
（上述 8 项中，至少 5 项属于 B 或 C 级者，才可分别判定为中或重度营养不良）

参考来源：T/CHAS 10-2-29—2020，中国医院质量安全管理第 2-29 部分：患者服务临床营养［S］.

（二）微型营养评估

1. **概念** 微型营养评估（MNA）是一种简单、快速评价患者营养状况的方法，由 Guigoz、Vallas 和 Garry 于 1994 年提出，也称老年人营养不良风险评估表。

2. **适用人群** 65 岁及以上老年人。

3. **评估内容** ①人体测量；②整体评定；③膳食问卷；④主观评定等。各项评分相加即得 MNA 总分。

4. **结果判定** ①总分≥24 分，表示营养状况良好；②总分<24 分，当 BMI≥24kg/m² （或男性腰围≥90cm，女性腰围≥80cm）时，提示可能是肥胖 / 超重型营养不良或有营养不良风险；③总分 17~24 分，表示有营养不良风险；④总分≤17 分，表示有营养不良。

5. **MNA 评分表** 见表 1-2-7。

表 1-2-7 老年人营养不良风险评估表

基本情况　身高（m）：＿＿＿＿＿		体重（kg）：＿＿＿＿＿	BMI（kg/m²）：＿＿＿＿＿	
初筛				小计：＿＿＿＿＿分
	0分	1分	2分	3分
1. BMI	BMI<19kg/m²或 BMI>28kg/m²	19kg/m²≤BMI<21kg/m² 或 26kg/m²<BMI≤28kg/m²	21kg/m²≤BMI<23kg/m² 或 24kg/m²<BMI≤26kg/m²	23kg/m²≤BMI≤24kg/m²
2. 近 3 个月体重变化	减少或增加>3kg	不知道	1kg≤减少≤3kg 或 1kg≤增加≤3kg	0kg<减少<1kg 或 0kg<增加<1kg

续表

	0分相关		1分相关	2分相关
3. 活动能力	卧床	需要依赖工具活动	独立户外活动	–
4. 牙齿状况	全口/半口缺	用义齿	正常	–
5. 神经精神疾病	严重认知障碍或抑郁	轻度认知障碍或抑郁	无认知障碍或抑郁	–
6. 近3个月有无饮食量变化	严重增加或减少	增加或减少	无变化	–

总分14分，<12分提示有营养不良风险，继续以下评估；
≥12分提示无营养不良风险，无需以下评估。

评估　　　　　　　　　　　　　　　　　　　　　　　　　　　　　　　小计：_____分

	0分	0.5分	1分	2分
7. 患慢性病数>3种	是	–	否	–
8. 服药时间在一个月以上的药物种类>3种	是	–	否	–
9. 是否独居	是	–	否	–
10. 睡眠时间	<5h/d	–	≥5h/d	–
11. 户外独立活动时间	<1h/d	–	≥1h/d	–
12. 文化程度	小学及以下	–	中学及以上	–
13. 自我感觉经济状况	差	一般	良好	–
14. 进食能力	依靠别人	–	自行进食稍有困难	自行进食
15. 一天餐次	1次	–	2次	3次及以上
16. 每天摄入奶类；每天摄入豆制品；每天摄入鱼/肉/禽/蛋类食品	0~1项	2项	3项	–
17. 每天烹调油摄入量	>25g	–	≤25g	–
18. 是否每天吃蔬菜水果500g及以上	否	–	是	–
19. 小腿围	<31cm	–	≥31cm	–
20. 腰围　男	>90cm	–	≤90cm	–
女	>80cm	–	≤80cm	–

年龄：□年龄≥70岁，评1分；□年龄<70岁，评0分

初筛分数(小计满分14分)：_____分
评估分数(小计满分16分)：_____分
总评分(满分30分)：_____分

参考来源：WS/T 552—2017 老年人营养不良风险评估, 2017.

第二节　膳　食　调　查

　　膳食调查（dietary survey）是指对个人、家庭或人群一定时间内各种食物摄入量及营养素摄入状况的调查。计算出每人每天各种营养素和热量的摄入量以及各种营养素之间的相互比例关系，并根据受调查者当时的体力消耗、生活环境以及维持机体正常生理活动的特殊需要与膳食营养素参考摄入量（dietary reference intakes，DRIs）进行比较，从而达到了解其食物搭配是否合理、由食物提供的营养素能否满足人体生理需要等目的。膳食调查是全面了解人群膳食结构的重要手段，是研究营养与健康关系的基础，也是营养评定的主要内容之一。

　　常用的膳食调查方法分为回顾性和前瞻性膳食调查两大类。前一类包括 24h 膳食回顾法、膳食史法和食物频率法；后一类主要包括化学分析法、称重法和记账法。除一部分食物频率问卷法属定性分析，其他方法都属定量分析。

一、回顾性膳食调查

　　回顾性膳食调查包括 24h 膳食回顾法、膳食史法和食物频率法。

（一）24h 膳食回顾法

　　1. 概念　　24h 膳食回顾法（24-hour history recalls，简称 24h 回顾法）是获得个人食物摄入量最常用的方法，也是了解住院患者膳食摄入状况常用的方法。24h 回顾法要求每个被调查对象回顾和描述在调查时刻前 24h 内摄入的所有食物（包括饮料）的种类和数量，对其食物摄入量进行计算和评价。国内外，不管是大型的全国营养调查还是小型的研究大都采用这一方法来估计个体的膳食摄入量。该法由于调查主要依靠应答者的记忆能力来回忆、描述他们的膳食，因此不适合于年龄在 7 岁以下的儿童与年龄在 75 岁及以上的老人。

　　2. 调查时间　　24h 一般是指从最后一餐吃东西开始向前推 24h，调查要求在 15~40min 完成。一般选用 3d 连续调查方法，原则上从周一到周日随机抽选 3d，但在实际生活中，工作日和休息日的膳食常有很大差异，因此，为使调查结果能更好地反映被调查对象的一般膳食情况，通常选择 2 个工作日和 1 个休息日进行。

　　3. 辅助调查工具　　借助一些辅助工具，可以对摄入量进行定量核算。如标定食物重量（容量）的餐具、量具、食物模型和食物图片等。①食物图片制作简单，成本低，携带方便等优点，适用于入户调查和临床查房使用。②新研制的食物图谱能有效提高 24h 膳食回顾的准确性，携带方便，应用简便，是一种很好的现场调查工具，值得推广应用。③食物模型注明食物的重量，比较直观，但成本较高，携带不方便，种类局限，通常用于固定场所，如营养门诊。④餐具如通常大小的碗、盘子、杯子等，是人们生活中常接触的，帮助被调查者回忆摄入量，向调查人员描述食物的大小与份数，让调查人员估计食物重量，提高调查的准确性和效率。⑤量具，如标有刻度或容积固定的油壶、汤匙、量杯，在营养领域中的使用更为广泛。

　　4. 调查内容（表 1-2-8）

　　（1）食物名称：食物名称是指调查对象在过去 24h 内进食的所有食物的名称。可以是主食，如米饭、馒头、面条、大米粥等；可以是菜名，如木耳炒肉片、番茄炒鸡蛋等，也可以是水果、小吃、零食等。

（2）原料名称：原料名称是指前述的"食品名称"中所列食物的各种原料名称。如面条的原料是面粉，木耳炒肉片的原料是木耳和猪肉。原料名称是计算各种营养素摄入量的依据，各种食物中所含的营养素可查《食物成分表》。

（3）原料编码：原料编码是指《食物成分表》中各种原料的编码，每种食物的原料应和唯一的编码一一对应。如编码"02-2-018"6 位编码 02 代表食物类编码、2 代表食物亚类、018 食物在亚类中的排列序号。

（4）原料重量：原料重量是指各种原料的实际摄入量（g），由调查对象回忆过去 24h 内进食各种食物的原料重量。

（5）进餐时间：进餐时间通常分为早、中、晚餐，以及上午加餐和晚上加餐。

（6）进餐地点：进餐地点是指进食每餐及各种小吃的地点，如在家、单位/学校、饭店/摊点。

表 1-2-8　24h 膳食回顾调查表

姓名：		性别：		住址：		电话：	
餐次	食物名称	原料名称	原料编码	原料重量/g	进餐时间（D1）	进餐地点（D2）	
早							
中							
晚							

注：D1：1. 早餐，2. 上午加餐，3. 午餐，4. 下午加餐，5. 晚餐，6. 晚上加餐；

D2：1. 在家；2. 单位/学校；3. 饭馆/摊点；4. 亲戚/朋友家；5. 幼儿园；6. 节日/庆典。

（二）膳食史法

1. 概念　膳食史法（dietary history method）用来评估每个个体每日总的食物摄入量与不同时期通常的膳食模式。膳食史法最初由 Burke 建立，是为了在人群生长与发育的纵向研究中获得一段时期内食物的摄取频率和数量以及有关食物制备方法的资料和受试者的饮食习惯。采用膳食史法可获得调查对象的膳食模式和食物摄入的详细情况、得到的数据可以用来对个体食物与营养素摄入量特征进行描述、并按照摄入量进行分类、还可以用来评价不同组人群的相对平均摄入量，或组内摄入量的分布情况。

2. 调查内容　膳食史法由三部分组成：第一部分是询问膳食摄入的历史，询问调查对象通常的每日膳食摄入量模式，可以用一些家用量具、食物模型或图谱估计食物量；第二部分是核对，用一份包含详细的食物清单来核对，以确定、阐明其总的饮食模式；第三部分是调查对象记录当前 3d 的食物摄入量及 24h 膳食回顾法。

3. 调查时间　理论上，膳食史可能覆盖过去任何时期，但通常是指覆盖了过去的 1 个月、6 个月或一年。

4. 应用及意义　膳食史法已被广泛应用于营养流行病学调查，研究之中采用膳食史法可以更全面地了解人群膳食摄入情况对于许多慢性疾病如心血管疾病、糖尿病、肿瘤以及慢性营养不良等，研究过去的膳食摄入状况比现在更有意义。

（三）食物频率法

1. 概念　食物频率法（food frequency questionnaire）是估计被调查者在指定的一段时期内摄入各种食物频率及消费量的一种方法。这种方法以问卷形式进行膳食调查，以调查个体经常性的食物摄入种类，根据每日、每周、每月甚至每年所食各种食物的次数或食物的种类来评价膳食营养状况。

2. 调查内容　食物频率法的问卷应包括两方面：一是食物名单，根据调查的目的，选择被调查经常食用的食物、含有所要研究营养成分的食物或被调查者之间摄入状况差异较大的食物，若要进行综合性膳食摄入状况评价，则采用被调查对象常用食物；研究与营养有关的疾病和膳食摄入的关系，则采用与相关疾病有关的几种食物或含有特殊营养素的食物。二是食物的频率，即在一定时期内所食某种食物的次数。

3. 方法分类　在实际使用中，食物频率法可分为定性、定量和半定量的食物频率法。

（1）定性食物频率法：是指得到每种食物特定时期内（例如过去1个月）所吃的次数，而不收集食物量、份额大小的资料。调查期的长短可从几天、1周、1个月或是3个月到1年以上。被调查者可回答从1周到1年内的各种食物摄入次数，从每月吃1次到每天1次、每周6次或更多。食物频率调查表可由调查员填写，或是由有一定文化水平的被调查者填写。

（2）定量食物频率法：可以得到不同人群食物和营养素的摄入量，并分析膳食因素与疾病的关系。定量方法要求受试者提供所吃食物的数量，通常借助于测量辅助物。

（3）半定量食物频率法：研究者常常提供标准的食物份额大小的参考样品，供被调查者在回答时作为估计食物量的参考。如果一个调查是为了了解某些营养素（如钙、维生素A）的摄入量，就要调查富含这种营养素的食物。为了计算这些营养素的摄入量，需要列出含这些营养素丰富的食物，通过估计平均食物份额大小来计算摄入量。

4. 优缺点

（1）主要优点是能够迅速得到日常食物摄入种类和摄入量，反映长期营养素摄取模式；可以作为研究慢性病与膳食模式关系的依据；其结果也可作为在群众中进行膳食指导宣传教育的参考；在流行病学研究中可以用来研究膳食与疾病之间的关系。

（2）缺点是需要对过去的食物进行回忆，应答者的负担取决于所列食物的数量、复杂性以及量化过程等；与其他方法相比，对食物份额大小的量化不准确。另外，编制、验证食物表会需要一定时间和精力；该法不能提供每天之间的变异信息；较长的食物表、较长的回顾时间经常会导致摄入量偏高；而且回答有关食物频率问题的认知过程可能十分复杂，比那些关于每日食物模式的问题要复杂得多；当前的食物模式可能影响对过去的膳食回顾，从而产生偏倚，准确性差。

5. 应用　在流行病学研究膳食与慢性病关系时，可以用食物频率法得到的数据结果，根据被调查者特定食物摄入情况，对个体进行分级或分组。由于食物频率法的调查表是标准化的，大大减小了不同调查员之间调查的偏倚。

6. 三种膳食调查方法的误差比较

（1）随时间增加的变异：24小时回顾法、膳食史法以及食物频率法，这三种方法都存在随着时间增加而产生变异的可能性，且都可能因记忆偏差、饮食习惯变化等因素导致结果与实际情况产生差异。

（2）应答误差

遗漏食物：24小时回顾法和膳食史法都有可能出现遗漏食物的情况。被调查者在回忆饮食时，可能会忘记一些食用量较少的食物、零食或饮料等。

增多食物：24 小时回顾法、膳食史法和食物频率法都存在增多食物的误差风险。被调查者可能由于记忆不准确，错误地认为自己食用了某些实际上没有吃的食物，或者夸大了某些食物的摄入量。

估计食物量：这三种方法均会面临估计食物量的误差。被调查者在回忆或描述自己食用的食物量时，很难做到精确估计，往往会存在一定的主观偏差。

估计食物消耗频率：对于 24 小时回顾法，由于只是回顾前一天的饮食，不存在对食物消耗频率的估计问题；而膳食史法和食物频率法都需要被调查者估计食物的消耗频率，在这个过程中，被调查者可能因为记忆模糊或判断标准不一致等原因，导致估计出现误差。

（3）改变真实膳食：24 小时回顾法可能会因为被调查者意识到正在接受调查而有意或无意地改变自己的真实膳食；而膳食史法和食物频率法由于调查的是较长时间的饮食情况，被调查者不太可能因为调查而改变自己长期的饮食习惯，所以不太可能改变真实膳食。

（4）向营养素转化时产生的误差

食物成分表：24 小时回顾法、膳食史法和食物频率法在将食物摄入量转化为营养素摄入量时，都依赖食物成分表。由于食物成分表本身可能存在一定的局限性，比如数据的准确性、食物品种的代表性等问题，这会导致在转化过程中产生误差。

编码：24 小时回顾法和膳食史法在将食物信息进行编码以便转化为营养素数据时，可能会出现编码错误或不准确的情况，从而产生误差；而食物频率法主要关注食物的种类和频率，一般不涉及复杂的编码过程，因此不太可能因编码产生误差。

二、前瞻性膳食调查

前瞻性膳食调查主要指包括化学分析法、称重法和记账法。

（一）化学分析法

1. 概念　化学分析法是通过化学分析测定调查对象 1d 内全部食物的营养素，可准确地获得各种营养素的摄入量。

2. 样品收集方法

（1）双份饭菜法：制作两份完全相同的饭菜，一份供食用，另一份作为分析样品。此法对被调查对象要求较高，需密切配合，即被调查对象必须记住每餐额外加大一倍的烹调饭菜数量。被调查对象吃多少，同样的食物量应放进预先准备好的试验饭盒中。

（2）双份原料法：收集整个研究期间消费的各种未加工的食物或从当地市场上购买相同食物作为样品。这种方法的优点在于容易收集样品；其缺点是在质量和数量上，收集的样品与食用的可能不完全一致，分析结果仅能得出未烹调食物的营养素含量。

3. 优缺点

（1）优点是能够最可靠地得出食物中各种营养素的实际摄入量。要求收集的样品在数量和质量上一定与实际食用的食物一致，很少单独使用，常与称重法结合使用。

（2）缺点是由于费用高，仅适于较小规模调查。如营养代谢试验，了解某种或某几种营养素的体内吸收及代谢状况等。

（二）称重法

1. 概念　称重法是使用各种测量工具对集体食堂、家庭或个人 1d 中消费的各种食物量进行称重，从而了解其食物消费情况的一种膳食调查方法。通常由调查者、调查对象或看护者（如母亲为孩子做记录）在一定时期内完成，一般为 3~7d。

2. 操作方法　①准确记录食物名称。②餐前对各种食物进行记录并称量，餐后对剩余或废弃部分准确称重，加以扣除，从而得出相对准确的个人每种食物摄入量。三餐之外所摄入的水果、糖果、点心、坚果及饮料等零食也需要称重记录。③记录就餐人数。④计算调查期间每人每日各种食物的摄入量。

3. 操作要求　研究者需要准确掌握两方面的资料，一是厨房中每餐所用各种食物的生重，即烹调前每种食物原料可食部的重量和烹调后熟食的重量，得出各种食物的生熟比；二是称量个人摄入熟食重量，然后按上述生熟比值算出所摄入各种食物原料的生重，以白菜包子的生熟比换算为例（表1-2-9），再通过食物成分表计算摄入的各种营养素。

表1-2-9　称重食物生熟比值换算法

原料	白菜肉包6 000g所用原料/g	原料比值	某人吃400g饺子相当原料量/g
白菜	3 000	0.5	200
肉	600	0.1	40
面粉	1 200	0.2	80
酵母粉	12	0.002	0.8
油	120	0.02	8
盐	30	0.005	2

由于我国的食物成分表是以食物原料为基础，因而在称重记录时调查多数食物要利用生熟比值换算成原料量，以便计算各种营养素摄入量。但我国食物成分表（2018年版）也分析了一些熟食成品的食物成分含量。如馒头、面条、米饭、糕点及包装食品等，这类食物可直接利用熟食的重量进行调查和分析。

4. 优缺点

（1）主要优点是能测定食物份额的大小或重量，获得可靠的食物摄入量。因其不依赖于调查对象的记忆，故常把称重法的结果作为膳食调查的"金标准"来比较其他方法的准确性，其自身的可靠性则常用临床生化检验法来验证。摄入的食物可量化，能计算营养素摄入量，能准确地分析每人每天食物摄入变化状况，是个体膳食摄入调查的较理想方法。

（2）称重法的局限性在于对调查人员的技术要求高，调查人员必须进行统一培训，掌握调查的程序和方法等。其他缺点：在外就餐消耗的食物汇报的准确性差；食物记录过程可能影响或改变其日常的饮食模式；随记录天数的增加，记录的准确性可能降低；而且经常发生低报现象，多发生在一些特定人群（如肥胖人群）；长期记录时会给被调查者带来较多的麻烦，不适合大规模调查。

（三）记账法

1. 概念　记账法是记录一定时期内某一集体就餐单位（如托幼机构、学校、部队食堂）的食物消费总量，根据同一时期进餐人数，计算平均每人每日各种食物的摄入量，进而推算食物所提供的营养素摄入量。适用于有详细账目的集体单位的膳食调查。

2. 操作方法

（1）食物消费量记录：开始调查前称量家庭结存或集体食堂库存的食物，然后详细记录每日购入的各种食物和废弃量。在调查周期结束后要称量剩余的食物。将每种食物的最初结存或库存量,加上调查周期内每日购入量,减去每种食物的废弃量和最后剩余量,即为调查周期内所消费的该种食物量。

（2）进餐人数登记:记录每日每餐进食人数,然后计算总人日数。为了对被调查对象食物及营养素摄入量进行评价,还要了解进餐人员的性别、年龄、劳动强度及生理状态。对于有伙食账目的集体单位食堂,可查阅过去一定期间食堂的食物消费量,并根据同一时期的进餐人数,计算每人每日各种食物的摄入量,再按照食物成分表计算这些食物所提供的能量和营养素的数量。

3. 优缺点

（1）优点在于操作较简单,所需费用低,人力少,可适用于大样本调查。在记录准确和每餐进食人数统计确切的情况下,能够得到较准确的结果。与其他膳食调查方法相比较,记账法可以调查较长时期的膳食摄入,适用于全年 4 个季度。

（2）缺点是不够准确,得到的是人均摄入量,难以分析个体膳食摄入状况。

4. 关于人日数的计算

（1）人日数:人日数是代表被调查者用餐的天数,一个人吃满早、中、晚 3 餐或规定的餐次为 1 个人日。在现场调查中,不一定能收集到整个调查期间被调查者的全部进餐次数,应根据餐次比(早、中、晚三餐所摄入的食物量和能量占全天摄入量的百分比)来折算。

（2）计算公式

1）个人人日数:个人人日数 = 早餐餐次总数 × 早餐餐次比 + 中餐餐次总数 × 中餐餐次比 + 晚餐餐次总数 × 晚餐餐次比。

2）全家人日数:全家总人日数 = 在家用餐个人的人日数之和。①若规定餐次比是早餐占 20%,午餐、晚餐各占 40%,如家庭中某一成员仅询问到早晚两餐,其当日人日数为 $1 \times 20\% + 1 \times 40\% = 0.2 + 0.4 = 0.6$ 人日。②在做集体膳食调查时,早餐有 25 人进餐,午餐有 35 人,晚餐有 30 人,则总人日数计算为 $(25 \times 0.2 + 35 \times 0.4 + 30 \times 0.4) = 31$ 人日。

不同膳食调查方法的比较见表 1-2-10。

表 1-2-10　不同膳食调查方法的比较

调查方法	优点	缺点	调查时间	适用范围
24h 膳食回顾法	简单易行,省时、省人	主观,不太准确,回忆偏差	1~3d	家庭、个人
膳食史法	样本量大,省人、省物	抽象,需要营养专家的指导	大于 1 个月	调查不同文化群体的摄入量
食物频率法	应答率高,经济,方便	量化不准确(偏高),食物遗漏	大于 1 个月	个体,膳食结构与相关疾病关系
化学分析法	准确	复杂,需要设备和专业人员		小样本且需要进行精确测定
称重法	准确,细致	费时,费力	3~7d	家庭、个人、团队
记账法	简单快速,省人、省物	时间短,不准确,只有人均,难以分析个体	1 个月	账目清楚的机关、部队、学校

第三节　体 格 检 查

体格检查是指对人体形态结构和功能水平进行检测和计量。体格营养状况检查又包括体格测量、临床体检、营养缺乏体征检查 3 个部分,其中体格测量是营养评定中最常用的方法之一,主要通过测量身高、体重、皮下脂肪厚度等指标,检查身体发育和营养储备情况。目前普遍采用间接方法测定身体构成成分,用以定量观察机体营养状态。

一、身高的测量

1. 直接测量法　2 岁及以下婴幼儿使用卧式测量床测量身长,2 岁以上采用立柱式身高计测量身高,测量时赤足,足底与地板平行,足跟靠紧,足尖外展 60°,背伸直,上臂自然下垂。测量者于被测者右侧,使测量用滑板底与颅顶点接触,读数记录,以 cm 为单位。

2. 间接测量法　适用于不能站立者,临床危重患者,如昏迷、类风湿性关节炎等病患。可采用上臂距、身体各部累积长度、膝高等方法评价身高。测量上臂距,上臂向外侧伸出与身体呈 90° 角,测量一侧至另一侧最长指间距离,因上臂距与成熟期身高有关,年龄对上臂距影响较小,可间接评价身高。测量身体各部长度,用软尺测量腿、足跟、骨盆、脊柱和头颅的长度,累积各部分长度之和估计身高值。测量膝高,屈膝 90°,测量从足跟底至膝部大腿表面的距离,用下述公式计算出身高,国外参考公式如下:男性身高(cm)=64.19+[2.03×膝高(cm)]−(0.04×年龄);女性身高(cm)=84.88+[1.83×膝高(cm)]−(0.24×年龄)。国内参考公式如下:男性身高(cm)=71.70+[1.98×膝高(cm)]−(0.044×年龄);女性身高(cm)=78.46+[1.79×膝高(cm)]−(0.066×年龄)。

二、体重的测量

(一)测量方法

2 岁及以下婴幼儿空腹状态下平稳放置于体重秤上测量体重,2 岁以上被测者清晨空腹、排空大小便,穿单衣立于体重秤踏板中央测量体重,以 kg 为单位。卧床患者,可采用电子病床透析秤进行体重测量,在临床上可尝试应用双秤踏板称重及床上卧姿称重方法测量体重,也可尝试使用简单的体重估计公式来预测体重:体重(kg)=[0.575 9×臂围(cm)]+[0.526 3×腹围(cm)]+[1.245 2×小腿围(cm)]−[4.868 9×(性别,男性 =1;女性 =2)]−32.924 1。

(二)评价

1. 儿童生长发育和营养状况的评价　年龄别身高、年龄别体重及身高别体重是评价儿童生长发育和营养状况常用的指标,常用的评价方法有:

(1)中位数百分比法:即身高或体重的数值达到同年龄、性别参考标准中位数的百分比,以此来评价儿童生长情况,一般在儿科常用此方法,例如,常用的 GOMEZ 评价法为:Ⅰ°营养不良——参考标准体重中位数的 90%~76%;Ⅱ°营养不良——参考标准体重中位数的75%~60%;Ⅲ°营养不良——参考标准体重中位数的 60% 以下。这种方法的优点是意义比较明确,易为儿童家长理解,缺点是不同指标的中位数百分比的数值意义不一样,如按年龄别体重中位数 80% 与年龄别身高中位数 80% 意义不同,临床上还可按身高别体重中位数百分比来评价营养状况：肥胖——身高别体重中位数≥120%；适宜——身高别体重中位数90%~119%；轻度营养不良——身高别体重中位数80%~89%；中度营养不良——身高别体重中位数70%~79%；重度营养不良——身高别体重60%~69%。

（2）标准差法：即将所用的评价参考数据按平均值加减1个标准差，加减2个标准差，划分为5个等级范围：上等——$>\bar{x}+2s$；中上等——$\bar{x}+s~\bar{x}+2s$；中等——$\bar{x}-s~\bar{x}+s$；中下等——$\bar{x}-2s~\bar{x}-s$；下等——$\bar{x}-2s$。评价时将个体发育指标的实测值与相应的标准做比较，以确定发育等级。该评价方法简单、易掌握、可较准确、直观地了解个体发育水平。

此外又根据标准差提出标准差评分（又称"Z评分"）来表示测量结果，即测量数据与其相应性别及年龄组的儿童参考标准的中位数的差值，相当于该组儿童参考标准的标准差的倍数，其公式为：

$$标准差评分或Z评分 = \frac{儿童测量数据 - 参考标准的中位数}{参考标准的标准差}$$

（3）百分位数法：由于人群的体格测量数据分布通常不是正态，可用百分位数法评价。这种方法将不同性别各年龄参考标准的原始数据从小到大分成100份，第1份的数据即第1百分位，第25份的数据即第25百分位，然后根据需要将其分成若干组段，评价时将所测量的数值与相应性别年龄段的参考标准百分位数相比较，看属于哪一组段（等级）。该方法的优点是同时适用于正态、偏态分布的指标，缺点是当调查数据大于第100百分位或小于第1百分位时，就不能评价其离散程度。具体评价等级：上等——$>P_{97}$；中上等——$P_{75}~P_{97}$；中等——$P_{25}~P_{75}$；中下等——$P_3~P_{25}$；下等——$<P_3$。

2. **体重指数（body mass index，BMI）** 是评价营养状况的常用指标，它不仅较敏感地反映体型胖瘦程度，而且与皮褶厚度、上臂围等营养状况指标的相关性也较高。BMI的计算公式为：$BMI（kg/m^2）=体重（kg）/[身高（m）]^2$。

成年人BMI的分类标准有：①WHO标准：BMI 18.5~24.9kg/m² 为正常范围，<18.5kg/m² 为低体重（营养不足），25~29.9kg/m² 为超重，一级肥胖 30.0~34.9kg/m²，二级肥胖 35.0~39.9kg/m²，三级肥胖≥40.0kg/m²；②我国标准：BMI<18.5kg/m² 是体重过低，18.5~23.9kg/m² 为体重正常，24.0~27.9kg/m² 为超重，≥28kg/m² 为肥胖。2013年该划分方法已成为卫生行业标准——《成年人体重判定》（WS/T428—2013）。

儿童青少年肥胖、超重BMI分类标准呈现了不同年龄阶段男、女的超重和肥胖标准值。年龄从2岁到18岁，随着年龄增长，男、女超重和肥胖的标准值总体呈上升趋势。低龄阶段（2~8岁）：男女超重/肥胖标准基本一致（如2岁男女超重均为17.5kg/m²，肥胖均为18.9kg/m²）。中高年龄段（9~17岁）：男性标准略高于女性。例如，10岁男性超重为19.3kg/m²，女性为18.7kg/m²；肥胖标准男性22.2kg/m²，女性21.5kg/m²。

3. **体重比**

（1）实际体重与标准体重比：标准体重也称理想体重，国外常用Broca公式计算标准体重，即标准体重（kg）=身高（cm）-100，我国常用Broca改良公式，即标准体重（kg）=身高（cm）-105，也有用平田公式，即标准体重（kg）=[身高（cm）-100]×0.9。实际体重与标准体重比（%）=（实际体重-标准体重）÷标准体重×100%。评价标准：±10%为营养正常；>10%~20%为超重；>20%为肥胖；<10%~20%为消瘦；<20%为严重消瘦。

（2）相当于理想体重百分比：相当于理想体重百分比（%）=实际体重÷理想体重×100%。

评价标准：90%~110% 为无营养不良；80%~90% 为轻度营养不良；60%~80% 为中度营养不良；<60% 为严重营养不良；110%~120% 为超重；120%~130% 为轻度肥胖；130%~150% 为中度肥胖；>150% 为重度肥胖；>200% 为病态肥胖。

4. 体重丢失率　体重丢失率可反映能量与蛋白质代谢情况。体重丢失率（%）=（原体重 – 现体重）/ 原体重 ×100%。评价标准：无肥胖或水肿患者，若在 1 周内体重丢失 >2%，或 1 个月内体重丢失 >5%，或 3 个月内体重丢失 >7.5%，或 6 个月内体重丢失 >10%，均有可能存在蛋白质 - 热能营养不良。

三、围度的测量

（一）上臂围和上臂肌围

上臂围可反映机体骨骼肌状况。上臂紧张围与上臂松弛围的差值反映肌肉状况，一般差值越大说明肌肉状况越好，差值越小说明脂肪状况良好。上臂紧张围指上臂肱二头肌最大限度收缩时的围度，被测者上臂斜平举约 45°角，手掌向上握拳并用力屈肘，测量者站于其侧面或对面，用软尺在上臂肱二头肌最粗处绕一周进行测量。上臂松弛围指上臂肱二头肌最大限度松弛时的围度，在测量上臂紧张围后，将皮尺保持原来的位置不动，令被测者将上臂缓慢伸直，将软尺在上臂肱二头肌最粗处绕一周进行测量。测量上臂围时，右臂自然下垂，找到上臂中点位置，用软尺测量上臂中点周长，以 cm 为单位。上臂围可反映肌蛋白贮存和消耗情况，我国男性平均 27.5cm，女性 25.8cm；美国男性 29.3cm，女性 28.5cm；日本男性 27.4cm，女性 25.8cm。评价标准：测量值 >标准值 90% 为营养正常，80%~90% 为轻度营养不良，60%~80% 为中度营养不良，<60% 为严重营养不良。

根据上臂围和肱三头肌皮褶厚度计算上臂肌围，公式如下：上臂肌围（cm）= 上臂围 –3.14× 三头肌皮褶厚度（cm）。上臂肌围能较好地反映体内蛋白质贮存情况，我国男性上臂肌围平均 25.3cm，女性 23.2cm；美国男性 25.3cm，女性 23.2cm；日本 24.8cm，女性 21cm。评价标准：测量值 >标准值 90% 为营养正常，80%~90% 为轻度肌蛋白消耗，60%~80% 为中度肌蛋白消耗，<60% 为严重肌蛋白消耗。

（二）腰围和臀围

腰围指腋中线肋弓下缘和髂嵴连线中点的水平位置处体围周长。被测者取站立位，两眼平视前方，自然均匀呼吸，腹部放松，双臂自然下垂，双足并拢（两腿均匀负重），充分裸露肋弓下缘和髂嵴之间的测量部位，在双侧腋中线肋弓下缘和髂嵴连线中点做标记，将软尺轻轻贴住皮肤，经过双侧标记点，围绕身体一周，平静呼气末读数，以 cm 为单位，重复测量一次，两次测量的差值不超过 1cm，取两次平均值。

臀围指经臀峰点水平位置处体围周长。被测者取站立位，两眼平视前方，自然均匀呼吸，腹部放松，两臂自然下垂，双足并拢（两腿均匀负重），穿贴身内衣裤，将软尺轻轻贴住皮肤，经过臀部最高点，围绕身体一周，重复测量一次，两次测量的差值不超过 1cm，取两次平均值。

根据《成年人体重判定》（WS/T 428—2013），男性腰围 ≥90cm，女性腰围 ≥85cm 判定为中心性肥胖。腰臀比（waist-to-hip ratio，WHR）即腰围与臀围之比。正常成年人 WHR 男性 <0.9，女性 <0.85，超过此值为中心性肥胖。

（三）小腿围

小腿围指小腿肚最粗处的水平周长。被测者取站立位，两腿分开与肩同宽，两腿平均负担体重。测量者在其侧面将软尺置于被测者小腿最粗壮处以水平位绕其一周，以 cm 为单位，重复测量一次，两次测量的差值不超过 1cm，取两次平均值。

小腿围可用于预测肌肉质量，美国男性中度和重度低小腿围临界值分别为 34cm 和 32cm，女性为 33cm 和 31cm；日本男性低小腿围临界值为 34cm，女性为 33cm。

四、皮褶厚度测量

临床常用皮褶厚度估计皮下脂肪存贮情况。采用皮褶厚度计测量，测量部位包括肱三头肌、肱二头肌、肩胛下角、髂嵴上部、腹部等。注意皮褶厚度计要符合规定标准，压力为 $10g/cm^2$（0.98kPa），卡尺固定接触皮肤 3s 后再读数，皮褶厚度计读数为 0.1mm，因测量有一定误差，一般要求测量 3 次，取平均值。常测量以下 3 个部位的皮褶厚度：①肱三头肌部，测定者立于被测者的后方，使被测者上肢自然下垂，将右上臂三头肌部（肩峰至尺骨鹰嘴重点背侧上约 2cm）皮肤连同皮下脂肪捏起呈皱褶，用皮褶厚度计测量。②肩胛下部，肩、腕不要用力，上肢自然下垂，于被测者后侧将右肩胛骨下端 2cm 处的皮肤皮下脂肪捏起呈皱褶，用皮质厚度计测量。③腹部：用左手拇指及另 4 指将脐右 1cm 的皮肤连同皮下组织与正中线平行捏起呈皱褶，不要用力加压，在约距拇指 1cm 处的皮肤皱褶根部，用皮褶厚度计测量。

肱三头肌皮褶厚度是最常用的评价脂肪贮备及消耗的良好指标，我国目前尚无群体调查理想值，国外的正常参考值：美国男性 12.5mm，女性 16.5mm；日本男性 8.3mm，女性 15.3mm。评价标准：测量值>标准值 90% 为营养正常，80%~90% 为轻度体脂消耗，60%~80% 为中度体脂消耗，<60% 为严重体脂消耗，若<5mm 表示无脂肪可测，体脂消耗殆尽。若测量值大于标准值 120% 以上，则为肥胖。

五、人体成分分析

人体成分测量以其客观、无创、准确等优势在人群研究和临床诊疗中得到广泛应用。传统方法有总体水法（total body water，TBW）、总体钾法（total body potassium，TBK）、水下称重法等。近年来发展起来的新技术，如生物电阻抗分析法（bioelectrical impedance analysis，BIA）、双能 X 线吸收法（dual energy X ray absorptionmetry，DEXA）、计算机断层成像法（X-ray computed tomography，CT）、磁共振法（magnetic resonance imaging，MRI）、中子活化分析法（prompt-gamma neutron activation analysis）等。其中双能 X 线吸收法的原理是将人体分为骨骼、肌组织和脂肪组织三部分，利用 X 线或光子束通过不同组织时能量的衰减，较为准确和直接地反映骨矿含量、脂肪量和其他软组织。众多方法中，采用生物电阻抗原理设计的体成分分析仪，以其使用简便、无创、精确度高、重复性好等优势，在临床上已经得到广泛应用。本文重点介绍生物电阻抗法人体成分分析的原理及应用。

生物电阻抗法是一种通过电学方法进行人体组成成分分析的技术，其原理是将人体作为导体，电阻（R）与其长度（L）成正比，与其横截面积（A）成反比，尽管人体不是均匀的圆柱体，其导电率不是恒定的，但是可以在阻抗商（长度 ^{2}/ 电阻）与包含电解质的水体积之间可以建立经验关系。根据欧姆定律：$Z=\rho L/A$（Z：阻抗，ρ：电阻率，L：导体长度，A：导体横截面积），等式可转变为 $Z=\rho L^2/AL$（$AL=V$，V：导体体积），等式可表示为 $Z=\rho L^2/V$，或 $V=\rho L^2/Z$。当低压交流电通过人体时产生的生物电阻抗与电流的频率有关，低频电流（~1kHz）只通过细胞外液，高频电流（500~800kHz）则可以通过细胞外液和细胞内液。细胞外液和细胞内液中的水和电解质起到电阻抗（R）的作用，而细胞膜则起到电容抗（Xc）的作用，生物电阻抗（Z）为电阻抗和电容抗的向量和，即：$Z=(R^2+Xc^2)^{0.5}$。采用单频、多频、分段、区域性等生物电阻抗测量方法，测得人体的电阻抗和电容抗，同时结合人体的身高、体重、年龄和性别等参数利用回归方程计算出人体组成成分。

生物电阻抗法人体成分分析仪可提供多样性的分析指标，并提出建议值，可供临床参考。常见的测量项目包括体重、体重指数、瘦体重、体脂含量、体脂百分比、身体水分总含量、基础代谢率、电阻抗、蛋白质量、矿物质量、细胞外液、细胞内液等（不同品牌仪器，参数项目略有差异）。生物电阻抗法人体成分分析可用于健康人、疾病患者，但也存在一定的局限性，比如：严重营养不良和厌食症患者（BMI<16kg/m²）容易受到组织含水量的影响；有极端 BMI 值的患者（<16kg/m² 或>34kg/m²）会有较大的测量误差；明显水肿患者，用从手到脚的生物电阻抗测量无效；身体含水量异常改变的患者，如大量静脉注射、利尿、水肿、腹水、心、肝、肾疾病、重大手术后、重症监护、怀孕，个体间瘦肉组织的含水量差异太大，导致生物电阻抗预测方程没有差别，所以标准的单频生物电阻抗法不适用于这类人群细胞内液或细胞外液的评估；透析（血液透析，腹膜透析）、有腹水的肝脏疾病患者，目前生物电阻抗和生物电光谱法不能准确测量到透析容积和腹腔内液体的变化。

第四节　生化测定

一、概述

生化测定是利用生物化学方法，检测存在于血液、尿液中的蛋白质、脂类、各种维生素以及各种酶、激素和机体的多种代谢产物的含量。营养缺乏症发生的过程，首先是身体组织中营养素含量的降低，其次是生物化学和生理功能的改变，最后才是形态病变的发生，因此，通过收集血液、尿液等生物标本，采用特定的生物标志物，可客观、灵敏地显示机体营养状况的早期变化，往往可观察到临床缺乏症状出现前代谢变化，故有人将其称为亚临床检查法。

二、常见生化测定内容

（一）蛋白质代谢

1. 血浆（清）蛋白测定

（1）白蛋白（albumin，ALB）：白蛋白是肝脏合成的主要蛋白质，是临床上评价蛋白质营养状况的常用指标之一。机体白蛋白代谢库为 3~5g/kg，其中 50% 以上存在于血液。血清白蛋白水平只反映血液内蛋白变化水平，不能反映内脏蛋白的变化。由于白蛋白代谢库较大且半衰期长（14~20d），因此血清白蛋白不能灵敏反映机体蛋白质营养状况的短期变化。血清白蛋白的影响因素很多，如肝肾疾病、外伤、手术、败血症、水肿、烧伤、甲状腺功能亢进等。血清白蛋白参考值为 40~55g/L，30~35g/L 为轻度缺乏，25~30g/L 为中度缺乏，≤25g/L 为重度缺乏。

（2）前白蛋白（prealbumin，PAB）：又称转甲状腺素蛋白（transthyretin，TTR），由肝细胞合成，半衰期约 2d，机体前白蛋白代谢库为 0.01g/kg，对蛋白质摄入量的改变敏感，当蛋白质营养不良时,血清前白蛋白浓度迅速下降。血清前白蛋白参考值为200~400mg/L。

（3）运铁蛋白:运铁蛋白是一种β球蛋白,主要在肝脏合成,与白蛋白不同,运铁蛋白几乎全在血液内。运铁蛋白半衰期较短,为8~10d,在体内的代谢库非常小,<0.1g/kg,因此血清中运铁蛋白能快速反映机体蛋白质营养状况。然而,运铁蛋白容易受到一些因素的影响,比如肝脏、胃肠道以及肾脏疾病、铁营养状况、大剂量抗生素治疗、炎症等。运铁蛋白具有运输铁的功能,机体铁缺乏时,可导致运铁蛋白合成增加,因此当机体同时存在缺铁性贫血和慢性蛋白质营养不良时,运铁蛋白就不再是评价机体蛋白质营养状况的适宜指标。临床患者接受大剂量抗生素治疗时,运铁蛋白水平会快速下降。由于运铁蛋白影响因素较多,在评价机体蛋白质营养状况时需结合其他指标综合分析。血清运铁蛋白的参考值为2.3~4.1g/L,1.5~2g/L为轻度缺乏,1~1.5g/L为中度缺乏,≤1g/L为重度缺乏。

（4）纤维结合蛋白:纤维结合蛋白在蛋白质缺乏时不能迅速反应,而在恢复时变化较快,可能对于蛋白质营养状况的康复有较敏感的预测意义。参考值为200~280mg/L。

（5）视黄醇结合蛋白:视黄醇结合蛋白是结合并转运维生素A的一种血清蛋白,半衰期约为12h,机体代谢库非常小,仅为200μg/kg,因此,视黄醇结合蛋白是评价蛋白质营养不良急性变化的敏感指标。参考值为25~70mg/L。与白蛋白、运铁蛋白一样,血清视黄醇结合蛋白水平的影响因素很多,如肝硬化、肝炎等肝脏疾病、维生素A和微量元素缺乏时,会导致血清视黄醇结合蛋白水平下降,而补充维生素A和锌后,血清视黄醇结合蛋白水平上升。

血浆(清)蛋白对蛋白质营养状况变化的灵敏性受其代谢半衰期、代谢库大小的影响,凡半衰期短、代谢库小者,则比较灵敏(白蛋白>运铁蛋白>前白蛋白>视黄醇结合蛋白)。蛋白质营养不良时,血清蛋白浓度的下降比血浆蛋白的下降更早。

血浆(清)蛋白种类很多,其浓度不仅受合成和分解代谢的影响,而且受体液总量及分布影响,如毛细血管通透性、外部丢失及淋巴回流等因素的影响,故所测定血浆(清)蛋白质浓度,均需结合患者具体情况进行综合分析。

2. 血红蛋白浓度的测定　血红蛋白是红细胞的主要蛋白质,依赖蛋白质和铁合成,无论是缺铁还是蛋白摄入减少都会影响其合成,是诊断缺铁性贫血的重要指标。使用氰化高铁法测定原理:血红蛋白在铁氰化钾和氰化钾共同作用下,生成比较稳定的红色氰化高铁血红蛋白,红色的深浅与血红蛋白的浓度成正比,可在540nm投射光下用比色法测定。

评价标准参考:6月龄至6岁,血红蛋白浓度达到或超过110g/L为正常,低于110g/L则判定为缺乏。6~14岁,血红蛋白浓度处于120g/L及以上属正常范围,若低于120g/L,则表明缺乏。成年男性,血红蛋白浓度在130g/L及以上属于正常,低于130g/L为缺乏。成年女性,血红蛋白浓度达到120g/L及以上正常,低于120g/L则判定为缺乏。

3. 尿液蛋白代谢产物测定

（1）尿肌酐:尿中肌酐是肌肉肌酸的代谢产物,尿肌酐的数量反映肌肉的数量和活动,间接反映体内肌肉中蛋白质含量测定24h尿肌酐可作为瘦体组织营养状况评价的指标。参考值为男性20~26mg/(24h·kg)(7~18mmol/24h),女性14~22mg/(24h·kg)(5.3~16mmol/24h)。

（2）羟脯氨酸:羟脯氨酸是存在于胶原蛋白的特异氨基酸。尿羟脯氨酸(μmol/L)乘以体重(kg)再除以尿肌酐(μmol/L)可以计算尿羟脯氨酸指数,是用于评价儿童蛋白质营养状况的生化指标。1~6岁儿童羟脯氨酸指数相对稳定,儿童营养不良时羟脯氨酸指数降低,3个月到10岁儿童尿羟脯氨酸指数>2.0为正常,<1.0为严重缺乏,1.0~2.0为轻度缺乏。

（3）3-甲基组氨酸:3-甲基组氨酸参与组成骨骼肌收缩的蛋白氨基酸成分。当肌肉收缩引起骨骼肌收缩蛋白分解时,释放出 3-甲基组氨酸,因肌细胞中无相应的分解及再利用的酶,故从尿中排出,因此尿中 3-甲基组氨酸总量可反映人体肌肉蛋白质分解代谢的强度。参考值为男性（5.2 ± 1.2）$\mu mol/（kg \cdot d）$,女性（4 ± 1.3）$\mu mol/（kg \cdot d）$。

（二）脂类代谢

1. 血清游离胆固醇和胆固醇酯测定 体内胆固醇除少数来自肠道吸收外,大部分（75%）是由各组织合成。除肝脏外,其他组织所合成的胆固醇很少进入血液,基本上用于构成生物膜以维持细胞功能。血清胆固醇为游离胆固醇和胆固醇酯的总和,与肝内胆固醇处于动态平衡之中。参考值<5.2mmol/L,5.2~6.2mmol/L 为边缘升高,≥6.2mmol/L 为升高。

2. 血清甘油三酯测定 肝脏为内源性甘油三酯的唯一合成场所,肝脏不断摄取血中游离脂肪酸,合成内源性甘油三酯,又不断以脂蛋白的形式将其运送入血液。如脂肪合成增加或分解减少,肝内甘油三酯含量超过正常（正常肝脏内甘油三酯为肝脏湿重的 5%~8%）,则形成脂肪肝。参考值<1.7mmol/L,1.7~2.3mmol/L 为边缘升高,≥2.3mmol/L 为升高。

3. 血清游离脂肪酸测定 游离脂肪酸（free fatty acid, FFA）由油酸、软脂酸、亚油酸等组成,大部分游离脂肪酸与白蛋白结合,存在于血液中。正常情况下,游离脂肪酸在血中含量极微,但容易受各种生理、病理变化的影响,如饥饿、妊娠、应激反应、糖尿病酮症、所有类型的肝病、心肌梗死等。检测游离脂肪酸含量,有助于掌握脂类代谢的动态。参考值男性 0.1~0.6mmol/L,女性 0.1~0.45mmol/L。

（三）糖类和维生素代谢

1. 血液丙酮酸测定 维生素 B_1 的焦磷酸酯是丙酮酸在细胞内进一步氧化分解所需的乙酰辅酶 A 的重要辅酶,当维生素 B_1 缺乏时,丙酮酸氧化受阻,使血液丙酮酸量增加,故此项检查可用于维生素 B_1 缺乏症的诊断。参考值为 45~140$\mu mol/L$。

2. 血浆（清）维生素 A 测定 血浆（清）维生素 A 是反映机体维生素 A 营养状况的常用指标,但不能反映肝脏维生素 A 储备粮的变化情况。根据 WHO 建议标准,成年人血清视黄醇水平<0.35$\mu mol/L$ 可判断为维生素 A 缺乏,0.35~0.7$\mu mol/L$ 可判断为维生素 A 边缘性缺乏。

3. 血浆（清）维生素 D 测定 血液中维生素 D 的主要形式有 25-羟维生素 D[25-（OH）D]、1,25-二羟维生素 D[1,25-（OH）$_2$D]和 24,25-二羟维生素 D[24,25-（OH）$_2$D],其中 25-（OH）-D_3 是血液中维生素 D 的主要循环形式,约占血液中维生素 D 总量的 95% 以上,在血液中的半衰期相对较长,约为 15d,被认为是维生素 D 营养水平的标志物。参考值:<10ng/mL（25nmol/L）为严重缺乏;<20ng/mL（50nmol/L）为缺乏;21~29ng/mL（52~72nmol/L）为不足;30~100ng/mL（75~250nmol/L）为正常;>150ng/mL（375nmol/L）时,可能发生中毒。

4. 维生素 B_1 测定

（1）尿液维生素 B_1 测定:4h 尿负荷实验,尿中维生素 B_1≥665nmol（≥200μg）为正常,332~665nmol（100~200μg）为不足,≤332nmol（≤100μg）为缺乏。24h 尿中维生素 B_1 排出量>150μg 为正常,50~150μg 为不足,<50μg 为缺乏。尿维生素 B_1 排出量>66$\mu g/g$ 肌酐为正常,27~66$\mu g/g$ 肌酐为不足,<27$\mu g/g$ 肌酐为缺乏。

（2）血液维生素 B_1 测定:高效液相色谱法测定,参考值:成年人血清维生素 B_1 含量 0.86~2.23（1.02 ± 0.24）$\mu g/mL$。

5. 维生素 B_2 测定

（1）尿液维生素 B_2 测定:4h 尿负荷实验,尿中维生素 B_2≥1 300μg 为正常,500~1 300μg

为不足，≤500μg 为缺乏。24h 尿中维生素 B_2 排出量≥120μg 为正常，40~120μg 为不足，≤40μg 为缺乏。尿维生素 B_2 排出量≥80μg/g 肌酐为正常，27~80μg/g 肌酐为不足，≤27μg/g 肌酐为缺乏。

（2）血液维生素 B_2 测定：高效液相色谱法测定，参考值：成年人血清维生素 B_1 含量>10nmol/L。

6. 维生素 C 测定

（1）尿中维生素 C 测定：4h 尿负荷实验，尿中维生素 C>13mg，5~13mg 为正常，≤5mg 为不足。

（2）血中维生素 C 测定：高效液相色谱法参考值：成年人血清维生素 C 含量≥4mg/L 为正常，2.0~3.9mg/L 为不足，<2mg/L 为缺乏。

（四）免疫功能测定

免疫功能不全是内脏蛋白质不足的另一指标，包括迟发性皮肤超敏试验、血液淋巴细胞总数、血清补体水平和细胞免疫功能等。

1. 迟发性皮肤超敏反应　常用致敏剂有链球菌激酶 - 链球菌 DNA 酶、流行性腮腺炎病毒和白色念珠菌。皮内注射后 24~48h 测量红肿硬结大小，若直径<5mm，则提示细胞免疫功能不良，至少有中度蛋白质营养不良。

2. 总淋巴细胞计数　总淋巴细胞计数（total lymphocyte count，TLC）是反映免疫功能的简易指标，在细胞防御功能低下，或营养不良时降低。多种原发性疾病，如心力衰竭、尿毒症、霍奇金病及使用免疫抑制剂，都可使 TLC 降低，故判断时需结合临床。成人参考值为（2.5~3.0）×10^9/L。

3. C 反应蛋白检测　C 反应蛋白（C reactive protein，CRP）是一种由肝脏合成的，能与肺炎双球菌细胞壁 C 多糖起反应的急性时相反应蛋白。CRP 不仅能结合多种细菌、真菌及原虫等体内的多糖物质，在钙离子存在下，还可以结合卵磷脂和核酸等，有激活补体、促进吞噬和调节免疫的作用。广泛存在于血清和其他体液中。参考值为<2.87mg/L（速率散射比浊法）。

4. 降钙素原检测　降钙素原（procalcitonin，PCT）是降钙素的前体物质，由 116 个氨基酸组成，不具备激素活性。正常情况下，PCT 绝大部分由甲状腺 C 细胞合成与分泌，少部分由其他神经内分泌细胞产生。健康人体血液中的 PCT 的浓度非常低，但发生全身性细菌感染时，PCT 可在全身异位生成，并释放入血液循环，感染后 2~3h 血液中即可检测到，12~24h 达高峰水平。在病毒性感染及局部细菌感染而无全身表现的患者 PCT 仅轻度升高。参考值为：成人<0.15ng/mL；出生 72h 内的新生儿<2ng/mL。

5. 特异性 IgE 检测　特异性 IgE 是指能与过敏原特异性结合的 IgE。特异性 IgE 的检测是体外确定 I 型超敏反应变应原、进行脱敏治疗的关键。检测方法有放射免疫技术、酶标记免疫技术、免疫印迹技术和荧光酶免疫试验。其中，放射免疫技术由于放射性核素易过期而且污染环境已逐渐被酶标记免疫技术所取代。目前所测种类有限，主要分为两组：吸入组（如花粉、灰尘、真菌等特异性 IgE）和食物组（如植物性的花生、大豆、小麦等和动物性的鱼类、贝类、牛奶及蛋类等特异性 IgE）。参考值<0.35IU/mL。

（五）肠道屏障功能评价

1. D- 乳酸　D- 乳酸是肠道细菌的代谢产物，当肠黏膜受损，肠通透性增加时，血中 D- 乳酸浓度升高，对肠黏膜损伤和通透性早期预警有重要意义。参考值<15mg/L。

2. 二胺氧化酶　二胺氧化酶(diamine oxidase, DAO)是肠黏膜上层绒毛细胞质中的胞内酶,当肠黏膜上皮细胞受损后,细胞内 DAO 释放出来,通过肠淋巴管进入血液,使血中 DAO 活性升高,使肠黏膜损伤的早期诊断指标。参考值<10U/L。

3. 细菌内毒素测定　内毒素是革兰氏阴性菌的一种脂多糖,具有激活某些蛋白酶原的作用,当肠屏障功能障碍时,内毒素可穿过肠黏膜进入血液循环,造成内毒素血症,是反映肠屏障功能损伤,了解肠道细菌移位的一种有用指标。参考值≤20U/L。

(何道强　周　岚)

第三章 营养不良康复治疗

第一节 营养不良定义及原因

一、营养不良定义

ESPEN 对营养不良的定义：营养不良（malnutrition）是因为营养摄取或吸收缺乏导致身体成分发生改变（去脂组织和体细胞减少），导致身体和精神功能减退，疾病的临床结果受影响。此外，营养不良的定义可以用来描述营养过剩和营养不足。在这种情况下，上述营养不良的定义可以认为："营养不良是亚急性或慢性营养失调，在这种情况下不同程度的营养过剩或营养不足伴随炎症反应会导致机体成分的改变和功能的减退。"

二、营养不良原因

营养不良的原因有很多方面，包括饮食、疾病、心理、社会因素等，均可影响人体的营养状态。

（一）营养素摄入不足

食物摄入不足是最常见的营养不良原因，由于自然气候、灾难或战争等社会原因引起食物短缺，导致机体营养素摄入不足。在饥荒、自然灾害和战争期间，营养不良属于显而易见的问题。在食物匮乏的欠发达国家，这种情况自然是屡见不鲜的。此外，土壤、水质中缺乏某种营养素，有时某些地区人群习惯性偏食或者食物加工等原因，也可造成某种营养素缺乏。临床上，某些疾病造成无法正确进食或进食不足，也可造成营养物质的摄入不足。

（二）营养素吸收不良

胃肠道、胰腺及胆道等疾病可引起消化液、消化酶的分泌不足或缺乏，会严重影响食物中的营养素的消化和吸收。如小肠大部分切除的短肠综合征患者，可存在多种营养素吸收障碍。末端回肠切除则可引起叶酸和维生素 B_{12} 缺乏性贫血。胰腺和胆道疾病可引起脂肪和脂溶性维生素吸收障碍。长期服用某些药物也会影响一些矿物质、维生素的吸收。此外，营养素之间的不平衡也会干扰某些营养素的吸收。如铁和锌之间需要保持合适的比例，如果食物中某个元素含量过高则会影响对方的吸收。膳食纤维摄入过多会影响无机盐的吸收。

（三）营养素利用下降

临床许多疾病状况下，营养素的利用明显下降。肝脏疾病如肝硬化时维生素 A、维生素 B_6、维生素 B_{12}、叶酸的储存和利用明显减少，可出现多种维生素缺乏，影响机体凝血功能。尿毒症时肾脏不能将 25-（OH）D_3 转化为活性形式的 1,25-（OH）$_2D_3$，导致肠道对钙的吸收障碍。有些药物是某类营养素的拮抗剂，可影响营养素的利用。如大剂量异烟肼或肼屈嗪均可引起维生素 B_6 的缺乏。

（四）营养素消耗增加

创伤、手术及大面积烧伤时，机体代谢率显著增加，组织分解代谢加剧，机体自身组织和营养物质储备消耗增加,大量氮从尿中或创面丢失。消化道瘘、肾脏疾病、消化道出血等,蛋白质丢失大,容易发生营养素缺乏症。长时间发热、甲状腺功能亢进等可明显增加机体各种营养素的消耗。恶性肿瘤、糖尿病、结核病等消耗性疾病可导致机体自身组织消耗、糖尿病、结核病等消耗性疾病可导致机体自身组织消耗,产生营养不良。放、化疗均可造成机体营养物质消耗或蛋白质合成障碍,如得不到合适的补充将导致营养不良的发生。

(五)营养素需要量增加

在人体生长发育旺盛期和妊娠期、哺乳期等生理过程中,人体对营养素的需要量明显增加,此时如果营养素摄入不足,容易引起营养素缺乏症。如妊娠早期必须增加叶酸的供给量以适应胎儿组织生长发育的需要,因为叶酸是细胞分裂时核酸合成过程中必不可少的营养素。妊娠后期胎儿成熟,体内需要一定的营养储备,此时母体对蛋白质的需要量增加,如相关营养物质供给不足则使胎儿生长缓慢、骨骼和脑组织的成熟可能发生障碍。哺乳期为了保证乳汁分泌量和母乳中的营养成分,机体对各种营养素的需求量明显增加。此时,如果存在摄入不足或吸收、利用障碍,容易发生营养不良或营养素缺乏症。

(六)炎症

临床上,许多病理过程其本质是炎症反应,在炎症过程中,外源性和内源性损伤因子可引起机体细胞和组织各种各样的损伤性变化,与此同时,机体的局部和全身也发生一系列复杂的反应,以限制和消灭损伤因子,清除和吸收坏死组织和细胞,并修复损伤,这种综合的机体防御反应称为炎症。一方面损伤因子可直接或间接损伤机体的细胞和组织,间接因素损伤机体细胞和组织的例子包括大量中性粒细胞渗出所引起的组织化脓性溶解破坏,以及细胞或体液免疫反应所引起的细胞和组织坏死等;另一方面通过炎症充血和炎症渗出,可稀释、杀伤和包围损伤因子,同时机体通过实质和间质细胞的再生使受损伤的组织得以修复和愈合。炎症的全身急性期反应包括发热、睡眠增加、厌食、肌肉蛋白降解加速、补体和凝血因子合成增多,以及末梢血白细胞数目的改变。

IL-1、IL-6 和肿瘤坏血因子(TNF)是介导炎症反应最重要的细胞因子,这些炎症介质不仅可引起机体全身应激反应,而且可以诱导肌肉蛋白、体脂等组织的降解,从而造成机体自身组织消耗和营养不良。

第二节　营养不良分类及诊断

一、营养不良分类

根据炎症分型,营养不良可分为以下 3 种类型。

第一种是饥饿相关性营养不良。一种没有炎症反应的慢性饥饿,如神经性厌食;该条件下,营养不良的病理生理特征是合成代谢及分解代谢均下降,脂肪丢失为主。增加营养摄入即可完全逆转脂肪及瘦体组织减少,改善不良临床结局。

第二种是急性疾病或创伤相关性营养不良。伴有严重的急性炎症反应,如严重感染、烧伤、创伤及闭合性颅脑损伤。该条件下,营养不良的病理生理特征为静息能量消耗(resting energy expenditure, REE)升高、分解代谢加速、瘦体组织(氮)丢失增加。营养支持的目的是维护重要器官功能,保护宿主反应。单独的营养支持只能部分逆转或预防肌肉蛋白质丢失,因此需要抑制炎症、调节代谢。

第三种是慢性疾病相关性营养不良。伴有轻度、中度慢性炎症,如慢性器官功能不全、恶性肿瘤、风湿性关节炎、肌肉减少性肥胖。该条件下,营养不良的病理生理特征介于上述二者之间。营养支持是整个治疗计划中的有机部分,是支持性的,可以有效地促进药物的治疗效果。

二、营养不良的诊断

目前,营养不良诊断方法主要有两类:三级诊断体系和全球领导人营养不良倡议(global leadership initiative on malnutrition, GLIM)。

(一)三级诊断体系

营养不良的三级诊断与营养不良的治疗密切相关。一级诊断即营养筛查,是最基本的一步,在于发现风险。二级诊断即营养评估,用于发现营养不良。三级诊断即综合评价(comprehensive investigation)。通过营养评估,患者的营养不良及其严重程度已经明确,为进一步了解患者营养不良的原因、营养不良的类型以及营养不良的后果,需要对患者实施进一步的调查,即综合评价。综合评价的内容包括摄食变化、应激程度、炎症反应、能耗水平、代谢状况、器官功能、人体组成、心理状况等方面。

三级诊断的常用方法及其内容见表 1-3-1。

营养不良三级诊断模式见图 1-3-1。

表 1-3-1　三级诊断的常用方法及其内容

病史采集	体格体能检查	实验室检查	器械检查
现病史	体格检查	血液学基础	代谢车
既往史	人体学测量	炎症反应	人体成分分析
膳食调查	体能测定	激素水平	PET-CT
健康状况评分		重要器官功能	其他影像学检查
生活质量评分		营养组合	
心理调查		代谢因子及产物	

注:PET-CT, positron emission tomography-computed tomography,正电子发射计算机断层显像。

营养过剩是指营养素摄入量超过需要量而在体内蓄积,导致肥胖或其他不良后果。长期营养过剩机体产生的主要问题是导致肥胖。肥胖症又会引起许多并发症,如糖尿病、心血管疾病和癌症等。超重/肥胖的诊断标准见表 1-3-2。

表 1-3-2　中国成人超重或肥胖诊断标准临界值

分类	BMI/(kg/m^2)		WC/cm	
	WHO	中国	IDF	CDS
超重	25.0~29.9	24.0~27.9	—	—
肥胖	≥30.0	≥28.0	—	—
中心性肥胖	—	—	男:≥90.0 女:≥80.0	男:≥90.0 女:≥85.0

注:WHO:世界卫生组织;IDF:国际糖尿病联合会;CDS:中国糖尿病学会。

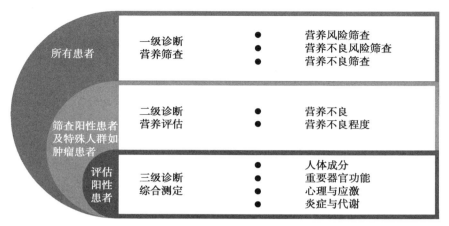

图 1-3-1 营养不良三级诊断模式图

（二）GLIM 诊断标准

为了全球统一临床诊断营养不良的标准，2018 年 9 月发布了 GLIM 诊断标准，该共识共分为三步。

第一步为使用经过临床有效性验证的筛查工具进行营养筛查，明确患者是否有营养风险或营养不良风险。

第二步为营养评定。营养评定在临床实践方面即指营养不良评定，可分两部分。第一部分取血化验指标：对营养筛查有风险（NRS 2002≥3 分）的患者，在制订营养支持疗法计划时，为了开具营养用药医嘱，还需要营养不良评定的一部分内容，如病史、肝肾功能、血糖、血脂、血清电解质和酸碱平衡指标等。该部分是住院患者常规采集内容，是制订个体化营养支持疗法计划以及实施后监测的必要内容。第二部分以诊断营养不良为目标。按照 GLIM 共识中的流程，在第一步营养筛查阳性基础上，按 GLIM 共识进行营养不良诊断，在筛查阳性的患者中，需至少符合 3 个表现型指标（非自主性体重降低、低体重指数、肌肉量丢失）之一和 2 个病因学指标（食物摄入或吸收降低、炎症或疾病负担）之一才可评定（诊断）营养不良。

第三步为严重程度分级。在 GLIM 共识第二步基础上，表现型指标有 2 个符合，即分出中度和重度营养不良。当表型标准中有体重下降、低 BMI、肌肉量减少时视为存在中度或重度营养不良（表 1-3-3）。入院患者 48h 内进行营养风险筛查，营养风险筛查阴性 NRS 2002<3 分每周复评一次。

中/重度营养不良的评级标准见表 1-3-3。

表 1-3-3 中/重度营养不良的评级标准

程度分级	表现型指标	评级标准
一期：中度营养不良（符合任一项）	体重下降	过去 6 个月内体重下降 5%~10%，或 6 个月以上体重下降 10%~20%
	低体重指数（BMI）	BMI<20kg/m² (<70 岁)，BMI<22kg/m² (≥70 岁)
	肌肉量减少	机体肌肉轻、中度减少
二期：重度营养不良（符合任一项）	体重下降	过去 6 个月内体重下降>10%，或 6 个月以上体重下降>20%
	低体重指数（BMI）	BMI<18.5kg/m² (<70 岁)，BMI<20kg/m² (≥70 岁)
	肌肉量减少	机体肌肉重度减少

第三节　营养不良康复评定

一、概述

（一）定义

康复评定（rehabilitation assessment）是在临床检查的基础上，对病、伤、残患者的功能状况及其水平进行客观、定性和/或定量的评价，并对评估结果进行分析，确定患者功能及活动障碍。因此，康复评定又称功能评定，是维持日常生活、学习、工作（或劳动）以及社会活动所必需的最基本能力。

（二）分期

康复治疗始于评定，终于评定，康复评定是康复治疗的基础，没有评定就无法规划实施康复治疗和评价康复治疗效果。完整的康复评定包括初期康复评定、中期康复评定和末期康复评定，见图 1-3-2。

1. 初期康复评定　康复治疗前，需通过康复评定来确定患者功能障碍的范围及严重程度，有针对性地制订康复目标及康复计划。

2. 中期康复评定　经过一段时间的康复治疗后，通过康复评定来进行康复治疗效果的评估，根据评估结果进行康复计划的调整，中期评定可进行多次。

3. 末期康复评定　康复治疗结束或出院前，通过康复评定进行整体康复治疗效果的评估，制订回归家庭和回归社会的康复指导。如果需要继续治疗，应提出建议转诊到门诊、专门机构或社区康复站进一步治疗。

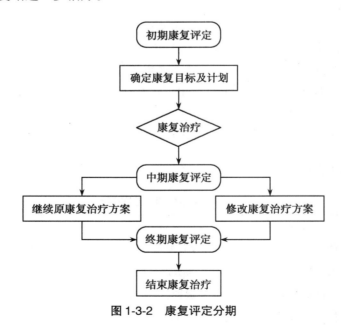

图 1-3-2　康复评定分期

（三）内容

康复评定包括以下 6 个方面内容。

1. 营养康复评定　包括营养知识 - 态度 - 行为、摄食情况、营养状况、人体学测量、人体成分分析、实验室检查等。

2. 躯体功能评定　包括肌力、肌张力、姿势、关节活动、平衡和协调、步行功能、心肺功能等。

3. 认知功能评定　包括注意力、记忆力、逻辑思维、计算力、时间和空间的定向力等。

4. 言语与吞咽功能评定　包括口语、手语、书面语、身体语言、书写功能、吞咽功能等。

5. 心理功能评定　包括行为、智力、人格、情绪等。

6. 社会功能评定　包括日常生活活动能力、生活质量评定、社会交流、就业能力等。

二、营养康复评定

(一)营养知识 - 态度 - 行为

实施营养教育、破除营养误区是营养治疗的首要任务,是营养五阶梯疗法的第一阶梯,因此,营养相关知识、态度和行为(knowledge-attitude-practice,KAP)应是营养治疗疗效评价的首要参数。实际生活中,营养 KAP 问题很多,评价营养疗效时,需请患者回答下列 4 个典型问题,即可了解患者的营养 KAP。

评价患者营养知识 - 态度 - 行为的问题见表 1-3-4。

表 1-3-4　评价患者营养知识 - 态度 - 行为的问题

问题	回答		
疾病情况下能量消耗有何变化?	增加	减少	不变
增加营养会促进疾病发展吗?	会	不会	不知道
日常饮食中忌口吗?	严格忌口	有点忌口	不忌口
如果忌口,忌口什么食物?(可多选)	蛋、奶、鱼、肉、豆、蔬菜、水果		

(二)摄食情况

摄食情况改善与否是营养疗效评价的核心参数,摄食情况评价包括食欲、食物性状及摄食量。

1. 食欲是一个非常主观的评价指标,是营养治疗疗效评价的必需参数,建议采用食欲刻度尺来评价食欲,"0" 为食欲最差、完全没有食欲,"10" 为食欲最好,其他介于 0~10,让患者根据自己的食欲情况在刻度尺上选择数字。

食欲刻度尺见图 1-3-3。

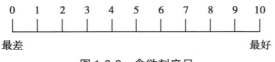

图 1-3-3　食欲刻度尺

2. 食物性状及摄食量　食物性状、种类及摄食量常用膳食调查方法,包括称重法、记账法、化学分析法、食物频率法及询问法,后者包括膳食史法和 24h 膳食回顾法,临床上以 24h 膳食回顾法最为常用。但是上述方法均要求专业人员实施,不适用于临床工作中评价营养疗效。为方便使用,建议比较患者营养治疗前后饮食性质:①流食;②半流食;③软食;

④普食;同时对摄食量、摄食变化进行标化处理,请患者根据自己摄食量及其变化情况,选择相应的数字。

摄食量刻度尺与摄食量变化见图1-3-4、图1-3-5。

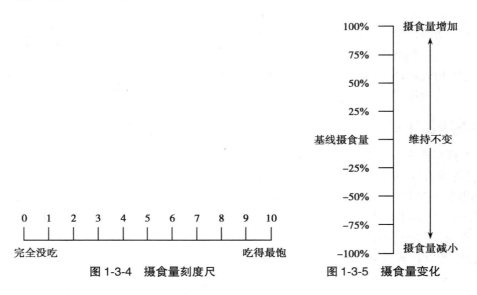

图 1-3-4 摄食量刻度尺 图 1-3-5 摄食量变化

(三)营养状况评价

动态评估是营养评估本身的要求,更是营养治疗疗效评价的要求。营养评估的方法很多,国内常用的方法有主观整体评估(subjective global assessment,SGA)、患者主观整体评估(patient-generated subjective global assessment,PG-SGA)及微型营养评价(mini nutritional assessment,MNA)3种。

1. SGA SGA是国际上使用最广泛的通用营养评估工具,是目前临床营养评估的"金标准",广泛适用于门诊及住院、不同疾病及不同年龄患者的营养状况评估。

2. PG-SGA PG-SGA是在SGA基础上、专门为肿瘤患者设计的方法,美国营养师协会(The American Dietetic Association,ADA)推荐的肿瘤患者营养评估首选方法。PG-SGA量化评估已经成为我国卫生行业标准。根据积分将患者分为无营养不良(0~1分)、可疑营养不良(2~3分)、中度营养不良(4~8分)及重度营养不良(≥9分)四类。

3. MNA MNA是专门为老年患者设计的营养筛查与评估方法,由18个问题(参数)组成,结果分为3级:≥24分为营养正常,17~23.5分为潜在营养不良或营养不良风险,<17分为营养不良。MNA适用于所有老年人群,在欧美广泛应用,是欧洲肠外肠内营养学会(European Society for Parenteral and Enteral Nutrition,ESPEN)推荐的老年人营养评估工具。

(四)人体学测量

人体学测量是一种最常用的静态营养评估方法,主要包括对身高、体重、围度(上臂、大腿、小腿、腰围、臀围等)、皮褶厚度(三头肌、二头肌、肩胛下、腹壁和髂骨上等)4种参数的测定。人体学测量的突出优点是操作简便,局限性是灵敏度较低、变化较慢。在上述参数中,以体重、小腿围的变化较为敏感,因此在评价营养疗效时,测量体重及小腿围即可。

(五)人体成分分析

人体成分分析(body composition analysis,BCA)是采用不同方法如双能X线吸收法(dual

energy X-ray absorptiometry, DEXA）、生物电阻抗法（bioelectric impedance analysis, BIA）、电子计算机断层扫描（computed tomography, CT）、磁共振成像（magnetic resonance imaging, MRI）、B超等对人体组成成分进行测定。上述方法中，BIA由于简便、无创、价廉等优势，近年来得到广泛应用。重要参数包括实际体重，标准体重、脂肪百分比、体脂量、非脂肪量、肌肉量、体重指数、相位角、健康评分及基础代谢率等。

（六）实验室检查

广义的实验室检查内容非常丰富，包括血液、尿液、粪便及其他体液检查，检查项目也是包罗万象。营养诊断及营养治疗疗效评价应该包括血液学基础（血常规、血生物化学、维生素、矿物质等）、重要器官功能（如肝、肾功能）、激素水平、炎症因子［白细胞介素-1（interleukin-1, IL-1）、白细胞介素-6（interleukin-6, IL-6）、肿瘤坏死因子（tumor necrosis factor, TNF）］、蛋白水平（白蛋白、转铁蛋白、前白蛋白、C反应蛋白）、代谢因子及其产物（蛋白水解诱导因子、脂肪动员因子、乳酸）等。出于卫生经济学及普适性的考虑，通常只检查血常规及血生物化学。

（七）肿瘤患者特异性

营养治疗疗效评价除外上述参数，肿瘤患者特异性营养治疗疗效评价还应该包括：①病灶大小；②代谢活性；③肿瘤标志物；④生存时间。肿瘤代谢活性的降低与肿瘤病灶的缩小具有相同的意义，通过PET-CT的标准摄取值（standard uptake value, SUV）变化可以准确了解肿瘤代谢活性的变化。

三、躯体功能评定

（一）肌力评定

肌力（muscle strength）是指肌肉收缩时产生的最大力量，是肌肉、骨骼、神经系统疾病的诊断及康复评定的最基本内容之一。肌力评定的主要目的是判断肌力减弱的部位和程度，协助诊断，评价肌力增强训练的效果。常用的肌力测定方法有徒手肌力测试（manual muscle test, MMT）、等长肌力测试（isometric muscle test, IMMT）、等张肌力测试（isotonic muscle test, ITMT）、等速肌力测试（isokinetic muscle test, IKMT）。

1. 徒手肌力测试 MMT是根据受检肌肉肌群的功能，选择不同的受检体位，在减重、抗重力和抗阻力条件下完成一定动作，按动作的活动范围和抗阻力的情况进行分级。缺点是只能表明肌力的大小，不能评价肌肉收缩耐力。

2. 等长肌力测试 是测定肌肉等长收缩的能力，适用于3级以上肌力的检查，可以取得较为精确的定量评定。常用的方法有握力测试、捏力测试、背肌力测试、四肢肌群肌力测试等。

3. 等张肌力测试 是测定肌肉克服阻力收缩做功的能力。测试时，被测肌肉收缩，完成全关节活动范围的运动，所克服的阻力值不变。测出1次全关节活动度运动过程中所抵抗的最大阻力值称为该被测者该关节运动的最大负荷量。

4. 等速肌力测试 等速运动是在整个运动过程中运动速度（角速度）保持不变的一种肌肉收缩方式。等速肌力测试是公认的肌肉功能评价及肌力力学特性研究的最佳方法，需要借助等速测试仪，它的内部特定结构使运动的角速度保持恒定，可以记录不同运动速度下、不同关节活动范围内某个关节周围拮抗肌的肌肉峰力矩、爆发力、耐力、功率，肌肉达到峰力矩的时间、角度，肌肉标准位置和标准时间下的力矩、屈/伸比值，双侧对应肌肉的力量差值、肌力/体重百分比等一系列数据。

（二）肌张力评定

肌张力（muscle tone）是指肌肉组织在松弛状态下的紧张度，维持身体各种姿势和正常活动的基础。

（1）正常肌张力评价标准：肌肉外观应具有特定的形态，肌肉应具有一定的弹性；跨同一关节的主动肌与拮抗肌进行有效的收缩可使关节固定，将肢体被动地放在空间的某一位置上，突然松手时，肢体保持肢位不变，可以维持主动肌与拮抗肌的平衡；具有随意使肢体由固定姿势向运动状态转变的能力，在需要的情况下，能够完成某肌群的协同动作，具有某块肌肉独立运动的能力。

（2）痉挛的评定标准：痉挛的准确量化评定比较困难，最常用的是改良 Ashworth 痉挛评定量表（表 1-3-5）。

表 1-3-5　改良 Ashworth 痉挛评定量表

等级	评定标准
0 级	无肌张力增加，被动活动患侧肢体在整个运动范围（ROM）内均无阻力
1 级	肌张力稍增加，被动活动患侧肢体到终末端时有轻微的阻力
1⁺级	肌张力稍增加，被动活动患侧肢体时在 1/2 的 ROM 时有轻微的"卡住"感觉，后 1/2 的 ROM 中有轻微的阻力
2 级	肌张力轻度增加，被动活动患侧肢体在大部分 ROM 内均有阻力，但仍可以活动
3 级	肌张力中度增加，被动活动患侧肢体在整个 ROM 内均有阻力，活动比较困难
4 级	肌张力高度增加，患侧肢体僵硬，阻力很大，被动活动十分困难

（三）关节活动度评定

关节活动度（range of motion，ROM）是指关节活动时可达到的最大弧度，是衡量一个关节运动量的尺度，是肢体运动功能检查的最基本内容之一。主要包括主动关节活动度和被动关节活动度，前者是人体自身的主动随意运动而产生的运动弧，后者是通过外力如治疗师的帮助而产生的运动弧。关节活动受限的常见原因为人体老化导致骨骼、关节的结构发生退行性变化。

关节活动度有多种具体测定方法，也有多种测量工具，如量角器、电子角度测量计、皮尺等，必要时可通过 X 线片或摄像机拍摄进行测量分析。皮尺一般用于特殊部位的测量，如脊柱活动度、手指活动度等。临床上最常采用量角器测量，图 1-3-6。

（四）平衡与协调功能评定

1. 平衡功能评定　平衡（balance）是指身体保持一种姿势以及在运动或受到外力作用时自动调整并维持姿势的能力。要保持平衡，身体重心必须在稳定极限（limits of stability）内，反之则需要调整姿势来维持平衡。平衡的控制是一个复杂的过程，需要三个环节的参与：感觉输入、中枢整合和运动控制。人体平衡可分为静态平衡和动态平衡。

评定方法：①主观评定，以观察和量表为主；②客观评定，多用平衡测试仪评定。

1）观察法：观察被评定对象能否保持坐位和站立位平衡，以及在活动状态下能否保持平衡。可以对具有平衡功能障碍的患者进行初筛。

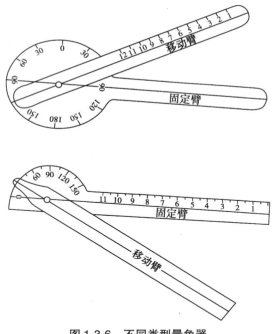

图 1-3-6 不同类型量角器

2）量表法：信度和效度较好的量表主要有 Berg 平衡量表（Berg balance scale，BBS）、Tinnetti 活动能力量表（Tinnetti' s performance-oriented assessment of mobility），以及"站起 - 走"计时测试（the timed "Up&Go" test）。Berg 平衡量表和 Tinnetti 量表既可以评定被测试对象在静态和动态的平衡功能，也可预测正常情况下摔倒的可能性。Berg 量表满分 56 分，低于 40 分表明有摔倒的危险性。Tinnetti 量表满分 44 分，低于 24 分提示有摔倒的危险性。"站起 - 走"计时测试主要评定被测试者从座椅站起，向前走 3m，折返回来的时间以及在行走中的动态平衡。

3）平衡测试仪：这类仪器采用高精度的压力传感器和电子计算机技术，整个系统由受力平台构成，可以记录到身体的摇摆情况，并将记录到的信号转化成数据输入计算机进行分析，可行静态和动态平衡测试。

2. 协调功能评定

（1）概念：协调（coordination）是指人体产生平滑、准确、有控制的运动的能力，协调与平衡密切相关。中枢神经系统中参与协调控制的部位主要有小脑、基底节、脊髓后索。协调功能障碍又称为共济失调（dystaxia）。

（2）协调功能分级：分为 5 级：Ⅰ级（正常完成）、Ⅱ级（轻度残损，能完成活动，但较正常速度和技巧稍有差异）、Ⅲ级（中度残损，能完成活动，但动作慢、笨拙、明显不稳定）、Ⅳ级（重度残损，仅能启动动作，不能完成）和Ⅴ级（不能完成活动）。

（3）临床评定方法：①指鼻试验；②指 - 指试验；③轮替试验；④示指对指试验；⑤拇指对指试验；⑥握拳试验；⑦拍膝试验；⑧跟 - 膝 - 胫试验；⑨旋转试验；⑩拍地试验。评定时需要注意共济失调是一侧性或双侧性，什么部位最明显以及睁眼和闭眼有无差别。

（五）心肺功能评估

1. 概念 心肺功能是人体新陈代谢的基础，是人体运动耐力的基础。运动耐力是指机体持续活动的能力,取决于心肺功能和运动骨骼肌的代谢能力。长期制动或缺乏运动导致骨骼肌代谢能力降低,同时也可以导致心肺功能减退,影响运动能力。

(1)气体代谢:指生物体内氧和二氧化碳在生化过程中反应及体内外的交换过程是生命活动的基础。

(2)代谢当量(MET):是以安静、坐位时的能量消耗为基础,表达各种活动时相对能量代谢水平的常用指标,是评估心肺功能的重要指标。MET 相当于耗氧量 3.5mL/(kg·min)。

(3)运动应激试验:基本原理是人体心肺功能具有强大的储备力,旨在促使机体功能进入最大或失代偿状态,诱发相应的生理和病理生理表现,从而有助于临床诊断和功能评估。

2. 心电运动试验

(1)试验分类

1)症状限制性运动试验:以运动诱发呼吸或循环不良的症状和体征、心电图异常及心血管运动反应异常作为运动终点的试验方法。用于诊断冠心病、评估心功能和体力活动能力、制订运动处方等。

2)低水平运动试验:以特定的心率、血压和症状为终止指标的试验方法。适用于急性心肌梗死后或病情较重者。

(2)常用试验方案

1)活动平板试验

Bruce 方案(表 1-3-6):应用广泛,同时增加速度和坡度来增加运动强度。

Naughton 方案:运动起始负荷低,每级负荷增量均为安静代谢量的 1 倍。

Balke 方案:依靠增加坡度来增加运动负荷,速度固定。

STEEP 方案:通过增加速度或坡度来实现,不同时增加速度和坡度。

表 1-3-6 活动平板改良 Bruce 方案

分级	速度 /(km/h)	坡度 /%	时间 /min	METs
0	2.7	0	3	2.0
1/2	2.7	5	3	3.5
1	2.7	10	3	5.0
2	4.0	12	3	7
3	5.5	14	3	10
4	6.8	16	3	13
5	8.0	18	3	16
6	8.9	20	3	19
7	9.7	22	3	22

注:坡度 1°=1.75%。

2)踏车试验:运动负荷:男性 300kg·m/min 起始,每 3min 增加 300kg·m/min。女性 200kg·m/min 起始,每 3min 增加 200kg·m/min。

3)手摇车试验:用于下肢功能障碍者。运动起始负荷 150~200kg·m/min,每级负荷增量 100kg·m/min,时间 3~6min。

4）等长收缩试验：一般采用握力试验。常用最大收缩力的 30%~50% 作为运动强度，持续收缩 2~3min。

5）简易运动试验：①定时运动法：用于体力能力无法进行活动平板或踏车的患者，在采用此方法时，让患者尽力行走一定的时间（例如 6 分钟），随后计算出患者在这段时间内所行走的距离。行走的距离越长，说明体力活动能力越好。②固定距离法：固定距离，如 20m，计算完成该距离的时间。

（3）主观用力程度分级（RPE）：是根据运动者自我感觉用力程度衡量相对运动水平的半定量指标（表 1-3-7）。一般症状限制性运动试验要求达到 15~17 分。分值乘以 10 约相当于运动时的正常心率反应。

表 1-3-7　主观用力程度分级

分值	7	9	11	13	15	17	19
感觉	轻度用力	稍用力	轻度用力	中度用力	明显用力	非常用力	极度用力

（4）运动试验终点：症状限制性运动试验的运动终点是出现心肌缺血或循环不良的症状、心电图异常、血压异常、运动诱发严重心律失常。

3. 呼吸功能　呼吸功能包括通气和换气两个基本部分。

（1）气体代谢测定的指标

1）最大吸氧量（VO_{2max}）：指机体在运动时所能摄取的最大氧量，是综合反映心肺功能状态和体力活动能力的最好生理指标。

2）峰值吸氧量（VO_{2peak}）：严重心肺疾病的患者如果不能进行极量运动，则可以测定其运动终点时的吸氧量，称为峰值吸氧量。

3）无氧阈（AT）：指体内无氧代谢率突然增高（拐点）的临界状态，或血乳酸和乳酸／丙酮酸比值在运动达到拐点时的峰值吸氧量，AT 较高者具有较强的耐力运动能力。

4）代谢当量（MET）：评估心肺功能的重要指标。

（2）检查方法：人体气体的测定方法主要有两类：

1）血气分析：基本方法是抽取动脉血液，测定血液中的气体分压和含量，并以此推算全身的气体代谢和酸碱平衡状况。其不足之处为：只反映采血时瞬间的情况，不能做运动试验及长时间观察。

2）呼吸气分析：方法是测定通气量及呼出气中氧和二氧化碳的含量，并以此推算吸氧量、二氧化碳排出量等各项气体代谢的参数。这一方法无创伤、无痛苦，可以在各种活动进行反复或长时间动态观察，在康复功能评定中具有较大的实用价值。

四、认知功能评定

认知功能是人体高级功能的重要功能之一，认知包括感知、学习、记忆、思考等过程。认知功能评定常用于了解脑损伤的部位、性质、范围和对心理功能的影响，为临床诊断、制订治疗和康复计划、评估疗效、评估脑功能状况和能力鉴定等提供帮助。

（一）认知功能障碍筛查

1. 蒙特利尔认知评估（MoCA）　是首个用于筛查轻度认知障碍（MCI）的量表。MCI 是介于正常老化与痴呆之间的一种状态。MoCA 的测验项目包括视空间与执行功能、图命名、记忆、注意、语言、抽象延迟回忆及定向，满分为 30 分，正常认知功能的临界值通常设定为 26 分，即得分≥26 分被认为认知功能基本正常；得分<26 分则提示可能存在认知障碍。但不同研究和人群可能会有一定差异。对 MCI 具有较高的敏感性和特异性。每次检查需 10min 左右。

2. 简易精神状态检查（MMSE） 对脑卒中、颅脑外伤后有智能障碍难以完成韦氏成人智力测验的患者，可用成人简易智力测验，如卡恩 - 戈德法布试验（Kahn Goldfarb test）及简明精神状态检查量表。

（二）全面认知评定

1. Halstead-Reitan 成套神经心理测验（HRB） 是一套涉及全部认识功能的行为测定方法，它是以实验为基础的，完成需要 5~8h。作为诊断工具，其最大作用是可以取样检查认识的全部功能，用以识别是否存在认识能力缺陷，并帮助确定一些还不明显的病变所在的部位。检查的费用较高而且费时，但很有效，是同类检查中以实验为根据的最理想的测验方法。

2. 洛文斯顿作业疗法认知评定成套测验（LOTCA battery） 是 1989 年提出的一种认知评定方法，最先用于脑损伤患者认知能力的评定，该方法有效果肯定、项目简单、费时少的优点，用时 30min 左右，而且具有良好的信度和效度检验。

五、言语功能评定

1. 概述 言语（speech）是指人们掌握和使用语言的活动，具有交流功能、符号功能、概括功能，即说话的能力。语言障碍是指口语和非口语的过程中词语的应用出现障碍，代表性的是脑卒中和脑外伤所致的失语症（aphasia）。言语障碍是指口语形成障碍，代表性的是构音障碍，如脑卒中、脑外伤、脑瘫等疾病所致的运动性构音障碍（dysarthria）

2. 失语症评定 由于神经中枢病损导致抽象信号思维障碍，而丧失口语、文字的表达和领悟能力的临床综合征。脑卒中是失语症的最常见病因，失语症的语言症状包括：①听觉理解障碍：是失语症患者常见的症状；②口语表达障碍；③阅读障碍；④书写障碍。国内常用的失语症评定方法如下：

（1）汉语标准失语症检查：亦称中国康复研究中心失语症检查法（CRRCAE），包括两部分内容：一是通过患者回答 12 个问题了解其言语的一般情况，二是由 30 个分测验组成，分为 9 个大项目；包括听理解、复述、说、出声读、阅读理解、抄写、描写、听写和计算。此检查只适合成人失语症患者。

（2）汉语失语成套测验（ABC）：包括自发谈话、复述、命名、理解、阅读、书写、结构与视空间、运用和计算九个大项目，并规定了评分标准。1988 年开始用于临床，也是国内目前较常用的失语症检查方法之一。

六、心理功能评定

康复心理学（rehabilitation psychology）是将医学心理学知识与技术运用于康复医学的评定与治疗中。心理功能评定可应用于康复的各个时期：①初期：了解是否存在心理功能障碍及其程度，为制订康复计划提供依据。②中期：判断康复的效果及预后，为修改康复计划提供依据。③终期：为全面康复提出建议。

常用的心理测试包括智力测验、人格测验、情绪测验等。

（一）智力测验

1. 概念 智力（intelligence）也称智能，是学习能力、保持知识、推理和应付新情景的能力。智力测验（intelligence test）是一种通过测验的方式来衡量个体智力水平高低的科学方法。常用于脑卒中、脑外伤、缺氧性脑损害、脑性瘫痪、中毒性脑病及老年变性脑病等脑部疾患的智力评估。

2. 评定方法　韦克斯勒智力量表，简称韦氏智力量表，是目前使用最广泛的智力测验量表。包括中国修订的韦氏成人智力量表（WAIS-RC）、中国韦氏儿童智力量表（WISC-CR）、中国韦氏幼儿智力量表（C-WYCSI）。

（二）人格测验

1. 概念　人格是指个体所具有的全部品质，特征和行为等个别差异的总和，它代表着个体对现时稳定的态度和与之相应的习惯化了的行为方式。人格测验（personality test）是对人格特点的揭示和描述，即测量个体在一定情境下经常表现出来的典型行为和情感反应。

2. 评定方法　艾森克人格问卷（EPQ）：由内向与外向（E）、神经质或情绪的稳定性（N）、精神质（P）和测谎分值（L）四个维度组成，见表1-3-8。

表1-3-8　EPQ 4个分量表

量表名称	说明
E量表——内向与外向（introversion/extroversion）	高分：外向性格，爱交际，易兴奋，喜欢活动和冒险
	低分：内向性格，安静离群，不喜欢冒险，很少进攻
N量表——神经质（neuroticism）	高分：焦虑，紧张，也常抑郁，有强烈情绪反应
	低分：情绪反应慢、弱、平静，有节制，不紧张
P量表——精神质（psychoticism）	高分：倾向于独身，不关心他人，难适应环境，对人施敌意
	低分：友善，合作，适应环境
L量表——测谎分值（lie）	高分：有掩饰或较老练成熟
	低分：掩饰倾向低，有淳朴性

（三）情绪测验

疾病可使人的情绪发生很大变化，常常出现焦虑、抑郁，甚至悲观失望，对此可采用下列量表进行评估。

1. 焦虑　是对事件或内部想法与感受的一种不愉快的体验，涉及轻重不等，但性质相近相互过渡的一系列情绪。汉密尔顿焦虑量表（HAMA）测试受试者主观体验与行为表现，内容包括焦虑心境、紧张、恐怖、睡眠障碍、认知障碍、抑郁心境、躯体症状、自主神经功能障碍、交谈行为等14个项目，每项可按轻重程度评为0~4五级。量表总分56分，能较好地反映病情严重程度，按照全国量表协作组提供的资料，总分超过29分，可能为严重焦虑；超过21分，肯定有明显焦虑；超过14分，肯定有焦虑；超过7分，可能有焦虑；如小于6分，患者就没有焦虑症状。一般划界分，HAMA 14项分界值为14分。

2. 抑郁　通常伴随着无助感、无用感以及负罪感，伴随有社会退缩、异常疲劳、哭闹等行为问题，或者也可以伴有厌食、体重减轻、失眠、易醒、缺乏性欲等生理方面的问题，严重者经常企图自杀，这是一个有潜在危险性的特征。大多数量表均以抑郁症状作为主要评定内容。汉密尔顿抑郁量表（HAMD）的内容有抑郁心境、罪恶感、自杀、睡眠障碍、工作和活动、迟钝、焦虑、躯体症状、疑病、体重减轻、自知力、人体介体、妄想、强迫、孤立无援、失望、无价值等 24 个项目。有评为 0~2 三级，有评为 0~4 五级。由主试者根据其观察，将每个项目中最符合患者情况的描述画圈圈出，总分最高可达 74 分。

七、社会功能评定

（一）日常生活活动能力评定

1. 概念　日常生活活动（activities of daily living，ADL）是指人们在每日生活中，为了照料自己的衣、食、住、行，维持生存及适应生存环境所必需的一系列的基本活动。包括运动、自理、交流及家务活动等。ADL 能力反映了人们在家庭（或医疗机构内）和在社区中的最基本能力，因而在康复医学中是最基本和最重要的内容。

2. ADL 分类　分为基本或躯体 ADL（basic or physical ADL，BADL 或 PADL）和工具性 ADL（instrumental ADL，IADL），比较见表 1-3-9，目前部分 ADL 量表是将两者相结合进行评定。

表 1-3-9　PADL 和 ADL 的比较

项目	PADL	IADL
反映运动功能	粗大的运动功能	精细的运动功能
内容	以躯体功能为主	含躯体功能、言语、认知功能
适应对象	较重的残疾患者	较轻的残疾患者
应用范围	主要在医疗机构	主要在社区和老年人
敏感性	低	高

3. ADL 评定方法　ADL 有大量的评定方法。常用的标准化的 PADL 评定有 Barthel 指数、Katz 指数、PULSES、修订的 Kenny 自理评定等。常用的 IADL 评定有功能活动问卷（tFAQ）、快速残疾评定量表（RDRS）等。

（1）改良 Barthel 指数评定（modified Barthel index，MBI）：改良后的版本具有良好的信度和效度，且具有更高的敏感度，在康复医学中被广泛使用。见表 1-3-10。

表 1-3-10　改良 Barthel 指数项目和评分

ADL 项目	自理	最小依赖（需提醒）	中等依赖	较大依赖	完全依赖
进食	10	8	5	2	0
洗澡	5	4	3	1	0
修饰（洗脸、梳头、刷牙）	5	4	3	1	0
穿衣、系鞋带	10	8	5	2	0
控制大便	10	8	5	2	0
控制小便	10	8	5	2	0
如厕	10	8	5	2	0
床椅转移	15	12	8	3	0
*行走（平地 45m）/轮椅操控	15	12	8	3	0
上下楼梯	10	8	5	2	0

注：*"轮椅操控"只适用于"步行"项目中被评定为"完全不能步行"的患者曾接受过轮椅操控训练。

　　MBI 评分结果分析：0~20 分为完全依赖，21~60 分为严重依赖，61~90 分为中度依赖，91~99 分为轻度依赖，100 分为自理。评分<40 分回归家庭可能性较低，移动和自我照顾都需要较大依赖，60 分是从依赖过渡到辅助独立的关键分，评分在 60~80 分独立居住需要社区服务辅助，评分>85 分回归社区生活可能性较大。

　　（2）PULSES 评定：是一种总体功能评定方法（表 1-3-11）。评定内容共分 6 项：①身体状况（physical condition, P）；②上肢功能（upper limb function, U）；③下肢功能（lower limb function, L）：④感觉功能（sensory component, S），包括视、听、言语；⑤排泄功能（excretory function, E）；⑥精神和情感状况（psychosocial, S），简称 PULSES。

表 1-3-11　PULSES 项目和评分

P：身体状况，包括内脏疾病和神经系统疾病

1. 正常，或与同年龄组健康者比较无差异

2. 轻度异常，偶尔需要就医

3. 中度异常，经常需要就医，但活动不受限制

4. 重度异常，需要住院或专人护理，活动明显受限

U：上肢功能，包括颈部、肩胛带和上背

1. 正常，或与同年龄组健康者比较无差异

2. 轻度异常，活动不受限，生活自理

3. 中度异常，在一定范围内可以活动，但生活自理有困难，需要帮助

4. 重度异常，功能严重受限，生活不能自理，需依赖他人

L：下肢功能，包括骨盆、下背和腰骶部

1. 正常，或与同年龄组健康者比较无差异

2. 轻度异常，活动稍受限，但可以行走

3. 中度异常，经帮助才能行动，在一定范围内可以活动

4. 重度异常，只能卧床或坐轮椅

S：感觉功能，包括语言、听觉和视觉

1. 正常，或与同年龄组健康者比较无差异

2. 轻度异常，无明显功能障碍

3. 中度异常，有明显功能障碍，经帮助方能完成语言交流

4. 重度异常，功能严重受限，语言、听觉和视觉完全丧失

E：排泄功能，即大小便控制

1. 正常，或与同年龄组健康者比较无差异

2. 轻度异常，偶尔发生大小便失禁

3. 中度异常，经常大小便失禁或潴留交替出现

4. 重度异常，大小便完全失控

S：精神和心理状况，包括心理、情感、家庭和社会

1. 正常，或与同年龄组健康者比较无差异

2. 轻度异常，表现在情绪、个性等方面，但可以调节，对他人无伤害

3. 中度异常，需要一定监护

4. 重度异常，需要完全监护或长期住院治疗

检查者对患者的能力进行评估，并对此能力用数字 1（即无异常）到 4（即严重异常，影响独立性）分级排列。评定时按各项评出分数后相加，其和为总评分。6 分为功能最佳；>12 分表示独立自理生活严重受限；>16 分表示有严重残疾。

（二）生存质量评定

1. 概念　生存质量（quality of life，QOL）是指不同文化和价值体系中的个体对与他们的目标、期望、标准以及所关心事情的生存状况的体验。在医学领域中，生存质量是指个体生存的水平和体验，这种水平和体验反映了病、伤、残患者在不同程度的伤残情况下，维持自身躯体、精神以及社会活动处于一种良好状态的能力和素质，即与健康相关的生存质量。根据世界卫生组织的标准，QOL 的评定内容应包括六大方面：身体功能、心理状况、独立能力、社会关系、生活环境、宗教信仰与精神寄托。在康复医学领域，生存质量评定已广泛应用于脊髓损伤、脑卒中、糖尿病、高血压、肿瘤、截肢等领域。

2. 评定方法　①访谈法；②自我报告；③观察法；④量表评定法。其中量表评定法是目前广为采用的方法，对被评定对象的生存质量进行多维的综合评定。

3. 常用评定量表

（1）世界卫生组织生存质量评定量表（WHOQOL-100 量表）：是世界卫生组织在近 15 个不同文化背景下经多年协作研制而成，内容涉及生存质量 6 大方面（身体功能、心理状态、独立能力、社会关系、生活环境、宗教信仰与精神寄托）的 24 个小方面，每个方面由 4 个条目构成，分别从强度、频度、能力和评价 4 个方面反映了同一特征，共计 100 个问题。得分越高，生存质量越好。此外，26 个条目的简表 - 世界卫生组织生存质量测定简表（QOL-BREF），操作简便，中文版已成为我国医药卫生行业的标准。

（2）健康状况 SF36（36-item short-form，SF-36）：是美国医学结局研究组开发的一个普适性测定量表。由 36 个条目组成，内容包括躯体功能、躯体角色、躯体疼痛、总的健康状况、活力、社会功能、情绪角色和心理卫生 8 个领域。已经有中国版本出版。

（3）健康生存质量表（quality of well-being scale，QWB）：由 Kaplan 于 1967 年提出，项目覆盖日常生活活动、走动或行动、躯体性功能活动、社会功能活动等方面，比较全面。

第四节　营养不良康复治疗

营养不良与肿瘤、慢性阻塞性肺疾病（chronic obstructive pulmonary disease，COPD）、糖尿病、神经退行性疾病、心功能不全等多种常见慢性疾病密切相关，与住院患者的谵妄、跌倒、衰弱、肌少症、认知障碍等老年综合征互为影响，导致患者住院日数延长、感染率和失能率增加、术后并发症多、预期寿命下降和死亡率增高，加重社会和家庭负担。美国肠外肠内营养学会 2020 年发布官方报告：营养治疗每年为胰腺炎等 5 种疾病患者节约 5.8 亿美元直接医疗费用。

营养不良的康复治疗可通过营养教育，调整饮食结构，补充肠内营养制剂，必要时给予肠外营养支持，心理康复等手段，帮助患者改善营养状况，提高患者对治疗的耐受性，并帮助患者早日康复，从而提高患者生活质量。

营养干预应遵循五阶梯治疗模式。首先选择饮食＋营养教育，然后依次向上晋级选择饮食＋口服营养补充（oral nutritional supplements，ONS）、全肠内营养（total enteral nutrition，TEN），最后选部分肠内营养（partial enteral nutrition，PEN）＋部分肠外营养（partial parenteral nutrition，PPN）、全肠外营养（total parenteral nutrition，TPN）。当下一阶梯不能满足 60% 目标能量需求 3~5d 时，应该选择上一阶梯。

一、营养教育

（一）营养教育的定义

世界卫生组织（World Health Organization，WHO）把营养教育定义为：营养教育是通过改变人们的饮食行为而达到改善营养状况目的的一种有计划的活动。营养教育的目的是提高人群对营养与健康的认识，通过普及营养知识，倡导健康行为和生活方式，合理利用天然食物资源，纠正营养缺乏和不平衡，促进人群的营养健康状况改善，减少各种营养相关疾病患病的风险。

（二）营养教育的方式

营养教育的方式常见的有面对面教育、参与式教育、全媒体矩阵科普传播体系、宣传材料与用具。通过多种方式开展广泛的营养教育宣传活动，普及营养知识，达到快速广泛的宣传效果。

（三）营养教育的主要内容

营养教育的主要内容涉及营养基础知识，健康生活方式，中国居民膳食指南，膳食营养相关慢性疾病的预防与控制，以及与营养相关的其他方面。

二、营养康复膳食

对于任何处于疾病康复期的患者来说，保证充足而全面的营养都是非常重要的，营养康复膳食是患者康复期获取营养的主要途径。由于患者的病情不同，对于食物的消化能力和耐受能力不同，因此，营养康复膳食在质地、制备方法以及食物的选择和调配上，需适应患者的不同需要和耐受能力。根据人体的基本营养需要和各种疾病的治疗需要制订相应的营养康复膳食，各种膳食的食谱应按照膳食常规要求进行设计和配制。

（一）能量及营养素供给

1. 能量　康复期患者能量摄入可参考健康人群标准，以 104.6~146.5kJ/（kg·d）[25~35kcal/（kg·d）]为起始量，再根据患者实际能量需求进行调整。如患者存在摄入不足情况，需考虑增加膳食摄入的能量密度。

2. 碳水化合物　对不存在胰岛素抵抗者，可参考一般人群标准，碳水化合物供能占总能量的 50%~65%。胃肠功能允许的情况下，碳水化合物应来源于全谷类食物、蔬菜、水果和豆类等，利于降低疾病复发风险，对超重或肥胖者也有利于降低体重。

3. 蛋白质　膳食中增加蛋白质摄入可增强患者肌肉蛋白质合成代谢。如肝肾功能无明显异常，患者蛋白质摄入应达到 1.0~1.5g/（kg·d），其中优质蛋白应占总蛋白量的 50% 以上。如存在急/慢性肾功能不全，蛋白质摄入不应超过 1.0g/（kg·d），根据病情谨慎调整。

4. 脂肪　脂肪供能应占全日摄入能量的 20%~30%。限制饱和脂肪酸摄入，比如人造黄油，增加多不饱和脂肪酸摄入，比如深海鱼油等。

5. 矿物质和维生素　供给充足的蔬菜和水果,以满足机体对矿物质和维生素的需要。另外,矿物质的供给应根据病种和病情进行调整,有水肿的患者,除膳食要限制蛋白质外,还应限制钠的供给,根据病情变化及时调整钠盐限量。

6. 水　水对维持人体正常的生理活动具有重要作用,在疾病营养康复治疗中的,可保障人体细胞代谢、维持体液的平衡和温度。一般人体每日需水量为 2 500mL 左右,需注意的是,部分患者应注意液体摄入量的控制,防止疾病进展及不良反应的发生。

7. 营养素补充剂　目前认为,在膳食摄入不足或经检查证实存在某类营养素缺乏或不足时,可经有资质的营养(医)师评估后使用营养素补充剂。

（二）膳食原则

营养康复膳食的总体原则参照《中国居民膳食指南(2022)》,做到食物多样化,多吃新鲜蔬果和全谷物食品,摄入充足的鱼、禽、蛋、乳、豆类,减少红肉,限制加工肉类摄入。

1. 少量多餐,每餐不宜过饱　营养康复治疗期间,每日可供给 4~5 餐,每餐间隔 2~3h。饮食应易于消化、吸收。

2. 食物选择　优质蛋白质类如鱼虾、禽类、畜肉类、奶类及其制品、大豆类等。保证每餐至少 1 种优质蛋白质摄入。碳水化合物的种类上,可以减少精制主食,增加粗杂粮、薯类和杂豆类。鼓励增加富含抗氧化营养素(维生素 C、维生素 E、类胡萝卜素、硒)的食物(深色的蔬菜和水果以及豆类等)摄入。

3. 选择合适的烹调方式　宜选择清炖、蒸煮等,避免使用油炸、烤的烹调方法。口味清淡为好,但是不强调清淡。

4. 减少食盐摄入　饮食中不宜添加较多的钠盐,减少食盐的摄入量。禁用刺激性食品,禁用强烈香料及辛辣刺激性食物及调味品。

（三）常见治疗膳食种类

1. 高能量高蛋白膳食　适用于分解代谢亢进、合成代谢不足、围手术期及神经性厌食的肿瘤患者;肿瘤引起的营养不良、贫血和低蛋白血症等患者。

2. 低蛋白质膳食　适用于急性肾炎、急/慢性肾功能不全、慢性肾功能衰竭、尿毒症、肝性脑病或肝性脑病前期患者等。

3. 限脂肪膳食:适用于急性胰腺炎、胆囊疾病、肥胖症、高脂血症及与脂肪吸收不良有关的其他疾病,如肠黏膜疾病、胃切除和短肠综合征等所引起的脂肪泻等患者。

4. 低脂低胆固醇膳食　在低脂膳食基础上控制每日胆固醇含量 300mg 以下。适用于肝硬化及脂肪肝致肝癌、胆囊癌、胰腺癌、乳腺癌、肠癌等患者。

5. 少渣膳食　适用于咽喉部肿瘤、食管肿瘤、胃肿瘤、肠道肿瘤、肛门肿瘤等术后恢复的患者。

6. 高膳食纤维膳食　适用于伴单纯性(迟缓性)便秘、肥胖症、高脂血症、糖尿病等患者。

7. 限碳水化合物膳食　适用于胃全切或部分切除的患者;血清甘油三酯升高、因膳食中糖过多致胰岛素分泌过量引起的肥胖、成年期发作性糖尿病患者及儿童糖尿病患者等。

8. 限钠(盐)膳食　系指限制膳食中钠的含量,以减轻由于水、电解质代谢紊乱而出现的水、钠潴留。食盐是钠的主要来源,每克食盐含钠 400mg,故限钠实际上是以限制食盐为主。适用于心功能不全、急慢性肾炎、肝硬化腹水、高血压、水肿、子痫前期等患者。

9. 低嘌呤膳食 限制嘌呤摄入量，选用嘌呤含量低于 150mg/100g 的食物。适用于痛风患者及无症状高尿酸血症患者。

三、肠内营养

（一）肠内营养概述

肠内营养（enteral nutrition，EN）是指在患者饮食不能获取或摄入不足的情况下，经消化道采用口服或管饲的途径，为患者提供代谢所需营养物质及其他各种营养素的营养治疗方法。通过管饲途径为无法进食但胃肠道有功能的患者提供营养素的营养支持方法，称为全肠内营养（total enteral nutrition，TEN）。与肠外营养比较，具有符合生理状态、维护肠屏障功能、减少代谢并发症、改善临床结局、节约医疗费用等优点，但不能替代肠外营养。

"只要胃肠道功能允许，就应尽量采用肠内营养"已成为临床营养支持的基本法则。肠内营养与肠道外营养相比，是一种更符合生理、更经济、更安全的营养支持方式。肠内营养首先提供了胃肠自身的营养，维持胃肠道的正常生理功能，可防止胃肠黏膜萎缩、胆汁淤积和肠道内细菌移位等损害。肠内营养何时应用、选择何种途径，以及选用何种制剂，是肠内营养选择的关键。

（二）肠内营养制剂的分类

肠内营养制剂（enteral nutrition preparation）是指用于临床肠内营养支持的各种产品的统称。分为三大类：氨基酸型、整蛋白型和组件型肠内营养制剂。进一步可分为平衡型、疾病特异型肠内营养制剂或其他类型。

其中的特殊医学用途配方食品（food for special medical purpose，FSMP）是食品中逐步发展起来的肠内营养制剂特殊类别。特殊医学用途配方食品是指为了满足由于完全或部分进食受限、消化吸收障碍或代谢紊乱人群的每天营养需要，或满足由于某种医学状况或疾病而产生的对某些营养素或日常食物的特殊需求加工配制而成，且必须在医生或临床营养师指导下使用的配方食品。按其提供营养素是否全面分为三类：全营养特殊医学用途配方食品、特定全营养特殊医学用途配方食品和非全营养特殊医学用途配方食品。

（三）肠内营养并发症及其防治

肠内营养是一种相对较为安全的营养疗法，其并发症有限而且一般可以避免和控制。

1. 胃肠道并发症 是最常见的并发症主要表现为恶心、呕吐、腹泻、腹胀、腹痛、便秘等。应针对原因，通过调整 FSMP 处方和合理规范操作，包括改变喂养部位、方式和输注速度、监测胃内残余液体量、应用促胃动力药物等预防和处理。

2. 机械性并发症 机械性并发症主要表现为喂养管堵塞、移位、鼻咽部受压等，常因输注过程中护理不当或不规范操作等造成。可通过选择合适口径的喂养管；加强喂养管的固定，做好口鼻部护理；每次输注后或每输注 2~8h 用 20~50mL 温开水冲洗；使用肠内营养泵持续匀速滴注等措施预防和处理。

3. 感染性并发症 与喂养相关的感染性并发症的主要原因为误吸和营养液污染。预防误吸的根本是防止胃内容物潴留及反流，注意喂养时始终保持床头抬高 30°~45°。严格遵守无菌技术要求,可避免营养液在配制和输注过程中被污染。

4. 代谢性并发症 代谢性并发症包括水、电解质及酸碱代谢失常和血糖异常等,常与 EN 处方的合理性、应用管理、应用过程的临床监测有关。预防及治疗的关键是调整制剂配方、剂量、密切监测、及时纠正。

四、肠外营养

肠外营养(parenteral nutrition,PN)是指经静脉途径输注氨基酸、脂肪、糖、电解质、维生素及矿物质等各类营养物质。可分为全肠外营养(total parenteral nutrition,TPN)和补充性肠外营养(supplemental parenteral nutrition,SPN)两种类型,前者是指通过静脉途径供应机体所需的全部能量和营养物质,后者则是作为肠内营养(EN)的补充,通过静脉途径提供部分能量和营养物质。

(一)肠外营养的输注方式和途径

1. 输注方式 肠外营养应以全合一的方式输注,即将所需的全部营养物质混合在一起输注。这种方式具有符合生理、可以促进机体蛋白质合成、降低单个营养素浓度和渗透压、减少肝肾等器官代谢负荷和代谢并发症等优势。单瓶输注或串联输注是指将氨基酸、脂肪乳剂、葡萄糖依次序贯或以双通、三通的方式输注,由于营养素不能按比例同时输入、导致氨基酸利用度较差。另外,氨基酸制剂的高渗透压还会损伤血管内皮、导致一些代谢性并发症,如高氨血症。因此不建议采用这种输注方式。

2. 输注途径 可分为外周静脉输注途径和中心静脉输注途径。前者是通过周围静脉输注,具有简单易行的优点,但只适合于短期内(≤14d)或中心静脉输注存在禁忌时使用,要求肠外营养液的渗透压小于 850mOsm/L。中心静脉输注包括深静脉置管、经外周静脉置入中心静脉导管(peripherally inserted central catheter,PICC)和输液港三种形式,适用于需长期肠外营养支持的患者(>14d)。

(二)肠外营养并发症及其防治

PN 的并发症:主要分为与输注途径有关的导管相关并发症和与输液成分有关的代谢性并发症。

1. 导管相关并发症 分为机械性并发症、感染并发症和血栓栓塞并发症。

(1)机械性并发症:常发生在中心静脉置管的穿刺过程中,不同穿刺部位并发症种类和发生率不尽相同。穿刺前纠正患者的凝血功能异常,选择合适体位,采用超声静脉定位,穿刺时先用细针头定位,插管时采用 J 形头导丝引导技术等,有助于减少并发症的发生。

(2)感染并发症:中心静脉导管相关感染是 PN 时最常见、最严重的并发症,包括全身感染和局部感染。预防导管相关感染最重要的措施是在穿刺置管、PN 配制、给药和导管护理时严格遵守无菌原则,一般不需预防使用抗菌药物,没有感染证据时也不必定期更换导管。

(3)血栓栓塞并发症:导管相关的静脉血栓形成常见于锁骨下静脉和上肢静脉,血栓形成后可逐渐增大并脱落,造成血栓栓塞,严重血栓栓塞可导致患者死亡。抗凝治疗可减少导管相关静脉血栓形成的发生率和血栓栓塞的风险。已有血栓形成的患者可进行溶栓治疗。导管阻塞常因导管内血栓形成或药物、无机盐沉淀所致,PICC 通路的发生率高于其他中心静脉通路。可用溶栓药冲洗,必要时更换导管。

2. 代谢并发症　肠外营养中各组分供给不足或过量,均会引起代谢性问题。在临床实践中,准确评估每位患者的营养素需求是非常困难的,因此,必须积极营养监测,根据患者的代谢需求调整营养方案。

肠外营养常见的代谢紊乱及其防治原则见表 1-3-12。

表 1-3-12　肠外营养常见的代谢紊乱及其防治原则

营养组分	代谢紊乱	防治原则
葡萄糖	低血糖或高血糖	葡萄糖输注速度≤4~5mg/(kg·min)血糖监测,必要时使用胰岛素,避免低血糖
脂肪	①必需脂肪酸缺乏 ②甘油三酯血症 ③脂肪超载综合征	①至少 0.2g/(kg·d)LCT,若使用 MCT/LCT,应在 LCT 基础量的基础上加倍 ②输毕至少 5~6h 抽血查血甘油三酯水平;若输毕 12h 后血甘油三酯仍>4.6mmol/L,脂肪乳摄入应减量,若血甘油三酯>11.4mmol/L,应停用 ③一旦发生立即停用,并对症处理
氨基酸	氮质血症	减量并控制输注速度;评估患者是否存在脱水、肾功能不全或处于分解代谢状态
电解质	电解质紊乱	血电解质水平监测,调整供给
维生素	维生素缺乏	症状监测,足量补充
微量元素	微量元素缺乏	症状监测,足量补充

注:LCT,long-chain triglyceride,长链甘油三酯;MCT/LCT,medium-chain triglyceride/long-chain triglyceride,中/长链甘油三酯。

五、心理康复

随着医学的研究发展,医学模式逐渐由生物医学模式向生物-心理-社会医学模式转变,近年来,心理障碍对人类健康的影响也受到了医学界的广泛关注。营养不良与不良社会心理状况相关,包括社会支持减少、压力感知增加和生活质量受损。抑郁及焦虑是病因复杂的情绪障碍,影响着营养不良患者的病情进展及预后,早期诊断营养不良合并焦虑、抑郁的患者,早期进行心理康复,对延缓病情进展具有重要意义。

(一)认知行为疗法(cognitive behavioral therapy,CBT)

CBT 是将认知疗法和行为疗法结合起来,以患者为中心,通过纠正患者的错误思维方式,排除患者的消极情绪,进而改变患者不正确行为方式的个性化心理治疗方法。CBT 作为常规护理的辅助手段是一种安全有效的治疗方法,可减轻患者的心理症状,改善患者的生活质量。短暂 CBT 可减少自杀意念,并可能有助于预防未来的自杀意念,现有临床证据表明 CBT 是心理治疗的"金标准"。

(二)支持干预

了解营养不良患者的支持需求,提供以患者为中心的护理是非常重要的。支持患者自我管理可增加自我效能感,减少无助感,形成良性循环,减少焦虑和抑郁,增加活动和社交,提高生活质量。

（三）音乐疗法

在常规治疗的基础上给予音乐疗法可以降低营养不良患者焦虑水平、改善患者抑郁情绪，缩短康复时间。音乐疗法是其他康复治疗的有效补充，能够提高患者生活质量，减轻营养不良症状，使患者获得幸福感，降低抑郁、焦虑情绪，增强治疗的信心。

心理康复疗法是综合康复不可或缺的部分，不但可以提高患者心理健康水平，而且还可以增强患者依从性，促进其他康复措施的效果，故心理康复作为营养不良患者进行常规治疗的潜在补充具有重大意义。

（韩　婷）

第四章

营养支持疗法

营养治疗是临床治疗的重要组成部分,同时也是治疗疾病的重要方法。在临床治疗中,营养治疗可以提高患者免疫力,手术前后使用营养治疗,可增强患者对手术过程及麻醉过程的耐受力,大幅降低术后并发症的发生率,同时促进患者术后快速康复,在临床中被广泛使用。营养治疗分为肠内营养治疗和肠外营养治疗两大类(图1-4-1)。肠内营养治疗按病情,可划分为各种疾病的治疗饮食和重症患者的管饲饮食。而肠外营养,根据静脉位置的不同,划分为周围静脉和中心静脉两大类。不同的营养治疗方案有自己明确的适应证和禁忌证,在临床应用时,应十分谨慎。但按照临床一般原则而言,如果患者还有胃肠功能,就要很好地利用它,在临床上尽量使用肠内营养。必须使用肠外营养的患者,在条件允许的情况下,也要逐步向肠内营养过渡,充分利用患者自身的胃肠功能。

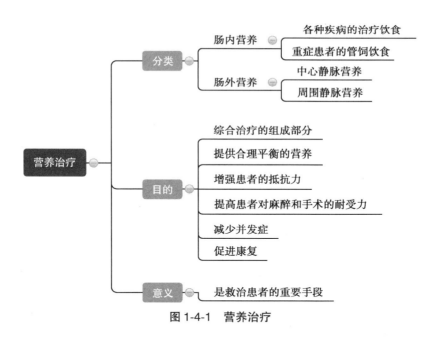

图 1-4-1　营养治疗

第一节　肠　内　营　养

一、肠内营养的定义与分类

(一)肠内营养定义

肠内营养(EN)是一种采用口服或管饲等途径经胃肠道提供机体代谢需要的能量及营

养基质的营养治疗。针对有完全或部分胃肠道功能,但不能正常进食的患者进行营养补充或支持。是临床营养支持的重要手段。

（二）肠内营养的分类

肠内营养的分类:按不同的分类方式,有不同的分类方法,见图1-4-2。

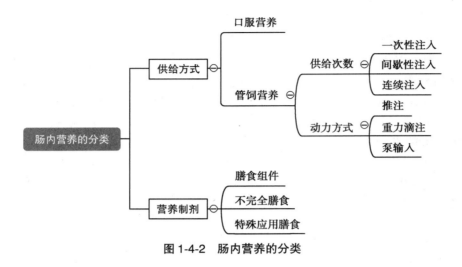

图 1-4-2　肠内营养的分类

1. 按供给方式分类　按供给方式,肠内营养主要分为口服营养和管饲营养,不同的分类方法有其特定的适应证,在使用时也有各自的优势。管饲营养输注系统见图1-4-3。

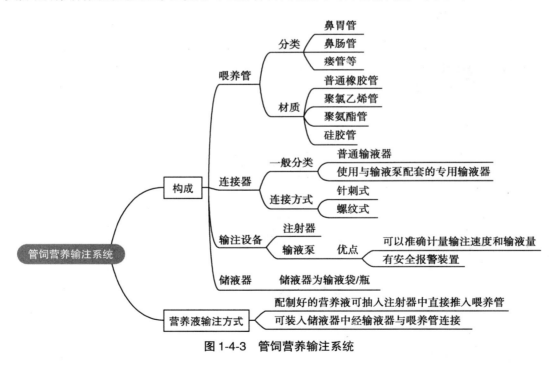

图 1-4-3　管饲营养输注系统

不同种类肠内营养的优势见表1-4-1。

表 1-4-1　不同种类肠内营养的优势

分类方式		基本内容
口服营养	定义	口服营养是指在非自然饮食条件下,口服由极易吸收的中小分子营养素配制的营养液
	特点和适应证	1. 口服的肠内营养液不一定要求等渗。
		2. 冷饮、热饮、加调味剂或以其他饮料配制都可随患者的喜爱。
		3. 口服剂量应能满足营养素的需要并纠正过去的缺乏。
		4. 不能耐受要素型肠内营养液的气味者可用冷饮,以降低其不适
管饲营养	定义	对于上消化道通过障碍者,经鼻胃、鼻十二指肠、鼻空肠置管,或经颈食管、胃、空肠造瘘置管,输注肠内营养制剂的营养支持方法
	管饲营养输注系统	一般包括喂养管、连接器、输注设备和储液器

在使用要素饮食(是指经胃肠吸收,从自然食物中提取的营养要素)进行口服营养供给时,一般需要注意不同的时间、提供的能量以及每天口服的次数。

口服营养液制剂进度见表 1-4-2。

表 1-4-2　口服营养液制剂进度

日程	粉剂用量 /(g/d)	能量 /(kcal/d)	溶液体积 /mL	浓度 /%	口服次数
第 1 天	150~250	600~1 000	1 800	8~13	6~8
第 2 天	250~400	1 000~1 600	2 400	10~17	8~10
第 3 天	400~550	1 600~2 200	2 400	17~23	8~10
第 4 天	550~650	2 200~2 600	2 400	23~27	8~10

2. 根据供给次数和动力方式分类　在选择管饲方式时主要有三种决定因素:肠内营养液的性质、喂养管的类型与大小、管端的位置和营养素的需要量。

管饲营养的分类、方法及优势见表 1-4-3。

表 1-4-3　管饲营养的分类、方法及优势

分类	方法		注意事项和优势
	操作方法	每天使用方法	
一次性推注	1. 将配制的肠内营养液置于注射器(≥50mL)中 2. 缓慢推注入鼻饲管(推注速度宜≤30mL/min)	每次 250~400mL,每日 4~6 次	部分患者初期不耐受,可能出现恶心、呕吐、腹胀、腹痛及腹泻等,应用一段时间后,一般都能逐渐适应
间歇性重力滴注	1. 将肠内营养液置于塑料袋或其他容器中 2. 营养液在重力作用下经鼻饲管缓慢注入胃内	每次 250~400mL,每日 4~6 次,滴速一般为 30mL/min	多数患者可耐受这种喂养。间歇滴注法的优点是简便,患者有较多的下床活动时间,类似于正常经口摄食的餐次,缺点是可能发生胃排空延缓

续表

分类	方法		注意事项和优势
	操作方法	每天使用方法	
连续性泵输入	将肠内营养液置于密封袋或瓶中,经硅胶管嵌入输注泵内,在泵的动力作用下连续输入	一般每天可持续输注 16~24h	1. 适用于危重患者及十二指肠或空肠近端喂养者 2. 输注速度可根据病情控制,初期宜缓慢,以使患者适应,一般需要 3~4d 的适应期 3. 若肠道旷置 2 周以上,则适应期还应适当延长 4. 连续性泵输入的优点是输注速度慢,最大限度地减轻胃肠道负担,利于营养物质的充分吸收;缺点是患者不易离床活动,可能加重患者焦虑、烦躁的情绪

　　管饲营养供给的注意事项:

　　(1)原则:避免引起不良反应。

　　(2)体位选择:为避免发生误吸或反流事件,对老年人和体弱、痴呆及昏迷的患者,在采用推注法或重力滴注法进行营养支持时,患者应采取半卧位,抬高床头 30°~45°。

　　(3)肠内营养液输液控制:营养液的浓度、输注速度和输注量应该由低到高逐渐增加,不能在刚开始使用阶段,就按照满足患者全部营养需求标准进行输注。

二、肠内营养制剂

　　肠内营养制剂根据组成不同分为整蛋白、短肽或氨基酸配方。根据用途不同分为通用型和疾病特异型、组件型。

　　肠内营养制剂的选择是临床营养师通过对患者营养状态的评估,选用适宜的营养制剂、现代输液泵,使不能或不愿正常饮食的患者改善营养,见图 1-4-4。

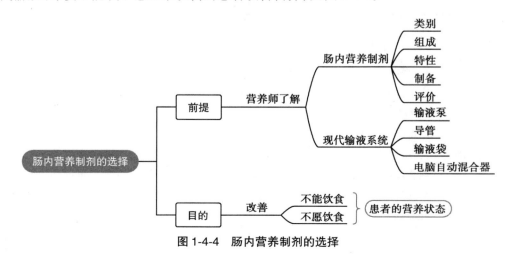

图 1-4-4　肠内营养制剂的选择

（一）肠内营养制剂的分类

肠内营养制剂按照氮的来源，可分为三大类：非要素制剂（non-elemental diet）、要素制剂（elemental diet）及组件制剂（modular diet）

1. 非要素制剂（图 1-4-5）

（1）定义：也称多聚体膳（polymeric formulas），主要成分是天然食物经捣碎器捣碎并搅拌后制成，以未加工蛋白（intact protein）或水解蛋白（hydrolyzed protein）为氮源。

（2）分类：非要素饮食一般分为两类：

1）混合奶和匀浆制剂是以未加工蛋白为氮源。

2）半要素膳（semi-elemental diet）是以水解蛋白为氮源。

（3）特点：非要素饮食一共有六大特点：

1）渗透压接近等渗（300~450mOsm/L）。

2）口感较好，适合口服。

3）亦可管饲。

4）使用方便。

5）耐受性强。

6）适用于胃肠道功能较好的患者。

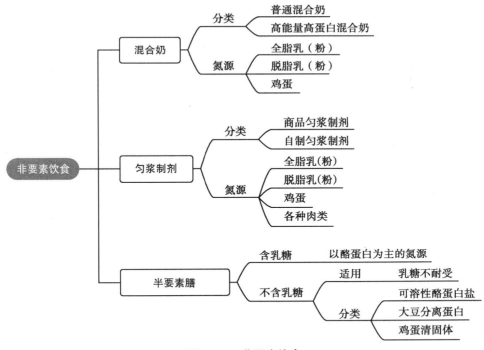

图 1-4-5 非要素饮食

2. 要素制剂

（1）定义：是一种营养素齐全、不需消化或稍加消化即可吸收的少渣营养剂，又称为单体膳（monomeric formulas）。因其化学组成明确，故又称为化学组成明确制剂（chemically defined diet，CDD）。

（2）成分特点

1）氮源一般为氨基酸（或游离氨基酸与短肽）。

2）碳水化合物一般为葡萄糖、蔗糖或糊精。

3）脂肪来源一般以植物油（如玉米油、红花油等）、MCT 为主。

4）含多种维生素和矿物质。

（3）要素制剂的特点：要素制剂的特点见表 1-4-4。

表 1-4-4 要素制剂的特点

特点	理由或优势
营养全面	1. 要素制剂含有机体所必需的各种营养素，体积小，质量高
	2. 在不能正常进食的情况下，每天可供给能量 12.55MJ（3 000kcal）左右，高氮及各种营养素可保证机体需要
无需消化即可直接或接近直接吸收	1. 要素制剂均以要素或接近要素形式组成
	2. 主要成分为氨基酸、单糖和脂肪酸
	3. 无需胃、胰、胆等消化液的作用
	4. 可直接或简单化学消化即可在小肠上部吸收利用
	5. 即使仅有 65~100cm 小肠存在，也可通过要素制剂供给充分的营养
成分明确	1. 明确的成分便于使用时对其进行选择
	2. 可根据需要，增减某种或某些营养成分，以达到治疗目的
不含残渣或残渣极少	1. 要素制剂为低渣流质膳食，在肠内残渣少
	2. 服用吸收后仅有内源性残渣进入大肠，粪便稀薄、量少
	3. 还可使肠内细菌数有所减低
不含乳糖	适用于乳糖不耐受者
刺激性小	1. 要素制剂为小分子物质，不含纤维素，进入胃肠后可减轻对肝、胆、胰腺及消化道黏膜的刺激性
	2. 胆管及胰腺疾病患者尤为适用，胰瘘者经要素制剂治疗后可自行闭合
	3. 要素制剂注入胃内可刺激胰腺分泌，因此对胰腺炎发作期的患者进行营养支持时多直接输注至小肠，以减少刺激作用、促进胰腺恢复
适合特殊用途	1. 要素制剂不含蛋白质及乳糖等大分子物质
	2. 适用于食物过敏和乳糖不耐患者
应用途径多	1. 要素制剂多为粉剂，加水稀释后呈液体状态
	2. 既可口服，又可管饲（重力滴注或输液泵输注）
	3. 稀释液 pH 4~7，多为 5~6，呈弱酸性
	4. 也可作为正常饮食外附加营养补充

（4）要素饮食的不足及解决方法：

1）不足：要素制剂中因含有氨基酸和 / 或多肽，口感多差。

2）解决方法：口服时可掺入饮料、冰激凌或改变溶液温度以调节口感，一般冷饮比热饮的适口性好。

3. 组件制剂

（1）定义：营养素组件（nutrient module），是以某种或某类营养素为主的肠内营养制剂，也称不完全营养制剂。

营养素组件的特点及优势见表1-4-5。

表1-4-5　营养素组件的特点及优势

特点	优势
对完全制剂进行补充或强化	弥补完全制剂在适应个体差异方面欠灵活的不足
采用两种或两种以上的组件制剂构成组件配方（modular formulas）	适合患者的特殊需要

（2）分类：组件制剂包括：蛋白质组件、肽类组件、脂肪酸组件、糖组件、多糖组件、膳食纤维组件、维生素组件和矿物质组件。

（3）组件制剂与要素制剂的异同：

1）相同点：组件制剂的来源与要素制剂类似（蛋白质组件还可选用蛋白水解物）。

2）不同点：组件制剂不属于均衡膳食。

（二）肠内营养制剂的组成

1. 非要素饮食

（1）混合奶

1）特点：由于混合奶的能量过于偏重动物蛋白质，其构成主要取自牛乳（粉）、鸡蛋和白糖，这样植物蛋白相对缺乏，同时缺少矿物质和维生素的组成，所以混合奶是一种不平衡的高营养饮食。使用这种饮食，患者容易出现的不良反应为腹胀、腹泻和营养不良。

2）分类

①普通混合奶：把奶、蛋、糖、油、盐按比例做成流质状。

②高能量高蛋白混合奶：在普通混合奶基础上加大蛋白质和能量的补充，使总能量达10.46MJ（2 500kcal），液体的总供给量为2 600mL左右。混合奶各主要能量物质大概为：碳水化合物300g、脂肪100g和蛋白质90~100g。

（2）匀浆制剂：是自然食品通过配制而成的流体状饮食。由于可通过鼻胃管或鼻空肠管输注，临床多使用其商品制剂，由于使用方便，故这几年发展较快。

不同匀浆制剂的比较见表1-4-6：

表1-4-6　不同匀浆制剂的比较

匀浆制剂	优点	不足
商品匀浆	1. 无菌 2. 即用的均质液体，其成分明确，可通过细孔径鼻饲管，使用较为方便	1. 营养成分不易调整 2. 价格较高
自制匀浆	1. 三大营养素及液体量明确 2. 可根据实际情况调整营养素成分 3. 价格较低、制备方便灵活	1. 维生素和矿物质的含量不明确或差异较大 2. 性质不稳定，固体成分易于沉降及浓度较高，不易通过细孔径鼻饲管

（3）以水解蛋白为氮源的非要素制剂：包括含乳糖类与不含乳糖类（详见本节内容）。

（4）非要素饮食使用注意：

1）临床中许多患者可能存在葡萄糖不耐受、肾功能衰竭、结肠疾患、便秘等情况，故非要素饮食中常加入含有膳食纤维的水果。

2）加入含有膳食纤维的水果后，一定要注意应用口径较大的鼻饲管，以防止阻塞。

2. 要素制剂

（1）要素制剂：要素饮食在临床中十分常用，富含矿物质和维生素。

要素饮食的分类及其主要能量成分含量见表 1-4-7。

表 1-4-7　要素饮食的分类及其主要能量成分含量表

分类	脂肪	碳水化合物	蛋白质
高脂肪要素饮食	18%~30%	61%~74%	8%~17%
低脂肪要素饮食	0.2%~2.0%	80%~90%	8%~17%

（2）要素制剂的组分：要素制剂的组分见表 1-4-8。

表 1-4-8　要素制剂的组分

组分	组成及特点
氮源	1. 主要由 L- 氨基酸、蛋白质完全水解或部分水解产物组成
	2. 其中标准含氮量型（STD）的能量比例为 8%、高含氮量型（HN）的能量比例为 17%
脂肪	1. 成分　有长链多不饱和脂肪酸或中链脂肪酸
	2. 组成　常用的有红花油、葵花子油、玉米油、大豆油或花生油
	3. 成分比　包括低脂肪型（能量比例 0.9%~2%）、高脂肪型（能量比例 9%~31%）、MCT 型
糖类	单糖、双糖、低聚糖、固体麦芽糖、玉米低聚糖、糊精
维生素和矿物质	按 DRIs 要求添加

（3）特殊治疗用途要素制剂的组成：各种特殊治疗用途要素制剂的组成见表 1-4-9。

表 1-4-9　各种特殊治疗用途要素制剂的组成

分类	组成	特点
肝功能衰竭制剂	氮源为 14 种氨基酸，特点是支链氨基酸（branched-chain aminoacids，BCAA）的含量占总氨基酸的 35.7%，芳香族氨基酸（aromatic amino acid，AAA）与蛋氨酸仅占 3.3%	1. 维持适当营养 2. 有利于肝功能恢复和肝细胞再生 3. 防止或减轻肝性脑病
肾功能衰竭制剂	1. 氮源为 8 种必需氨基酸 2. 供给 8 种必需氨基酸可重新利用体内分解的尿素氮合成非必需氨基酸	1. 减轻氮质血症 2. 也可合成蛋白质 3. 节省必需氨基酸
创伤制剂	蛋白质及 BCAA 含量均较高，每 4.18MJ（1 000kcal）含有 55g 蛋白质和 23.3g BCAA，蛋白质占总能量 22%	适用于术后、烧伤、多发性骨折、脓毒血症等超高代谢患者

（三）部分肠内营养制剂的制备

1. 混合奶　各种混和奶的用法见表1-4-10。

表1-4-10　各种混合奶的用法

分类		具体方法
普通混合奶	组成	1. 蛋白质 1.0g/（kg·d），占总能量 15%~20%。脂肪 1~2g/（kg·d），占总能量 30%
		2. 奶 800~1 200mL 或奶粉 150~200g，鸡蛋 3~6 个，白糖 100g，油一汤匙，盐 5~6g
	做法	炊具先消毒，把鸡蛋去白留黄，加盐打碎，将食油滴入蛋黄中，混匀后把煮开的加糖牛乳慢慢冲入混合物中即成
高能量蛋白质混合奶	组成	蛋白质 90~100g/d、脂肪 100g/d、碳水化合物 300g/d、总能量 10.46MJ（2 500kcal）/d。
	做法	1. 将牛乳、米汤、豆浆、面粉、鸡蛋、蔗糖、植物油等混合在一起，充分搅拌均匀
		2. 再加水至需要量，然后煮沸，边煮边搅拌，不使其结块
		3. 通常每天分 3~4 次配制，每次再分 2~3 次输注，每次量为 350mL 左右
	注意事项	1. 如未用完，下一次管饲前仍需煮沸
		2. 牛乳、鸡蛋、植物油、面粉等混在一起煮沸，可使鸡蛋蛋白质变性，易于消化吸收，并且煮沸后混合奶表面不浮脂肪滴故不引起腹泻

混合奶制作注意事项：自制混合奶最重要的两个方面：一是防止堵塞，二是防止感染。在配制时要注意奶制品和酸性蔬菜不宜同煮，避免产生凝块。相关设备要注意清洗，这也是防止自制混合奶堵塞的重要手段。所有食物尽可能一次用完，如有剩余，一定要放到冰箱保存。

2. 匀浆制剂的制备

（1）组成：能量组成，一般蛋白质占总能量 15%~20%，脂肪 25%~30%，碳水化合物为 55%~60%。食物组成：米饭、粥、面条、馒头、鸡蛋、鱼、虾、鸡肉、瘦肉、猪肝、白菜、花菜、胡萝卜等，适量牛乳、豆浆、豆腐、豆干和蔗糖等。

不同疾病的能量和食物组成各有不同：不同疾病的配制特点见表1-4-11。

表1-4-11　不同疾病的配制特点

不同疾病	配制特点
门脉高压脾切除术合合并膈下脓肿	按高蛋白少纤维的原则制订饮食配方
肾衰竭	低蛋白饮食，以补充必需氨基酸为主
心脏瓣膜置换术后昏迷	蛋白质和能量补充极为重要，但应注意水分的供给量，体积也不宜过大，以防引起或加重心力衰竭

（2）配制方法：天然食物清洗后剔除不需要的部分，如骨头等；把各种食物分类煮熟，加入相应的调味剂，如有牛奶和豆浆，需先加入适量的糖，最后把所有食物混合后加水，放入电动搅拌机搅拌，直至形成无颗粒糊状物。用餐时再加入适量的食盐即可。

（3）注意事项：和混合奶相同，应保证食物煮熟后再搅拌，保证食物新鲜，如果一次没用完的食物，放置冰箱后，再次使用仍应再次加热到可以食用为止。

三、肠内营养(管饲疗法)的应用

(一)肠内营养的适应证

小肠是否具有一定的吸收功能是应用肠内营养的先决条件。

肠内营养的适应证主要有三大类:

1. 不能经口进食、摄食不足或有摄食禁忌者(图1-4-6)

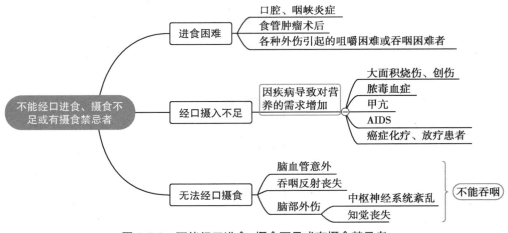

图 1-4-6　不能经口进食、摄食不足或有摄食禁忌者

2. 胃肠道疾病　胃肠道疾病都可能会导致患者的吸收能力减退,都可以通过肠内营养补充来改善营养状态。

(1)短肠综合征:由于各种疾病,如肠扭转、肠系膜血管栓塞、克罗恩病,需要进行小肠切除手术的患者需及时进行肠外营养。这类患者只要条件适合,应尽快由肠外向肠内营养过渡;过渡时,应遵循逐渐过渡的原则,慢慢增加肠内营养的补充剂量,不能过快停止肠外营养。

(2)胃肠道瘘:只要肠内营养物质不会从瘘孔中流出的患者,都可以尽早使用肠内营养。肠内营养由于自身优势,如少渣、营养素齐全、易于吸收等,其对胃肠道刺激小,这能减少从瘘孔的排出液,保证患者得到相应的营养补充,加上改善氮平衡,大多数瘘孔在使用肠内营养后都得以闭合。如果患者病位较高,如胃十二指肠瘘等,可由空肠造口,直接由空肠给予要素制剂,让瘘孔肠道得到必要的休息,从而促进瘘口愈合。这类患者经常使用肠内、肠外营养共同治疗。

(3)炎性肠道疾病:病情严重的溃疡性结肠炎,一般先使用肠外营养支持,待小肠功能适当恢复,具备一定的吸收功能,能够接受要素制剂时,先使用连续滴注要素制剂,提供必要的营养。这类患者使用肠内营养好处较多,可以防止肠道黏膜萎缩,改善肠黏膜屏障功能,还可预防菌群移位导致的各种感染。

(4)各种疾病导致的顽固性腹泻:常见的有吸收不良综合征、小肠憩室炎及AIDS等,使用肠内营养能帮助这类患者改善营养不良的状况。

(5)胰腺疾病:轻症急性胰腺炎短期内不需要营养治疗,中重症急性胰腺炎,待生命体征稳定后,尽早实施营养治疗,推荐留置鼻空肠管行肠内营养,早期滋养性喂养,3~5d无法达到目标量60%,联合使用肠外营养。

（6）结肠手术与诊断准备：应用无渣肠内营养可以降低结肠术前肠道与诊断准备的菌群失调和感染，降低手术危险性，确保检查结果的准确性，更加方便术后护理。

（7）神经性厌食或胃瘫痪的患者：尽早开展肠内营养有利于改善这类患者广泛存在的短期内营养不良，且有助于促进胃轻瘫恢复。

3. 胃肠道外疾病

（1）术前、术后营养支持：对于择期手术有营养风险的患者，在术前2周进行肠内营养支持益处较多，可以改善其代谢状况，适当恢复患者体重，通过肠内营养增加血清白蛋白含量，并储备适当能量，从而降低各种不良并发症与死亡率。腹部手术结束后，只要小肠蠕动及吸收功能有一定恢复，尽快实施肠内营养，无法经口营养的，留置营养管行肠内营养。总的原则是，只要胃肠道允许，各种手术后尽早开展肠内营养支持，对患者的恢复都是有利的。

（2）肿瘤化疗、放疗的辅助治疗：大多数肿瘤患者放化疗后，都会有营养摄入不足和营养不良事件发生，加重肿瘤患者治疗后毒性反应，从而中断后继治疗。肿瘤治疗后，尽早使用肠内营养有助于改善患者各种术后的不良反应症状，还可提高患者治疗的耐受力。

（3）烧伤、创伤：在烧伤、创伤急性期内：患者分解代谢激素如儿茶酚胺、糖皮质激素及胰高血糖素升高，必然导致抑制合成代谢激素。持续高分解代谢将导致体细胞群的消耗。肠内营养可以使高分解代谢引起的体细胞群损失降到最低，并满足体内各种代谢所需营养，从而预防多种并发症发生。

（4）肝功能衰竭：使用富含支链氨基酸的肠内营养，能纠正肝功能衰竭引起的血浆氨基酸谱的紊乱，并及时补充体内所需的营养。

（5）肾衰竭：使用特殊的肾衰竭制剂，使用氮源为8种必需氨基酸和组氨酸的肠内营养制剂，可降低氮质血症的形成，还可以帮助患者体内合成体蛋白。

（6）心血管疾病：心脏病患者经口摄入能量不足1 000kcal/d（1kcal=4.184kJ）时应及时使用肠内营养。

（7）先天性氨基酸代谢缺陷病：由于体内缺少某一种酶而引起的遗传性疾病，使用肠内营养后，可给予相应缺失的氨基酸，减少相应的损害，如苯丙酮尿症。

（8）肠外营养的补充或过渡：由于营养液体积与浓度的限制，可能导致肠外营养供给不足，应及时采用肠内营养。长期使用肠外营养支持，可能会导致胃肠道从结构到功能的衰竭，及早采用肠内营养，并过渡到经口进食非常必要。

（二）肠内营养的禁忌证

1. 绝对不能使用肠内营养的禁忌证是肠道梗阻。下面几种情况也不适宜使用肠内营养。

（1）重症胰腺炎急性期。

（2）严重应激状态、麻痹性肠梗阻、上消化道出血、顽固性呕吐、严重腹泻或腹膜炎。

（3）小肠广泛切除4~6周以内。

（4）年龄小于3个月的婴儿。

（5）完全性肠梗阻及胃肠蠕动严重减慢的患者。

（6）胃大部切除后易产生倾倒综合征的患者。

2. 下列情况应慎用肠内营养支持：

（1）严重吸收不良综合征及长期少食衰弱的患者。

（2）小肠缺乏足够吸收面积的空肠瘘患者。

（3）休克、昏迷的患者。

（4）症状明显的糖尿病、糖耐量异常的患者，接受高剂量类固醇药物治疗的患者。

（三）肠内营养并发症的预防和处理

肠内营养是营养治疗中常用的治疗方案，具有：安全、并发症少、容易处理等优点。但如果操作不当，也容易给患者带来痛苦。主要有 5 种可预防的并发症：胃肠、代谢、感染、精神异常和机械损伤。

1. **胃肠并发症** 胃肠并发症是肠内营养最常见的并发症，主要有恶心、呕吐、腹泻，这些并发症都能预防。

（1）恶心、呕吐：有 10%~20% 的肠内营养患者会有恶心或呕吐症状。主要有 6 大原因：气味难闻、高渗透压、胃潴留、输注速度过快、乳糖不耐受、脂肪比例过高等。找到具体原因，都可以及时预防和处理。

（2）腹泻：腹泻在肠内营养支持过程中的发生率和恶心、呕吐一样，一般分为三种情况：多次腹泻、单次大量腹泻和水样腹泻。腹泻的主因是肠道水吸收障碍：一方面由于肠道渗透压增高，另一方面是由于肠管分泌大量物质进入肠道。发生腹泻的原因主要有：外源因素（细菌和泻药）、内源因素（胆酸和脂肪酸）的改变。

1）营养液配方渗透压：营养液渗透压过高，则肠道分泌水分，降低肠道内的渗透压，如果高渗的营养液快速通过肠道，导致肠道血管血流不足，必将导致腹泻。预防和处理的方法是调整营养液渗透压。

2）乳糖酶缺乏所致腹泻：乳糖酶缺乏，短时间内大量乳糖进入肠管，高渗透压减少肠道对水分的吸引，可能会导致腹泻。同时乳糖酶减少，乳糖会被细菌酵解成有机酸，从而促进更多水进入肠道，也会加重腹泻。临床上导致乳糖酶减少的原因主要有：肠管结构和功能异常，如肠切除、放射性肠炎和感染等因素。营养不良也会导致乳糖酶减少。为解决乳糖酶不足的问题，现在市场上所销售的营养制剂都会限制乳糖的添加。

3）脂肪吸收不良所致腹泻：肠道内脂肪吸收不足会引发腹泻。引发肠道脂肪吸收不足的主要原因有：胰腺疾病、体内脂肪酶不足、肠内细菌过度繁殖、肠黏膜广泛病变和肠切除等。解决方法一般有降低每次滴注营养液的脂肪含量，或增加胰酶的摄入。

4）营养液温度过低引起的腹泻：中国人以热食为主，食物温度过低可导致肠痉挛、腹痛或腹泻。所以营养液进入体内时最好在 30~40℃ 之间，为保证进入体内的营养液温度合适，往往会在营养管接头处加温，常用的方法有：热水袋或加热器加温。

5）蛋白营养不良导致的腹泻：当患者血浆清蛋白低于 30g/L，肠黏膜水肿，就会引发腹泻。

6）多因素导致的腹泻：除上述五种原因以外，患者长期使用抗生素，导致肠道菌群失调也会导致腹泻。在临床上如果不能及时查明腹泻的原因，最好的方法是先少量口服止泻药，对患者仔细观察，并对其病因做更深的分析。

（3）便秘：便秘的原因很多，常见的有长期卧床、肠动力降低、水摄入减少、粪便阻塞、膳食纤维缺乏等。大多数肠内营养液中乳糖含量较低，大便量会少一些。在临床应关注肠道功能和营养摄入之间的平衡，对患者进行多方面检查，及时排除肠梗阻的可能。

2. **代谢并发症** 营养治疗时，常见的代谢并发症有九种，但一般很少出现，也容易处理。

（1）营养液输入水分过多：心、肾、肝功能不良的患者，对水和钠的输入有一定限制，如果不能及时发现，就有可能存在水代谢问题。一般在使用营养液时，要从低浓度、低速率开始。

（2）脱水：肾功能不如常人的老年或年幼患者有存在脱水的可能。一般患者感到口渴，可通过增加肠内营养的水分来解决。在临床中需要监测水出入量和血电解质。

（3）非酮性高渗性高血糖：高血糖常常引发脱水，非酮性高渗性高血糖综合征发生脱水的情况更严重。在肠内营养治疗中，应仔细监测，如发生这种情况，应停止肠内营养，改用静脉滴入或肌内注射小剂量胰岛素，或在营养液中加入胰岛素。

（4）水电解质和微量元素异常：肾功能不良患者可能出现高血钾。糖尿病患者可能出现低血钾和低血钠。如果患者长期使用营养液，出现：抽搐、生长发育障碍、伤口愈合减慢等症状，有可能是血清中镁、铜、锌等微量元素不足。正常情况下，每天滴注 1 500~2 000mL 营养液可以充分补充这些微量元素。

（5）肝功能异常：很多患者在使用肠内营养时，转氨酶可能会升高，暂停使用营养液后恢复，这可能是由于营养液中的氨基酸进入肝内分解解毒造成；同时也可能是营养液激发肝内酶活性增加形成。

（6）多种因子缺乏：患者使用营养液还极有可能会存在维生素 K、必需脂肪酸和生物素的缺乏。

（7）肾衰竭：肾衰竭患者在使用营养液时，必须考虑蛋白质、钾、磷酸盐和某些微量元素等因素。最主要的是使用的氮源必须为必需氨基酸。

（8）肝功能衰竭：肝功能衰竭的患者在使用营养液时，重点关注蛋白质的摄入，一般建议用支链氨基酸，可以减少肝性脑病的发生。

（9）心力衰竭：心力衰竭的患者对营养液一般都能耐受，注意液体出入量平衡，对于重症心力衰竭患者，成人推荐液体量为 1 000~1 500mL/d，包括饮食和药物的容量。

3. 感染并发症　吸入性肺炎和营养液污染是最常见的并发症。

（1）吸入性肺炎：患者在肠内营养治疗时，发生呼吸急促、心率加快等呼吸障碍和呼吸功能衰竭症状，并在 X 线片下出现肺下叶斑点状阴影，同时患者还会出现泡沫样非脓性样痰，这就有可能是吸入性肺炎。吸入性肺炎发生率不高，精神异常和气管切开置管患者发生率高于其他患者。很多有吸入性肺炎的患者可能仅有发热或支气管肺炎。鼻饲肠内营养在所有营养支持中发生吸入性肺炎可能性最高，鼻胃喂养比鼻空肠喂养高。

1）预防方法主要有两种：一是在管饲喂养时，抬高患者床头≥30°。护理时仔细观察，防止患者由咳嗽、呕吐引起喂养管脱离空肠。另一方法是经常检查胃潴留，当潴留量超过 200mL，应该停止滴注或测量腹围，当腹围超过基础腹围 8~10cm，也要考虑胃潴留。

2）诊断是否有肺吸入，一般有三种方法：①肠内营养时，突发肺水肿，经鼻胃管抽吸，测量胃潴留进一步证实；②患者突然发热，X 线片有无法解释的浸润病灶；③在营养液中加入少许亚甲蓝，观察患者的痰中有无亚甲蓝，但这种方法有时可能会假阳性。

3）治疗吸入性肺炎一共有 6 步：①首先停止营养液输入；②吸出气管里的液体或食物颗粒；③鼓励患者把气管里的液体或食物咳出；④进行气管检查，看气管中是否还有营养液；⑤由于可能会引起肺水肿，需要静脉输清蛋白。如果情况严重，在 12h 内进行正压呼吸、通气，并进行相应治疗；⑥由于误吸可能会引发肺部感染，需要应用相关的抗生素。

（2）营养液和输送系统污染所致的感染：营养液和输送系统受污染时，感染率最高的是金黄色葡萄球菌，导致腹泻和中毒。鼻咽部寄生有细菌，预防和治疗的方法主要有：

1）进行相关的细菌培养，明确菌种，以便治疗。

2）对相关设备进行严格消毒，相关设备 24h 更换一次，管道接头处应处于无菌状态。

4. 精神心理护理　置入鼻管后，很多患者会有各种不适症状，最常见的有口渴、流鼻涕、看到食物有饥饿感、鼻或喉疼痛等。在各方面条件允许的情况下，可以让患者经口喝水,并在营养液中加入患者喜欢的口味,使用移动式输注器,让患者到户外,接触更多阳光。通过和患者及家属细致沟通,告知肠内营养的意义,让患者和家属愿意配合。

5. 管道机械刺激引发的并发症　管道机械刺激引发的并发症请见表1-4-12。

表1-4-12　管道机械刺激引发的并发症

序号	主要症状	机制	解决方法
1	鼻喉不适、口干、咽痛	患者失去咀嚼机会,用嘴呼吸,鼻部置入管道	1. 改用软管 2. 多漱口 3. 湿润嘴唇 4. 不能用局麻
2	鼻部糜烂和坏死	鼻胃管放置不当,长时间压迫鼻翼易造成糜烂	1. 仔细固定鼻胃管 2. 局部应经常检查 3. 防止胶布过敏及管道压迫太紧
3	鼻纵隔脓肿	营养不良,管道压迫鼻部软骨,若患者有鼻息肉下垂时没有及时治疗,日久可能会发生	及时治疗
4	急性鼻窦炎	管道压迫鼻窦的任何开口处,都会有疼痛和鼻充血、脓性分泌物、呼气有臭味,发热	1. 有脓性分泌物及时穿刺引流 2. 停止鼻胃管营养
5	中耳炎	管道压迫耳咽管开口处,还可能有高热、眩晕、恶心、呕吐	1. 管道换至另侧鼻孔 2. 细软管 3. 行空肠或胃造瘘
6	声嘶	大孔管压迫喉部黏膜,引起局部黏膜糜烂	1. 改用细小孔管道 2. 用喷雾蒸汽吸入,温水漱口
7	管道性颅内感染	有脑外伤,颅底骨折时,插鼻胃管易误插入颅内,引发感染	1. 用细管 2. 细心插管,反复验证是否在胃内
8	呃逆	多发生于焦虑的患者	向患者解释置管的安全性和重要性
9	咽喉部溃疡和狭窄	管道压迫后侧喉部表面黏膜,管道很少移动位置长时压迫所致	改用细软小孔硅胶管道
10	食管炎	患者仰卧位插管,食管反流,胃酸反流至食管	1. 更换细软小孔管 2. 取半卧位
11	食管溃疡和狭窄	管道长时间压迫食管壁,胃内容物反流,可致食管溃疡,溃疡愈合后形成瘢痕狭窄	1. 及时外科手术治疗 2. 选用肠外营养 3. 改空肠造瘘
12	气管食管瘘	患者曾有气管切开造瘘,由于胃肠管经食管后压迫气管前壁,气管插管压迫气管后壁,形成溃疡坏死后两者相通,形成气管食管瘘	1. 气管插管需要人工呼吸机支持 2. 胃或空肠造瘘行肠内营养

续表

序号	主要症状	机制	解决方法
13	食管静脉曲张破裂	患者原有食管静脉曲张,插粗硬管可形成	1. 用细软管 2. 肠外营养 3. 胃或空肠造瘘行肠内营养
14	小肠梗阻	管道移位或在肠内扭结	1. 调整或移除管道 2. 使用药物如抗胆碱能药物,缓解肠道痉挛
15	管道胃内扭结	胃肠蠕动异常活跃,管道在肠内扭结	1. 剪断胃肠管 2. 移动管到咽喉部再扭结切断 3. 可在胃镜下或放射透视下协助诊断和处理
16	管道不能拔出	长时间用胃肠管道后,管嵌入胃肠黏膜中,轻轻移动,感觉有很大的阻力	1. 患者侧卧,用 20~50mL 水冲洗管道,反复多次 2. 剪断管道,让其远端由肠管排出
17	十二指肠和肠穿孔	硬质塑料管,在管道肠腔内影响,刺激肠蠕动所致	1. 置管要仔细,常核实管道位置和方向 2. 用硅胶管

其他肠内营养可能由管道机械刺激引发的并发症见表 1-4-13。

表 1-4-13 其他肠内营养可能由管道机械刺激引发的并发症

序号	类型	症状	机制	处理办法
1	胃造瘘并发症	1. 造瘘口出血 2. 溢出胃内容物 3. 发生腹膜炎 4. 伤口不愈 5. 胃脱出、疝 6. 管道梗阻	1. 操作经验不足 2. 选择管道不适当	需要再次手术
2	空肠造瘘并发症	1. 造瘘口漏肠液 2. 肠梗阻 3. 造瘘口出血 4. 造瘘口周围皮肤糜烂和表皮脱落	管道选择不当	选择好的管道
3	颈部食管造瘘并发症	1. 食管远端狭窄 2. 造瘘部位皮肤和软组织糜烂 3. 管道梗阻 4. 管道意外脱出	管道选择不当	选择好的管道

（四）肠内营养的监测

在进行肠内营养时，必须严格对患者进行营养和代谢这两方面的监测，防止不必要的并发症发生，建立一套基本的管理制度非常必要。监测内容包括：

1. 肠内营养制剂的滴注速度和浓度。

2. 鼻饲管喂养前后的位置。在喂养前，可通过胃内喂养以胃内吸出内容物确定管端的位置。如管端在十二指肠或空肠或胃内无内容物，则需要通过 X 线片证实管端的位置。

3. 胃内喂养时，抬高床头 30° 或 45°。肠内营养液每次输注时间只能在 8h 以内。

4. 胃内喂养开始时，应每隔一段时间检查胃残留物的体积。一般为 2~4h，而残留物的体积不能大于前 1h 输注的 1.5 倍。当肠内营养液能满足患者营养需要并能耐受时，还应监测每日胃残留物 1 次，不能超过 150mL，如果在监测中发现胃内残留物过多，应马上降低肠内营养的滴速或停止肠内营养输注一段时间。

5. 做好每日肠内营养支持所用容器清洗消毒，或更换鼻饲管，防止污染。

6. 间歇输注时，每次喂养后应立即用 30~50mL 温水冲洗鼻饲管。

7. 开始管喂的前 5d，应记录蛋白质（氮）及能量每日摄入量。当肠内营养液输注没有太大变化后，可降低至每周记录 1 次。

8. 每 24h 记录液体出入量，值得注意的是：额外摄入的液体与肠内营养液不能同时记录。

另外，应结合临床用药情况和各指标的变化特点，定期检查血钠、钾、钙、磷、镁、总蛋白、白蛋白、运铁蛋白、胆红素、甘油三酯、胆固醇、血（尿）糖、尿素氮以及肝酶谱、凝血酶原时间等生化指标；定期检测并记录体重、氮平衡、液体出入量，以及营养指标（肌酐/身高指数、皮褶厚度、臂肌围等）、免疫指标。还应密切观察患者对管饲的反应，及时发现可能出现的并发症，及时记录并发症并给予相应的处理。

四、营养处方（表1-4-14）

表 1-4-14　营养处方

患者类型	选择配方
胃肠道功能正常的患者	首选富含膳食纤维的整蛋白标准配方
消化或吸收功能障碍患者	选择短肽型或氨基酸型配方
低蛋白血症患者	选择高蛋白配方
糖尿病或血糖增高合并低蛋白血症患者	选择高蛋白配方，采用泵注方式，并加强血糖管控
高脂血症或血脂增高患者	选择高单不饱和脂肪酸配方
糖尿病或血糖增高的患者	在有条件情况下，选择糖尿病适用型配方
腹泻患者	选择可溶性膳食纤维配方
颅脑外伤患者	选择免疫增强配方
限制液体入量患者	选择高能量密度配方
病情复杂患者	根据主要临床问题进行营养配方选择与搭配

第二节　肠 外 营 养

一、肠外营养的概念

（一）肠外营养的定义

肠外营养（parenteral nutrition，PN）是指通过肠道以外的通路即静脉途径输注能量和各种营养素，以达到纠正或预防营养不良、维持营养平衡目的的营养补充方式。肠外营养使用完全新型的营养物质经中心静脉导管或周围静脉输入，多数情况下可满足患者的营养需求，有效地改善并维持机体的营养状况，已成为危重患者抢救工作中不可缺少的重要组成部分。要求肠外营养制剂的 pH 在人体血液缓冲能力范围内，有适当的渗透压，无菌、无致热原、无毒性，微粒异物不能超过规定的范围。

（二）肠外营养的分类

肠外营养的分类主要有两种，一个是按营养是否全由肠外营养提供；另一个是按照肠外营养的置管方式，见图 1-4-7。

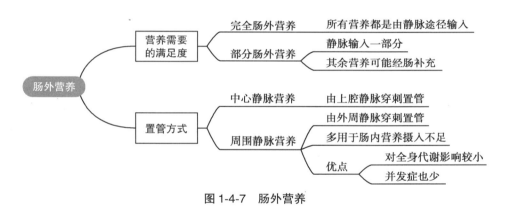

图 1-4-7　肠外营养

二、肠外营养制剂

（一）肠外营养制剂的组成

肠外营养和肠内营养相比，没有固定的配方。

从营养的角度看，只需要在每次配制时保证：①包含所有的营养物质（蛋白质（氨基酸）、脂肪、糖类、多种维生素、多种微量元素、电解质和水）；②所提供的营养物质能保证基本的能量和水分的要求。水分的补充标准：1kcal/1mL，能量的补充标准：30~35kcal/（kg·d）。

肠外营养配制时需要确保：①无毒、无菌、无热原；②适宜的渗透压和 pH；③良好的稳定性、相容性和无菌无热原包装等。

1. 营养液成分　不同营养液成分见表 1-4-15。

表 1-4-15　不同营养液成分

营养成分	剂量	特点	对机体的影响
葡萄糖溶液	1. 一般每日提供糖约 200~250g，最多不超过 300g，占总能量的 60%~70% 2. 肠外营养配方中常需用高浓度（25%~50%）葡萄糖溶液	1. 葡萄糖是肠外营养液中添加的唯一糖类 2. 肠外营养的葡萄糖浓度较高	1. 只能经中心静脉途径输入 2. 若经周围静脉输入容易导致血栓性静脉炎 3. 由于机体利用葡萄糖的能力有限，输入太快可发生高血糖、糖尿和高渗性脱水
脂肪乳剂	1. 500mL 10% 脂肪乳剂可产生 1.88MJ（450kcal）的能量 2. 一般输入量不超过 3g/（kg·d）	肠外营养中的脂肪与人体乳糜颗粒从结构和代谢上看完全相同，是一种安全、平衡、重要的营养支持复合物	1. 可减少营养液浓度，减少对血管壁的损伤 2. 可在输入液体总量不变的情况下获得更多能量 3. 可减少葡萄糖用量，降低与高糖输入有关的危险因素，又可提供必需脂肪酸（亚油酸与亚麻酸），避免必需脂肪酸的缺乏 4. 产生的二氧化碳少，有利于呼吸道受损的恢复 5. 输入不宜过快，10% 溶液在最初 15~30min 内的输入速度不要超过 1mL/min 6. MCT/LCT 现在在临床应用较多，由于生酮作用强，不适用于肝硬化、糖尿病患者
氨基酸溶液	一般为 6~8g/ ㎡ 或 1~1.5g/（kg·d）	1. 包括必需氨基酸与某些非必需氨基酸 2. 除了可提供能量外，主要用于提供氮源，维持正氮平衡、促进体内蛋白质合成、组织愈合及合成酶和激素 3. 现在使用的氨基酸溶液一般均含有 8 种必需氨基酸和数量不同的非必需氨基酸	1. 纯度高、含氮量低、不良反应小、利用率高 2. 补充氨基酸必须注意氨基酸的成分与总含氮量 3. 比水解蛋白更有利于防止氮的丢失，纠正负氮平衡，减少蛋白质消耗 4. 肾衰竭患者选用高比例的必需氨基酸溶液 5. 肝功能不全的患者选择 BCAA 为主的氨基酸溶液

营养成分	剂量	特点	对机体的影响
水	1. 成人每提供 4.184kJ 热量需 1.0mL 的水,婴儿为 1.5mL/kJ 2. 成人每天需水 30mL/kg,儿童 30~120mL/kg,婴儿 100~150mL/kg	1. 人体只能短期耐受失水状态,缺水 3~4d,即可出现脱水状态 2. 成人失去相当于体重 10%~25% 的水分(体内总水量的 40%)就不能生存,儿童更为敏感	1. 有心、肺及肾疾患时需限制水量 2. 计算体液平衡时,还应考虑代谢营养成分所产生的水量,每代谢 1g 蛋白质、碳水化合物和脂肪分别产生代谢水量为 0.41mL、0.60mL 和 1.0mL 的水
电解质	1. 不是固定不变的	1. 用于维持血液的酸碱平衡和水盐平衡	1. 一般用 10% 氯化钠、10% 氯化钾、10% 葡萄糖酸钙、25% 硫酸镁及有机磷制剂作为补充
	2. 因患者的病情、病程不同而有相应的变化	2. 以保持机体有恒定的内环境	2. 根据血清及 24h 尿中的电解质检查结果予以调整用量
维生素与微量元素	适当补充	1. 维生素参与糖、脂肪、蛋白质代谢及人体生长发育、创伤修复	1. 肠外营养一般只能提供生理需要量的维生素
		2. 肠外营养时,由于长期使用精制营养,极有可能出现微量元素的缺乏	2. 有特殊营养需求的患者(如烧伤、肠瘘等)需要额外补充,否则可出现神经系统与心血管系统的损害和维生素缺乏症

2. 营养液配方　营养配方是肠外营养的核心,用量过多可能会导致副作用,过少则达不到营养要求。

制订肠外营养的基本方法与原则:

(1)根据每天患者的实际情况,制订当天补充营养水平,主要包括总能量、总氮量和总的入水量。

(2)确定总能量和入水量,再通过公式计算葡萄糖液的浓度及量。使用脂肪乳剂,要按其占能量的 30% 左右进行计算。

(3)根据患者的肝肾情况,选择使用 EAA 还是 BCAA。再根据总氮需要量,计算相关的用量。

(4)根据患者每天的不同情况,加入合适的电解质溶液、复合维生素和微量元素。前者需按病情而定,后二者则常规给予每天正常需要量。

临床常用肠外营养液配方组成:

1)周围静脉营养(短期应用):短期(<2 周)、渗透压≤900mOsm/L 的营养液。剂量范围:氮 8~10g,葡萄糖 200~250g,脂肪 50~70g,总能量 1 300~1 700kcal;钠 80mmol,钾 50mmol,钙 5mmol,镁 8mmol,磷 10~12mmol。

容量 2 500~3 000mL,维生素及微量元素按基础量补充。

2)标准全肠外营养(普通患者):无严重代谢异常的成人患者。剂量范围:氮 10~14g,

葡萄糖 250~300g，脂肪 50~100g，总能量 1 500~2 200kcal。

钠 100mmol，钾 60~80mmol，钙 5mmol，镁 8mmol，磷 12~16mmol。

容量 2 250~3 000mL，糖脂比约 6∶4，热氮比（100~150）∶1。

3）应激及感染

中度应激：氮 12~16g，钠 100~120mmol，钾 75~100mmol，需监测血糖及电解质。

重度应激：氮 12~18g，脂肪供能占比可达 50%，需补充锌、硒及维生素 B_1。

感染：推荐含谷氨酰胺的氨基酸溶液，葡萄糖减量至 150~250g，脂肪 50~70g，补充维生素 B_1（10~200mg/d）。

4）器官衰竭特殊调整

肾功能衰竭：氮减至 6~12g，磷、钾、镁需个体化调整，避免过量蛋白质加重负担。

肝功能衰竭：氮 4~10g，脂肪限制为 25~60g，总能量 1 200~1 700kcal，避免肝性脑病。

心力衰竭：容量严格限制（2 000~2 250mL），钠 50~70mmol，脂肪供能占比提高至 40%。

多脏器衰竭：氮 10~14g，容量灵活调整（2 000~3 500mL），电解质需个体化监测。

5）代谢异常及吸收障碍

糖尿病：葡萄糖 200~250g，脂肪 50~70g，需动态监测血糖，必要时加入胰岛素。

脂肪不耐受：脂肪减至 0~20g，葡萄糖增至 300~400g，总能量 1 500~1 600kcal。

短肠综合征：容量灵活调整（50~2 500mL），需补充锌、铜及额外维生素，逐步过渡至肠内营养。

（二）配制营养液的设备要求

肠外营养有许多优势，在临床应用广泛。但如果操作不当，造成污染，很可能会引起比较严重的并发症。所以在肠外营养的配制操作中，一直强调要执行严格的无菌操作。

专门的肠外营养配制室是无菌操作的必要条件。肠外营养的配制应设立准备室（相对无菌区）和配制室（无菌区）。在无菌区的配制室里，所有的操作都应在洁净台上进行，有序开展营养液混合和灌注。使用自动配液混合器的目的在于减少人为操作带来的污染。选择输液袋应为 3L，肠外营养配制好后，立即灌注，减少营养液被污染的机会。为防止输注液被污染，目前临床常用的是聚乙烯醋酸乙酯（ethylene vinylacetate，EVA）制成的单腔、双腔和三腔混合输液袋，使用这种输液袋的好处是可以把不同成分的营养液分开保存，挤破分隔，把肠外营养液充分混匀就可以使用。

（三）配制营养液的技术要求

肠外营养最重要的是避免污染，在进行配制时也应严格按照无菌操作要求进行。有配套的无菌操作箱、水平层流操作台，相关工作必须在相应配置间的操作台，由工作人员使用经过消毒的工具和服装严格执行无菌技术规范进行操作。

"三查七对"的制度是肠外营养配液的基本要求。主要检查有：

1. 检查药品的颜色是否有污染：药品是否在有效期限内、瓶口密封是否良好，为减少热原，使用无菌注射用水冲洗药品。

2. 遵循肠外营养配方，认真设计操作流程，为避免污染，应减少针头穿刺瓶塞的次数。

3. 注意肠外营养配方中各药物之间的配伍关系。

4. 充分摇动容器，使肠外营养液在容器中充分混匀。

5. 为避免药物之间发生相互反应，一个注射器只在一个药物中有。

6. 肠外营养中有个别有禁忌的药物，可分别稀释后再和其他药物一起混合。

7. 做好肠外营养输液袋壁贴标签，标明使用的患者相关信息，如床号、姓名、各种药物用量及肠外营养配制人、核对人的相关信息，以及配制时间及最终使用时间，并注明肠外营养的使用信息，包括组次及使用时的基本信息，如输入时间及输入速度等，然后置冰箱，调到4℃内保存等待使用。

（四）肠外营养制剂的质量要求（图 1-4-8）

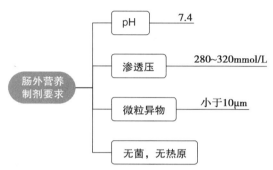

图 1-4-8 肠外营养制剂要求

（五）配制营养液的混合顺序

1. 微量元素和电解质加入氨基酸溶液中。

2. 磷酸盐加入葡萄糖溶液中。

3. 将上述两液转入 3L 输液袋中。如需要，可将另外数量的氨基酸和葡萄糖在此步骤中加入。

4. 将水溶性维生素和脂溶性维生素混合后加入脂肪乳剂。

5. 将脂肪乳剂、维生素混合液转入 3L 输液袋中。

6. 排气，轻轻摇动 3L 输液袋中的混合物，备用。

（六）肠外营养液配制注意事项

1. 注意混合顺序 乳剂的稳定在肠外营养配制中特别重要，要避免因电解质和 pH 改变对乳剂的影响。要求先将氨基酸加到脂肪乳剂或葡萄糖溶液中，形成对脂肪乳的保护。

2. 由于磷酸钙很容易发生沉淀，这需要将钙剂和磷酸盐分别稀释。在确认输液袋无沉淀生成后，再加入脂肪乳剂。

3. 肠外营养的混合液中不要随意加入配方外药物，除非已被验证过其安全性和有效性。

4. 为保证肠外营养液的稳定性，当混合液体>1 500mL，葡萄糖在混合液中的浓度范围应在 0~23%。

5. 为保证肠外营养液不受污染，一般提倡现配现用，最好是 24h 内完成输注，最长时间要小于 48h。如一时无法输注完已配好的肠外营养液，也要放到冰箱，在 4℃的环境中保存。

6. 为避免加入脂肪乳剂后肠外营养液形成油水分离，电解质不能直接加入脂肪乳剂中。为达到这个目的，需要控制阳离子浓度<150mmol/L，镁离子浓度<3.4mmol/L，钙离子浓度<1.7mmol/L。

7. 最后一定要在肠外营养液的输液袋上注明使用患者的信息和使用方法，以便在使用时做好三查七对的工作。

三、肠外营养治疗的应用

（一）肠外营养治疗的适应证

肠外营养的基本适应证：不能通过胃肠道的吸收功能获取足够营养物质的患者。

ASPEN（美国肠内肠外营养支持协会）提出应用肠外营养支持的准则，按疗效分为：①疗效显著的适应证；②肠外营养对治疗有益的中度适应证；③肠外营养支持疗效不肯定的弱适应证；④肠外营养的禁忌证。

1. 消化系统疾病　有些消化系统疾病，致使胃肠需要得到充分休息，或胃肠的消化吸收功能出现障碍时，需要通过肠外营养提供营养支持。

（1）消化道瘘：这类疾病可能导致食物不能进入小肠，而是直接从瘘口排出，造成营养物质不能被人体吸收。随食物一起流失的还有大量水分，这会使患者出现电解质紊乱，合并患者出现的消化系统瘘，周围感染，使机体情况更加恶化，在很短的时间内可能导致死亡。肠外营养在这种情况下，一方面可以提供人体必要的营养支持，另一方面也可以使肠道得到充分的休息，减少消化液的丢失，提高了相关组织的自愈能力。

（2）炎症性肠病：包括克罗恩病与溃疡性结肠炎等。肠外营养在治疗这些疾病时，可以减轻由疾病带来的腹部不适与腹泻的临床症状。特别是针对由于消化道炎症引起的生长发育迟缓，提供肠外营养治疗后，儿童的生长发育问题也能得到解决。

（3）短肠综合征：由于各种肠道手术导致患者出现暂时的吸收功能障碍，引起患者出现严重的营养不良。

（4）中、重症急性胰腺炎：由于中重症急性胰腺炎都需要患者禁食，以减少出现消化系统疾病症状。应用肠外营养能解决禁食期引起的营养吸收问题。

（5）胃肠道梗阻：如贲门癌、幽门梗阻、高位肠梗阻、新生儿胃肠道闭锁等。

（6）严重营养不良伴胃肠功能障碍者。

（7）其他：凡是能引起小肠吸收功能障碍的疾病和临床症状，都需要肠外营养治疗，从而保证患者基本的生活质量。常见的有：长期顽固性的恶心呕吐、严重腹泻、硬皮病、系统性红斑狼疮、小肠黏膜萎缩、放射性肠炎、炎性粘连性肠梗阻、胃肠活动减弱、食管贲门失弛缓症、多发性肠瘘以及广泛的、不易手术切除的克罗恩病等。

2. 大面积烧伤　处于严重复合伤、破伤风、大范围手术等的患者。当人体处于强烈应激状态，必然出现代谢旺盛和消化功能受到抑制，很多时候还不能经胃肠得到足够营养物质。为减少继发感染、低蛋白血症和多脏器损害等并发症，需要及时给予肠外营养治疗。

3. 严重感染与败血症　这些病症会使患者进入持续高热与食欲减退的状态，从而使机体的能量需求与代谢率出现明显增加，如果此时营养摄入不足，患者大概率会出现负氮平衡和代谢亢进的消瘦，同时因为低蛋白血症，免疫功能降低，抗感染能力下降。这类患者应尽早进行肠外营养治疗。

4. 术前准备　通过大量研究发现，术后死亡率与患者术前营养不良密切相关。针对已经存在营养不良，同时需要进行较大胸腹部手术的患者，在术前 7~10d 进行肠外营养治疗，建议术前 7~10d 开展营养支持，可降低相关死亡率；类似情况在骨科和颅内手术尤为突出。

5. 急性肾功能衰竭　尿毒症时，患者一方面由于蛋白分解导致体内营养物质的大流量失，另一方面由于合并感染，机体亟需补充营养。在这种双重压力下，人体会出现明显的营养障碍，使得肾功能恢复困难，这时进行肠外营养治疗显得十分重要。但在使用肠外营养治疗时，必须严格控制钠盐、钾盐和总液体的摄入量。

6. 妊娠剧吐与神经性厌食　一般来说，当达到 5~7d 的严重恶心妊娠剧吐，就需要通过肠外营养来保护孕妇及胎儿的正常营养。神经性厌食也是肠外营养的适应证。

7. 神志不清会使呼吸处于高度危险的状态　许多疾病本身或疾病治疗过程中，可能会引起患者胃肠道反应，有食物反流到肺的可能性，这些患者需要进行肠外营养治疗。

8. 家庭肠外营养支持　家庭肠外营养治疗和院内大体相同，对于病情相对稳定，且生活可以自理的患者，可以把肠外营养当做出院后的一种治疗手段。

（二）肠外营养的禁忌证

通过多年临床研究和实践，目前发现有六种情况属于肠外营养的禁忌证：严重循环、呼吸功能衰竭，严重水、电解质紊乱，肝、肾功能衰竭等。

还有些疾病，在运用肠外营养治疗时应慎重。

1. 无明确治疗目的或基本判定有不可治愈的疾病：如恶性肿瘤晚期，基本没有任何方法可以有明显的治疗作用。此时使用肠外营养治疗，只能增加患者的成本，对疾病本身已经没有太大的意义。

2. 胃肠功能正常或可以进行肠内营养的患者：只要能进行肠内营养，应尽早进行肠内营养治疗。

3. 预计肠外营养治疗少于 5d，而患者基本情况良好。

4. 虽然有使用肠外营养治疗的价值，但通过对比发现，肠外营养治疗的风险大于其带来的价值。

5. 原发疾病，需要立即进行手术的患者。

6. 心血管功能紊乱或严重代谢紊乱还没有得到有效控制，或处于上述疾病的纠正期。

7. 患者已出现脑死亡或临终或已出现了不可逆的昏迷。

（三）肠外营养的并发症

肠外营养相比较肠内营养更容易出现各类并发症，主要有：机械性并发症、感染性并发症和代谢性并发症。

1. 与静脉穿刺、置管有关的并发症　这类并发症主要有 4 个方面的原因：

（1）患者的病情。

（2）患者进行肠外营养输注时的体位。

（3）导管质量。

（4）穿刺者的技术。

机械性并发症的特点、预防和处理见表1-4-16。

表1-4-16　机械性并发症的特点、预防和处理

序号	并发症	特点	预防和处理
1	气胸	1. 最常见的并发症 2. 在穿刺置管后，患者出现胸闷、胸痛、呼吸困难或同侧呼吸音减弱，就可判断为气胸 3. 可以用胸部 X 线检查，并确诊	根据病情进行： 1. 胸腔抽气减压 2. 置胸腔引流管做闭式引流
2	血管和神经损伤	同一个部位反复进行穿刺可导致血管损伤、破裂，导致局部出血或血肿形成	1. 穿刺到动脉立即退出，并压迫止血 2. 损伤臂丛神经，可有同侧手臂触电感，也应立即退出
3	胸导管损伤	左侧锁骨静脉穿刺，易损伤胸导管	1. 如见淋巴液，应立即退出 2. 偶尔发生乳糜漏，一般可自愈，少数行引流或手术处理
4	空气栓塞	1. 主要发生在穿刺置管过程中 2. 导管的封管帽脱落所致 3. 空气进入量大时即可致死	1. 穿刺前，置患者于头低位，使上腔静脉充盈 2. 穿刺时，让患者屏气 3. 置管过程快捷 4. 仔细检查导管连接部和封管帽 5. 一旦怀疑空气栓塞，立即置患者左侧卧位
5	导管内血栓	1. 常见并发症 2. 启用导管时，未能回抽到血液 3. 轻轻推注有受阻的感觉	1. 发现导管内血栓，不可用力推注，避免血栓脱落造成的严重并发症 2. 用含有生理盐水的针筒尽量回抽，将小血栓抽回 3. 以上方法行不通时，更换位置，重新穿刺
6	血栓性浅静脉炎	1. 多发生于周围静脉营养支持 2. 主要和营养液的组成、导管材料及血管管径、营养液的渗透压和 pH 有关 3. 多在当天或数天后发生 4. 静脉呈条索状变硬、红肿、触痛、少有发热现象	1. 选择好导管 2. 选用大管径

2. 感染性并发症　全营养混合液有关的主要是导管性和肠源性感染，但由于技术的进步，现在导管性感染已经很少，所以主要是肠源性感染。

各种感染的特点、症状及处理见表1-4-17。

表 1-4-17　各种感染的特点、症状及处理

序号	感染名称	特点和症状	处理
1	穿刺部位的局部感染	1. 穿刺部位红肿、压痛甚至有炎性分泌物 2. 有可能成为全身性感染的原发灶	1. 及时处理 2. 关键在预防 3. 严格执行无菌技术操作 4. 每天清洗导管、更换敷料
2	导管性感染	1. 可危及生命 2. 出现难以解释的发热、寒战或低血压,伴精神萎靡 3. 反应淡漠或烦躁不安,甚至休克	1. 确定是细菌还是真菌感染 2. 确定后,即为导管性败血症 3. 拔管后立即建立周围通道,更换输液系统和营养液 4. 根据病情选择抗生素
3	肠源性感染	由于患者长期禁食,胃肠黏膜萎缩变薄,通透性增加,肠屏障功能受损,肠道内细菌易位,可能并发全身性感染	1. 增加经口饮食或管饲喂养的机会 2. 重度应激需长期肠外营养的,还可以尽早使用谷氨酰胺

3. 代谢性并发症　肠外营养常见的代谢性并发症主要有:高渗性非酮性高血糖性昏迷、低血糖休克、高脂血症及脂肪超载综合征、电解质紊乱、肝胆系统损害和代谢性骨病六种。

常见代谢性并发症的特点、症状和处理见表 1-4-18。

表 1-4-18　常见代谢性并发症的特点、症状和处理

序号	代谢性并发症	特点和症状	处理
1	高渗性非酮性高血糖性昏迷	1. 应用全营养混合液以后很少发生 2. 起因　单位时间内输入过量的葡萄糖;内源性胰岛素分泌不足或外源性补充不足;胰岛素抵抗	1. 停输葡萄糖或含有高糖的营养液 2. 输入低渗或等渗氯化钠溶液,内加胰岛素 3. 监测血糖、尿糖、电解质及中心静脉压的变化,及时修正处理方案
2	低血糖休克	1. 多见于单瓶输注的患者 2. 起因有两个:一个是突然停止输注高渗性葡萄糖溶液;另一个是外源性胰岛素过多 3. 诊断标准:心率加快、面色苍白、四肢湿冷、震颤、乏力、严重者呈休克	1. 应用全营养混合液代替单瓶输注 2. 随时监测血糖,并及时处理
3	高脂血症及脂肪超载综合征	1. 起因:脂肪乳输注过多或过快 2. 诊断标准:患者出现发热、急性消化道溃疡、血小板减少、溶血、肝脾肿大	1. 立即停输脂肪乳剂 2. 定期做血清浊度及血脂测定
4	电解质紊乱	大多出现在严重应激及禁食状态下,进行全营养混合液输注	在进行全营养混合液输注前监测电解质,并提前防治

续表

序号	代谢性并发症	特点和症状	处理
5	肝胆系统损害	发病原因： 1. 长期进行全营养混合液输注的禁食患者 2. 过量葡萄糖、脂肪和氨基酸供给 3. 配方不适合 4. 患者胆碱缺乏	1. 及时调整配方 2. 减少总能量摄入 3. 调整葡萄糖与脂肪乳剂的比例 4. 更换氨基酸 5. 停用进行全营养混合液输注 6. 尽早使用经口饮食或管饲营养
6	代谢性骨病	1. 特点：骨吸收和骨形成之比增加 2. 临床形式：骨质疏松、骨软化 3. 临床表现：骨痛、背痛、身高降低或骨折	1. 停用 PN 2. 或 PN 配方加入维生素 D

四、肠外营养输注途径

肠外营养输注途径的选择见表 1-4-19。

表 1-4-19　肠外营养输注途径的选择

置管方式	位置
中心静脉营养	导管末端位于中心静脉，通常在上腔静脉与右心房交汇处
周围静脉营养	导管位于周围静脉，通常在前臂

中心静脉营养和周围静脉营养在对患者营养支持的时间、静脉的选择、导管的选择、穿刺的方法和操作上有很大差异。

中心静脉导管（peripherally inserted central venous catheters，PICC）是鉴于中心静脉和周围静脉的不足，近年来临床上开始使用的一种新的肠外营养支持途径。具有操作简单，并发症少的优点，适合需要长期肠外营养支持的患者。PICC 的静脉选择多采用肘部静脉（如正中静脉、头静脉和贵要静脉）。导管多使用单腔或双腔硅橡胶管、PUR 管。

中心静脉营养和周围静脉营养的区别见表 1-4-20。

表 1-4-20　中心静脉营养和周围静脉营养的区别

	中心静脉	周围静脉营养
营养支持时间	需 2 周以上	在 15d 以内
营养液浓度	可使用高渗溶液（>900mOsm/L）和高浓度营养液	渗透压应小于 900mOsm/L（以 600mOsm/L 以下为宜）
能量和营养素	较多	较少
优点	1. 不受输入液体浓度和速度的限制 2. 能在 24h 内持续不断地输注液体 3. 较大幅度地调整输液量、输入液体的浓度和输入速度，保证机体需要 4. 减少患者遭受反复周围静脉穿刺的痛苦，避免浅表静脉栓塞、炎症等并发症	由于采用外周静脉穿刺，操作比中心静脉营养方便，并可在普通病房内实施

续表

	中心静脉	周围静脉营养
静脉选择	上腔静脉，可穿刺锁骨下静脉（subclavian vein）、锁骨上静脉（supra-dieviculir van）、颈内静脉（itermal jugular vein）、颈外静脉（external jugular xein）	采用浅表静脉，多为上肢末梢静脉
导管	硅胶管刺激性小、保留时间长，正常维护可用三个月甚至更长时间	应选择质地较软、管径较细的导管
穿刺	1. 锁骨下静脉锁骨上入径 2. 锁骨下静脉锁骨下入径 3. 颈内静脉颈前下方入径 4. 颈内静脉颈后方入径	可在病房内操作。将穿刺点局部消毒即可进行穿刺、插管并固定套管

五、肠外营养的监测

全面监测对肠外营养治疗者非常重要。根据实验室和临床监测结果，通过观察和评估患者营养需要量、疗效及肠外营养治疗的各种器材，减少肠外营养的并发症，在保证安全的前提下，提高治疗效果。

肠外营养的监测见表1-4-21。

表 1-4-21　肠外营养的监测

监测（观察）方法	监测（观察）内容	指标和目的
临床观察	1. 体温、血压，脉搏、体重	1. 观察生命体征是否平稳
	2. 记录24h液体出入量	2. 若生命体征不平稳，则以积极纠正为先
	3. 观察神志	3. 若体温异常升高，提示有感染可能，应积极查找病因、对因治疗
	4. 无水、钠潴留或脱水	水肿和脱水反映体液平衡情况，有助于判断营养支持的补液量是否充足或过量
	5. 有无黄疸、胃潴留	黄疸多见于长期肠外营养所致胆汁淤积性肝病
导管监测	1. 导管皮肤出口处有无红肿感染	发现导管引起感染，应将导管头剪下，送细菌、真菌培养
	2. 导管接头有无裂损，导管是否扭曲或脱出	胸部X线监测，导管是否置入正确部位
实验室监测	血生化测定	1. 开始肠外营养的前3d，应每天测血糖、电解质（钾、钠、氯、钙、磷） 2. 稳定后每周测2次 3. 如代谢状况不稳定应增加监测次数 4. 高血糖患者每天测3~4次血糖（指末法）或尿糖（试纸法）
	肝肾功能	每周测1~2次血胆红素、转氨酶、尿素氮及肌酐
	血常规	监测血浆白蛋白，凝血酶原时间等

续表

监测（观察）方法	监测（观察）内容	指标和目的
实验室监测	血气分析	1. 开始时每天测一次 2. 稳定后在必要时监测
	氮平衡	监测每日尿氮排出量，计算氮平衡
营养评价	1. 体重、上臂围、肱三头肌皮褶厚度	每周测一次
	2. 肌酐 - 身高指数、血浆白蛋白浓度、血清运铁蛋白浓度、免疫功能试验	

（一）中心静脉营养治疗导管护理内容的核心是保证导管无污染

1. 导管进皮处保持干燥，及时更换敷料，周期为 3~4d；敷料一旦被揭开，有存在污染的可能性立即更换。

2. 保证静脉导管与输液器接头无污染，并防止导管脱落。

3. 按无菌操作要求，每天更换输液管。

4. 保持管道通畅，避免输液管发生各种意外，如扭曲、导管堵塞、输液瓶内气体进入输液管等。

5. 保证进入输液瓶内的空气都经过必要的过滤。

6. 保证肠外营养的导管专用；防止输液管道被污染。

7. 使用肝素抗凝，避免导管堵塞。

8. 保证导管无菌，必要时做细菌培养，以检查导管的安全性。

（二）周围静脉操作的注意事项

1. 静脉首选手背静脉，其次是前臂静脉。

2. 为减少静脉炎等并发症，操作时尽量选择较粗的静脉。

3. 选择静脉分叉处穿刺，以避免插管时血管移位。

4. 静脉不要选择靠近动脉，以免形成动静脉瘘。

5. 为保证安全，防止插管发生意外，插管不能跨关节。

6. 静脉选择应防止诱发血栓的形成，不用下肢静脉。

（潘　瑞）

第五章

临床常见营养食品与营养康复治疗

第一节 特医食品在营养康复治疗中的作用

一、概述

（一）特医食品的定义

特殊医学用途配方食品（foods for special medical purpose，FSMP）简称特医食品，是指为了满足进食受限、消化吸收障碍、代谢紊乱或特定疾病状况人群对营养素或膳食的特殊需要，专门加工配制而成的配方食品。当目标人群无法进食普通膳食或无法用日常膳食满足其营养需求时，FSMP 可以作为一种营养补充途径，起到营养支持作用。该类产品必须在医师或临床营养师指导下单独食用或与其他食品配合食用。

（二）特医食品的分类

FSMP 包括适用于 0 月龄至 12 月龄的特殊医学用途婴儿配方食品和适用于 1 岁以上人群的特殊医学用途配方食品。

1. 特殊医学用途婴儿配方食品 指针对患有特殊紊乱、疾病或医疗状况等特殊医学状况婴儿的营养需求而设计制成的粉状或液态配方食品。单独食用或与其他食物配合食用时，其能量和营养成分能够满足 0~6 月龄特殊医学状况婴儿的生长发育需求，6 月龄以上特殊医学状况婴儿食用时，应配合添加辅助食品。

目前我国常见的六类特殊医学用途婴儿配方食品，可满足绝大部分特殊医学状况婴儿的需求（表 1-5-1）。

表 1-5-1　常见特殊医学用途婴儿配方食品

产品类别	适用特殊医学状况
无乳糖配方或低乳糖配方	乳糖不耐受婴儿
乳蛋白部分水解配方	乳蛋白过敏高风险婴儿
乳蛋白深度水解配方或氨基酸配方	食物蛋白过敏婴儿
早产或者低出生体重婴儿配方	早产/低出生体重儿
母乳营养补充剂	早产/低出生体重儿
氨基酸代谢障碍配方	氨基酸代谢障碍婴儿

2. 特殊医学用途配方食品 针对不同疾病的特异性代谢状态，特殊医学用途配方食品对相应的营养素含量提出了特别规定，能更好地适应特定疾病状态或疾病某一阶段的营养需求，为患者提供有针对性的营养支持，根据不同临床需求和适用人群，特殊医学用途配方食品分为全营养配方食品、特定全营养配方食品和非全营养配方食品。

（1）全营养配方食品：是指可作为单一营养来源满足目标人群营养需求的特殊医学用途配方食品，通常富含各种营养素（蛋白质、脂类、碳水化合物、矿物质、维生素），并且搭配均衡。全营养配方食品适用于需对营养素进行全面补充且对特定营养素没有特别要求的人群，如体质虚弱者、营养不良者、偏食者、长期卧床的患者以及老年人等需要加强营养补充和营养支持的个体，都可以使用全营养配方食品。

全营养配方食品适用人群年龄段主要划分为 1~10 岁和 10 岁以上，随着年龄段的不同，营养成分也有所差异，它们在能量密度以及蛋白质含量，亚硫酸、亚麻酸功能比方面会略有差别，所以针对不同年龄，应该选用适合年龄阶段的配方食品。

对于 1~10 周岁人群：能量密度≥60kcal/100mL 或 100g 蛋白质含量≥2g/100kcal，优质蛋白质占比≥50%，亚油酸供能比≥2.5%，α-亚麻酸供能比≥0.4%；维生素、矿物质符合相应规定。

对于≥10 周岁人群：能量密度≥70kcal/100mL 或 100g 蛋白质含量≥3g/100kcal，优质蛋白质占比≥50%，亚油酸供能比≥2%，α-亚麻酸供能比≥0.5%；维生素、矿物质符合相应规定。

当患者出现营养不良，而并非特定病种时，全营养配方食品便可成为最主要的营养素补给措施，全部或部分替代每日膳食，不仅能够保证患者避免出现营养不良状况，还能够促进身体健康，增强抗病性，并有助于疾病的康复。

（2）特定全营养配方食品：是指可作为单一营养来源满足目标人群在特定疾病或者医学状况下营养需求的特殊医学用途配方食品，是在相应年龄段全营养配方食品的基础上，依据特定疾病的病理生理变化而对部分营养素进行适当调整，有针对性地适应不同疾病的特异性代谢状态，更好地起到营养支持作用。适用于单纯患有某一特定疾病且无并发症或合并其他疾病的人群。

常见特定全营养配方食品目前有十三种，包括糖尿病全营养配方食品，呼吸系统全营养配方食品，肾病全营养配方食品，肿瘤全营养配方食品，肝病全营养配方食品，肌肉衰减综合征全营养配方食品，创伤、感染、手术及其他应激状态全营养配方食品，炎性肠病全营养配方食品，食物蛋白过敏全营养配方食品，难治性癫痫全营养配方食品，胃肠道吸收障碍、胰腺炎全营养配方食品，脂肪酸代谢异常全营养配方食品，肥胖、减脂手术全营养配方食品。

举例来说，糖尿病全营养配方食品，该产品通常包括低血糖指数（glycemic index，GI）的碳水化合物和较多的膳食纤维，并对一些营养素加以适当调节，使之更有益于高血糖患者。肿瘤全营养配方食品，一般以大分子混合配制使其渗透压接近人体生理值，适用于胃肠道功能基本正常患者。其营养素搭配均衡，高蛋白、高能量为主，适当的高脂低碳水化合物。糖类占能量来源的 35%~50%，来源不含乳糖，膳食纤维含量为 3.4~18.9g/1 000kcal。蛋白质占能量来源的 15%。脂肪占能量来源的 35%~50%。

对于一些特定慢性病，如糖尿病、肿瘤、肥胖、慢性肾病等疾病，普通的全营养配方食品无法适应疾病的特异性代谢变化，不能满足其特定需求，因此，针对某些慢性病患者对特定营养素的特殊需要，而配制营养全面、合理特定搭配的特定全营养配方食品就非常关键，可以提高患者的营养生化指标，从而延缓病情进展，增强康复疗效。

（3）非全营养配方食品：是指可满足目标人群部分营养需求的特殊医学用途配方食品。不适用于作为单一营养来源。常见非全营养配方食品有：营养素组件（蛋白质组件、脂肪组件、碳水化合物组件），电解质配方、增稠组件，流质配方和氨基酸代谢障碍配方。

　　氨基酸或者蛋白质组件，主要用于供给氨基酸或者蛋白质，蛋白质来源可以是一个或多个氨基酸、蛋白质分解产物、多肽类或者优质整蛋白，适用于急需提高蛋白质摄入量的群体，如低蛋白血症、慢性消耗性疾病等。碳水化合物组件，主要用于供给能量，包含单糖、双糖、多糖，适用于对碳水化合物有特殊需要的群体，可作为基质和其他类型的食品搭配使用。如以碳水化合物为主的增稠组件，对于吞咽困难或者障碍的患者，可以添加不同程度的增稠，来满足吞咽。而对于脂肪组件，如乳糜胸的乳糜漏患者，身体无法吸收长链脂肪酸时，也可用中链脂肪酸补充代替，适合于脂肪消化和吸收困难的患者，但此类特殊医学用途配方食品中的中链脂肪酸不含必需脂肪酸，所以不能单独长期使用。对于呕吐腹泻等有脱水症状的患者，常予以电解质配方，术前使用可降低术后胰岛素抵抗，改善患者的围手术期状态。对于需要流质饮食的患者，其配方食品是以蛋白质和糖类为主，适于需要限制脂肪摄入的人群。

二、特医食品的发展

　　1957 年美国食品药品监督管理局（Food and Drug Administration，FDA）批准了针对具有先天性氨基酸代谢缺陷的苯丙酮尿症的婴儿研发的"膳食治疗药物"，这是 FSMP 的最早雏形。1973 年，第一个成人全营养配方食品问世。1988 年第一个成人疾病配方食品问世。也是同一年，美国的《孤儿药品法》首次对医用食品进行了定义。1991 年，国际食品法典委员会（Codex Alimentarius Commission，CAC）对"特医食品"有了明确的定义。20 世纪 70 年代以前，FSMP 按处方药品管理，因时间和经济成本巨大而严重阻碍产品创新。其管理由药品标准逐渐发展至食品相关标准，FSMP 也经历了由"药品"向"食品"的过渡。20 世纪 80 年代 FSMP 作为临床治疗中的必需品在欧美等发达国家应用广泛。在改善患者营养状况，促进患者康复，缩短住院时间，节省医疗费用等方面发挥了巨大的作用。不少国家已经将这类产品列入医保报销范围。国际食品法典委员会及欧盟、美国、澳大利亚、新西兰、日本等多个国家和地区制定了 FSMP 的配套管理措施和 / 或相应标准。

　　20 世纪 80 年代末，FSMP 以肠内营养制剂进入中国，药品形式引入管理。FSMP 的应用在我国起步较晚，发展也比较缓慢，但随着社会经济的发展，老龄化社会的来临，医疗费用和医保压力越来越大，人们对营养知识和营养健康状况的日益关注，加上国内外的信息交流，越来越多的营养学家，医生，临床营养师和患者本身重视 FSMP 在临床上的应用。近年来，特别是在一些大城市和大医院中，应用范围和数量逐步增加。

　　中国借鉴了国际食品法典委员会、欧盟以及美国等相关标准，制定 FSMP 相关内容，形成双部门负责体系，卫生行政部门制定标准，市场监督管理局负责注册监管。近年来相继颁布 GB 25596—2010《食品安全国家标准 特殊医学用途婴儿配方食品通则》、GB 29922—2013《食品安全国家标准 特殊医学用途配方食品通则》、GB 29923—2013《食品安全国家标准 特殊医学用途配方食品良好生产规范》，形成"2 个通则和 1 个规范"的 FSMP 标准体系，对特医食品的定义、类别、营养要求、技术要求、标签标识要求和生产规范等做出规定，明确特医食品的配方应以医学和 / 或营养学的研究结果为依据，其安全性及临床应用（效果）均需要经过科学证实。2016 年《特殊医学用途配方食品注册管理办法》颁布，明确了特医食品的注册审批的相关规定，国家食品药品监督管理总局依照本规定负责特医食品的注册管理工作,对特医食品的产品配方、生产工艺、标签、说明书以及产品安全性、营养充足性和特殊医学用途临床效果进行审查,并决定是否准予注册。

由于法规的逐渐完善及公众和医疗机构关于临床营养干预的意识不断提升,特医食品逐渐成为营养健康产业的新兴领域。特殊医学用途配方食品的发展不仅是跨越一个高端,填补一项空白,而是集投资、科研、生产、服务和为国民大健康产业做贡献的实力体现。

三、特医食品在营养康复治疗中的作用

FSMP 是临床上实施营养支持的主要方法,特医食品可以让广大的患者减少住院时间、减少再次入院率、减少患者住院期间的感染,使用特医食品进行营养支持对于患者的治疗效果和康复速度具有十分重要和不可替代的作用。FSMP 在营养康复治疗中有口服营养补充(oral nutritional supplements, ONS)和管饲两种营养支持途径。当膳食提供的能量和营养素不能达到目标需求量时,应提供口服 FSMP,以补充不足部分,维持或改善患者的营养状况。对于蛋白质、微量元素或维生素等营养素达不到目标需要量时,可选用非全营养配方的 FSMP 进行相应补充,以满足患者需求和改善营养状况。管饲是胃肠功能正常或部分存在,但无法经口摄食或摄食(包括口服营养补充剂)不足的患者接受肠内营养的首选途径,包括经鼻胃管、鼻肠管、经胃或空肠造瘘等。鼻胃管或鼻肠管作为临床中最常用的管饲途径,具有无创和简便等优点。

营养康复治疗的基本目的是满足能量、蛋白质、液体及微量营养素的目标需要量,其规范化治疗应该遵循"五阶梯治疗"原则。在"五阶梯治疗"中,第一阶段以饮食调整为主结合营养教育方式干预,第二阶段则采取口服营养补充,第三阶段实施完全肠内营养,第四阶段采取肠外与肠内营养结合方式干预,第五阶段则完全采取肠外营养治疗。在临床应用中,FSMP 就涉及"五阶段治疗"的第 2~4 个阶段。

对于胃肠道完整的患者,肠内营养是获取营养支持的最佳途径。小肠通常被看做机体的一个最主要防线的"中心器官",小肠上皮构造和功能复杂的完整性在住院患者整体治疗中具有重要意义。FSMP 作为一种肠内营养制剂,更接近患者自然饮食的过程,营养物质经胃肠道消化吸收,并运送到肝脏,有利于肝脏内蛋白质的合成以及代谢;食物对肠道系统的机械刺激,有助于细胞对免疫蛋白、消化液、胃肠道激素等的分泌,促进胆囊收缩和胃肠蠕动,维持肠黏膜细胞的正常结构、细胞间连接和绒毛高度,以及菌群的正常。同时与一般食品相比,FSMP 具有化学成分明确、搭配方式合理、营养素全面、容易消化和吸收、无渣或低渣等特点。尽早的肠内营养可促进并保护胃肠黏膜细胞构成和功能的完善,可避免胃肠细胞移位,避免肠源性感染。对于手术患者,通过肠内营养的手段能够改善患者围手术期的营养状况,明显提升手术成功率。

特殊医学用途配方食品采用标准化的科学、均衡、全面的营养配方,具有能量密度高(专病型特医食品并不一定全面均衡,能量密度也未必高),营养素搭配科学合理,平衡的特点,在临床营养康复治疗中的作用不仅限于能量和蛋白质等营养物质的供给,还能提高患者免疫力、减轻氧化应激、维护胃肠功能与结构、降低炎症反应,可以方便地长期或短期满足患者的营养需求,能够有效缩短治疗周期,降低治疗费用,加快康复速度,减轻患者的痛苦,减少临床并发症、提高患者生存率,促进疾病康复。同时 FSMP 凭借标准化

的配方和科学的营养搭配,帮助医生和临床营养师提供给患者更加安全和营养的食品;良好的产品性状,方便临床大夫采取各种灵活的给饲方式,大大提高了工作效率和治疗效果。

四、常见特医食品

全营养特医食品和非全营养特医食品不需要进行临床验证,目前已有部分产品注册成功,如已在临床上推广使用的不同剂型的全营养特医食品以及氨基酸配方、电解质配方等非全营养配方食品。特定全营养配方食品需要有相应规范要求的临床验证,所需研发时间较长,目前特定全营养配方食品已经在临床上开展科学研究的或正在准备申报注册的产品主要有以下 8 种,包括糖尿病患者用全营养配方食品、慢性阻塞性肺疾病(COPD)患者用全营养配方食品、肾病患者用全营养配方食品、恶性肿瘤(恶病质状态)患者用全营养配方食品、炎性肠病患者用全营养配方食品、食物蛋白过敏患者用全营养配方食品、难治性癫痫患者用全营养配方食品、肥胖和减脂手术患者用全营养配方食品。这些产品配方的具体要求举例试述如下。

糖尿病患者用全营养配方食品

糖尿病患者由于遗传因素、内分泌功能紊乱等原因引发糖、蛋白质、脂肪、水和电解质等一系列代谢紊乱。糖尿病患者用全营养配方食品针对性调整了宏量营养素的比例和钠的含量,碳水化合物供能比应为 30%~60%,膳食纤维含量不低于 0.3g/100kJ(1.4g/100kcal);饱和脂肪酸的供能比应不超过 10%;钠的含量应不低于 7mg/100kJ(30mg/100kcal),不高于 42mg/100kJ(175mg/100kcal);强调产品的低血糖生成指数(glycemic index, GI)≤55,为患者提供全面而均衡的营养支持。

1. 慢性阻塞性肺疾病患者用全营养配方食品　COPD 是呼吸系统疾病中的一种。为减少 COPD 患者肺部二氧化碳潴留,COPD 患者用全营养配方食品配方中添加适量的中链甘油三酯(medium chain triglycerides, MCT)以减轻胃肠负担,同时可在配方中选择性添加 ω-3 脂肪酸。配方应满足如下要求:脂肪供能比应为 30%~55%;当脂肪供能比>40% 时,中链甘油三酯提供的能量应为总能量的 10%~20%。如果添加 ω-3 脂肪酸(以 EPA 和 DHA 计),在配方中的供能比应为 1%~6%,同时对亚油酸和 α- 亚麻酸的供能比不再做相应要求。

2. 肾病患者用全营养配方食品　适用于成人慢性肾脏病(chronic kidney disease, CKD)患者,肾病患者用全营养配方食品通过调整配方中的蛋白质及电解质的水平,满足透析或非透析慢性肾脏病患者的不同营养需求。其中,对于非透析慢性肾脏病患者,配方中蛋白质含量应不高于 0.65g/100kJ(2.7g/100kcal),并适当降低钾、钠、磷、镁、钙及维生素 A 的含量;对于透析治疗的患者,配方中蛋白质含量应不低于 0.8g/100kJ(3.3g/100kcal)。

3. 恶性肿瘤(恶病质状态)患者用全营养配方食品　手术期、恶病质期的恶性肿瘤(恶病质状态)患者由于肿瘤的消耗、阻碍进食和消化、肿瘤对食欲的影响、患者精神抑郁等因素,常伴有以体重下降为特征的营养不良。恶性肿瘤(恶病质状态)患者用全营养配方食品通过适当提高蛋白质的含量并调整与机体免疫功能相关的营养素含量,改善患者恶病质状态。配方应满足如下要求:蛋白质的含量不低于 0.8g/100kJ(3.3g/100kcal);ω-3 脂肪酸(以 EPA 和 DHA 计)在配方中的供能比应为 1%~6%;可选择添加营养素(精氨酸、谷氨酰胺、亮氨酸),如果添加精氨酸,其在产品中的含量应不低于 0.12g/100kJ(0.5g/100kcal);如果添加谷氨酰胺，其在产品中的含量应为 0.04~0.53g/100kJ（0.15~2.22g/100kcal）；如果添加亮氨酸，其含量应不低于 0.03g/100kJ（0.13g/100kcal）。

4. 炎性肠病患者用全营养配方食品　炎性肠病主要包括溃疡性结肠炎（ulcerative colitis，UC）和克罗恩病（Crohn's disease，CD）。UC 和 CD 均为肠道非特异性疾病。由于病变主要发生在消化道，既妨碍营养物质的摄入、消化和吸收，又造成营养物质从肠道不同程度的丢失，针对上述情况，炎性肠病患者用全营养配方食品通过使用易消化吸收的蛋白质和脂肪，以改善患者的营养状况和临床症状。配方应满足如下要求：选用整蛋白、食物蛋白质水解物、肽类和 / 或氨基酸作为蛋白质的来源；脂肪供能比应不超过 40%，其中中链甘油三酯含量应不低于总脂肪的 40%。

5. 食物蛋白过敏患者用全营养配方食品　食物蛋白过敏是对食物中蛋白质不恰当的免疫应答引起的不良反应。食物蛋白过敏患者用全营养配方食品通过去除过敏原或不含过敏原，使其适用于食物蛋白过敏患者，包括乳蛋白深度水解配方食品和氨基酸配方食品。乳蛋白深度水解配方食品是通过一定工艺将易引起过敏反应的大分子乳蛋白水解成短肽及游离氨基酸。氨基酸配方食品是由单体氨基酸代替蛋白质。所使用的氨基酸来源应符合《特殊医学用途婴儿配方食品通则》（GB25596—2010）附录 B 或《食品营养强化剂使用标准》（GB14880—2012）。该类配方食品作为 GB25596—2010 中适用于食物蛋白过敏婴儿的配方食品的一个延续，适用于 1 岁以上的食物蛋白过敏患者。

6. 难治性癫痫患者用全营养配方食品　生酮饮食是难治性癫痫患者的主要营养支持途径。难治性癫痫患者用全营养配方食品采用高脂肪、低碳水化合物和适量蛋白质的配方（即生酮饮食配方），即脂肪与（蛋白质 + 碳水化合物）的质量比范围应在 1∶1~5∶1。在提供营养的同时为大脑提供必要的能量，缓解癫痫的发作。

7. 肥胖、减脂手术患者用全营养配方食品　肥胖、减脂手术患者由于代谢紊乱而导致蛋白质和微量营养素摄入不足现象，该类特定全营养配方食品能够在提供较低能量（每日摄入的能量为 600~1 200kcal）的同时，保证充足的蛋白质和微量营养素（维生素、矿物质等）的供应，适用于肥胖、减脂手术患者。

五、临床应用举例

特殊医学用途配方食品作为一种日常饮食外营养补充手段，广泛地应用于临床治疗中。针对不同疾病的特异性代谢状态，特殊医学用途配方食品对相应的营养素含量提出了特别规定，从而更好地适应特定疾病状态或疾病某一阶段的营养需求，为患者提供有针对性的营养支持，是进行临床营养支持的一种有效途径。但此类食品不是药品，不能代替药物的治疗作用，产品不得声称对疾病有预防和治疗功能。其中，全营养配方食品主要针对广泛意义上的因进食受限、消化吸收有障碍的患者，而非针对某一类型的特殊患者。特定全营养配方食品适用于特定疾病或者医学状况下患者的营养需求，保证诸如慢性阻塞性肺疾病（chronic obstructive pulmonary disease，COPD）、慢性肾病及肿瘤等慢性消耗性疾病患者的全营养补充和食物过敏、糖尿病、肥胖及减重手术患者的特殊营养支持。非全营养配方食品只能满足患者的部分营养需求。特殊医学用途配方食品的发展需要长期积累，应根据临床需求不断修改和调整，加强特色配方研发，以降低同质化程度，使特医食品走上适应个体需求，实现精准服务的高质量发展道路。

本节将从糖尿病特定全营养配方食品、肿瘤特定全营养配方食品在临床上的应用进行举例分析。同时,针对特医食品中常用的原料膳食纤维以及潜在的功能性添加成分益生菌在临床上的作用及应用进行举例分析。

（一）糖尿病特定全营养配方食品

2 型糖尿病(type 2 diabetes mellitus, T2DM)是最常见的糖尿病类型,约占糖尿病患者的90%,主要是由胰腺 β 细胞的胰岛素产生和分泌受损以及外周组织胰岛素抵抗引起的。不健康的生活方式、饮食习惯是诱发糖尿病的风险因素,其中饮食摄入引起的血糖急剧升高是导致血糖波动的主要原因。约 90% 的患者在诊断为 T2DM 时肥胖或超重,因此有研究认为 T2DM 的病因涉及过度营养与能量消耗。营养治疗是糖尿病治疗的基础,是糖尿病自然病程中任何阶段预防和控制必不可少的措施。美国糖尿病学会率先提出了医学营养治疗(medical nutrition therapy, MNT)的概念,我国也在 2010 年制定了首个糖尿病 MNT 指南。糖尿病医学营养治疗在减轻糖尿病疾病负担、改善代谢控制、改善药物治疗效果和降低糖尿病并发症风险方面的作用至关重要。

糖尿病全营养配方食品是为满足糖尿病患者对营养素或膳食的特殊需要,调整营养素构成以改善血糖及营养代谢相关指标,经专门加工配制而成的配方食品。产品配方特点是在相应年龄段全营养配方食品基础上,依据糖尿病的病理生理特点,以胰岛素分泌缺陷、胰岛素抵抗或两者并存所致的高血糖为特征,在营养代谢角度则以糖、脂肪、蛋白质代谢紊乱为主要特征。因此对营养素的特殊需要适当调整,应为低血糖指数,添加膳食纤维,适当调整某些营养素的含量。采用低血糖指数碳水化合物来源、调整脂肪酸比例及来源,可添加抗氧化营养素、膳食纤维、微量元素等成分,做到单独食用时即可全面满足糖尿病患者的营养需求。

1. 糖尿病全营养配方食品特点

（1）碳水化合物:碳水化合物的摄入量与糖尿病患者血糖水平、胰岛素分泌等密切相关,是影响患者餐后血糖的主要营养素,糖尿病全营养配方食品中碳水化合物的供能比建议在 45%~60%,配方 GI 值≤55,可选择的低 GI 食品配方包括果糖、抗性淀粉、麦芽糊精、木薯淀粉、玉米淀粉、全麦等。

膳食纤维可以减少小肠对糖的吸收,使血糖不致因进食而快速升高,可减少体内胰岛素的释放。同时,膳食纤维进入消化道内,在胃中吸水膨胀,胃内容物容积增大,延缓胃排空时间,使人产生饱腹感,有利于糖尿病患者减少进食量。糖尿病全营养配方食品中膳食纤维含量不低于 0.3g/100kJ(1.4g/100kcal),应用较多的可用于糖尿病特医食品中的膳食纤维主要有菊粉、低聚果糖、低聚木糖、低聚异麦芽糖、魔芋粉、聚葡萄糖、抗性糊精等。此外,低聚果糖和菊粉作为糖尿病医学营养食品中常见的益生元,能够有效刺激肠道有益菌双歧杆菌的增殖,调节糖代谢相关酶的活性,纠正机体高血糖状态。

（2）蛋白质:在糖尿病医学营养食品中,对于肾功能正常的糖尿病患者,推荐蛋白质的供能比为 15%~20%,并保证优质蛋白占总蛋白的一半以上,酪蛋白、大豆分离蛋白、全脂奶粉、乳清蛋白和一些功能性的支链氨基酸等都可以作为糖尿病医学营养品中的优质蛋白来源。显性蛋白尿或肾小球滤过率下降的糖尿病患者蛋白质摄入应控制在每日 0.8g/kg。

（3）脂肪:在糖尿病医学营养食品中,建议脂肪提供的能量应占总能量的 20%~30%。单不饱和脂肪酸和 ω-3 多不饱和脂肪酸(如鱼油、部分坚果及种子)作为优质脂肪,有助于改善血糖和血脂,可适当增加,脂肪供能比可提高到 35%。应尽量限制饱和脂肪酸,反式脂肪酸的摄入量。在膳食脂肪中,建议尽可能避免使用反式脂肪酸,并且从饱和脂肪酸中消耗的每日总能量少于 7%~9%。SFA 应替换为多不饱和脂肪酸,主要是 ω-3/ω-6 的混合来源,以及植物来源的全谷物、坚果和种子(富含 α- 亚麻酸)的单不饱和脂肪酸。

(4)微量营养素:糖尿病患者容易缺乏 B 族维生素、维生素 C、维生素 D,以及铬、锌、硒、镁、铁、锰等多种微量营养素,可根据营养评估结果,在医学营养品中适量补充(表 1-5-2)。长期服用二甲双胍者应防止维生素 B_{12} 缺乏。无微量营养素缺乏的糖尿病患者,无须长期大量补充维生素,微量元素以及植物提取物等制剂,其长期安全性和改善临床结局的作用有待验证。

表 1-5-2 糖尿病患者的全营养配方食品营养素可调整的范围

营养素	单位	每 100kJ		每 100kcal	
		最小值	最大值	最小值	最大值
钾	mg	19.1	88.0	80.0	368.0
镁	mg	1.8	11.5	7.5	48.0
锰	μg	12	167.3	50	700
氯	mg	7.2	49.7	30	208
铬	μg	0.3	48.8	1.25	204
钼	μg	0.8	6.1	3.3	25.5
肌醇	mg	1.0	40.4	4.2	169

2. 糖尿病全营养配方食品临床研究进展 针对 T2DM 患者,口服糖尿病特异性营养补充剂具有促进肠促胰岛素释放和抑制主观食欲的作用,能够诱导有利的餐后血糖反应。研究发现,糖尿病特异性口服营养补充剂给药 12 周可降低 T2DM 患者的餐后血糖,并长期改善患有 T2DM 患者的血糖控制水平,从而降低糖尿病并发症的发生风险。另一项临床研究也发现,T2DM 患者在予以补充高单不饱和脂肪酸、高膳食纤维型糖尿病特异性口服营养补充剂 12 周后,有效改善了有营养不良风险的 T2DM 患者餐后血糖控制水平。在糖尿病肾病患者透析期间,予以宏量营养素匹配的医学营养补充剂与标准的全营养补充剂相比,能显著降低饮食带来的餐后葡萄糖反应。在一项 Meta 分析中,也有相似的发现,糖尿病特异性配方补充剂与标准配方营养补充剂相比,可有效控制空腹血糖和糖化血红蛋白以及增加高密度胆固醇。

(二)肿瘤特定全营养配方食品

肿瘤患者因肿瘤细胞的增殖侵袭转移特性,机体产生巨大的能量消耗;同时手术、化疗、放疗等治疗也会对人体正常细胞产生损害,出现恶心、呕吐、疼痛等症状,导致消耗增加并影响食物的摄入及消化吸收,因此肿瘤患者是营养不良人群的重灾区。在全国三甲医院住院的肿瘤患者中,重度营养不良的总发病率约为 58%,再加上中轻度营养不良,总的发病率将达到 80%。鉴于营养不良在肿瘤患者中的普遍性,以及营养不良所产生的严重后果,营养治疗应该成为肿瘤治疗的基础措施与常规手段,成为与手术、放疗、化疗并重的第四疗法,营养支持在肿瘤患者康复治疗过程中起到至关重要的作用。

1. 肿瘤全营养配方食品配方特点　肿瘤全营养配方食品符合肿瘤患者代谢特点,对于肿瘤患者体重丢失、厌食、骨骼肌丢失、无力、疲乏、贫血以及低蛋白血症等常见临床表现,进行特异性营养干预,具体有如下特点:

(1)充足能量:某些肿瘤,特别是肺、胰腺、肝脏及卵巢肿瘤患者静息能量消耗(resting energy expenditure,REE)升高明显,而且肿瘤患者常常难以充分利用微量及宏量营养素。为改善营养不良肿瘤患者的营养状况,肿瘤全营养配方食品多为高能量密度配方,增加能量补充的同时,可减少摄入容量,从而保证较好的依从性。配方能量以 25~35kcal/(kg·d)为起始量,对于存在营养风险的患者,需考虑进一步增加膳食摄入的能量密度。

(2)优质蛋白:为补偿糖异生和骨骼肌水解的增加,肿瘤患者应提高蛋白质的摄入,推荐其蛋白质摄入量为 1.2~2.0g/(kg·d),优质蛋白应占总蛋白量的 50% 以上。配方最常选用的是活性乳清蛋白,它不仅提供机体蛋白质合成所需的氮源,而且还含有多种生物活性成分,具有抗氧化、抗炎症、抗病毒、免疫调节和保护瘦体重等作用。口服吸收使人体淋巴细胞中谷胱甘肽含量提高,同时具有负反馈调节癌细胞中谷胱甘肽含量的作用,发挥出内源性谷胱甘肽对肿瘤的抑制作用。补充活性乳清蛋白可以支持术后蛋白质合成代谢,有效促进机体恢复。

(3)调整脂肪、碳水化合物的供能比例:肿瘤细胞主要通过葡萄糖来满足能量需求,而对脂肪酸和酮体的利用率很低。为适应肿瘤患者的代谢改变,配方合理调整脂肪和碳水化合物的供能比,增加中链甘油三酯(medium chain triglycerides,MCT)供能比,减少碳水化合物的供能比。研究显示适当高脂饮食有利于维持肿瘤患者体重及细胞质量。

(4)ω-3 脂肪酸:ω-3 脂肪酸包括二十碳五烯酸(eicosapentaenoic acid,EPA)和二十二碳六烯酸(docosahexaenoic acid,DHA)可能会影响很多恶病质的调节递质,能够抑制某些肿瘤的生长,阻止肿瘤患者恶病质进程,减缓体重丢失并增加瘦体重,改善生活质量。此外,ω-3 脂肪酸还可以改善不同肿瘤治疗方案的疗效和毒性,调节肿瘤细胞对化疗药物的反应。

(5)足量的抗氧化剂:对于肿瘤患者,微量营养素尤其是抗氧化剂的补充非常重要,其作用是多方面的:改善肿瘤相关厌食、减少治疗相关不良反应、提高治疗效果及生活质量、预防肿瘤复发。在肿瘤治疗前、中、后阶段使用高达 1~3 倍每日推荐摄入量的充足抗氧化剂(如维生素 C、维生素 E 和硒等)。

(6)膳食纤维:由于放化疗对肠道功能的影响,肿瘤患者使用含有膳食纤维的肿瘤特定全营养配方可以获益。

(7)免疫营养素:营养素如精氨酸、氨酰胺、核苷酸、亮氨酸等均具有免疫调节作用,能够改善肿瘤患者的营养状况,减缓体重丢失,增加瘦体重,减少感染发生率,改善肠道功能。精氨酸为半必需氨基酸,不仅能作为氮源,达到正氮平衡,加速伤口愈合,而且能产生具有免疫防御作用的 NO,加强肠道黏膜屏障,减少细胞易位的发生,在人体内能够抑制肿瘤细胞的生长,增强患者免疫功能,减少术后感染的作用;亮氨酸则能够促进肌肉合成,缓解肿瘤患者瘦体重的丢失。

2. 不同阶段肿瘤患者的 FSMP 营养治疗

(1)非终末期手术患者:中度营养不良计划实施大手术患者、重度营养不良患者建议在手术前接受营养治疗 1~2 周。预期术后 7d 以上仍然无法通过正常饮食满足营养需求的患者，以及经口进食不能满足60%需要量一周以上的患者，应给予术后营养治疗。

开腹大手术患者，无论其营养状况如何，均推荐手术前使用口服营养补充5~7d，并持续到手术后7d或患者经口摄食>60%需要量时为止。可选择免疫增强型肠内营养制剂，例如包含ω-3脂肪酸、精氨酸、核苷酸、支链氨基酸（branched-chain amino acid，BCAA）及谷氨酰胺5类底物。

（2）非终末期放、化疗患者：放/化疗及联合放/化疗患者不常规推荐营养治疗。放/化疗伴有明显不良反应的患者，如果已有明显营养不良则应在放、化疗的同时进行营养治疗；放疗或化疗严重影响摄食并预期持续时间大于1周，而放、化疗不能中止，或即使中止后在较长时间仍然不能恢复足够饮食者，应给予营养治疗。

3. 肿瘤特异性FSMP营养治疗实施流程

（1）选择合适的营养治疗对象：给予营养治疗的肿瘤患者临床指征包括：BMI<18.5kg/m^2，近6个月体重下降超过10%，血白蛋白<40g/L，血前白蛋白<250mg/L。

（2）设置营养治疗目标：对于肿瘤患者，肠内营养的目标为：①明确营养不良的危险因素，尽早预防和治疗营养不足；②纠正肿瘤相关的代谢紊乱；③预防电解质紊乱，如高钾血症等；④通过补充优质蛋白延缓肿瘤进展；⑤保护肠黏膜的完整性和功能。

（3）选择合适的FSMP：对营养不足的一般肿瘤患者，短期应用肠内营养制剂可使用普通配方；对于肠内营养≥5d患者，需要选择肿瘤专用配方，该配方通常能量密度较高，蛋白质含量较高。无论普通配方还是肿瘤专用配方，均需选择患者最佳口味配方。

（4）依从性和有效性的监测：根据患者营养目标量，监测营养状况。首次使用时，1~2周后评估配方；之后3个月，每月做1次营养评估，评估间隔不得超过3个月；若治疗3个月，营养状况再无明显改善，则减量至停用或咨询营养医师。

（5）停用FSMP的指征：对于长期治疗无法改善任何营养状况的或者患者无法耐受肠内营养（如发生严重的恶心、呕吐、腹泻、腹胀者），应考虑进行肠外营养。当患者经口进食恢复或维持良好营养状况时停用FSMP。

4. 肿瘤全营养配方食品临床研究进展　食管癌、胃癌、胰腺癌是营养不良发生率最高的3种恶性肿瘤，研究发现对于胰腺癌胰十二指肠切除术后的患者，早期肠内营养补充可显著改善胰腺癌患者十二指肠切除术后的营养状况和肠功能，并明显降低并发症发生率和住院时间。对于接受根治性胃切除术的胃癌患者，肠内营养补充后的临床疗效、免疫功能和营养状况均有明显改善。对于肿瘤手术患者，特殊医学用途配方食品的营养支持作用在术前、术中、术后都有重大意义。予以能量和蛋白质以及炎症反应调节剂的联合营养补充剂，早期使用可以有效改善肿瘤患者的营养状况，提高癌症患者的生活质量。高蛋白质及富含ω-3多不饱和脂肪酸的肿瘤特殊医学用途配方食品可以更好地改善放射治疗联合化疗肿瘤患者的营养状况。

（三）膳食纤维

膳食纤维是特医食品中常见的原料。不同类型的膳食纤维的特点是物理和化学结构存在显著差异，膳食纤维对健康的益处因每种纤维类型而异。膳食纤维根据其物理和化学性质可分为可溶型（即溶于水）和不溶型。可溶性膳食纤维可细分为黏性（凝胶形成）和非黏性。膳食纤维可进一步分为短链和长链碳水化合物，以及可发酵或不可发酵两种类型，可发酵寡糖、二糖、单糖和多元醇，被认为是短链碳水化合物、可溶性和高度可发酵的膳食纤维类型。膳食纤维重要的生理意义在于产生酵解终产物 - 短链脂肪酸,维持肠道内正常的微生物群。膳食纤维通过多种机制作用于胃肠道,包括粪便量增加,机械刺激 / 刺激结肠黏膜,分泌和蠕动增加,其发酵副产物短链脂肪酸对肠道菌群增殖有广泛的健康作用。

膳食纤维可缓解长期住院患者便秘的痛苦,减少与肠内营养相关的腹泻的产生,促使炎性肠道疾病患者的黏膜修复,维持危重病患者的肠黏膜屏障,促进短肠综合征患者残存小肠适应性代偿。

目前符合我国特医食品要求膳食纤维原料主要为水溶性膳食纤维,如菊粉、低聚果糖、低聚半乳糖、抗性糊精及可溶性大豆多糖等。膳食纤维作为一类良好的功能性食品原料,在特医食品中,尤其是全营养配方食品和特定全营养配方食品中具有较好的应用前景。

1. 膳食纤维在全营养配方食品的应用　在适用于 1~10 岁人群的全营养配方食品中,添加低聚果糖、低聚半乳糖等膳食纤维作为益生元。这些膳食纤维能够被双歧杆菌有效的利用,促进双歧杆菌的生长和繁殖,同时添加膳食纤维还能缓解婴幼儿由于摄入蛋白和钙较多而引起的便秘问题。在适用于 10 岁以上人群的全营养配方食品中,添加半乳甘露聚糖、菊粉、低聚果糖、聚葡萄糖等膳食纤维。其中添加菊粉最为常见,菊粉在经过肠道菌群发酵后产生乳酸等短链脂肪酸,能够有效地降低肠道 pH,抑制有害菌的生长;同时菊粉被发酵后产生的丁酸能够促进肠上皮细胞增生,维持肠黏膜的屏障作用,从而抑制肿瘤细胞的生长和诱导癌细胞凋亡,起到防癌作用。全营养配方食品中,添加膳食纤维改善肠道微环境,提高肠胃耐受性,为进食受限、消化吸收障碍、代谢紊乱的人群提供相应的营养补充。

2. 膳食纤维在特定全营养配方食品的应用在特定全营养配方食品中,膳食纤维能够添加在针对糖尿病、炎性肠病等全营养配方食品中。《中国糖尿病膳食指南》指出糖尿病患者要增加膳食纤维摄入量,推荐量 25~30g/d 或 10~14g/1 000kcal。国家卫建委发布的《食品安全国家标准糖尿病全营养配方食品标准(征求意见稿)》中表明,该类特医食品中膳食纤维含量应不低于 0.3g/100kJ(1.4g/100kcal),膳食纤维来源应为水溶性膳食纤维与水不溶性膳食纤维。《食品安全国家标准炎性肠病全营养配方食品(征求意见稿)》中表示,膳食纤维能够作为该类食品中的可选择成分添加,种类和来源主要为低聚半乳糖(乳糖来源)、低聚果糖(菊苣来源)、多聚果糖(菊苣来源)以及聚葡萄糖。目前,我国对于膳食纤维在胃肠道吸收障碍及肥胖、减脂手术全营养配方食品的添加还没有出台相关标准,但是大量的研究表明,膳食纤维对于胃肠道吸收障碍及肥胖等患者的症状缓解和康复具有积极的影响。

膳食纤维具有通便的作用,不溶性膳食纤维通过增加分泌物和蠕动对结肠黏膜的机械刺激 / 刺激,增加粪便量并加速结肠转运。可溶性膳食纤维在大肠中被细菌发酵,从而通过发酵副产物(例如气体和短链脂肪酸)增加生物量来增加粪便体积。一项临床试验发现予以 4 周的可溶性膳食纤维可加快慢性便秘患者的结肠转运时间,并减轻慢性便秘患者的临床症状。此外,补充纤维通过增加健康微生物群的数量对肠道微生物群具有保护作用。膳食纤维还可以与胃肠道神经内分泌系统相互作用,并调节肠道微生物。低膳食纤维摄入量与较高的微生物群相关慢性疾病如肥胖、糖尿病发生率有关。低纤维饮食不仅改变微生物组成,还可以改变源自纤维发酵的代谢终产物的可用性。一项临床研究予以肥胖患者12周的膳食纤维补充剂,两组的微生物群受到不同程度的调节,膳食纤维显著改变了肥胖患者肠道微生物群和粪便短链脂肪酸和胆汁酸,醋酸盐含量更高,异戊酸盐、胆酸盐、脱氧胆酸盐和总胆汁酸的含量降低。

(四)益生菌

WHO将"益生菌"定义为对宿主健康表现出有益影响的活微生物。肠道菌群在维持肠道稳态方面发挥着重要作用,包括营养物质的代谢、维生素K和B_{12}的合成和代谢等,正常的肠道共生菌群可以防止病原菌入侵并维持屏障功能。目前使用广泛的益生菌有乳酸杆菌属、双歧杆菌属、肠球菌属、链球菌属和酵母菌。益生菌在乳制品生产、保健类食品或药品生产中均有所应用,益生菌产品范围包括有益细菌及含有益生菌成分的可以改善疾病的药物和肠内喂养、促进健康益处的食品补充剂、婴儿配方奶(如奶粉)等。目前,益生菌产品已成为保健食品的主要种类。在临床应用中,益生菌能够抑制致病菌生长繁殖,促进正常菌群生长,在改善肠道菌群失调中发挥重要作用,常被作为辅助治疗肠易激综合征、自身免疫性疾病、肥胖症和糖尿病的有效干预手段。因此,益生菌是特医食品潜在的功能性添加成分,益生菌营养产品可能是未来特医食品的发展方向之一。

临床研究表明,包括肥胖、糖尿病、非酒精性脂肪肝以及心血管和肾脏疾病在内的多种慢性疾病都存在肠道微生物代谢失调的特点。给予益生菌营养产品后肠道微生物群组成和活性的变化可以系统地改变宿主许多器官的基因表达和代谢模式。研究发现,益生菌可以改善与肥胖和糖尿病相关的代谢变化,例如胰岛素抵抗、高血糖、炎症、血脂异常或非酒精性脂肪肝。临床中,益生菌包括多种不同的乳酸杆菌菌株可能有助于适度改善血糖控制,在肥胖患者和高血压的患者中,植物乳杆菌分别降低了患者的BMI值和血压水平。在溃疡性结肠炎患者中进行的益生菌治疗试验研究显示益生菌可有效缓解溃疡性结肠炎的病情,改善临床症状。

剖宫产、住院时间延长和肠道未成熟等因素会影响低出生体重婴儿的肠道异常定植菌群分布,对婴儿健康产生不利影响,在婴儿配方奶粉中添加益生元或益生菌,可以改善配方奶粉喂养婴儿的肠道微生物群,临床研究发现予以益生菌补充剂3个月后,与对照组相比,儿童的湿疹发生率更低。此外,与对照组相比,益生菌治疗组的乳酸和短链脂肪酸(乙酸、丁酸、丙酸和异丁酸)浓度更高,而乳糖和琥珀酸浓度更低。

第二节 低血糖生成指数食品与糖尿病管理

一、低血糖生成指数食品概述及种类

血糖生成指数(glycemic index, GI)是指包含了50g碳水化合物的食品和50g葡萄糖所产生血糖上升效果的比率,反映食物摄入后升高机体血糖的速度和能力。一般认为GI>70的食品为高GI食品,55≤GI≤70的食品为中GI食品,而GI<55的食品则为低GI食品。相比于高GI食品进入胃肠后消化快,吸收完全,葡萄糖迅速进入血液,容易升高血糖的特点,低GI食品在人胃消化道中的停留时间长,释放缓慢,葡萄糖进入让血液后峰值低,下降速度快。合理安排饮食,选择低GI食品是调控血糖及预防各种慢性疾病(如糖尿病、肥胖、心血

管疾病及癌症等）安全有效的手段之一。

低 GI 食品是通过配料和加工来改变食物的组成和结构，以减少碳水化合物的量；通过控制酶活性来限制消化速率，或者通过增加消化黏度来减缓葡萄糖吸收速率，以达到稳定血糖的最终目的。市场上常见低 GI 食品原料包括：

（一）难消化糊精

难消化性糊精（indigestible dextrin），又称抗性糊精，是以食用淀粉为原料，在酸性条件下经糊精化反应制得的一种低热量葡聚糖。2012 年我国卫生部第 16 号公告将抗性糊精列为普通食品。具有低黏性水溶性膳食纤维的生理学特征，具有调节血糖、降低血脂、改善肠胃菌群组成、润肠通便、促进矿物质吸收等生理功能和良好的加工稳定性，是理想的功能食品原料。

（二）慢消化淀粉

慢消化淀粉（slowly digestible starch，SDS），指那些能在小肠中被完全消化吸收但速度较慢的淀粉，在小肠中的消化过程一般需要 120min，对于维持餐后血糖稳定、调节食物血糖生成指数具有重要作用。其主要来源为生的谷物（蜡质玉米、黍、豆类等）。

（三）抗酶解淀粉

抗酶解淀粉（resistant-enzyme starch，RS），又称抗性淀粉，其定义为在健康的人类小肠中不能被消化，但是能在大肠中发酵或部分发酵的淀粉或淀粉降解产物，包括物理性包埋淀粉（RS1）、抗性淀粉（RS2）、老化淀粉（RS3）、化学改性淀粉（RS4）四种。

（四）淀粉 - 脂质复合物

淀粉 - 脂质复合物（starch-lipid complex）是由于直链淀粉的螺旋结构内部非极性区域与脂质的碳氢链之间的疏水性交互作用形成单螺旋包接结构，脂质与淀粉结合形成的络合结构对淀粉颗粒糊化、膨胀和溶解具有强烈的抑制作用，所得复合物水解耐受性强且具有不溶性，并可分 I 和 II 两种类型结构。淀粉 - 脂质复合物的加工与生产方法主要的方法为：超高压处理、酶法合成、挤压蒸煮、蒸汽喷射蒸煮法、冷冻法、热处理等。

（五）淀粉 - 蛋白质复合物

淀粉 - 蛋白质复合物（starch-protein conjugate）是由两种大分子的不同片段与侧链之间的共价键、静电力、氢键、疏水作用、离子键、容积排阻作用及分子缠绕等作用共聚改性形成的结构。淀粉与蛋白质的相互作用使淀粉不易被酶作用，两者之间的化学反应需要较为严格的条件，一般可由干法、湿法、电合成、挤压等方法来实现。

二、低 GI 食品的组成成分以及与血糖的关系

低 GI 食品的组成成分多种，包括碳水化合物、蛋白质、脂肪、膳食纤维、微量元素等，各种成分的作用机制以及之间的配伍对机体血糖代谢产生不同影响，举例如下。

（一）碳水化合物

1. 直链 / 支链淀粉的比例 淀粉中直链淀粉分子以线性结构排列的很紧密，在水中预热时不容易发生凝胶化，冷却时又容易老化。与直链淀粉相比，支链淀粉与酶的接触位点多，更易被淀粉酶水解，因此含直链淀粉较高的淀粉类食物其餐后血糖反应相对较低。与谷类淀粉相比，豆类中含有更高比例的直链淀粉，这也是豆类食品升糖水平较低的原因。研究发现，添加高直链玉米粉来调整米粉直链淀粉含量，结果表明：随着米粉中直链淀粉含量的增加，米粉血糖生成指数降低。

2. 抗性淀粉 抗性淀粉是指不能在健康人体小肠中消化吸收的淀粉及其降解物的总称。由于抗性淀粉不能被胃蛋白酶胰蛋白酶分解,所以不宜被消化吸收,故对血糖的影响也较小。土豆中抗性淀粉的含量约是大米的三倍,但血糖生成指数却是大米的二分之一。

3. 非淀粉多糖 在含有高碳水化合物的食品中,非淀粉多糖在淀粉消化期间通过抑制淀粉降解来调节糖的释放量,进而降低食品的血糖生成水平。可能的机制在于:非淀粉多糖在淀粉颗粒周围形成一个屏蔽,阻止了酶对淀粉颗粒的降解;与此同时,水的移动受到限制,进而干涉酶与淀粉颗粒的接触。

（二）蛋白质和脂肪

蛋白质对淀粉具有包埋作用,限制了淀粉酶与淀粉的接触,使淀粉难以消化吸收;同时食品中的蛋白质能刺激其体内胰岛素分泌,血糖应答下降。脂肪能够延迟胃排空并可刺激肠抑胃肽的释放,进而使胰岛素分泌增强。脂肪还能与直链淀粉形成直链淀粉 - 脂肪复合物,直链淀粉 - 脂肪复合物可以减缓淀粉消化速度、降低淀粉在小肠中的吸收率、降低餐后血糖反应。

（三）膳食纤维

膳食纤维可以减少体内胰岛素的释放,减少小肠对糖的吸收,同时,膳食纤维是肠道细菌的主要能量来源,在肠道益生菌作用下发酵所产生的短链脂肪酸促进益生菌的增殖和抑制肠道炎症反应,研究发现膳食纤维可以显著改善双歧杆菌、总短链脂肪酸和糖化血红蛋白的相对丰度,增加糖原合成,降低肝糖异生基因的表达,改善葡萄糖转运蛋白 -4 的易位,促进葡萄糖摄取。

（四）微量元素

微量元素与胰岛素的合成、分泌及其在体内的含量密切相关,特别是铬、锌等。铬是一种多价态的元素,它是一种能够增强胰岛素作用的微量元素。当血液中的铬减少时,其糖耐量受损,机体组织对胰岛素的敏感性降低,严重时便会出现尿糖;当补充铬后,上述现象可以得到逆转。锌可以与胰岛素发生特殊的结合,影响葡萄糖在体内的平衡过程。同时,锌能够提高胰岛素的稳定性,并通过激活酶促进胰岛素元转化为胰岛素,所以,缺锌表现为血糖水平的升高。

三、低 GI 食品应用于糖尿病患者的举例

长期食用具有高血糖指数和血糖负荷的饮食会对机体代谢和健康产生影响,包括慢性高血糖和高胰岛素血症,从而导致胰岛素抵抗和糖尿病的发生。糖尿病管理策略依赖于生活方式的改变,包括饮食干预和药物方法。在糖尿病患者的饮食治疗中,控制总能量的摄入是饮食治疗的基础,建议患者选择低 GI 食品。目前市面上畅销的低 GI 食品,不仅 GI 值低且所含的能量也较低,在日常饮食中搭配一些低 GI 食品,既可以满足患者的食欲和饱腹感以及机体对营养素的需求,同时也有利于维持血糖平衡。联合国粮食和农业组织建议在糖尿病患者的临床应用中使用食物的 GI,并将 GI 值用做食物对血糖反应影响的有用指标。美国糖尿病学会建议糖尿病患者从蔬菜、水果、豆类、全谷物和乳制品中摄入碳水化合物;强调摄入高膳食纤维和低血糖负荷的食物。

低 GI 食品能降低糖尿病的发病风险,有效预防糖尿病的发生。低 GI 食品可以增加饱腹感,减少血糖波动,减轻因调节餐后血糖所引起的代谢负担。对于糖尿病患者来说,选择

低 GI 食品或根据食物 GI 值选择食物有助于血糖代谢的改善,能更有效地控制血糖水平。目前临床上使用较普遍的低 GI 食品已取得一定的临床效果。

低 GI 饮食可以有效控制 T2DM 患者糖化血红蛋白和空腹血糖。针对 1 617 名中度 1 型和 T2DM 患者的 Meta 分析研究表明,在接受降糖药物和胰岛素治疗的同时,低 GI 饮食在血糖、血脂、肥胖、血压和炎症方面均起到了一定的改善作用。研究发现食用低 GI 食品可以降糖尿病患者低血糖、胆固醇水平及甘油三酯水平。对 104 名 T2DM 患者实施为期 12 周的低 GI 饮食干预,血清果糖胺水平、血糖和腰围均发生显著改善。对 T2DM 伴高脂血症患者进行膳食纤维强化饮食干预,能有效降低 T2DM 伴高脂血症患者体内的血糖及血脂水平。运用高纤维膳食对 60 例早期肥胖型 T2DM 进行饮食干预,3 个月后,随访发现干预对象的临床完全缓释率 63%,部分缓释率 37%,表明膳食纤维强化饮食干预有助于 T2DM 患者减重、改善糖脂及其相关代谢指标。

第三节　医学减重产品与体重管理

一、医学减重产品概述

肥胖患者的体重管理和生活方式干预是康复治疗的基础。医学减重产品基于能量的精准评估,使患者的能量代谢负平衡,同时能满足能量摄入高于人体基础代谢率的基本需求,根据患者性别、年龄、BMI 和体力活动水平等个体化权衡,在减重的同时也要保证机体所需的必需营养素。

（一）医学减重产品应满足以下特点,从而帮助肥胖患者达到减重目的

每日能量摄入平均降低 30%~50% 或降低 500kcal,或每日能量摄入限制在 1 000~1 500kcal。保持每日摄入蛋白质 20%~25%、脂肪供能比为 20%~30%、碳水化合物供能比为 45%~60%。

（二）对于肥胖或减重手术的患者,使用医学减重产品的治疗目标

通过热量,调整营养素比例等,以每周 0.5~1kg 的速度安全减重;对于肥胖症患者常存在热量摄入过高以及消耗过低的问题,推荐使用间接能量测定仪测定患者的总能量需求,使用营养计算器进行饮食摄入量计算,条件不具备时,可根据现有的热量摄入量按照一定比例递减（30%~50%）,或者每日减少 400~500kcal 给予,若能够耐受,也可按照 1 200~1 500kcal 的标准给予;纠正肥胖相关的代谢紊乱;预防维生素及矿物质等微量营养素缺乏;通过补充具有特殊减重功能的营养素促使体重降低。

二、医学减重产品种类以及在肥胖患者体重管理中的具体应用

肥胖患者除体重增加外,临床常伴有血脂、血糖、肝功能异常,脂肪组织增多等。医学减重产品在设计时,会根据肥胖患者的代谢特点与营养素需求,特殊配方配制。医学减重产品在设计时根据不同的肥胖病因分为不同的类型,如:降低热量摄入,增加饱腹感,调节肠道菌群以及添加了特殊具有减重效果的成分。在临床使用中可根据患者的肥胖病因、饮食情况、危险因素、营养状况及耐受情况等选择适宜的种类。

（一）降低热量摄入类

单纯性肥胖的患者，降低热量摄入是一种安全有效的减重方式。通过完全使用或部分使用低热量医学减重产品，降低总热量摄入，从而达到控制体重的目的。与单纯饮食控制相比，能够达到减重效果，同时不易出现维生素、矿物质等微量营养素的缺乏。配合营养代餐型减重产品，强化生活方式干预能够更有效地降低患者的体重。Wadden 等比较发现，在进行为期一年的营养代餐型减重产品干预后，有 37.7% 的患者达到了减重 10% 的目标，远高于膳食干预对照组的 3.3%。有研究使用循证医学的方法，比较了使用低热量饮食（<800kcal/d）或低热量医学减重产品（>800kcal/d）对肥胖患者的使用效果，发现二者都能够每周减重 0.5kg 左右。其中，低热量医学减重产品在短期内减重效果尤为突出，有研究纳入了 364 名 BMI≥40kg/m^2 的单纯性肥胖患者，给予了两周的低热量医学减重产品，发现能够显著降低体重 5.7% 左右，同时血压、血糖和血脂都有明显改善。

（二）增加饱腹感、降低食欲类

对于无法控制食欲引起的肥胖症患者可选择降低食欲类的医学减重产品。这是减重中非常关键的一点，大多数肥胖患者减重失败的原因在于无法控制自己的食欲，此类减重产品可通过调整其组成成分发挥调节食欲的作用。

1. 增加膳食纤维　膳食纤维有助于降低食欲，控制能量摄入。有研究发现摄入葡聚糖可以减少自主能量摄入。尤其适用于排便习惯不佳，或进食量过少引起便秘者。

2. 提高蛋白质摄入量　在高蛋白饮食中，对蛋白质的需求量通常为每日供热比的 20% 以上，但不超过 30%。增加饮食中的蛋白质含量增高有控制食欲、增加饱腹感的作用。有研究发现早餐高蛋白摄入能够显著降低健康受试者的食欲，能够减少午餐 45%~50% 的热量摄入。对于何种蛋白质更有效，有研究比较了大豆蛋白和肉类蛋白含量高的饮食对食欲的影响，发现二者均具有抑制食欲的效果，其中高大豆蛋白饮食效果更加显著。这可能与高蛋白饮食有利于合成肌肉组织，增加受试者的瘦体组织成分，提高基础代谢有关。多项研究显示，高蛋白饮食能减轻体重，改善葡萄糖稳态和血脂改善；与常规蛋白质膳食相比，高蛋白饮食更能显著减轻体重、缩小腰围。同时，也有研究发现高蛋白饮食对于维持减重后的体重也有优势。因此，部分医学减重产品提高了蛋白质比例。

3. 降低碳水化合物摄入　低碳水化合物饮食与低热量饮食相比，能够更有效地控制食欲，降低受试者对高热量食物的渴求感。下丘脑中葡萄糖敏感的神经元参与能量摄入的调节，大脑中可利用的葡萄糖浓度下降会导致饥饿，但如果较长时间内饮食中缺乏碳水化合物，大脑可利用脂肪分解的产物酮体来供能，引起饥饿感的下降。

（三）调节肠道菌群类

近年来，肠道菌群与肥胖症和减重的关系逐渐被关注，肠道菌群可以多种代谢物为信号传递分子，如短链脂肪酸（乙酸）、脂多糖（lipopolysaccharide，LPS）/肽聚糖等，在多个代谢相关组织，如大脑、肝脏、脂肪、肌肉组织中发挥代谢调节作用。有部分医学减重产品通过肠道菌群来发挥减重的效果。有研究在日常饮食中添加了一种添加剂菊粉，每天 10g 的补充量即可以调节肠道菌群，影响短链脂肪酸的产生，从而降低受试者对高热量食物的欲望。

（四）增加了有减重效果的特定成分类

具有减重效果的医学控能产品通常是通过加入一些特定食物成分来达到的。左旋肉碱是脂类新陈代谢过程中的一个至关重要的辅酶，能够推动油脂深入线粒体中完成抗氧化分解，有研究表明在膳食中加入左旋肉碱就能够减轻受试者体重。共轭亚油酸（conjugated linoleic acid, CLA）也是近年来被广泛关注的一种营养素。部分减肥用的 FSMP 中都加入了 CLA，有临床研究考察了在食物中加入 CLA 对非酒精性脂肪肝的防治效应，结果发现 CLA 能够促进胰岛素抵抗、脂代谢、氧化性应激以及肝功能，具有潜在的减重效果。支链氨基酸也有提高胰岛素、生长激素释放量的功能，可能产生增强肌力，降低脂肪的效应。有研究在饮食中添加了支链氨基酸，发现其具有改善胰岛素抵抗、炎症反应、血压和脂代谢的效果。对于经营养评估瘦体组织减少、基础代谢率偏低的患者可选择性地添加支链氨基酸。

三、医学减重产品在减重手术患者中的应用

对于 $BMI>40kg/m^2$ 或 $BMI>35kg/m^2$ 并伴有无法通过生活方式改变或药物疗法减肥手术或减肥手术减肥的合并症患者，减肥手术可以诱导长期体重减轻，降低严重肥胖患者的合并症负担和死亡率。标准的减肥手术包括胆胰分流术、袖状胃切除术、Roux-en-Y 胃旁路术和可调节胃束带。

减重手术患者的术前营养状况评估在围手术期管理中起着重要作用。与正常体重对照组相比，严重肥胖的患者容易长期出现微量营养素缺乏。研究发现肥胖患者的维生素 A、维生素 B_6、维生素 C、25- 羟基维生素 D 的浓度与正常人群相比显著降低。同时，与正常人群相比，严重肥胖患者的血清铁含量低有 38% 的下降，血清叶酸含量有 24% 的下降，维生素 11% 的血清维生素含量低。维生素 B_{12} 和维生素 D 有 81% 的缺乏。因此，对于准备进行减重手术的患者，术前应该全面进行营养评估，尤其是微量元素的评估，以达到手术标准。而手术后，营养干预与纠正也十分重要，以促进饮食习惯适应新的胃肠生理学。

减重手术患者在手术前评估和纠正营养素缺乏状况可以预防减重手术后营养不良状态的发生。研究发现接受术前进行营养纠正的患者在减重手术后的第一年没有出现新的微量元素缺乏状态，而所有在减重手术前未接受营养纠正的患者，即使在术后予以补给，在手术后仍会继续维持缺乏一种或多种微量营养素的状态。有研究对减肥手术的 100 名患者进行了一项单盲、随机临床试验，结果发现减肥手术术前予以 50 000 单位维生素 D 口服补充 3 周，其术后的维生素 D 水平显著高于未进行干预者。

减肥手术后的营养管理在接受减肥手术的患者中也起着至关重要的作用。已经证明，营养干预不仅可以预防营养不良和胃肠道并发症，还可以降低病态肥胖患者体重反弹的风险。短期术后饮食的目的是根据患者对食物质地的耐受性来满足患者的营养需求。

营养指南建议，Roux-en-Y 胃旁路术后蛋白质摄入量为 60~160g/d，袖状胃切除术后蛋白质摄入量为 60~80g/d 或 1.1g/kg 理想体重（即体重指数 $=25kg/m^2$）。在某些情况下，每日蛋白质摄入量可以增加到 2.1g/（kg·d）。因此，指南建议为预防蛋白质 - 能量营养不良，胆胰分流术的患者每日最低摄入量不应少于 60g/d。减肥手术后，碳水化合物的热量摄入应限制在总热量摄入的 45%。同时，接受减肥手术的患者主要担心的一个问题是体重反弹。因此，减肥手术后的患者应将每日热量摄入保持在最低水平，使用控能产品会有一定的疗效。在术后数周内，热量摄入量通常等于 500~800kcal/d，在 3~12 个月内逐渐增加到 800~1 000kcal/d。同时，微量元素的补充与肠道菌群的调节在术后也发挥关键作用。研究发现在单吻合胃旁路术术后补充益生菌补充剂 4 个月，可抑制单吻合胃旁路术手术患

者的脂多糖结合蛋白水平升高，并改善血清 TNF-α 和 25-OH 维生素 D_3 浓度，提高减重效果。

临床上，在肥胖或减重手术患者中应用控能产品时，需要根据患者的减重目标和治疗计划，监测营养状况。同时通过膳食日志、健身日记等，定时开展随访，跟踪每日的膳食情况、体重参数变化、不良反应、心理状况等，以期提高减重产品的依从性与减重效果。

（唐黎明）

第六章

住院患者膳食介绍

医院膳食种类丰富,可分为基本膳食、治疗膳食以及诊断用的试验膳食等。因住院患者所患疾病的种类、病因、病情、病程及治疗手段不同,对营养的消化吸收功能差异较大,必须根据不同情况选择恰当的膳食种类,尽量做到既适合特定病情需要又符合营养原则,促进机体康复。

第一节 基 本 膳 食

医院常规膳食又称基本膳食,是医院膳食的基础。住院患者的基本膳食主要有普通膳食、软食、半流质膳食及流质膳食,一般医院中有一半以上的住院患者采用此类膳食。大多数的治疗膳食都是在基本膳食的基础上衍化出来。

（一）普通膳食

普通膳食简称普食,对营养素种类及含量没有特殊要求,是一种能量充足、营养素全面、比例适宜的平衡膳食,在每日供应早、中、晚三餐,每餐间隔 4~6h,是医院膳食中最常见的一种类型。

1. 适用范围　普食与健康人膳食基本相似,主要适用于体温正常或接近正常、无咀嚼困难、消化功能无障碍以及疾病恢复期的患者,即在饮食上无特殊要求及不需对任何营养素进行限制的患者,如眼科、骨科、妇科、五官科等患者。在医院膳食中,此类饮食占大多数。

2. 膳食原则

（1）膳食构成:以食物多样、营养均衡为原则,提高消化吸收率,满足患者对各类营养素的要求。

（2）食物要求:选用合理的烹调方法,做到色、香、味、形俱全,以增进患者食欲并促进消化;并使食物保持适当体积,以满足饱腹感。

（3）能量与营养素要求

1）能量:每日提供的能量、蛋白质和其他主要营养素应达到或接近我国成年人轻体力活动的参考摄入量,可根据个体差异（如年龄、身高、体力活动等）适当调整,全日能量 1 800~2 500kcal,全天膳食的能量分配比例宜为早餐 25%~30%,午餐 30%~40%,晚餐 30%~35%。

2）蛋白质:每日蛋白质供给量为 55~80g,占总能量的 10%~15%,其中优质蛋白应占蛋白质总量的 50% 以上。住院患者每日丢失氮和能量情况见表 1-6-1。

表 1-6-1　每天丢失氮和蛋白质需要及能量消耗

疾病程度	氮 /g	蛋白质 /g	能量 /kcal
体温正常	7.2~12	45~75	1 500~2 000
术后无并发症	12~20	75~125	2 000~3 000
高分解代谢	16~48	100~300	3 500~5 000

3）脂肪：每日脂肪供给量应占总能量的 20%~30%。

4）碳水化合物：每日供给量应占总能量的 50%~65%。

5）维生素与矿物质：供给量可参照膳食营养素参考摄入量（dietary reference intakes，DRIs）。

6）膳食纤维：如无消化系统疾病，膳食纤维推荐每天摄入 20~30g。

3. 食物宜忌

（1）不宜用辛辣刺激性食物或调味品，如大蒜、洋葱、辣椒、胡椒等。

（2）不宜用难消化食物、坚硬食物以及易产气食物，如油炸食物、干豆类。

（二）软食

软食质软，是半流质膳食到普通膳食的过渡膳食，便于咀嚼，比普食更易消化。

1. 适用范围　轻度发热、消化不良、咀嚼功能欠佳的患者、恢复期患者、老人及幼儿，也可作为术后患者的过渡饮食。

2. 膳食原则

（1）食物要求：食物加工和烹制要细、软、烂，尽可能保证食物细软，易消化，便于咀嚼。烹调方式宜选用蒸、拌和炖等。

（2）能量与营养素要求

1）能量：每日供给能量一般为 1 800~2 200kcal，可根据个体差异（如年龄、身高等）和疾病情况适当调整。

2）蛋白质：每日蛋白质供给量为 70~80g。

3）维生素与矿物质：软食中的蔬菜及肉类均需切碎、煮烂，加工过程中易导致维生素和矿物质流失，可以考虑补充果蔬汁、果蔬泥等。

（3）每日可安排 3~5 餐。

（4）食物宜忌

1）宜选食物

a. 主食类：米饭、面条，相比普食制作的软而烂。面食宜以发酵类面食为主，包子、饺子、馄饨等亦可食用，但馅料宜选少纤维的蔬菜。

b. 副食类：①肉类：应选择细、嫩的瘦肉，可多选用鸡肉、剔刺鱼肉、虾肉等，可制作成肉丸、肉饼、肉末。②蛋类：宜选用蒸蛋羹、摊蛋、窝蛋、蛋花、煮蛋等制作形式。③蔬菜类：宜选用嫩菜叶，或少纤维蔬菜，如冬瓜、花菜、茄子和胡萝卜等。④水果类：可制成水果羹，或选用质软水果去皮切碎生食，如香蕉、桃、杏、橘子等。⑤豆制品：宜选用豆腐、豆花等。

2）忌（少）用食物

a. 不宜用油炸食品、动物油制食品。

b. 不宜用凉拌蔬菜、含纤维多或质硬的蔬菜，如芹菜、韭菜、豆芽、竹笋、辣椒、莲藕等。

c. 不宜用坚果类，若选用可制作成坚果酱或坚果酪形式使用。

d. 不宜用整粒的豆类、糙米、玉米粒等。

e. 忌用辛辣刺激性调味品，如辣椒粉、胡椒粉、花椒等。

（三）半流质

该膳食比较稀软，成半流体，是介于软食与流质膳食之间的一种膳食。

1. 适用范围适用于高热、身体虚弱、患消化道疾病和口腔疾病的患者，耳、鼻、咽、喉术后患者，咀嚼吞咽困难的患者，手术后的患者及刚分娩的产妇等。

2. 膳食原则

（1）食物要求：食物呈半流体状态，各种食物均应细、软、碎，易咀嚼吞咽，利于机体消化吸收。注意食物品种的多样化，以增进食欲。

（2）餐次要求：应限量多餐次，以保证在减轻消化道负担的同时，满足患者能量及营养素的需求。通常每日供应 5~6 餐，每餐间隔 2~3h。

（3）能量与营养素要求

1）能量：每日供给能量一般为 1 500~1 800kcal，可根据个体差异（如年龄、身高等）及疾病情况适当调整，但全天主食不超过 300g。

2）蛋白质：每日蛋白质供给量为 50~60g。

（4）食物宜忌

1）宜选食物

a. 主食类：可食大米粥、小米粥、汤面条、面片汤、馄饨、藕粉等。细软的蛋糕、面包、芝麻糊等也是半流质膳食宜选食品。主食定量，全体不超过 300g。注意品种多样化，以增进食欲。

b. 副食类：①肉类：尽量选择猪肉、鸡肉等，剔刺鱼肉、虾肉等，以肉泥、肉丸、肉饼、肉末等形式制作。②蛋类：宜选用蒸蛋羹、窝蛋、蛋花等制作形式。③乳类：乳类及其制品是半流质膳食常选用食品。④果蔬类：可制成蔬菜泥、蔬果汁、水果羹等形式食用，也可选用嫩菜叶切末加于汤面或粥中。⑤豆制品：宜选用豆腐、豆花、豆腐脑等。

2）忌（少）用食物：禁用生、冷、硬、含膳食纤维多的、不易消化的食品及刺激性调味品。

a. 不宜用蒸米饭、烙饼等硬而不消化的食物。

b. 不宜用大量肉类、大块蔬菜、豆类及坚果类。

c. 忌用油炸食品及浓烈、刺激性调味品，如辣椒粉、胡椒粉、花椒等。

（四）流质

流质是一种将全部食物制成流体或在口腔内能融化成液体状食物的膳食，较半流质更易吞咽和消化。此膳食所提供的能量、蛋白质及其他营养素均较少，故不宜长期使用。流质膳食又可分为普通流质、浓流质、清流质、冷流质及不胀气流质五种。如需较长期进食流质，应改用特殊医学用途配方食品。

1. 适用范围 高热、口腔咽部手术引起的咀嚼吞咽困难、急性消化道炎症、食管狭窄、急性传染病、大手术前后的患者、危重患者和各种需要管饲患者等。

（1）清流质和不胀气流质可用于由肠外营养向全流质或半流质膳食过渡。清流质也可用于急性腹泻和严重衰弱患者恢复肠内营养的最初阶段。

（2）浓流质适用于口腔、面部、颈部术后。

（3）冷流质可用于喉咽部术后的最初 1~2d。

2. 膳食原则 此种饮食为营养不平衡饮食，仅能短时间作为过渡期膳食应用，或者同时辅以肠内或肠外营养。

（1）食物要求：食物呈流体状态，或进入口腔后即融化成液体，易吞咽，易消化，同时应甜、咸适宜，以增进食欲。

（2）餐次要求：少食多餐，每日 6~7 餐，每餐液体量以 200~250mL 为宜。

（3）能量与营养素要求：流质膳食供给能量不足，每日供能一般为 800~1 600kcal。其中清流质供能最低，浓流质最高。有时为了增加膳食中的能量，在病情允许的情况下，可给予少量芝麻油、奶油和黄油等易消化的脂肪。

（4）有咸有甜，咸甜相间，特殊情况遵医嘱。

（5）食物宜忌

1）宜选食物：应选用营养密度高的食品，如奶类、蛋类、豆浆、肉汤、肝汤、菜汁、果汁等，并可加入适量的油脂如奶油、黄油、花生油等以增加能量的摄入。①普通流质可进食米汤、藕粉、豆浆、奶类、蛋类、豆腐脑、各种汤类、菜汁、果汁等，并可加入适量的油脂以提高能量摄入，常用于肺炎、高热患者。②食管及胃肠大手术前后宜选不含任何渣滓及不产气的清流质膳食，如过箩肉汤、排骨汤、过箩菜汤、稀米汤、稀薄的藕粉等，禁用牛奶、豆浆及过甜的食物。清流质比普通流质更清淡，所提供的能量及各种营养素更少。③口腔手术后吞咽困难宜进浓流质，可制成无渣较稠的流体，用吸管吸吮，如鸡蛋薄面糊、较稠的藕粉、奶糊等。④扁桃体术后最初 2d 内宜选用冷流质膳食，如选用如冰淇淋、冷牛奶、冰砖、冷豆浆、冷米汤等无刺激性的食品。⑤腹部手术后宜进食不胀气和忌甜的流质膳食，忌用蔗糖、牛奶、豆浆等易产气的食物。

2）禁用一切非流质的固体食物、多膳食纤维的食物、刺激性食物、强烈的调味品等。

第二节 治疗膳食

治疗膳食也称成分调整膳食，是指根据患者不同生理病理状况，调整膳食成分和质地，可增强患者的抵抗力，供给或补充疾病消耗或组织新生所必需的营养物质，纠正机体代谢紊乱，促进机体的康复。治疗膳食的基本原则是以平衡膳食为基础，在允许的范围内，除必须限制的营养素外其他均应供给齐全、配比合理。同时，还应考虑患者的消化、吸收和耐受力以及饮食习惯，注意食物的色、香、味、形和品种的多样化。治疗膳食种类很多，可以大致归纳为三类：增减营养素膳食；特别制备膳食；计量控制膳食。现将临床上常用的治疗膳食分述如下。

（一）高能量膳食

高能量膳食（high calorie diet）指能量供给高于正常人标准的膳食。基础代谢率（basal metabolic rate，BMR）增高、机体组织修复或体力消耗增加时，机体能量消耗量增加，对能量的需要量大幅度升高，需从膳食中补充。

1. 适用对象 消瘦或体重不足者；营养不良和吸收障碍综合征者；体力消耗增加者，如运动员、重体力劳动者；代谢亢进者，如甲状腺功能亢进症、癌症、严重烧伤和创伤、高热患者以及疾病恢复期患者。

2. 配膳原则

（1）餐次要求：增加摄入量应循序渐进，少量多餐，除三次正餐外，可分别在上午、下午或晚上加2~3餐点心，视病情和患者喜好增加餐次、加餐量及品种选择。

（2）能量与营养素要求

1）能量：供给量应根据病情调整，一般在正常标准的基础上再加20%，或者每天在原有基础上增加300kcal左右。除正餐外，可加2餐点心，如牛奶、甜点等含热能高的食物，但需要限制精制糖的摄入量。

2）蛋白质：每日蛋白质供给量不应低于1.5g/kg，约为100~120g，其中优质蛋白应占蛋白质总量的50%以上。

3）脂肪：为防止血清脂质升高，膳食应尽可能地降低饱和脂肪酸、胆固醇的摄入量。

4）维生素与矿物质：需要增加维生素与矿物质的供给，尤其是与能量代谢密切相关的维生素 B_1、B_2 和烟酸的供给量。由于膳食中蛋白质的摄入量增加，易出现负钙平衡，故应及时补充钙及与其相关的维生素 A。

3. 注意事项　肥胖症、糖尿病、尿毒症患者不宜食用。应注意患者病情、血脂和体重的变化。

4. 食物宜忌

（1）宜用食物：各类食物均可用，加餐宜选用面包、馒头、蛋糕、牛乳等高能量食物。

（2）忌（少）用食物：无特殊禁忌，高能量食物应替代一部分低能量食物。

（二）低能量膳食

低能量膳食（energy restricted diet）是指所提供能量低于正常需要量的膳食。目的是减少体脂贮存，降低体重，或者减轻机体能量代谢负担，以控制病情。

1. 适用对象　单纯性肥胖、糖尿病、高血压、血脂异常等以及需要减轻体重的患者或减肥者。

2. 配膳原则　低能量治疗膳食的配膳原则最主要是限制能量供给，但营养素的摄入量应满足机体的需要，见表1-6-2。

表1-6-2　低能量膳食每日食物参考摄入量

食物种类	用量/g	供能营养素含量			能量/kcal
		蛋白质/g	脂肪/g	碳水化合物/g	
谷类	200	15.4	1.2	153.6	686.8
叶菜类	800	14.4	4	21.6	180
瘦肉类	80	16.2	3.4	1.1	99.8
鱼类	50	8.3	2.6	–	56.6
脱脂奶类	250	8.3	1	25	142.2
植物油	10		10	–	90
合计	–	63	22	101	1 255
占总能量%	–	20	16	64	100

（1）能量：应减少膳食总能量，成年患者每日能量摄入量应比平日减少 500~1 000kcal，减少量根据患者情况而定，但每日总能量摄入量不应低于 1 000cal，按肥胖情况每日可给予 1 200kcal、1 500kcal 或 1 800kcal。能量供给要适当地逐步减少，以利于机体动用脂肪、消耗储存的体脂，并减少不良反应。

（2）蛋白质：由于限制总能量，膳食中蛋白质供能的比例则相应提高，至少占总能量的 15%~20%，保证蛋白质供给不少于 1g/（kg·d），而且优质蛋白质食品如脱脂牛奶及奶粉、鱼、鸡、蛋清、瘦肉、豆制品等应占 50% 以上。

（3）脂肪：脂肪供给量应减少，一般占总能量的 20%~30%，胆固醇的摄入量应控制在 300mg/d 以下。

（4）碳水化合物：减少总能量的同时又要保证蛋白质的摄入量，就必须相应减少膳食中碳水化合物供给量。碳水化合物约占总能量的 50%~60%，应尽量减少精制糖的供给。

（5）矿物质和维生素：由于进食量减少，易出现矿物质（如铁、钙）、维生素（如维生素 B_1）供给的不足，必要时可使用制剂进行补充。而食盐应适当减少，患者体重减轻后可能会出现水钠潴留，所以应适当减少钠的摄入量，一般不超过 5g/d。

（6）膳食纤维：应适当增加，可多采用富含膳食纤维的蔬菜和低糖的水果，必要时可选用琼脂类食品，以满足患者的饱腹感。

3. 注意事项　低能量膳食不适用于妊娠肥胖者。采用低能量膳食的患者，活动量不宜减少，否则难以达到预期效果。减肥的患者应同时增加运动量，并注意饮食与心理平衡，防止出现神经性厌食症。由于主食量的减少易引起膳食其他营养素的不足，应注意及时补充，必要时可服用维生素和矿物质制剂。

4. 食物宜忌

（1）宜用食物

1）谷类、水产、瘦肉、禽类、蛋、乳（脱脂乳）、豆类及豆制品、蔬菜、水果和低脂肪富含蛋白质的食物等，但应限量选用。

2）宜多选择粗粮、豆制品、蔬菜和低糖的水果等，尤其是叶菜类。

3）烹调方法宜用蒸、煮、拌、炖等无油的做法。各种菜肴应清淡可口。

（2）忌（少）用食物：肥腻的食物和甜食，如肥肉、动物油脂（猪油、牛油、奶油等）、花生、糖果、甜点心、白糖、红糖、蜂蜜等。

（三）高蛋白膳食

高蛋白膳食（high protein diet）是指蛋白质含量高于正常人的膳食。因疾病（感染、创伤或其他原因）导致机体蛋白质消耗增加，或机体处于康复期需要更多的蛋白质用于组织的再生、修复时，需在原有膳食的基础上额外增加蛋白质的供给量。为了使蛋白质更好地被机体利用，通常需要同时适当增加能量的摄入量，以防止蛋白质的分解供能。

1. 适用对象

（1）疾病所致蛋白需要量增加者：明显消瘦、营养不良、烧伤、创伤患者，手术前后、肾病综合征、慢性消耗性疾病患者如结核病、恶性肿瘤、贫血、溃疡性结肠炎等疾病，或其他消化系统炎症的恢复期。

（2）生理需要量增加者：孕妇、乳母和生长发育期儿童也需要高蛋白膳食。

2. 配膳原则：高蛋白质膳食一般不需单独制作，可在原来膳食的基础上添加富含蛋白质的食物即可。如在午餐和晚餐中增加一个全荤菜（如炒猪肝、炒牛肉）或者在正餐外加餐,以增加高蛋白质食物的摄入量,但以不超过摄入能量的 20% 为原则,其中蛋、奶、鱼、肉、大豆制品等优质蛋白质应占总蛋白的 1/3~2/3。

(1)蛋白质:每日供给量可达 1.5~2.0g/kg。增加摄入量应循序渐进,并根据病情及时调整。视病情需要,也可与其他治疗膳食联合使用,如高能量高蛋白质膳食。推荐的膳食中的热氮比为 100~200kcal:1g,平均为 150kcal:1g,以利于减少蛋白质分解供能而消耗,防止负氮平衡。

(2)脂肪:应适量供给,以防血脂升高,一般每日 60~80g。

(3)碳水化合物:宜适当增加,以保证蛋白质的充分利用,每日 400~500g 为宜。

(4)矿物质和维生素:高蛋白质膳食会增加钙的供给量,如选用富含钙的乳类和豆类食品。营养不良者一般肝脏中维生素 A 贮存量也下降,长期的高蛋白质膳食,维生素 A 的摄入量也随之增多。与能量代谢关系密切的 B 族维生素供给量应充足,贫血患者还应注意补充富含维生素 C、维生素 K、维生素 B_{12}、叶酸、铁、铜等的食物。

3. 注意事项　肝性脑病或肝性脑病前期、急 / 慢性肾功能不全、急性肾炎、尿毒症患者不宜采用。

4. 食物宜忌

(1)宜选用含蛋白质高的食物,如瘦肉、鱼类、动物内脏、蛋类、乳类、豆类。

(2)宜选富含碳水化合物的食物,如谷类、薯类、山药、荸荠、藕等,并选择新鲜蔬菜和水果。

(3)避免使用易引起变态反应的食物。

(4)注意避免在摄入高蛋白食物的同时,过多摄入胆固醇及饱和脂肪酸。

(5)机体氮排泄障碍时忌用此膳食。

(四)低蛋白膳食

低蛋白质膳食(protein restricted diet)是指蛋白质含量较正常膳食低的膳食,其目的是尽量减少体内氮代谢废物,减轻肝、肾负担。

1. 适用对象　急性肾炎、急 / 慢性肾功能不全、慢性肾衰竭、尿毒症、肝性脑病或肝性脑病前期患者。蛋白质和氨基酸在肝脏分解产生的含氮代谢产物需经肾脏排出体外。肝、肾等代谢器官功能下降时,出现排泄障碍,代谢废物在体内堆积会损害机体,应限制膳食中蛋白质的含量,采用低蛋白质膳食。

2. 配膳原则

食物要求:

1)以较低水平蛋白质的摄入量维持机体接近正常生理功能的需要,减少含氮化合物在体内积聚,其他营养素的供给应尽量满足机体需要。

2)使用低蛋白质膳食的患者往往食欲较差。另外,由于患者病情和患病心理的影响,使患者食欲普遍较差,故应注意烹调的色、香、味、形和食物的多样化,以促进食欲。

3)能量与营养素要求:①能量:供给充足能量才能节省蛋白质的消耗,减少机体组织的分解。可采用含蛋白质较低的食物作为主食,如麦淀粉(凉皮、凉粉制品)、马铃薯、甜薯、芋头等代替部分主食以减少非优质蛋白质的摄入。能量供给量根据病情决定,经口摄食不足时可通过静脉补充。②蛋白质:每日蛋白质摄入量一般不超过 40g,应尽量选择富含优质蛋白质的食物,如蛋、乳、瘦肉类等。限制蛋白质供给量应根据病情随时调整。病情好转后需逐渐增加摄入量,否则不利于疾病康复,这对生长发育期的患儿尤为重要。③矿物质和维生素:供给充足的蔬菜和水果,以满足机体对矿物质和维生素的需要。另外,矿物质的供给应根据病种和病情进行调整,有水肿的患者,除膳食要限制蛋白质外,还应限制钠的供给。

3. 注意事项

(1)正在进行血液或腹膜透析的患者不需要严格限制蛋白质摄入量。

(2)肾功能不良者,在蛋白质限量范围内,选用含八种必需氨基酸丰富的食物,如牛奶、鸡蛋、瘦肉等,使优质蛋白质>50%以上;肝功能衰竭患者应选用含高支链、低芳香族氨基酸的食物,通常以豆类蛋白为主,避免动物类食物。

(3)供给充足的维生素,水、电解质需根据病情而进行调整。

4. 食物宜忌

(1)宜用食物:蔬菜类、水果类、植物油以及麦淀粉、藕粉、马铃薯、芋头等低蛋白质的淀粉类食物。

(2)忌(少)用食物:含蛋白质丰富的食物、如豆类、干果类,蛋、乳、肉类等。但为了适当供给优质蛋白质,可在蛋白质限量的范围内,适当选用蛋、乳、肉类等。谷类食物含蛋白质6%~11%,且为非优质蛋白质,根据蛋白质的摄入量标准应适当限量使用。

(五)限钠(盐)的膳食

限钠膳食(sodium restricted diet)系指限制膳食中钠的含量,以减轻由于水、电解质代谢紊乱而出现的水钠潴留。钠是细胞外的主要阳离子,参与调节机体水、电解质平衡、酸碱平衡、渗透压和神经肌肉的兴奋性。肝、肾、心等病变或使用某些药物(如肾上腺皮质激素)会引起机体水、钠平衡失调,出现水、钠潴留或丢失过多,调整膳食中的钠摄入量,纠正水、钠潴留,达到维持机体水、电解质平衡的目的。食盐是钠的主要来源,每克食盐含钠393mg。故限钠实际上是以限制食盐为主。

成年人每天钠摄取量应低于2 000mg/d,即食盐摄取量应低于5g。临床上限钠膳食一般分为三种:①低盐膳食:全日供钠2 000mg左右。每日烹调用盐限制在2~4g或酱油10~20mL。忌用一切咸食,如咸蛋、咸肉、咸鱼、酱菜、面酱、腊肠等。②无盐膳食:全日供钠1 000mg左右。烹调时不加食盐或酱油,可用糖醋等调味。忌用一切咸食(同低盐膳食)。③低钠膳食:全日供钠不超过500mg。除无盐膳食的要求外,忌用含钠高的食物,如油菜、蕹菜、芹菜等含钠100mg/100g以上的蔬菜及松花蛋、豆腐干、猪肾等。

1. 适用对象　患有心功能不全、急慢性肾炎、肝硬化腹水、高血压、水肿、先兆子痫等疾病患者。

2. 配膳原则

(1)食物要求:根据病情变化及时调整钠盐限量。如肝硬化腹水患者,开始时可用无盐或低钠膳食,然后逐渐改为低盐膳食,待腹水消失后,可恢复正常饮食。对有高血压或水肿的肾小球肾炎、肾病综合征、妊娠子痫的患者,使用利尿剂时用低盐膳食,不使用利尿剂而水肿严重者,用无盐或低钠膳食。不伴高血压或水肿及排尿钠增多者不宜限制钠摄入量。最好是根据24h尿钠排出量、血钠和血压等指标确定是否需限钠及限钠程度。

(2)食物选择:根据食量合理选择食物。有时为了增加患者食欲或改善营养状况,对食量少者可适当放宽食物选择范围。

(3)烹调方式:改变烹调方法以减少膳食含钠量并增进食欲。食盐是最重要的调味剂,限钠(盐)膳食比较乏味。因此,应合理烹调以提高患者食欲。一些含钠高的食物,如芹菜、菜心、豆腐干等,可用水煮或浸泡去汤方法减少其含钠量,用酵母代替食用碱或发酵粉制作馒头也可减少其含钠量,这样节省下来的钠量可用食盐或酱油补充调味。此外,也可采用番茄汁、芝麻酱、糖醋等调味。烹调时注意色、香、味、形,尽量增加食欲。必要时可适当选用市售的低钠盐或无盐酱油,这类调味剂是以氯化钾代替氯化钠,因此,高血钾患者不宜使用。

3. 注意事项 对某些年纪大、贮钠迟缓或心肌梗死的患者,回肠切除术后、黏液性水肿和重型甲状腺功能低下合并腹泻的患者,限钠应慎重。建议根据血钠、血压和尿钠排出量等临床指标来确定是否限钠以及限制程度。

4. 食物宜忌

(1)宜用食物:不加盐或酱油制作的谷类、畜肉、禽类、鱼类和豆类食品、乳类(低钠膳食不宜过多),蔬菜和水果(低钠膳食不宜用含钠量大于 100mg/100g 的蔬果)。

(2)忌(少)用食物:各种盐或酱油制作或腌制的食品、盐制调味品。

(六)限脂肪膳食

限脂肪膳食(fat restricted diet)即减少膳食中脂肪的供给量,又称低脂膳食或少油膳食。减少食物脂肪的摄入,改善脂肪代谢紊乱和吸收不良而引起的各种疾患。

1. 适用对象 Ⅰ型高脂蛋白血症,在摄入含脂肪膳食后一定时间内,对血脂(如乳糜微粒和甘油三酯)清除能力降低,患者的血浆样品冷藏过夜后,血样上部出现一层明显的油状物。摄入高脂膳食后会出现腹痛,皮下脂肪明显增多,多见于胆囊、胆道、胰腺疾病患者,如急慢性胰腺炎、胆囊炎、胆结石;脂肪消化吸收不良,表现为脂肪泻(脂肪痢)的患者,如肠黏膜疾患,胃切除和短肠综合征等所致的脂肪泻,肥胖症。

2. 配膳原则

(1)食物要求:为达到限制脂肪的膳食要求,除选择含脂肪少的食物外,还应减少烹调用油。禁用油煎、炸或爆炒,可选择蒸、煮、炖、煲、熬、烩、烘等烹调方法。

(2)脂肪:根据患者病情不同,脂肪摄入的控制量也有所不同,将脂肪限量程度分为以下三种:

1)严格限制脂肪膳食:膳食脂肪供能占总能量的 10% 以下,脂肪总量(包括食物所含脂肪和烹调油)每日不超过 15g,必要时采用完全不含脂肪的纯碳水化合物膳食。

2)中度限制脂肪膳食:膳食中脂肪占总能量的 20% 以下,饮食中各种类型的脂肪总量每日不超过 30g。

3)一般限制脂肪膳食:膳食脂肪供能不超过总能量的 25%,脂肪总量每日 50g 以下。随病情好转,脂肪摄入量应逐渐递增。如急性胰腺炎患者宜采用富含糖类且无脂肪的膳食,随病情转归,脂肪由每天 10g 以下逐渐递增至 40g。

(3)其他营养素:其他营养素供给应均衡。可适当增加豆类、豆制品、新鲜蔬菜和水果的摄入量。由于限制脂肪易导致多种营养素的缺乏,包括必需脂肪酸、脂溶性维生素以及易与脂肪酸共价结合随粪便排出的矿物质,如钙、铁、铜、锌、镁等。因此,应注意在膳食中及时补充这些营养素。

3. 注意事项 脂溶性维生素的吸收和转运有赖于脂肪的参与,严格限制膳食脂肪可造成脂溶性维生素缺乏。因此,必要时可补充能溶于水的脂溶性维生素制剂。由于中链甘油三酯不会在血中堆积,可允许使用,详见中链甘油三酯膳食。胆囊炎和胆结石患者,尚需限制胆固醇。

4. 食物宜忌

（1）宜用食物：应根据病情、脂肪限制程度来选择食物，包括谷类、不用油煎炸的瘦肉类、禽类、鱼类、脱脂乳制品、蛋类、豆类、薯类、各种蔬菜和水果。

（2）忌（少）用食物：含脂肪高的食物，如肥肉、肥瘦肉、全脂乳及其制品、花生、芝麻、松子、核桃、蛋黄、油酥点心及各种油煎炸的食品等。忌用脂肪含量大于 20g/100g 的食物，少用脂肪含量在 15~20g/100g 的食物。

（七）低饱和脂肪低胆固醇膳食

将膳食中的脂肪（饱和脂肪酸）和胆固醇均限制在较低水平的膳食称为低饱和脂肪低胆固醇膳食，可降低血清胆固醇、甘油三酯和低密度脂蛋白的水平。

1. 适用对象　高胆固醇血症、高甘油三酯血症、高脂蛋白血症、高血压、动脉粥样硬化、冠心病、肥胖症、胆结石等。

2. 配膳原则

（1）能量：膳食应控制总能量，使之达到或维持理想体重。但成年人每日能量供给量最低不应少于 1 000kcal，这是较长时间能坚持的最低水平，否则有害健康。

（2）蛋白质：在限制胆固醇时，应注意保证优质蛋白质的供给，可选择一些生物价值高的植物性蛋白质（如大豆及其制品）代替部分动物性蛋白质。

（3）脂肪和胆固醇：限制脂肪和胆固醇的摄入量，并调整脂肪酸的构成比例。①限制脂肪总量，脂肪供能应占总能量的 20%~25%，一般每日不超过 50g。②减少膳食中饱和脂肪酸的含量，使其不超过膳食总能量的 10%。③少选用富含饱和脂肪酸的动物性食品，尤其忌用猪油、牛油、肥肉、奶油等。④单不饱和脂肪酸，如橄榄油和菜油，能降低 TC 和 LDL，但不影响 HDL，且含不饱和双键少，对氧化作用的敏感性远低于多不饱和脂肪酸，应占总能量的 10%。⑤多不饱和脂肪酸占总能量的 10% 左右。⑥胆固醇摄入量控制在 300mg/d 以下。

（4）碳水化合物：碳水化合物占总能量的 60%~70%，并以复合碳水化合物为主（如淀粉、非淀粉多糖、低聚糖等），少用精制糖，因为精制糖会升高血脂（尤其是甘油三酯）。

（5）矿物质和维生素：适当选用些粗粮、杂粮、新鲜蔬菜和水果，以满足维生素、矿物质和膳食纤维的供给量。同时可给予适量的脱脂乳和豆制品以供给足量的钙。因膳食中多不饱和脂肪酸增加，故应相应增加供给维生素 E、C、胡萝卜素和硒等抗氧化营养素的供给。伴高血压的患者，食盐的用量应减少。

3. 注意事项在确定血脂异常的患者选用此种膳食之前，需对患者进行葡萄糖耐量检查，以排除由于膳食中碳水化合物引起的可能性。一些学者认为多不饱和脂肪酸代替膳食中的饱和脂肪酸，可能会增加癌症、胆囊疾病、维生素 E 缺乏等的发生风险。此类膳食不适用处于生长发育期的儿童、孕妇和创伤恢复期的患者。

4. 食物宜忌

（1）宜用食物：谷类、薯类、脱脂乳制品、蛋类（蛋白不限，蛋黄每周不超过 3 个）、瘦畜肉类、鸡、兔肉、鱼、豆类、各种蔬菜和水果、植物油（在限量之内使用）、坚果（在限量之内使用）、鱼油。

（2）忌（少）用食物：油脂类制作的主食、全脂乳及其制品、蛋黄、烤鸭、烧鹅、鱼籽、咸猪肉、肥肉、动物的内脏和脑组织、动物性油脂（海洋生物油脂除外）、香肠等。

（八）中链甘油三酯膳食

中链甘油三酯膳食（medium-chain triglyceride diet）系指以中链甘油三酯（medium-chain triglycerides，MCT）代替部分长链甘油三酯（long-chain triglycerides，LCT）的膳食。目前临床使用的 MCT 多为油的形式，在烹调食物时放入。

MCT 与 LCT 相比，有以下特点：①分子量较小，相对能溶于水，在生物体内溶解度高，脂肪酶对其的作用效率更大，易于吸收。②大部分能以甘油三酯的形式吸收，故在胰脂酶和胆盐缺乏时，对其吸收影响不大，不会刺激胰液分泌。③人体摄取 MCT 后，不刺激胰液分泌。运输时无须与其他脂类物质形成乳糜微粒，也不易与蛋白质结合。可越过淋巴系统直接经门静脉进入肝脏，在肝内不合成脂类，故不易形成脂肪肝。④不需肉碱即可很快通过线粒体膜，迅速而有效的被氧化供能。⑤轻度降低胆固醇吸收，并减慢肝内合成。

1. 适用对象　在脂肪水解、吸收与运输方面有障碍的患者，如胃大部分或全部切除、大部分肠切除术后、胆道闭锁、阻塞性黄疸、胰腺炎、胆盐和胰脂酶缺乏、肠原性脂肪代谢障碍、局限性肠炎伴脂肪痢，乳糜胸、乳糜尿、乳糜性腹水、高乳糜微粒血症、I型血脂异常等。

2. 配膳原则

（1）膳食要求：为确保患者能真正摄入 MCT，宜以 MCT 作为调味汁、色拉油等用作蔬菜、点心等的配料，也可用作烹调油，但应使 MCT 吸入到食物中，才能保证患者摄入。

（2）餐次要求：宜少量多餐。由于 MCT 水解速度快，若一次大量摄入，会使肠腔内液体呈高渗状态；此外，其分解的游离脂肪酸过多时，也会刺激肠道，引起腹胀、腹绞痛、恶心、腹泻等胃肠道症状。因此，进食时要慢，采用少量多餐的办法，或用 MCT 制备的食物作加餐。

（3）能量与营养素要求

1）脂肪：用 MCT 代替长链甘油三酯作为能量的来源，由 MCT 提供的能量至少占总能量的20%，或占脂肪能量的65%。

2）碳水化合物：MCT 氧化较快形成酮体，应注意补充适量蔗糖等双糖，以防出现酮血症。

3. 注意事项　对于糖尿病、酮中毒、酸中毒等患者，由于肝外组织利用酮体的能力往往已经饱和，使用 MCT 不仅浪费能源，而且会加剧酸中毒的危险，故不宜使用。大部分 MCT 在肝内代谢，所以肝硬化患者也不宜应用。

4. 食物宜忌

（1）宜用食物：①含脂肪较少的食物，如未加油脂制成的谷类、点心、豆类、豆制品、蔬菜、水果、脱脂乳类和蛋清；②精瘦肉类、鸡、虾、鱼等可限量使用，每日用量不超过 150g；③蛋黄每周少于 3 个；④烹调油在规定用量范围内，部分用 MCT 代替。

（2）忌（少）用食物：含饱和脂肪高的食物，如肥肉、鹅、鸭、全脂乳类、奶油、市售油脂糕点和油煎炸的食品等。

（九）低嘌呤膳食

低嘌呤膳食（low purine diet）是限制膳食中嘌呤的摄入量，减少外源性嘌呤的来源，降低血清中的尿酸水平。嘌呤在体内参与遗传物质核酸的代谢，有重要的生理功能，其在体内代谢的最终产物是尿酸，如果嘌呤代谢紊乱，血清中尿酸水平升高，或尿酸经肾脏排出量减少，可引起高尿酸血症，严重时出现痛风症状，此类患者必须限制膳食中嘌呤的含量。

1. 适用对象　痛风患者及无症状高尿酸血症患者。

2. 配膳原则

（1）食物要求：限制外源性嘌呤的摄入，增加尿酸的排泄。选用嘌呤含量低于

150mg/100g 的食物。尿酸及尿酸盐在碱性环境中易被中和、溶解,因此应保证蔬菜和水果的摄入量。

（2）能量及营养素要求

1）能量:限制总能量的摄入量,每日摄入总能量应较正常人减少 10%~20%,肥胖症患者应逐渐递减,以免出现酮血症,促进尿酸的生成,减少尿酸的排泄。

2）蛋白质:适当限制蛋白质的摄入,每日蛋白质的摄入量约为 50~70g,并以含嘌呤少的谷类、蔬菜类为主要来源,或选用含核蛋白很少的乳类、干酪、鸡蛋、动物血、海参等动物蛋白。

3）脂肪:适量限制脂肪的摄入,应占总能量的 20%~25%(约为 40~50g)。痛风患者多伴有血脂异常和肥胖症,但体内脂肪堆积可减少尿酸排泄,故应适量限制。

4）碳水化合物:每日摄入量可占总能量的 60%~65%,合理供给碳水化合物,可起到抗生酮作用,并可增加尿酸的排出量。但果糖可促进核酸分解,增加尿酸生成,故应减少果糖类食物的摄入,如蜂蜜等。

3. 注意事项　嘌呤广泛存在于各类食物中,但含量高低不等,需结合病情确定限制程度,以免出现蛋白质营养不良。

4. 食物宜忌

（1）宜用食物:严格限制嘌呤者宜食用嘌呤含量低于 25mg/100g 的食物,中等限制的可用嘌呤含量为 25~150mg/100g 的食物。

（2）忌（少）用食物:无论病情如何,痛风患者和高尿酸症者都忌（少）用高嘌呤食物。

（十）少渣膳食

少渣膳食又称低纤维膳食（fiber restricted diet）,是一种膳食纤维（植物性食物）和结缔组织（动物性食物）含量极少,易于消化的膳食。目的是尽量减少膳食纤维对胃肠道的刺激和梗阻,减慢肠蠕动,减少粪便量。

1. 适用对象　消化道狭窄并有梗阻危险的患者,如食管或肠管狭窄、食管静脉曲张;肠憩室病,各种急、慢性肠炎、痢疾、伤寒,肠道肿瘤,肠道手术前后,痔瘘患者等;全流质膳食之后,软食或普食之间的过渡膳食。

2. 配膳原则

（1）食物选择:限制膳食中纤维的含量,尽量少用富含膳食纤维的食物,如多纤维蔬菜、水果、粗粮、整粒豆、硬果,以及肌纤维粗大或结缔组织较多的肉。选用的食物应细软、渣少、便于咀嚼和吞咽,如肉类应选用嫩的瘦肉部分,蔬菜选用嫩叶、花果部分,瓜类应去皮,果类用果汁。

（2）食物要求:将食物切碎煮烂,做成泥状,忌用油炸、油煎的烹调方法。禁用烈性刺激性调味品。

（3）能量与营养素要求

1）能量与脂肪:少量多餐,热能充足。膳食中脂肪含量不宜过多,腹泻患者对脂肪的消化吸收能力减弱,易致脂肪泻,故控制膳食脂肪量。

2）矿物质和维生素:由于食物选择的限制,膳食营养难以平衡,而且限制蔬菜和水果,易引起维生素 C 和部分矿物质的缺乏,有些果汁含较多的有机酸,易刺激肠道蠕动。必要时可补充维生素和矿物质制剂。

3. 注意事项　长期缺乏膳食纤维,易导致便秘、痔疮、肠憩室及结肠肿瘤病等的发生,也易导致血脂异常、动脉粥样硬化和糖尿病等,故少渣膳食不宜长期使用,待病情好转应及时调整。

4. 食物宜忌

(1)宜用食物:精细米面制作的粥、烂饭、面包、软面条、饼干;切碎制成软烂的嫩肉、动物内脏、鸡、鱼等;豆浆、豆腐脑;乳类、蛋类;菜水、菜汁,去皮制软的瓜类、番茄、胡萝卜、马铃薯等。

(2)忌(少)用食物:各种粗粮、老玉米、整粒豆、硬果,富含膳食纤维的蔬菜、水果,油炸、油腻的食品,辣椒、胡椒、咖喱等浓烈刺激性调味品、避免食用大块肉类和含油脂高的食物,如带骨鸡鸭、多刺鱼、整虾等。

(十一)高纤维膳食

增加饮食中的膳食纤维(包括纤维素、木质素和果胶等),使其在一日中摄入的总量不低于25g,目的是增加粪便体积及重量、刺激肠道蠕动,促进排便。

1. 适用对象　习惯性便秘,需要促进肠道蠕动,预防和控制血脂异常、冠心病、糖尿病、肥胖病等。

2. 膳食原则

(1)在普通膳食的基础上,增加含膳食纤维的食物,如韭菜、芹菜、粗粮、麦麸、玉米等。

(2)多饮水,每日饮水6~8杯,特别是清晨饮水,可刺激肠道蠕动。

(3)如因患者的咀嚼困难因素限制,可选用含膳食纤维配方食品。

3. 忌用食物　少用精细食物,不用辛辣调味品。

(十二)管饲膳食

管饲膳食是一种由多样食物混合制成的流质状态的膳食,它应具有充分而适当的营养,黏稠度适宜,便于通过导管喂饲,是供给不能口服自然食物患者的一种营养较全面的肠道营养膳食。管饲部位通常有鼻胃(空肠)管喂养、胃造口喂养和空肠造口喂养等,喂养方法可采用分次灌注法和缓慢滴注法。

1. 适用对象

(1)不能经口膳食,需用管饲方法来维持营养的患者,如头、颈部手术或经放射治疗而致咀嚼吞咽困难,食管、胃手术后或食管黏膜被强碱损伤、颜面烧伤等。

(2)严重昏迷、失去知觉的患者,如脑外伤、脑血管意外等。

(3)患者处于营养缺乏状态,亟需增进营养,但又食欲缺乏,不能口服充分的食物以满足营养需要时,如严重烧伤、肿瘤切除后采用化疗的患者等,可用管饲补充口服饮食的不足。

2. 配膳原则

(1)食物要求:膳食呈流质状态,一般为自制的混合奶、匀浆膳或商品制剂,其稠度要易于通过导管,便于饲喂。膳食在制备、输送、保存及饲喂的每个过程,都必须严格遵守卫生要求,严防细菌污染,保证卫生安全。24h内未用完部分应弃去。

(2)能量及营养素要求

1)能量:为达到营养要求,管饲膳食应由多样食物混合组成,一般每1mL供给能量1kcal。

2)蛋白质:每1 000mL管饲膳食中约含蛋白质25~45g,应不超过总能量的20%,过多易导致腹泻并增加肾脏负担。

3）食物宜忌：忌（少）用未过滤肉汤制作匀浆膳，避免肉汤上层的大量脂肪引起的腹泻和导管的污染。

第三节 试 验 膳 食

试验膳食是指在临床诊断或治疗过程中，短期内暂时调整患者的膳食组成，以配合和辅助临床诊断或观察疗效的膳食。随着医学科学的不断发展，试验膳食亦不断改进，现将医院中较常采用的试验膳食分述如下。

一、胆囊造影膳食

配合胆囊造影术的一种膳食，有助于观察胆囊及胆管的形态与功能是否正常。

（一）原理

口服造影剂后，造影剂在小肠吸收一部分并蓄积于肝内，它与胆汁同时分泌入胆管及胆囊，观察胆囊轮廓，然后由调线显影。显影后进食高脂肪膳食，大量的脂肪摄入可引起胆囊的收缩和排空。一般 5min 后胆囊开始收缩，约 1~2h 收缩明显。反之，若胆囊不缩小，则表示其功能不正常。为配合胆囊造影术，造影前避免摄入刺激胆汁分泌的食物。

（二）膳食原则及内容

1. 造影前一日　造影前一日采用高碳水化合物少渣清淡的饮食，以免刺激胆汁分泌和排出。可用的食物有稀饭、馒头、藕粉、蔗糖、杏仁茶、果酱、土豆、荸荠、芋头、山药及水果汁等。

2. 造影当日　造影当日禁用早餐，胆囊显影后，进食高脂肪膳食。膳食中的脂肪量不低于50g。可用的食物有：肥猪肉、油煎或煮鸡蛋、牛奶、黄油、植物油（花生油、豆油、菜油或玉米油）、奶油巧克力糖等。

3. 其他途径胆囊造影　静脉注射胆囊造影和超声波胆囊收缩功能检查，所用的高脂肪膳食内容与口服胆囊造影相同。

4. 其他措施　根据文献介绍，有的医院造影前一日午餐需进食高脂肪餐，使贮存于胆囊内的陈旧、浓缩胆汁排空，胆囊内压降低，便于新分泌的含造影剂的胆汁进入胆囊，使显影效果更明显，这一措施尤其适用于慢性胆囊炎胆石症患者。

二、潜血试验膳食

配合大便潜血试验的一种膳食，有助于检查消化道出血情况。

（一）原理

粪便中含有肉眼见不到的血称为潜血（隐血）。常用的潜血试验方法是联苯胺法。血红蛋白与联苯胺试剂生成蓝色化合物，根据蓝色的深浅来决定潜血的多少。为防止膳食中含铁丰富的食品摄入干扰结果，故受试者膳食应短期禁用含铁丰富的食品。

（二）膳食原则及内容

1. 试验期　试验期一般为 3d，膳食中主食不受限制，副食中 3d 禁用肉类、肝、动物血、蛋黄、绿色蔬菜及其他含铁丰富的食物。

2. 食物　可用的食物有牛奶、蛋白、豆制品（如豆腐、粉条、粉皮、豆腐干、油豆腐、豆芽菜）、冬瓜、白菜、藕、土豆、白萝卜、花菜、梨、苹果等。

三、肌酐试验膳食

配合检查内生肌酐清除率的一种膳食。

（一）原理

肌酐是体内蛋白质代谢的产物，是含氮物质正常代谢的最终产物，随尿液经肾脏排出体外。受试者先进食低蛋白膳食 2~3d，使体内外源性肌酐均被清除，然后再测全日尿中的内生肌酐含量。一般情况下，内生肌酐由肾小球滤过后，肾小管既不吸收又不分泌，因此内生肌酐清除率可反映肾小球的滤过率，它亦是测定肾小球功能的最简便而有效的方法。内生肌酐清除率如降低到参考值 80% 以下，则表示肾小球滤过功能已有减退。

（二）膳食原则及内容

1. 试验期　试验期为期 3d，前 2d 为准备期，最后 1d 为试验期。留置 24h 尿液。

2. 食物　低蛋白膳食，每日膳食中蛋白质总量不超过 40g。

3. 限量　限制主食用量，每日不超过 300g，副食中应严格限制肉类及豆类制品，全日膳食中以不超过一个鸡蛋为宜。

4. 其他　如患者有饥饿感，可以增加蔬菜、糖藕粉、含糖果汁等含碳水化合物多而不含蛋白质的食物，以补充热量的不足。

四、葡萄糖耐量试验膳食

配合诊断糖尿病及糖尿病分型。

（一）原理

临床上较常采用口服葡萄糖耐量试验（oral glucose tolerance tes，OGTT），方法是空腹时给受试者一定量的碳水化合物，一般用葡萄糖 75g，分别测定空腹血糖及进食后 30min、60min、90min 和 120min 血糖，观察进食后血糖上升和下降的变化来推测糖耐量是否正常。糖尿病患者空腹血糖可以正常或高于正常范围，但进食后血糖升高且高峰出现早、持续时间长、进食后 2h 仍不能恢复到进食前水平。

对空腹血糖明显增高的重型显性病例，不宜做该试验。口服葡萄糖耐量试验前三天膳食中必须有足够的碳水化合物，并排除重体力活动、情绪激动、升糖药物等干扰因素。

（二）膳食原则及内容

1. 前试验　试验前 3 天食用碳水化合物量≥300g/d。试验前 1 天晚餐后禁食（10~12h）直至翌日早晨试验。

2. 试验日　试验日早晨备用特制馒头一个（用面粉 100g 制成，含碳水化合物 75g）。

（三）膳食举例

膳食举例，用时任选一种。

1. 高糖少渣膳食　①糖馅包子、藕粉；②酱瓜、馒头、粥；③加糖白粥；④糖醋炒土豆丝、粥。

2. 高脂肪膳食　①煎鸡蛋 2 个（鸡蛋 2 个、烹调用油 40g）；②炒蛋（鸡蛋 2 个、烹调用油 32g）、牛奶 200mL；③奶油巧克力糖 150~200g（含脂肪 27%）。

五、代谢试验膳食

为配合检查代谢性疾病而设计的一种膳食，常用的有以下几种。

（一）钙、磷定量试验膳食

配合诊断甲状旁腺功能亢进、骨质疏松等代谢性骨病的一种试验膳食。

1. 原理　甲状旁腺腺瘤或增生，使甲状旁腺素分泌增多，血中浓度增高，作用于骨骼产生溶骨，骨盐不断溶解释出钙与磷，进入血液中使血钙和血磷升高，进而尿钙增多；甲状旁腺素还作用于肾脏，抑制肾小管对磷的重吸收，尿磷增多，血磷随之降低。采用此膳食，同时测定患者血和尿中的钙、磷和肌酐等含量及肾小管磷重吸收率，对诊断甲状旁腺功能亢进有一定价值。

2. 膳食原则及内容　常用有两种。

（1）低钙、正常磷膳食：每日膳食含钙量不超过 150mg，磷 600~800mg。试验期共 5d，前 3d 为适应期，后 2d 为代谢期，代谢期的最后一天收集 24h 尿液，测尿钙含量。正常人进食这种试验膳食后，尿钙量每天不超过 150mg，如果尿钙量超过 200mg，则可诊断为甲状旁腺功能亢进。

（2）低蛋白正常钙、磷膳食：每日膳食中蛋白质总量不超过 40g，全日主食数量不超过 500g，全部用细粮。限制肉类，可酌量给予鸡蛋 1~2 个及少量豆类制品，且不用其他动物蛋白质，钙 500~800mg，磷 600~800mg。该试验共 5d，前 3d 为适应期，后 2d 为代谢期，试验最后一天测空腹血肌酐和血磷，并留 24h 尿，测尿肌酐和尿磷，从而计算出肾小管磷重吸收率。肾小管磷重吸收率正常值为 80%，当甲状旁腺功能亢进者低于此值。

低蛋白正常钙磷定量膳食举例：蛋白质<40g、钙 500~800mg、磷 600~800mg。

（二）钾、钠定量试验膳食

配合诊断原发性醛固酮增多症的一种试验膳食。

1. 原理　醛固酮有调节电解质代谢（保钠排钾）的作用，当肾上腺病变如腺瘤或增生时，血醛固酮分泌增多，使水、钠潴留，血压升高，大量排钾，产生低血钾性碱中毒（二氧化碳结合力及尿 pH 高于正常）。在钠、钾摄入量恒定情况下，用醛固酮的拮抗剂——螺内酯进行治疗，可使代谢紊乱得到纠正。

2. 膳食原则及内容　常用有四种。

（1）钾、钠恒量膳食：每日膳食中含钾及钠的量要求分别固定在 60mmol 及 160mmol，共 6d，前 3d 为适应期，后 3d 为代谢期。试验最后一天测血钾、钠和二氧化碳结合力，测尿钠、钾及酸碱度（pH）。此平衡膳食可显示原发性醛固酮增多症患者钾代谢呈负平衡，钠代谢呈正平衡。而正常人食用该膳食后钾、钠代谢均呈正平衡或近于平衡。

（2）低钠膳食：每日膳食中含钠量为 10~20mmol，含钾量为 60mmol，试验期共 6d，前 3d 为适应期，后 3d 为代谢期。在低钠膳食条件下，到达肾远曲小管的钠量甚少，原发性醛固酮增多症患者虽有大量醛固酮，但钠钾的交换减少，因而从尿中排出的钾减少，导致血钾有所升高。使用该膳食后，测定显示患者尿钾排出量明显减少，血钾有所升高，尿钠在数日内迅速减少，降至 10~20mmol/d 达到平衡，即可诊断此症。

（3）高钠膳食：膳食钠量每日 240mmol，膳食钾量每日 60mmol，该法适用于血钾正常或稍低的临床可疑者。对血钾较低症状明显者不宜采用，否则可使血钾进一步降低而发生危险。试验期共 6d，前 3d 为适应期，后 3d 为代谢期，正常人及原发性高血压者血钾无变化，原发性醛固酮增多症患者由于钠大量进入肾远曲小管进行离子交换，使尿钾排出增加，则血钾降至 35mmol 以下。

（4）螺内酯试验膳食：膳食钠量每日 160mmol，膳食钾量每日 60mmol，其试验期为 10d，前 3~5d 为适应期，后 5~7d 为试验期，于适应期最后一天测血钾、血钠、尿钾、尿钠、二氧化碳结合力及尿 pH。试验期每日口服螺内酯 300mg，分 3~4 次口服，连续 5~7d，于试验期最后一天再重复上述化验一次，比较两次化验结果，如尿钾减少，尿钠增多，血钾升高，血钠降低，二氧化碳结合力及尿 pH 降至正常，症状有所纠正，即可诊断为原发性醛固酮增多症。

此外，关于钾、钠代谢试验膳食的食物选择，其主食可以是各种谷类，但不用碱或发酵粉制的面食（高钠膳食可按情况而定）。副食中除高钠膳食外，多选用含钾稍高、含钠稍低的食物。为增进受试者食欲，可适当用少许调味品，但均应计算其钠、钾含量，凡调味品的计算应放在食盐之前，不足的钠量由食盐补充（低钠饮食除外），每克食盐含钠量为 393mg。

（蔡美琴　党国栋）

第七章

康复运动膳食营养

营养与康复运动关系密切，对康复的效果有着很大的影响，康复运动造成的物质和能量的消耗，要在运动结束后通过合理的营养膳食进行补充；如果缺乏合理营养保证，消耗得不到补充，机体处于一种"亏损"状态，久而久之，对机体康复的效果和健康不利，会使康复运动者生理功能及功能下降，出现乏力、疲劳、恢复不佳甚至加重疾病。

合理营养与康复运动是维持和促进康复效果、维持功能恢复和增进健康的两个重要条件。以合理的营养为物质基础，以科学的康复运动为手段，可有效提高各类人群的康复效果，促进各器官系统的功能，此时获得的康复效应，较之单纯以营养获取的康复效果上升一个新的高度。合理营养加康复运动在获得康复效果的同时，也获得了良好的身体素质和健康水平。因此，合理膳食和康复运动是康复的重要内容之一。本章将介绍康复运动的合理营养、特殊人群康复运动的膳食营养、常见慢性疾病康复运动的膳食营养等内容。

第一节 康复运动合理营养

一、康复运动概述

（一）概念

康复运动是指针对疾病和损伤所致的功能障碍采用适量的、定向或者有针对性的机体运动来帮助身体恢复到正常或接近正常的方法。

（二）特点

1. 针对性 康复运动可以治疗各器官系统的疾病和促进其功能恢复，使体弱者强健，提高机体的抵抗能力，调节人的情绪状态，康复运动者必须在实践中根据自身的病情和体质状况进行有针对性的运动。

2. 主动性 参加康复运动，一般具有较强的主动精神，并且要用坚强的意志品质去克服来自身体内外的困难，去战胜各种疾病，只有充分的增强主动意识，才能使参与者达到健身强体、康复和治疗疾病的目的。

3. 自然性 康复运动通过人体的自然活动来达到防治疾病目的，不受年龄、性别和体质强弱的限制，只要方法得当，运动方式、运动负荷适合自己，皆可收到良好的效果，并且对人体不产生副作用。

4. 双重效应 康复运动既能防治疾病、促进恢复，又能健身。参加康复运动是针对性的防治某种疾病的过程，同时也是一种促进身心健康的过程。无论是参加什么形式、什么性质的康复运动，都具有康复身体和促进身心健康的双重效应。

（三）治疗原则

1. 要以主动运动为主，被动运动为辅，用健肢带动患肢，动作要协调、对称、平衡。

2. 康复运动应尽早进行,并贯穿整个治疗的过程。

3. 要循序渐进、由少至多、逐步加大,切忌急于求成。

4. 要根据损伤和疾病的具体情况,制订不同的康复运动。

5. 要鼓励患者树立信心,发挥患者的主观能动性,坚持正确的康复运动。

二、康复运动合理膳食营养的基本原则

1. 保证三大营养素的合理比例 糖类占总能量的 50%~65%、蛋白质占 10%~15%、脂肪占 20%~25%,并且要按照康复运动者的运动量、运动类型进行适当的调整,使运动消耗的能量与食物供给的能量保持平衡。

2. 糖类摄入主要以谷类、薯类等淀粉食品为主,控制食糖及其制品的摄入。

3. 脂肪摄入以植物油为主,减少动物脂肪。脂肪中饱和脂肪酸、单不饱和脂肪酸和多不饱和脂肪酸之间的比例一般为 1:1:1。

4. 蛋白质摄入中应有三分之一以上的优质蛋白,若以氨基酸为基础计算,成年人康复运动中每日供给的蛋白质中,30% 需要由必需氨基酸来供给,以维持氮平衡,10~12 岁儿童康复运动中需要有 33%,婴儿需要有 39%,以保证生长发育的需要。

5. 维生素摄入要按供给量标准配膳,有特殊需要者另外增加,一般维生素 B_1、维生素 B_2、烟酸三者之间的比例为 1:1:10 较为合理。

6. 膳食中摄入钙磷比例也要适当,膳食中钙磷比例在 2:(1~1.2)之间比较符合康复运动机体的吸收,若维生素 D 营养状况正常时,不必严格控制钙磷比例。

7. 膳食中搭配的食物种类越多越好 一日三餐都要提倡食物多样化,这样不仅能提高食欲,促进食物在体内的消化吸收,而且食物中的氨基酸种类齐全,也能充分发挥蛋白质的互补作用。

8. 食物的种属越远越好 最好包括鱼、肉、蛋、禽、奶、米、豆、菜、果、花,还有菌藻类食物,组合搭配、混合食用。将动物性食物与植物性食物搭配在一起,比单纯植物性食物之间搭配组合,更有利于提高蛋白质的营养价值。

三、康复运动合理膳食需求

良好的康复运动效果受治疗、康复运动、营养、心理等多方面的影响,其中膳食营养对康复运动效果的影响,越来越引起人们的重视,康复运动者吃什么、吃多少、什么时间吃,对其康复效果起着举足轻重的作用。

(一)产热营养素的需求

骨骼肌收缩和舒张进行的康复运动需要能量驱动,能量来源为食物在体内的代谢产能。合理膳食、科学营养补充、调节三大产能营养素的适宜比例是康复运动者促进康复效果和健康水平的重要措施。康复运动时,三大产能营养素中,糖类的分解反应简单,容易氧化供能,而脂肪和蛋白质的分解反应复杂,不易氧化,在体内不能完全氧化供能。蛋白质的代谢产物硫化物可使体液变成酸性,加速疲劳的产生。因此,作为康复运动者的热源,应以谷薯类食物为主,这类食物供给热量的效率最高,脂肪和蛋白质类食物为辅。一般来说,碳水化合物的来源是谷物(如水稻、小麦、玉米、大麦、燕麦、高粱等)、水果(如甘蔗、甜瓜、西瓜、香蕉、葡萄等)、干果类、干豆类、根茎蔬菜类(如胡萝卜、番薯等)等。

（二）蛋白质的需求

康复运动者蛋白质的需要量主要取决于康复运动和疾病造成身体中蛋白质的消耗量，康复运动对蛋白质的合成和分解有明显的影响。疾病和康复运动时，机体以蛋白质分解代谢为主，丙氨酸-葡萄糖循环率增加，这与运动引起的糖皮质激素水平增高及胰岛素水平降低有关，因此，康复运动者对蛋白质的需要量一般比普通人高。通过膳食摄入的优质蛋白质，可作为构建机体蛋白质组织的原料。补充蛋白质、食源性肽或氨基酸可作为增加总蛋白质摄入量的一种途径，从而有助于康复运动者提高免疫功能，增加肌肉重量（瘦体重），促进身体的修复和康复效果等。在进行力量锻炼时，配合合理地增加蛋白质饮食可以有效地增加肌肉组织重量，补充支链氨基酸、赖氨酸、精氨酸、肌酸等可以提高康复运动者锻炼后安静状态下肌肉蛋白质的合成。因此，康复运动者应通过合理地摄入蛋白质膳食，增加优质蛋白质的摄入量，使身体功能得以改善，促进康复效果。

蛋白质的摄入量应与运动量呈正比关系，过量补充蛋白质和氨基酸可引起一些副作用。高蛋白质饮食不利于身体中的水和无机盐代谢，使肝肾负担增加，有可能引起泌尿系统结石，还可能会导致或加剧脱水、脱钙、痛风等。对于肝肾功能异常的康复运动者，蛋白质的补充应谨遵医嘱，遵循少量多次原则。

（三）矿物质的需求

矿物质营养与康复运动者的康复效果和健康状态密切相关。在高温高湿环境下康复运动，由于其出汗率高，易引起体内钠、钾、钙、镁离子的丢失，影响身体酸碱平衡、内环境稳定、渗透压、代谢相关的酶活性和神经信号传导（维持神经肌肉兴奋性）等功能，故在高温高湿环境下进行康复运动时，可以补充含电解质的水或运动饮料，适当补充盐分。

康复运动者在运动过程中，容易导致：①钙缺乏：汗液中会丢失大量的钙，钙在维持神经细胞和肌细胞的兴奋性、骨骼肌的收缩、细胞内第二信使转导等方面具有重要功能，身体中钙平衡对保持体能非常重要，钙缺乏可引起肌肉痉挛、骨密度下降、骨质疏松等。②铁缺乏：较大强度的康复运动还可使红细胞破坏增加、肌细胞损伤释放肌红蛋白等，导致铁丢失增加，造成铁缺乏，进而通过影响血红蛋白、细胞色素 C 氧化酶、肌红蛋白等功能，影响氧运输和能量生成而影响康复效果和健康。③锌缺乏：较长时间康复运动也会使机体血清锌含量下降。因此，康复运动者的钙、铁、锌的推荐量比一般人高，可摄入钙 1 000~1 200mg，铁 20~25mg，锌 20~25mg。

（四）维生素的需求

康复运动者维生素需要量应高于正常人群，这是由于：①运动锻炼使胃肠道对维生素吸收功能下降；②汗液、尿液及粪便中排出量增加；③运动使体内维生素的周转率加速；④运动使能量代谢增加维生素消耗也增加。肌肉活动增加可以加速维生素缺乏症的发生，并使其症状加重。

维生素主要作为能量代谢的辅助因子发挥作用，适量摄入有利于运动机体的能量生成，并改善神经组织的功能；另外，运动过程中，人体需要更多的能量，氧的摄入量和消耗量均增加，进而导致体内自由基会成倍增多，最多时可达到平时的千倍，机体不得不消耗大量的抗氧化剂维生素 C、维生素 E 等来清除过量的自由基。因此，康复运动者在大强度运动后最好服用适量的维生素 E 和维生素 C 补充剂，以改善机体的抗氧化能力。维生素 D 还影响着骨骼发育和肌肉功能，维生素 A、维生素 C、维生素 E 等还与免疫功能有密切关系，这些作用对康复运动者的康复效果和健康有一定的影响。因此，康复运动者需要重视维生素的补充来满足身体需要。

（五）水分的需求

人体在剧烈康复运动时，由于消耗能量而发热，使体温上升，出汗成为调节体热平衡的主要途径。康复运动中的排汗率和排汗量与很多因素有关，运动强度、密度和持续时间是主要因素，运动强度越大，排汗率越高。此外，外界气温、湿度、康复运动者的运动水平和对热适应等情况都会影响排汗量。当运动引起体内水分和电解质丢失过多时，就出现运动性脱水。当失水量为体重的 2% 时为轻度脱水，表现为口渴、少尿，尿钾丢失增加；当失水量为体重的 4% 时为中度脱水，表现为严重的口渴感、心率加快、体温升高、血压下降、疲劳、运动能力下降；当失水量为体重的 6% 时为重度脱水，表现为呼吸频率加快、恶心、厌食、容易激怒、肌肉抽搐，严重时出现幻觉，甚至昏迷。发生脱水时，还可导致肾功能损害，出现少尿、无尿、血尿等。

防止康复运动造成的脱水，关键是及时补充等渗或低渗透压的电解质饮料。补水应包括补充液体和电解质两部分。因此，在运动前，特别是高温高湿环境下，应该结合康复运动者的个人情况和康复运动特点，合理规划康复运动前、中、后的液体补充策略，使身体水分和电解质达到平衡，避免脱水导致的健康损害和康复效果下降。

四、康复运动合理膳食安排

合理营养就是指康复运动者一日三餐所吃食物提供的热量和各种营养素与其完成每日康复运动所消耗的能量和营养素之间保持平衡。从营养素来讲，要有充足的热能，而且蛋白质、脂肪、碳水化合物的含量和比例要适当，有充足的无机盐、维生素和水分，也就是说每日各种食物的种类和数量的选择要得当、充足。康复运动合理膳食安排如下：

（一）供能性食物的数量和质量应满足康复运动的需求

在具体选择食物时，要注意重视主食的摄入，如：米、面、馒头等。主食中含有丰富的碳水化合物，能供给康复运动者充足的能量。但快速释放能量的糖类会在人体内刺激胰岛素快速的分泌和皮质醇的产生，因此，康复运动者在锻炼时，尽量不要食用葡萄糖、糖果以及其他添加糖分的食品，可以摄入一些血糖生成指数（glycemic index，GI）中等的食物，如糙米和燕麦等。还要避免选食过多的肉类，目前大部分康复运动者蛋白质缺乏已很少见，吃过多的肉食会造成体内蛋白质摄入过量，肾负担加重，同时带入过多的脂肪，长期下去会引起高血脂、冠心病等，给身体带来许多危害。此外，动物蛋白和植物蛋白的比例要适宜，多食牛奶和豆制品以代替部分肉类。多吃各种各样蔬菜和水果，特别强调增加生食的蔬菜，以减少营养素的损失。少吃或不吃油炸食物、肥猪肉、烤鸭、腊肉、奶油等，它们可能带入体内过多的脂肪，引起肥胖，影响康复运动的效果。

（二）食物多样化

食物多样化是指食物原料的多样，以及食物类别的多样。不同食物中的营养素及有益膳食成分种类和含量不同。康复运动后膳食应摄入多种多样的食物，只有食物多样化，才能达到平衡膳食的要求，这样可以最大限度地满足不同年龄、不同康复运动人群的营养和康复需求。康复运动后食物多样化的要求为：

1. 食物类别多样化　一日的膳食中应包括 5 大类食物，即：谷类及薯类、蔬菜和水果类、豆类及其制品、动物性食物、纯能量食物。

2. 食物品种多样化　每天进食的食物种类目标 12 种以上食物，每周 25 种以上。推荐从以上 5 大类的每一类食物中尽量选用多种食物，尽量制作含有多种食物的菜肴或膳食，充分发挥营养素互补的作用。

3. 荤素搭配 荤素搭配的食物美味可口、营养齐全,氨基酸互补,能提高蛋白质的营养价值,如豆制品、面筋等"素食"可以和肉、禽、虾等"荤菜"搭配食用,做成肉末豆腐、虾仁豆腐或鸡丝炒面筋等菜肴;蔬菜加到肉食中,不仅增加食物的美味,更增加了营养素的协同作用,如青椒炒肉,青椒中的维生素 C 可促进肉中铁的吸收。

4. 烹调形式多样和口味多样 通过不同烹饪方式可以制成形式多样的食物,食物要注意烹饪口味多样化,许多食物本身具有特有的酸、甜、苦、辣,在食用时可以进行搭配来增进食欲。

（三）养成规律的进食习惯

1. 重视一日三餐 康复运动者要根据自己每天的运动量,合理选择三餐食物种类和数量,而不仅仅是根据自己的喜好选择食物。要合理安排一日的餐次、两餐之间的间隔和每餐的数量、质量等,使进餐与日常生活习惯、生理状况和疾病的状态相适应,并使进餐与消化吸收过程协调一致。膳食制度安排的适当,可以促进康复运动的效果和提高康复效率。按照我国人民的生活习惯,正常情况下,一般每日三餐比较合理,两餐的间隔以 4~6h 合适。各餐数量的分配要适合康复运动和疾病需要及生理状况,较适宜的分配为:早餐占全天总热能的 30%,午餐占全天总热能的 40%,晚餐占全天总热能的 30%。

2. 合理安排康复运动和进食的时间 对于一个康复运动者来说,空腹和刚进食后就进行康复运动,对机体的健康非常不利。在康复运动前 30min 可食用少量食物,可以避免因为康复活动和疾病的状态而导致的身体功能紊乱,同时还可以增强康复效果。进食后 30min 之内不要进行强度较大的康复运动。如果是清晨进行康复运动,早餐最好食用少量的奶制品、谷物食品、水果饮品或运动营养食品,但一定要避免食用难以消化吸收的食物。

（四）合理补水

康复运动者的水分摄取量应以满足失水量、保持水分平衡为原则,不能单凭口渴来判断。康复运动者在日常康复运动无明显出汗的情况下,每日水分的需要量为 2 000~3 000mL。大量出汗时,应少量多次补给,每隔半小时补液 150~250mL。运动中水分的最大吸收速率是 800mL/h,运动前适当补液 300~500mL。高温高湿环境下进行康复运动时可以补充含电解质的饮料。但切记,康复运动时一定不要饮用冰水。因为饮用冰水会引起人体消化系统的不良反应。

第二节 特殊人群康复运动膳食营养

一、老年人康复运动膳食营养

老年人多系统衰退,维持内稳态能力和抗应激能力降低,可导致失能、疾病、死亡等风险增加。康复运动对老年人神经系统、内分泌系统、免疫系统及骨骼肌等均有影响。研究发现,康复运动能提高老年人的日常生活能力,改善躯体功能,对维持其生理功能,延缓衰老,促进疾病后的康复效果具有重要的意义。膳食营养在康复运动中具有重要作用,膳食营养是保证老年人精力充沛、身心健康的物质基础。因此,应当重视老年人康复运动后营养结构的合理性和科学性。

（一）老年人康复运动的营养需求

合理营养能够增加老年人康复运动的效果，改善能量摄入和营养不良，防止老年人体重的下降，促进疾病的康复，降低病死率。

1. 蛋白质及其他宏量营养素　蛋白质补充可以促进康复运动的老年人躯体功能改善、增加体重和肌容积、增强握力和膝关节强度、提高体能水平，是促进康复效果和延缓老年人衰弱的重要措施。老年人群康复运动后蛋白质摄入量可根据疾病等康复需求确定，一般和正常老年人需求一致，建议：男性为65g/d，女性为55g/d；补充氨基酸建议根据康复运动的情况在医生和营养师的指导下进行。其他宏量营养素的摄入以轻体力活动者计，65~79岁人群康复运动的能量需要量为：男性2 050kcal/d，女性为1 699kcal/d，脂肪的摄入比例要小于总能量摄入的30%。

2. 维生素D及其他微量营养素　研究发现，老年人维生素D水平较低，与其生理功能的下降有一定的关系。包括下肢肌肉力量、爆发力、平衡协调能力的衰退有一定的相关性。维生素D缺乏可造成肌肉力量减少，肌肉质量的流失，损害神经肌肉的协调性，增加摔倒风险。研究表明，维生素D水平低于20ng/mL时，身体功能素质下降速度增快，骨量流失增加，跌倒和骨折的风险增加。有研究报道，每天补充20~25μg的维生素D联合康复运动对老年人机体力量和平衡功能的康复有积极影响。也有研究表明，低水平的维生素（如维生素A、E、B_1、B_2、B_6、B_{12}、C等）和矿物质（如钙、锌、硒等）都是影响老年人康复运动康复效果的微量营养素。这些营养成分在抗炎、清除自由基、神经肌肉功能、全身平衡和骨骼健康中发挥了重要作用。

3. 膳食结构及膳食性状改进　老年人容易出现嗅觉、味觉减退，吞咽功能障碍，易导致膳食结构欠合理，从而引发营养不良，导致老年人功能下降和疾病。有研究表明，地中海膳食模式坚持程度高的老年人比坚持程度低的老年人发生身体功能衰弱和疾病的风险明显降低。另外，优化就餐环境、增加食物香味以及改变食物性状、质地也可增加老年人体重和营养摄入量，促进康复运动的效果。

总之，制订个体化的康复营养计划是改善老年人功能状态下降及预防不良事件的有效措施，且提倡在疾病早期及时开展康复治疗，以最大限度地提高患者的生存质量，减少不必要的医疗消费。了解患者的生理和身体状况，早期发现疾病，早期给予积极干预，指导其进行早期康复运动和营养支持，可以有效降低不良事件的发生率。通过对老年患者的康复运动和营养指导可以促进康复效果，改善预后，提高生活质量。

（二）老年人康复运动的膳食营养安排

1. 康复运动前的营养准备　康复运动前，摄食不可过量，食物要易于消化，不适宜吃较干较硬的食物，应将饭菜煮软，多喝些营养粥或素汤。增加体内水和糖的贮备，防止康复运动量较大时出现脱水现象，促进康复运动中热量的散发；防止运动性低血糖的发生。康复运动前可以饮用100~120mL水或果汁饮料。

2. 康复运动中的营养补充　老年人的康复运动锻炼形式多为有氧活动，运动强度不大，一般为中小强度。以糖和脂肪分解代谢供能。有氧耐力康复运动可以提高心肺耐力，减缓脏器老化速度，促进慢性病康复的效果。力量锻炼在康复运动中同样不可缺少，适合患者的力量锻炼可以增加肌肉质量和力量，减缓钙的流失以及肌肉萎缩速度。康复运动中，可根据需要补充一些饮料，可间隔15~20min喝含糖饮料100~120mL，以补充水和糖，防止脱水。若康复时间长，出汗量大，也可以补充一些含电解质的饮料，防止电解质紊乱。

3. 康复运动后的营养恢复　康复运动后及时补水，有利于康复运动中代谢废物的排出。注意供给优质蛋白，保证身体恢复和肌肉力量的保持。

康复运动后的膳食，提倡杂食，多吃蔬菜和水果，除供给维生素和无机盐外，其中纤维素和果胶能促进肠蠕动，可防止便秘。饮食宜清淡，甜味和咸味均不可太重，食物不可油腻，尤其要控制动物性脂肪的摄入，同时注意多摄入海带、紫菜以及鱼、贝、虾等海产品。

二、孕妇康复运动的膳食营养

孕妇孕期运动量少，饮食高热量、高蛋白质的摄入，易导致孕妇在妊娠期出现超重、肥胖及妊娠期糖尿病等情况。相关临床研究认为，孕期过多的营养摄入及运动的减少，会增加孕妇罹患糖尿病及高血压的风险，影响胎儿的正常生长发育，因此，孕妇孕期进行科学的运动与合理的营养摄入尤为重要。

（一）孕妇的科学运动建议

1. 孕妇科学运动的必要性　孕妇进行适量的运动，一方面可促进全身血液循环，使身体各个器官血液及氧供充足；另一方面还可提升机体对胰岛素的敏感度，促使胰岛素在体内酪氨酸磷酸化，较好地预防妊娠期糖尿病的发生。科学运动还可明显降低孕妇的甘油三酯、游离脂肪酸及低密度脂蛋白胆固醇水平，使脂代谢得以平衡，维持较好的糖代谢；科学且适量的运动可提高孕妇盆底肌力，提高孕妇的自然分娩率。此外，科学运动还可以缓解疲劳感，促进钙质的吸收。

2. 孕妇运动指导　孕妇最佳的运动时期是怀孕后的 4~7 个月，孕妇运动需要遵循循序渐进的原则。孕早期胎儿对于运动强度非常敏感，建议以低强度的慢走、散步等缓慢的运动为主，日常散步可加快孕妇血液循环，增强孕妇的耐力，促进食物消化和营养吸收，减轻身体负担，为分娩打下基础，每天可进行 30min 的慢走运动。孕早期不建议跑动，以免增加流产的风险。孕中期孕妇可以进行中等强度的有氧运动，如快走和游泳等，或者其他简单的肢体锻炼，但运动要适量，以每次 30min~1h 为宜，每周可以进行 4 次左右，以间歇性运动为主。孕晚期由于胎儿已相对较大，不适宜强度较大的运动，应以散步、慢走为主，也可做一些简单轻柔的体操运动，但应避免跳跃及弯腰动作，整体运动以轻柔、缓慢为主。

（二）孕妇运动的膳食营养措施

孕期适当的运动锻炼可以促进机体代谢，避免营养素摄入过剩在体内的积蓄，出现肥胖。适量运动除增强血液循环和对疾病的抵抗力外，还可以增加食欲，促进营养物质的吸收，对均衡营养有利。

对于孕妇孕期的运动营养指导，主要根据孕妇的体质及生活饮食习惯、运动消耗等进行安排，并对日常饮食中的蛋白质、糖类、脂肪以及维生素和矿物质等摄入量进行控制及指导。

1. 孕早期（受孕开始到孕 3 个月末）　孕早期的特点：此期的胎儿主要是以器官分化、成形为主，由于子宫内胎盘产生激素的作用，常造成胃肠道的功能减退，如食欲缺乏、恶性呕吐等现象，临床称为早孕反应。此期由于运动量较小，能量消耗也不大，所以不必强调过多的热能和营养素的摄入量，膳食情况基本同怀孕前。但为了保证各种维生素、微量元素和其他无机盐的供给，此时要特别注意膳食中的营养均衡，避免因早孕反应而出现偏食挑食，否则将会引起某些营养素的缺乏。在胎儿发育早期如缺乏锌或叶酸等物质，会引起胎儿生长迟缓，甚至导致其脏器和神经系统畸形等。故应关注锌和叶酸的摄入。假如早孕反应严重,出现频繁呕吐,影响正常膳食的摄入量,则要注意额外营养的补充。建议采用少食多餐制,烹饪时注意清淡。

2. 孕中期(指孕 4~6 个月末) 孕中期的特点:此期胎儿的生长速度逐渐加快,体重每天约增加 10g,胎儿的骨骼开始钙化,脑发育也处于高峰期;此时孕妇的胃口开始好转,孕妇本身的生理变化使皮下脂肪的储存量增加、子宫和乳房明显增大,孕妇本身的基础代谢也增加了 10%~20%。此阶段孕妇的活动能力和运动量也显著加大,故建议保证食品的营养质量,提高热能和各种营养素的摄入量,食物品种应强调多样化。

3. 孕晚期(指怀孕 7 个月至孩子出生阶段) 孕晚期的特点:此期胎儿的生长速度进一步加快,尤其是细胞体积增加迅速;大脑发育和髓鞘化加快;肺部进一步发育以适应出生后能进行呼吸和血氧的交换功能;皮下脂肪大量储存。另外,胎儿还需为自己出生后储备一定量的钙和铁等营养素。尽管此期运动量不大,但是总的营养需求增高,建议增加热量的供给,注意优质蛋白质、铁、钙和维生素等营养素的补充。由于子宫快速增大压迫胃部,使孕妇的食量减少,所以宜采取少食多餐制,每日可增至 5 餐以上。每天钙的需要量为 1 200mg,有水肿的孕妇应限制食盐每日在 5g 以下。此外,还需避免辛辣食物和酒类等刺激性食品。

(三)康复运动、营养治疗与妊娠期糖尿病

妊娠期糖尿病是孕期最常见的并发症之一。随着育龄人群结构发生变化,肥胖和高龄孕妇的比例增加,妊娠期糖尿病发病率也随之上升。若孕期血糖控制不理想,将会对母儿的近期和远期健康都造成不利影响。国际妇产科联盟、美国糖尿病协会以及我国中华医学会妇产科学分会产科学组等组织均制订相关指南,推荐对妊娠期糖尿病确诊患者进行规范管理,包括饮食、运动、血糖监测和药物治疗等。多项研究显示,妊娠期糖尿病高危患者早期进行康复运动和营养治疗,可有效降低妊娠期糖尿病的发生率。

1. 康复运动 康复运动是指妊娠期糖尿病患者的肢体活动和躯体活动,是控制血糖的关键措施之一。康复运动可增加机体对胰岛素的敏感性和胰岛素葡萄糖转运能力,降低胰岛素抵抗,合理的控制和调节患者的血糖。运动方式可根据患者兴趣选择一定的有氧运动和阻力运动,有氧运动如快走、慢跑、游泳、骑固定单车,阻力运动如哑铃、弹力带等。运动时间可根据患者的情况从每次 10min 开始,逐渐增加,每次持续时间不宜超过 45min。运动频数为每周 4 次,并建议每周进行 2 次阻力运动。运动强度为中等水平,建议以能说话但不能唱歌作为孕妇的最大运动强度指征。同时在医生的指导下考虑运动禁忌证。康复运动建议要在餐后半小时进行。

2. 营养治疗 妊娠期糖尿病与孕妇的营养水平有关,孕妇的营养过剩、搭配不均、营养不良等情况均会影响妊娠期糖尿病。营养治疗的目标是将患者血糖控制在正常范围,保证母体和胎儿合理的营养素摄入,减少母儿并发症的发生。营养治疗的原则是合理控制总能量的摄入,并使孕产妇的体重正常增长,适当控制碳水化合物和脂肪的摄入,保证蛋白质、膳食纤维、维生素、矿物质等的充分摄入,并进行餐次的合理安排。理想的饮食控制既能保证孕妇妊娠期间的生理需求,又能保证胎儿的正常生长。但应注意避免过分控制饮食,否则会导致孕妇饥饿性酮症及胎儿生长受限。相关研究显示,妊娠期糖尿病患者在应用饮食控制和适度康复运动的基础上加以个体化医学营养指导,能够有效地控制血糖,改善妊娠和胎儿预后。具体营养治疗方案见《妊娠合并糖尿病诊治指南》。

三、乳母康复运动的膳食营养

哺乳期是母亲用乳汁哺育新生子代使其获得最佳生长发育并奠定一生健康基础的特殊生理阶段。乳母既要分泌乳汁、哺育婴儿，还需要逐步补偿妊娠、分娩的营养素损耗并促进各器官、系统功能的恢复，因此乳母早期康复运动和合理营养对促进其康复和健康水平有显著作用。

（一）乳母产后康复运动的建议

乳母产后早期康复运动对于恶露的排出、子宫的恢复十分有利。适当的康复运动不仅对身材恢复有好处，对缓解产后肌肉的酸痛和骨骼的疼痛也有很好的效果。有规律的康复运动还可以缓解压力，减少产后抑郁症的发生。各种有氧、力量康复运动都可以进行，应根据身体的状态选择适宜的康复运动，应遵循循序渐进的原则进行。建议先从运动量小的柔软操或是慢走等运动开始。产后女性身体比较虚弱，尤其是剖宫产者伤口需要一定时间恢复，不宜进行较剧烈的康复运动，建议可以进行一些静态的肢体活动。

产后康复运动应该遵循康复运动的时间表。一般正常分娩者产后当日可以进行下床排尿和起床近距离走动等康复运动；产后 1 周可以根据自身情况做产褥期保健操、一些轻微家务和饭后散步等康复运动；产褥期保健操应根据产后女性的分娩情况和身体状况循序渐进地进行，自然分娩女性一般在产后第 2d 就可以开始，每 1~2d 增加 1 节，每节做 8~16 次；产后 1 个月如果身体恢复较快，可以在床上做一些仰卧起坐、抬腿活动，下床慢走、散步等康复运动。也可通过做一些家务劳动来达到康复运动的目的。产后 6 周可以开始进行有氧运动，如散步、慢跑等，一般从 15min/d 逐渐增加至 45min/d，每周坚持 4~5 次，形成规律。有研究表明，产后 6~8 周，每周进行 4~5 次有氧康复运动不会影响乳汁分泌，可促进产后女性心血管健康，同时防止脂肪沉积。对于剖宫产者，应根据身体状况如贫血和伤口的恢复情况，逐渐增加康复有氧运动和力量训练。分娩 3 个月以后，乳母应加大运动负荷，增强体力，可以打乒乓球、游泳、慢跑等。

（二）乳母康复运动的营养措施

1. 高蛋白、低脂肪、保证能源物质　产后女性身体虚弱、活动减少、食欲不佳并有组织受损，所以此时的饮食应以高蛋白、低脂肪为主。蛋白质是维持生命和生长发育不可缺少的营养素。不同食物中的蛋白质含有的氨基酸模式不同，其中牛奶和鸡蛋中的蛋白质具有最适合人体蛋白质的必需氨基酸配比，生物价最高。其次是瘦肉、鱼肉、黄豆中的蛋白质含量也很丰富，而且脂肪含量相对较少。产后如进行小负荷康复运动后，可适当增加蛋白质和糖类食物的摄入，进行负荷较大康复运动锻炼后，需要额外通过膳食补充。保证能源物质摄入。总体应遵循中国营养学会对乳母的营养建议，保持糖、脂、蛋白质的均衡。同时避免摄入脂肪和糖过多而引起产后生育性肥胖。利用蒸、炖、煮、炒的烹调方法减少营养成分的丢失。

2. 高矿物质摄入　乳母钙的需要量是维持母体钙平衡和乳汁分泌所需钙量之和，按每日泌乳量 750mL 计，每天从乳汁中排出的钙约为 150~230mg/d。根据《中国居民膳食营养素参考摄入量（2023 版）》，乳母钙的推荐摄入量为每日 1 000mg。康复运动增加了乳母钙的消耗量，乳母如进行小负荷康复运动无需增加钙的摄入，若进行负荷较大康复运动锻炼后，需要额外通过膳食补充。因此需要增加奶类及奶制品等的摄入，每天增饮 200mL 牛奶，使饮奶总量达到 500mL，即可获得约 540mg 钙，加上膳食中其他食物来源的钙，则较容易达到推荐摄入量。

对于产妇而言，在其分娩过程中，由于失血量较大，铁元素会有所丢失，而乳母如果缺少铁，则会增加缺铁性贫血的发生概率。因此，康复运动的乳母应积极摄入含铁食物，日均24mg即可。

3. 维生素　维生素的合理摄入对乳母具有积极的作用，维生素 A 和婴儿的体格生长、视觉发育、免疫系统、造血功能有关，建议乳母增加富含维生素 A 的动物性食物（如：肝脏、蛋黄、奶类）、海产品和富含维生素 A 原的蔬菜水果；乳母膳食中 B 族维生素不足其乳汁中就会不足，严重时婴儿会出现缺乏症，运动可以导致部分 B 族维生素消耗增加，建议膳食中增加 B 族维生素的摄入。维生素 C 具有促进乳母伤口愈合的功效，同时也利于铁的吸收，增加抗氧化功能。康复运动的乳母建议摄入维生素 C 150mg/d，多食用新鲜的蔬菜和水果。

4. 水　乳母每日摄入的水分与乳汁的分泌密切相关，当水摄入不足时，可使乳汁分泌量减少，产褥期如果选择母乳喂养，则要注重合理的饮食与饮水，在充足的水分支持下，乳汁分泌才能够充足。此外，由于乳母基础代谢率较高，康复运动出汗多，故康复运动的乳母应增加水的摄入。中国乳母平衡膳食宝塔推荐乳母应饮水 2 100~2 300mL/d，用以补充泌乳的损耗。康复运动强度大者可以根据出汗量增加水的摄入。

5. 合理安排饮食，康复运动后不宜立即哺乳　乳母每天合理安排饮食和进餐的次数、两餐的间隔时间、食用数量和质量十分重要，要根据乳母具体的生理状态、日常生活规律、婴儿的生活规律和康复运动的时间，制定出符合合理营养和膳食制度的饮食安排，两餐间隔时间要适当，可采用少食多餐的饮食安排来满足乳母康复运动的需要。

乳母康复运动后，尤其是在较大负荷的康复运动后不宜立即哺乳，因为相对较大负荷后，乳汁的口味会发生一定的变化，可能会影响到哺乳过程。康复运动后应增加水的摄入，促进代谢产物的排出，保持体内的水平衡，保证乳汁的分泌量。

总之，合理营养、均衡饮食和产后康复运动是乳母身体尽快康复到正常水平，恢复健康状态的最有力保障。

第三节　常见慢性疾病康复运动膳食营养

绝大多数慢性非传染性疾病与体力活动不足和营养不合理有关。因此合理营养、适量康复运动和健康的生活方式是目前提倡有效地促进慢性疾病康复的重要方面。

一、高血压患者康复运动的膳食营养

高血压是最常见的心血管疾病，可引起心、脑、肾等并发症。如何对高血压患者进行康复管理，即药物治疗、饮食营养调整、康复运动、高血压的健康教育，让高血压患者提高生活质量，已成为重要的公共卫生课题。研究表明，康复运动参与了血压调节，康复运动后的营养对康复效果具有重要作用。高血压患者康复运动的膳食营养安排应包含以下内容：

（一）限制钠盐摄入量

限制钠的摄入是膳食营养防治高血压的重要措施。《中国居民膳食指南（2022）》推荐健康成年人每天食盐不超过5g。

（二）增加钾、镁、钙等无机盐的摄入，多吃蔬菜、水果

高血压患者在康复运动时消耗了部分无机盐，故应该在康复运动后补充一些无机盐，但应该补充低钠的膳食。高血压患者在接受低钠饮食治疗时辅以高钾，增加膳食中钾摄入量可降低血压，故高钾、低钠饮食对高血压的防治十分重要。肾功能良好者可选择低钠富钾替代盐，不建议服用钾补充剂（包括药物）来降低血压。肾功能不全者补钾前应咨询医生。高钾伴低钠的食物有豆类、玉米、腐竹、芋头、竹笋、荸荠、苋菜、柿饼、花生、核桃、杏仁、香蕉等。镁离子也可产生降压效应，故康复运动后应适当增加镁的摄入。高镁伴低钠的食物有各种干豆、鲜豆、豆芽、香菇、荠菜、苋菜、菠菜、桂圆等。钙对高钠引起的高血压效应具有拮抗作用，有助于降低血压，康复运动后饮食中应增加钙的摄入。使用利尿药时易引起电解质紊乱，更应注意调整食物中的钠、钾、镁含量。建议每天摄入水果 200~350g，蔬菜 300~500g。

（三）热量摄入与消耗平衡

由于康复运动增加身体的能量消耗，同时促进了患者的食欲。因此在安排每日膳食营养时，要注意膳食中能量物质的摄入。制订每日应摄取的总热量，科学进行计算，使摄入与消耗的热能达到平衡。

（四）限制脂肪摄入

高血压患者康复运动后脂肪摄入不应超过总能量的 30%，每日摄入烹调油为 25~30g。优先选择富含 n-3 多不饱和脂肪酸的食物（如深海鱼、植物油）。应该适量减少高胆固醇食物的摄入。

（五）优质蛋白饮食

在康复运动中，由于蛋白质分解加速，运动后需要补充优质蛋白质，故膳食中应增加牛奶、瘦肉、鸡蛋、海产品等；多吃鱼类、大豆等，鱼类蛋白和大豆蛋白可降低高血压和脑卒中的发病率。对血尿素氮升高者，要限制蛋白的总摄入量，以免造成肾脏负担加重。

（六）多食富含纤维素的食物

康复运动后由于食欲增加，经常造成进食量增加，康复运动后多食高纤维食物，如海带、紫菜等。食物纤维不被消化吸收，带来饱腹感，有助于减食、减重，同时能延缓糖和脂肪的吸收。可溶性食物纤维（如谷物、麦片、豆类中含量较多）能吸附肠道内的胆固醇，有助于降低血糖和胆固醇水平。

（七）限制含糖饮料和高糖食品

对于高血压合并糖尿病的患者康复运动期间，建议每天摄入添加糖提供的能量不超过总能量的 10%，最好不超过总能量的 5%，建议不喝或少喝含糖饮料，不吃或少吃高糖食品。

（八）提倡的膳食模式

高血压患者康复运动后推荐的膳食模式为：

1. 终止高血压膳食　又称 DASH 膳食（dietary approaches to stop hypertension, DASH），DASH 膳食模式提倡吃大量的蔬菜、水果和低脂奶制品。结合我国居民目前的膳食特点，推荐多摄入新鲜蔬菜、水果，并饮用 300g 低脂奶或相应量的酸奶。

2. 地中海膳食模式　鉴于地中海膳食模式的特点和优势，建议每天多摄入新鲜蔬菜和水果，补充膳食纤维、钾、镁和抗氧化物质。每天补充 25~35g 大豆和坚果，多摄入单不饱和脂肪酸；一周至少摄入两次鱼肉，减少精制谷物和加工肉类食品的摄入，多采用蒸、煮、炒、焖等烹调方法。

（九）少吃多餐

高血压患者康复运动后，应该避免大吃大喝，提倡少食多餐，每顿少吃，多吃几顿，总量不变。这样的方法，可保证餐后血糖不会升得太高。根据生活习惯、病情、康复运动情况和配合药物治疗的需要，可按照每日三餐分配为 1/5、2/5、2/5 或 1/3、1/3、1/3，也可按 4 餐分配为 1/7、2/7、2/7、2/7。少食多餐可控制餐后血糖水平，据国外大型调查研究显示，餐后高血糖对动脉损害程度比餐前高血糖更大。

（十）注意晚餐时间

高血压患者在康复运动期间，吃晚饭的时间不要太晚，晚饭吃的太晚后缺少必要的运动，进食食物中的热量来不及消耗就转化成脂肪储存起来。这样对高血压患者是有害的。

（十一）可食含丰富维生素的食物

某些维生素，尤其是 B 族维生素和维生素 C，对改善脂质，维持血管系统的结构和功能均有好处。由于康复运动造成这些维生素的消耗增加，因此在康复运动期间要增加 B 族维生素和维生素 C 含量较高的食物的摄取，可多食用小白菜、油菜、芹菜、莴笋叶、橘子、青枣、柠檬等食物。

（十二）戒烟限酒，适量饮茶，多吃能降血压的食物

康复运动可以造成血压的变化，运动后大量饮酒引起血压进一步升高，故康复运动后应该限酒，绝对不能饮烈性酒。戒烟虽不能降低血压，但戒烟可降低心血管疾病风险。茶叶中除含多种维生素和微量元素外，还含有茶碱和黄嘌呤等物质，有利尿、降压作用，故康复运动后可以适量饮茶。芹菜、胡萝卜、西红柿、荸荠、黄瓜、冬瓜、木耳、海带、香蕉、橘子、苹果、西瓜等具有降压效应，锻炼后可多食之。

二、血脂异常患者康复运动的膳食营养

通过营养和康复运动防控血脂异常对降低我国心血管疾病风险具有重要意义。血脂异常患者康复运动的膳食营养应包含以下内容：

（一）限制脂肪和胆固醇摄入

康复运动后的膳食营养要选择脂肪和胆固醇含量低的食物，如蔬菜、豆制品、瘦肉、海蜇等，尤其是多吃含纤维素多的蔬菜，可以减少肠内胆固醇的吸收。降低饱和脂肪酸含量。膳食中可适当选择一些含必需脂肪酸含量的食物，因为必需脂肪酸摄入对身体有益。减少油脂的摄入，少食或不食含饱和脂肪酸高的食物（如猪油、牛油、洋油、奶油、黄油等），可用植物油代替部分动物油；花生、核桃、芝麻、瓜子等坚果中含脂肪高，尽量不吃或少吃。减少蛋黄和动物内脏的摄入，如肝、脑、腰等含胆固醇高的食物。

（二）补充高蛋白食物

血脂异常患者康复运动后应补充高蛋白食物，如大豆及其豆制品、脱脂牛奶及低脂肪奶制品为好，一方面，属于优质蛋白质；另一方面，其胆固醇含量低，具有降脂作用，故可代替部分动物性食品，如肉类等。可适当补充鱼类、鸡蛋、瘦肉等。

（三）适当调整碳水化合物的摄入

血脂异常患者康复运动后主食以谷类为主，搭配粗粮，若主食以粗杂粮为主更佳，如燕麦、麦片、玉米面等，因为这些食物中有较多的无机盐、维生素，又富含膳食纤维，膳食纤维具有减低血脂和血糖作用，对控制血脂和血糖有利。尤其是长期饮用不上火的苦荞茶，对于降低高血脂、高血糖、高血压有很好的食疗作用。

（四）多吃维生素含量丰富的食物

血脂异常患者康复运动后的膳食中应多摄入维生素含量丰富的食物，主要为蔬菜和水果。康复运动使热能消耗增加，B 族维生素和维生素 C 消耗增加，可摄入含 B 族维生素和维生素 C 含量较高的食物。另外，康复运动易感饥饿，可食用含糖和脂肪少的水果和蔬菜，用水煮后加一些佐料拌着吃。由于蔬菜所含膳食纤维多、水分多、热量低、具有饱腹作用，是血脂异常患者康复运动后必不可少的食物。

（五）改变做菜的方式

血脂异常患者应改变做菜方式，做菜少放油，尽量以蒸、煮、凉拌为主，少吃煎炸食品。

（六）限制甜食

甜食中的糖在肝脏中转化为内源性的甘油三酯，使血浆中的甘油三酯增高，所以应限制甜食的摄入。血脂异常患者运动后少用或禁用食物有：白糖、红糖、葡萄糖及糖制甜食，如糖果、糕点、果酱、蜜饯、冰激凌、甜饮料等。

（七）限制酒类的摄入

血脂异常患者康复运动后酒类要减少摄入量，因为酒类主要含酒精，产热高，而其他营养素含量很少，故不饮为宜。

（八）血脂异常合并胰岛素依赖型的患者

康复运动后需要在医生和营养师的指导下严格执行饮食控制，对血脂异常合并有高血压、冠心病、糖尿病患者，除了较严格的饮食控制外，忌食动物内脏、蛋黄、鱼子等，严格控制动物油如黄油、猪油、牛油等。

（九）鼓励摄入具有降血脂的食物

血脂异常患者运动后可以摄入小麦胚芽、紫苏、沙棘、银杏、葡萄籽、深海鱼油、燕麦麦麸、山楂、绞股蓝、植物甾醇、荷叶等，其中银杏可以降血脂及血胆固醇，减少心肌的耗氧量，以及预防动脉硬化，心肌梗死，并防止形成血栓。

三、糖尿病患者康复运动的膳食营养

合理的营养和科学的运动无论在预防还是在治疗糖尿病的过程中都占有重要地位。合理饮食和科学运动配合药物治疗是最基本的治疗措施。

糖尿病患者康复运动的膳食营养应以平衡膳食为基础，根据个体情况，制订其膳食营养方案，具体包含以下内容。

（一）控制总热量

康复运动可以造成糖尿病患者身体能量消耗增加，也可造成其食欲增加，在康复运动后要控制其摄入的总热量。对于超重或肥胖的糖尿病患者，应严格限制能量，采用低能量均衡膳食，在目标摄入量基础上每日减少 500kcal 左右，每日供能 1 000~1 500kcal。三大营养素配比合理，肾功能正常的糖尿病患者，蛋白质的摄入量可占供能比的 15%~20%，保证优质蛋白质比例超过 1/3，碳水化合物占总能量 50%~65%，碳水化合物的摄入提倡低血糖生成指数（glycemic index，GI）食物，同时考虑食物血糖负荷的影响。脂肪占总能量 20%~30%，减少饱和脂肪酸摄入。

（二）合理营养，平衡膳食

康复运动可以造成身体的部分营养素的消耗增加，在康复运动后的饮食中要保持各种营养素的均衡摄入。在主食中应细粮和粗粮搭配；在膳食中应多种食物混合搭配，保证三大营养物质和维生素、矿物质的需求。康复运动后的饮食应放宽对主食的限制,减少单糖的摄入,限制脂肪摄入,供应优质蛋白。

(三)合理补充微量营养素

康复运动可使体内微量营养素消耗增加,糖尿病患者三大营养素代谢紊乱也会影响微量营养素的代谢,应重视补充微量营养素有助于纠正糖尿病患者代谢紊乱和预防并发症,如 B 族维生素、维生素 C、维生素 D、维生素 E、铬、锌、硒、镁等作为与糖尿病相关较为紧密的微量营养素。不建议长期大量补充维生素 E、维生素 C 及胡萝卜素等具有抗氧化作用的制剂。

(四)康复运动前多饮水,运动前血糖较低者应先加餐

康复运动前应多饮水,以防运动中的失水;在服用降糖药期间,若康复运动前血糖较低者应加餐,但食物量不宜太多,防止药物性低血糖。康复运动后宜少量多餐,降低高血糖,必要时在两餐中加辅食。

(五)康复运动后宜摄入高纤维饮食

高纤维饮食有降糖、降脂、通便、饱感的作用,每天摄入应>30g。常用的有水果、菜的茎叶、燕麦、荞麦、玉米面、魔芋、海带、紫菜等,但不能只吃这些食物,避免引起营养不良。

(六)康复运动后宜多吃蔬菜,水果适量

餐餐有新鲜的蔬菜,每日蔬菜总摄入量 500g 左右,种类、颜色要多样,黄绿色等深色蔬菜应占 1/2 以上,增加绿叶蔬菜摄入量(如油菜、菠菜、鸡毛菜等),每日食用适量菌藻类(如蘑菇、香菇、金针菇、海带、紫菜、黑木耳等)。在胃肠道功能允许的条件下,建议每日生吃一些蔬菜,不仅获取更多的维生素也能增加饱腹感。常见的可生吃蔬菜:黄瓜、西红柿、生菜、莜麦菜、苦菊、穿心莲、萝卜、芹菜、彩椒、青椒、洋葱、紫甘蓝等。水果每日 250g 左右,以低 GI 水果为宜(如樱桃、梨、苹果、柚子、李子、桃等),GI 较高的水果(如菠萝、龙眼、荔枝、西瓜、哈密瓜等)每次食用数量不宜过多。

(七)改变烹调方法,康复运动后饮食宜摄入清淡饮食

烹调方法要得当,注意少油少盐,每日烹调油使用量控制在 30g 以内,选择少油烹调方法,如蒸、煮、炖、焖、水滑、熘、拌等。食盐摄入量限制在每天 5g 以内,包括面包、饼干、鸡精、酱油、咸菜、咸肉等中包含的隐性盐。

(八)适量饮茶,戒烟限酒

适量饮用淡茶或咖啡,不喝或者少喝含糖饮料(血糖升高者禁饮),最好饮用白开水,饮酒适量每日不超过 1~2 份标准量(一份标准量为:啤酒 285mL,红酒 100mL 或白酒 30mL,各含酒精约 10g)。不推荐糖尿病患者饮酒,虽然酒精本身对血糖和血清胰岛素浓度几乎没有影响,但酒精摄入可能掩盖低血糖发生症状,降低肝糖输出并促进酮体生成。少饮酒,不吸烟。

(九)健康膳食模式

糖尿病高危人群应改变传统膳食模式,减少总脂肪酸和饱和脂肪酸摄入、减少精制碳水化合物、增加膳食纤维等,提倡采用 DASH、地中海膳食模式,这些健康膳食模式有利于预防糖尿病发生和控制血糖。

总之。康复运动后膳食营养因素在一定程度上对糖尿病的发生、发展过程发挥着作用。提倡健康的生活方式,在康复运动后建立科学合理的膳食结构,是预防和治疗糖尿病的一项重要措施。

四、骨质疏松患者康复运动的膳食营养

骨质疏松症除了受遗传因素的影响外，不健康的生活方式对其影响巨大，其中最重要的就是受膳食和运动方面的影响。

骨质疏松症患者的康复运动膳食营养安排应包含以下内容：

（一）康复运动后应加强营养，均衡膳食

建议摄入高钙、低盐和适量蛋白质的均衡膳食。

（二）康复运动后多食用含钙（Ca）、磷（P）高的食品

康复运动后多食用含钙（Ca）、磷（P）高的食品，但要注意 Ca、P 的比例，含 Ca、P 较高的食品有：鱼、虾、虾皮、海带、牛奶及奶制品、鸡蛋、豆类及豆制品、芝麻酱、海带等。膳食中钙摄入不足时，可给予钙剂补充。

（三）康复运动后坚持不挑食，不偏食

（四）坚持户外运动，多接受日光浴

阳光中的紫外线可以刺激皮肤中的 7- 脱氢胆固醇，生成维生素 D_3 前体，再转化为维生素 D_3，由淋巴等转运吸收入血，再经过肝脏和肾脏的羟化酶作用，转化为有活性的维生素 D_3。有活性的维生素 D_3 可以促进小肠吸收钙，从而达到补钙的效果。建议每日根据日光的强弱合理选择时间，尽可能多的暴露皮肤于阳光下照射 15~30min（时间长短取决于日照时间、纬度、季节等因素），注意避免强烈阳光照射，以防灼伤皮肤。每周不少于两次日光浴，以促进体内维生素 D 的合成。

（五）限制影响 Ca、P 的吸收行为和食物

康复运动后应不吸烟、不饮酒、少喝咖啡、浓茶及含碳酸的饮料，少食糖及食盐，以免影响 Ca、P 的吸收。

（六）康复运动后合理摄入动物蛋白

康复运动后应合理摄入动物蛋白，因为康复运动后动物蛋白过多摄入增加钙的排泄，影响钙的吸收。

（七）增加钙强化食品的摄入

有遗传基因的高危人群康复运动后，要重点随访，应增加钙强化食品的摄入，做到早期防治。

五、痛风患者康复运动的膳食营养

《中国高尿酸血症与痛风诊疗指南（2019）》管理总则建议痛风患者应保持健康的生活方式，其中规律的康复运动和合理膳食对防治痛风均有显著的作用。痛风患者的康复运动的膳食营养安排应包含以下内容：

（一）控制能量摄入

根据患者性别、年龄、身高、体重和康复运动等估计能量需求。进行低强度康复运动时，正常体重者每日给予 25~30kcal/kg 能量，体重过低者每日给予 35kcal/kg 能量，超重 / 肥胖者每日给予 20~25kcal/kg 能量；进行中等强度运动时，正常体重者每日给予 30~35kcal/kg 能量，体重过低者每日给予 40kcal/kg 能量，超重 / 肥胖者每日给予 30kcal/kg 能量；进行高强度康复运动时，正常体重者每日给予 40kcal/kg 能量；体重过低者每日给予 45~50kcal/kg 能量，超重 / 肥胖者每日给予 35kcal/kg 能量。

（二）合理安排宏量营养素的比例

1. 碳水化合物的摄入 碳水化合物是康复运动能量的主要来源，在控制总能量的前提下，其摄入占总能量的 50%~60%。宜选择低 GI 食物，建议康复运动后全谷物食物占全日主食量的 30% 以上，膳食纤维摄入量达到 25~30g/d。由于果糖会增加痛风的风险，故痛风患者康复运动后应减少其摄入量，限制添加糖摄入。

2. 蛋白质的摄入 痛风患者康复运动后应适量摄取蛋白质，适量限制动物蛋白质供给可控制嘌呤的摄取，其供给量约为 0.8~1.0g/（kg·d）或 50~70g/d，优先选用乳类、干酪、鸡蛋等食物。

3. 脂肪的摄入脂肪可限制尿酸排泄，痛风患者康复运动后应适量限制，约为 40~50g/d，占总能量的 20%~25%，饱和脂肪酸占总能量应不超过 10%。反式脂肪酸应小于总能量的 1%，单不饱和脂肪酸每日摄入量应占总能量的 10%~15%。并用蒸、煮、炖、卤、煲、焯等用油少的烹调方法。

（三）充足的维生素和矿物质

痛风患者康复运动后应保证各种维生素，尤其是 B 族维生素和维生素 C 足量供给，保证钙、铁、锌、碘的摄入。由于痛风患者易患高血压、高脂血症和肾病，应限制钠盐摄入，通常用量 2~5g/d。

（四）保证充足饮水

饮水充足有利于尿酸排出，预防尿酸性肾结石，延缓肾脏进行性损害。康复运动可以引起痛风患者出汗，引起体内缺水，故建议痛风患者康复运动后每日应根据出汗量，饮水 2 000mL 以上，伴肾结石者最好能达到 3 000mL。补充水分以温开水、矿泉水、菜汁等为宜。

（五）限量饮酒

由于康复运动后体内血乳酸等酸性物质增加，而酒精不仅增加尿酸合成，而且也使血乳酸浓度升高，若痛风患者康复运动后饮酒会使血乳酸溶度更加升高，抑制肾小管分泌尿酸，造成肾脏排泄尿酸减少。饮酒过多，常是痛风急性发作的诱因。研究发现，痛风与饮酒的相关性不仅与饮酒量有关，而且与酒的类型也有关。酒精饮料的嘌呤含量为陈年老酒>啤酒>普通黄酒>白酒，总饮酒量男性不宜超过 28g/d 纯酒精，女性不宜超过 14g/d 纯酒精（14g 纯酒精为 1 个酒精单位，相当于酒精浓度（alcohol by volume，ABV）12% 的红葡萄酒 145mL、ABV3.5% 的啤酒 497mL 或 ABV40% 的蒸馏酒 43mL）。

（六）健康的饮食行为

康复运动可引起食欲增加，痛风患者康复运动后切忌暴饮暴食或一餐中进食大量肉类，因为暴饮暴食或一餐中进食大量肉类是痛风性关节炎急性发作的诱因，故一日三餐应有规律，也可少食多餐。一些调味品如辣椒、胡椒、芥末及生姜等能兴奋自主神经诱导痛风急性发作，故烹饪时应尽量避免使用。肉类煮后弃汤可减少嘌呤含量。痛风患者康复运动后饮食中应强调食物多样、谷类为主、清淡饮食、控糖限酒等。

（七）避免高嘌呤食物

高尿酸血症的发生主要是由于内源性代谢紊乱所致，高嘌呤饮食可使血尿酸浓度升高，造成急性痛风性关节炎的发作。一般人日常膳食嘌呤摄入量为 600~1 000mg，痛风患者康复运动后应减少高嘌呤食物的摄入，在急性期应严格限制嘌呤摄入少于 150mg/d，可选择嘌呤含量低的食物，在缓解期，视病情可适量增选嘌呤含量中等的食物，确保正常平衡膳食。无论在急性期还是缓解期均应避免嘌呤含量高的食物。

六、肥胖患者康复运动的膳食营养

肥胖症康复运动的膳食营养原则是使患者的能量代谢处于负平衡状态,在制定和实施膳食营养方案时,应遵循平衡膳食、食物多样原则,确定合适的能量摄入量、保证各种营养素的合理摄入量与适宜的分配比例,同时兼顾个体化,采用合适的膳食模式,纠正不健康的饮食行为和习惯,维持肥胖症患者的身心健康,降低减脂对机体造成的不良影响,减少机体的脂肪含量。具体的康复运动膳食营养安排如下:

(一)控制总能量的摄入

康复运动可引起机体食欲增加。在康复运动后的饮食首先是控制总能量的摄入,即膳食供给的能量必须低于机体实际消耗的能量,造成能量的负平衡,迫使身体消耗体内的脂肪,直至体重恢复到正常水平。同时,尽可能根据肥胖程度来安排每天供给的最低能量。对能量的控制,一定要循序渐进,逐步降低。对于正处于发育期而又刻意追求线条美的青少年来说,则更应以强化日常运动锻炼为主,千万不可盲目控制饮食,以免发生神经性厌食。

根据肥胖患者的肥胖程度和康复运动的能量消耗,能量限制也应区别对待。对轻度肥胖的成年患者,根据康复运动的能量消耗,一般在正常供给量基础上按每天少供给能量 523~1 046kJ(125~250kcal)的标准来确定其一日三餐饮食的供能量,这样每月可稳步减肥 0.5~1.0kg。而对中度以上的成年肥胖者,必须严格限制能量,每天以减少能量 550~1 000kcal 为宜,可以每周减少体重 0.5~1.0kg。一般认为,在 6 个月内将体重降低 5%~15% 是可行且有利于维持健康状态的减重目标,对于重度肥胖者来说,体重在 6 个月内可降低 20%。限制热量的饮食,应减少谷类、薯类、糖果、甜点心、肥肉、含油酯较多的干果及含糖饮料等高热量食物。

(二)三餐合理分配及安排

肥胖症患者在康复运动期间的三餐分配应遵循平衡膳食原则,在控制总能量摄入的基础上,保证蛋白质、必需脂肪酸、矿物质、维生素和膳食纤维等营养素的合理摄入量与适宜的分配比例。同时,纠正不健康饮食行为,促进肥胖症患者的身心健康。

1. 三餐合理分配　肥胖症患者康复运动后一日三餐的食物能量分配,可根据康复运动时间合理安排,若下午康复运动者,可参照早餐 27%、午餐 49%、晚餐 24% 进行能量分配。在分配一日三餐比例时,应遵循以下原则:①动物性蛋白和脂肪含量多的食品尽量安排在早餐和午餐吃,晚上以清淡为主;②三餐量的比例应是:午餐>早餐>晚餐。

2. 三大营养素的构成比和来源　康复运动减肥期间膳食中的三大营养素分配比例原则是蛋白质占总热能的 25%~30%,脂肪占 15%,碳水化合物占 50%~60%。在蛋白质的选择中,建议多摄入优质蛋白;在有限的脂肪摄入量中,最好能够保证必需脂肪酸的摄入,少摄入含饱和脂肪酸较多的动物油脂和食物;碳水化合物应选择全谷物,严格限制糖、巧克力、含糖饮料及零食。在进行康复运动减肥的时期,最好不要饮酒,避免饮酒导致的能量摄入过高而使减肥失败。

3. 保证维生素和矿物质的供应　在康复运动减肥时,常常会出现维生素和无机盐摄入不足的问题。容易缺乏的维生素主要有维生素 B_1、维生素 B_2、烟酸等,容易缺乏的无机盐有钙、铁等。三餐饮食中要注意合理的食物选择和搭配。新鲜的蔬菜和水果含能量低,又可以提供维生素和矿物质,营养丰富且饱腹感明显,不仅有助于康复运动期间的减肥,还能改善代谢紊乱。若维生素和矿物质缺乏较多时，可在医生的指导下，适当服用复合维生素和微量元素制剂。

4. 增加膳食纤维的摄入　康复运动期间每天膳食纤维的供给量在 25~30g 为宜。可根据肥胖程度适当调整。

5. 合理烹调　康复运动期间食物的烹调方法宜采用蒸、煮、炖、氽等，忌用油煎、炸的方法。色、香、味、形的选择与调配，应尽可能符合具体对象的具体爱好。

（三）注意多饮水

康复运动时机体产热增加，为了维持体温恒定，机体就大量出汗，造成机体缺水，因此在康复运动后要充分补水。水是各种代谢物质的溶剂，饮水不足不仅会引起人体新陈代谢功能紊乱，而且会使体内脂肪更容易积聚，造成减肥效果不好。

（四）改变饮食习惯

肥胖症患者康复运动期应少吃多餐；放慢进餐速度，细嚼慢咽；少吃刺激食欲的食物，如辣椒、味精等；减盐、戒酒。

（五）控制饮食应持之以恒

肥胖症患者康复运动期间除了限制热能外，其他所有营养物质应能够满足。控制饮食要持之以恒。

（六）营养干预

康复运动联合营养干预对肥胖患者减肥的效果更佳。研究表明，生物活性物质、常见的果蔬、膳食纤维、5- 羟色氨酸、铬和绿茶提取物及一些民间食品在肥胖防治方面均发挥重要的作用。其中膳食纤维和 5- 羟色氨酸可抑制食欲，绿茶可提高每日能耗，补铬能促进脂肪消耗和肌肉生长，并有助于抑制脂肪在脂肪细胞中的沉积。在康复运动期间补充以上物质对减肥的效果更好。

此外，黄瓜中含有丙醇二酸，有助于抑制食物中的碳水化合物在体内转化为脂肪；萝卜含有辛辣成分芥子油，可促进体内脂肪的代谢、减少脂肪在体内积聚；益生菌可调节肠道菌群，具有预防及干预肥胖的作用。

肥胖症患者在进行康复运动和平衡膳食干预的同时，进行健康教育是非常重要的措施之一，认识肥胖的不良后果及其康复运动和营养干预的意义才能改变其饮食习惯和行为，同时注意患者心理的调节。

（张　钧）

下 篇

疾病营养康复治疗

第一章

心血管疾病营养康复治疗

第一节　概　　述

心血管疾病（cardiovascular diseases，CVDs）是一组由心脏和血管疾患引起疾病的总称，包括高血压、冠心病、心肌病、心力衰竭、周围血管疾病等。CVDs 是全球的首要死因，也是我国居民的首要死亡病因。

《中国心血管健康与疾病报告 2021》显示：我国心血管病的发病率与致死率仍高居榜首，2019 年农村、城市心血管病分别占死因的 46.74% 和 44.26%，每 5 例死亡中就有 2 例死于心血管病。推算心血管病现患人数 3.3 亿，其中高血压 2.45 亿、下肢动脉疾病 4 530 万、脑卒中 1 300 万、冠心病 1 139 万位居前列，心血管病防控形势仍然严峻，拐点仍未到来。血脂达标仍是一项艰巨的任务，目前医患对此重视不足。数据显示，中国居民总胆固醇、低密度脂蛋白胆固醇、非高密度脂蛋白胆固醇、甘油三酯水平近年来呈上升趋势，血脂异常总体患病率达到 40.40%。

体重健康方面，《中国居民营养与慢性病状况报告（2020 年）》显示，城乡各年龄组居民超重肥胖率继续上升，18 岁及以上居民超重率和肥胖率分别为 34.3% 和 16.4%，6~17 岁儿童青少年超重率和肥胖率分别为 11.1% 和 7.9%，6 岁以下儿童超重率和肥胖率分别为 6.8% 和 3.6%。我国超重与肥胖人群规模快速增长，由于肥胖与心血管疾病的强相关性，也意味着快速扩增了心血管疾病高危人群。因此加强我国心血管疾病的防控刻不容缓。

心血管疾病的危险因素主要包括不合理的膳食营养，身体活动减少、吸烟、环境污染、高血压、血脂异常、糖尿病、超重和肥胖、高同型半胱氨酸血症等。其中，不合理的膳食因素是最重要的危险因素。平衡/合理膳食模式可降低心血管疾病的发病风险。一项来自 WHO 的从 1900 年至 2016 年涵盖大部分欧洲国家的全球疾病负担的研究显示，2016 年饮食风险占所有死亡的 22.4% 和心血管疾病死亡的 49.2%。近 10 年，中国居民膳食结构发生了很大变化，最为显著的是脂肪供能比呈上升趋势，膳食脂肪供能比在 2010—2012 年达到 32.9%，2015—2017 年更是达到了 34.6%。而谷物、豆类、水果和蔬菜等摄入不足，膳食结构仍不合理。此外，研究普遍认为规律的身体活动与心血管疾病死亡率的降低以及患心血管病的风险密切相关。身体活动与高血压的发病负相关，即活动量越小的人群，高血压发病率越高，而中、高强度身体活动降低 CVD 风险。身体活动较多的人血压较低，胰岛素敏感性较高，血浆中高密度脂蛋白胆固醇的水平更高。虽然已发现适度的身体活动水平可以降低心血管疾病的发生风险，但有证据表明持续高强度的身体活动（如马拉松跑）可能对心血管健康产生有害影响。

本章将重点阐述膳食营养和身体活动对血脂异常、高血压和冠心病的影响及其防治建议。

第二节　血脂异常营养康复治疗

一、概述

血脂异常(hyperlipidemia),与动脉粥样硬化有直接的关系,这种疾病波及许多重要的器官和组织,例如波及冠状动脉引起冠状动脉硬化,增加了心血管疾病的发病率和死亡率。《中国居民营养与慢性病状况报告(2020年)》调查结果显示,我国成年人群血脂异常类型以高甘油三酯血症(hypertriglyceridemia)和低高密度脂蛋白胆固醇(high-density lipoprotein-cholesterol, HDL-C)血症为主,血脂异常总体患病率高达40.40%,约4.3亿人。

(一)血脂异常的定义及分类

血浆中的脂类包括胆固醇、胆固醇酯、甘油三酯、磷脂和游离脂肪酸等。高脂血症是指机体血浆中胆固醇或/和甘油三酯(triglyceride, TG)水平升高。可表现为高胆固醇血症、高甘油三酯血症或两者兼有(混合型),由于脂质难溶于水,必须与血浆中的蛋白质结合形成大分子的脂蛋白后,才能在血液中被运输,进入组织进行代谢。胆固醇和甘油三酯在血浆中都是以脂蛋白的形式存在,严格地说,高脂血症应称为高脂蛋白血症(hyperlipoproteinemia)。另外,血浆中高密度脂蛋白水平降低也是一种血脂代谢紊乱,并多与胆固醇和甘油三酯水平升高同时存在,故称血脂异常(dyslipidemia)能更准确、全面反映血脂代谢紊乱状态(表2-1-1)。

表 2-1-1　血脂异常的临床分类

分类	TC	TG	HDL-C
高 TC 血症	增高		
高 TG 血症		增高	
混合型高脂血症	增高	增高	
低 HDL-C 血症			降低

(二)血脂异常的临床表现及诊断标准

血脂异常可见于不同年龄、性别的人群,明显血脂异常患者常有家族史。血脂水平随年龄增长而升高,至50~60岁达到高峰,其后趋于稳定或有所下降。中青年女性血脂水平低于男性,但绝经期后显著升高,常高于同龄男性。

高脂血症患者,由于血浆中脂蛋白水平升高,血液黏稠度增加,血流速度缓慢,血氧饱和度降低。表现为倦怠、易困、肢体末端麻木、感觉障碍、记忆力减退,反应迟钝等。脂质在血管内皮下沉积引起动脉粥样硬化,导致心脑血管和周围血管病变。某些家族性血脂异常可于青春期前发生冠心病,甚至心肌梗死,严重的高胆固醇血症可出现游走性多关节炎,严重的高 TG 血症(>11.4mmol/L)可引起急性胰腺炎。脂质局部沉积于皮肤可形成黄色瘤,以眼睑周围多见。

血脂异常的诊断采用《中国成人血脂异常防治指南(2016年修订版)》关于我国血脂合适水平及异常分层标准(表2-1-2)。

表 2-1-2　血脂异常诊断及分层标准（mmol/L）

分层	TC	LDL-C	HDL-C	非 HDL-C	TG
理想水平		<2.6		<3.4	
合适水平	<5.2	<3.4		<4.1	<1.7
边缘升高	5.2~6.19	3.4~4.09		4.1~4.89	1.7~2.29
升高	≥6.2	≥4.1		≥4.9	≥2.3
降低			<1.0		

二、营养代谢特点

（一）碳水化合物

碳水化合物摄入过多，尤其是单糖和双糖类，会促进肝脏利用多余的碳水化合物形成内源性甘油三酯，其主要由极低密度脂蛋白（very low-density lipoprotein, VLDL）运载，过高的 VLDL 在血浆中亦会使血浆变浊，在脂蛋白脂酶的作用下，VLDL 受中等密度脂蛋白的引发而形成 LDL。

（二）蛋白质

蛋白质的构型和氨基酸组成均可影响血脂代谢。L-精氨酸是体内合成 NO 的原料，NO 是调节血管内皮功能的重要因子，其生成不足将直接导致内皮功能障碍，进而容易诱发动脉粥样硬化，补充足量的 L-精氨酸，能防止因高胆固醇血症引起的内皮 NO 活性降低。

（三）脂类

高脂肪膳食尤其是高饱和脂肪酸膳食易导致血浆胆固醇水平升高。脂肪不仅能促进胆汁分泌，其水解产物还有利于形成混合微胶粒，并能促进胆固醇在黏膜细胞中进一步参与形成乳糜微粒、转运入血，从而使血浆胆固醇水平升高。短链的饱和脂肪酸（<6 个碳原子）和硬脂酸（18 个碳原子）对血胆固醇影响较小。豆蔻酸（C14∶0）、月桂酸（C12∶0）和棕榈酸（C16∶0）有升高血胆固醇作用。

单不饱和脂肪酸能降低血总胆固醇和低密度脂蛋白胆固醇（low-density lipoprotein cholesterol, LDL-C），而且不降低 HDL-C。此外，单不饱和脂肪酸由于不饱和双键较少，对氧化作用的敏感性低于多不饱和脂肪酸，不易引起 LDL-C 氧化。n-6 系列的多不饱和脂肪酸能降低血液总胆固醇、LDL-C 和 HDL-C 水平。其作用机制与饱和脂肪酸相反，即增强 LDL 受体活性，从而降低血液中 LDL-C 颗粒数及颗粒中胆固醇的含量。n-3 系列的多不饱和脂肪酸可降低血总胆固醇、甘油三酯和 LDL-C，增加 HDL-C。

膳食胆固醇的吸收及其对血脂的影响因遗传和代谢状态不同而存在较大的个体差异。部分人胆固醇摄入量高时还反馈抑制自身胆固醇的合成。近年研究表明，人体自身脂质代谢对血中胆固醇的影响要远大于膳食中的胆固醇摄入的影响。但这种反馈调节机制并不完善，当大量摄入胆固醇时，仍可使血胆固醇升高。血液胆固醇与心血管疾病关系是确凿的，对患有慢性病、血脂偏高或有家族史的高危人群，仍需注意控制膳食胆固醇摄入量。磷脂具有乳化作用，使血液中的胆固醇颗粒保持悬浮状态，从而降低胆固醇在血管壁的沉积，并具有降血胆固醇作用。

（四）维生素和矿物质

维生素 E 能降低血浆 LDL-C 水平和抑制 LDL-C 氧化，增加 HDL-C 水平，调节血脂水平。维生素 C 参与胆固醇代谢，促进肝脏胆固醇转化为胆汁酸排出，从而降低血胆固醇水平,加速血清 VLDL-C、TG 降解。维生素 C 能增加血管韧性并防止脂质过氧化。

镁对心血管系统有保护作用,具有降低胆固醇、降低冠状动脉张力、增加冠状动脉血流量的作用。缺钙会引起血胆固醇和甘油三酯升高,补钙后,可使血脂恢复正常。铬是葡萄糖耐量因子的组成成分,缺铬可引起糖代谢和脂类代谢紊乱。补铬可降低血甘油三酯、胆固醇和 LDL-C,并提高 HDL-C 的含量。碘可减少胆固醇在动脉壁的沉积,血清锌含量与 TC、LDL-C 呈负相关,而与 HDL-C 呈正相关。

(五)膳食纤维

不良的饮食习惯会导致肠道菌群失衡,有害菌增多,而增加肠道内毒素的水平,相应地使血液内毒素水平增加。饱和脂肪酸与高胆固醇能够增加肠道中革兰氏阴性菌的浓度,使内毒素浓度增加,相反,膳食纤维和益生菌能够减少肠道内革兰氏阴性菌的浓度。

三、营养康复治疗

由于血脂异常与饮食和生活方式密切相关,所以饮食治疗和改善生活方式是康复治疗血脂异常的基本措施,无论血脂异常者是否进行调脂药物治疗,都必须坚持合理饮食和改善生活方式。根据患者血脂异常的程度、分型以及性别、年龄和劳动强度等制订个性化的膳食营养处方。

(一)营养治疗目的

以平衡膳食为基础,维持正常的体重。控制总能量摄入,限制膳食脂肪尤其是饱和脂肪量,优化各类脂肪酸的结构,增加膳食纤维,摄入充足的微量营养素,建立健康的生活方式,改善血脂异常,预防并发症。

(二)营养治疗原则

1. 控制总能量摄入　总能量摄入应以体重为基础,适当增加运动量,控制体重在理想体重范围。

2. 限制脂肪和胆固醇摄入　膳食脂肪需要多种类型构成,这种构成要有利于血浆中合适的 HDL-C 的水平和总胆固醇水平(表 2-1-3)。当然总脂肪量的控制也很不容忽视,我国成年人以控制在 25% 为宜,胆固醇摄入量应<300mg/d;对于高胆固醇血症患者,胆固醇摄入量<200mg/d,膳食脂肪摄入量也应降低,少于总能量 20%,饱和脂肪酸低于总能量的 7%。

表 2-1-3　影响血浆 HDL-C 的因素

升高 HDL-C 作用	降低 HDL-C 作用
饱和脂肪	单糖、短期高碳水化合物膳食
膳食中胆固醇	多不饱和脂肪酸
酒(低度酒两小杯/d)	吸烟
长期的有氧运动	不做体力活动
生活的模式	一些抗高血压药
雌激素	高雄激素水平
性别为女性	肥胖病、糖尿病
	合成类固醇、黄体酮
	性别为男性

HDL 是蛋白质含量高但甘油三酯含量低的血浆脂蛋白。主要在肝脏和小肠合成。HDL 可收集死亡细胞的胆固醇和其他来源的胆固醇，将其转送到其他脂蛋白。HDL 水平似乎可以抵御动脉粥样硬化。目前已发现日常摄食富含多酚、多不饱和脂肪酸与单不饱和脂肪酸的果仁类物质和富含维生素 C 的新鲜蔬果可明显升高 HDL。

深海鱼油含丰富的 EPA 和 DHA，植物油含不饱和脂肪酸较多，但椰子油、棕榈油例外，一般膳食以饱和脂肪酸、单不饱和脂肪酸和多不饱和脂肪酸比例约为 1∶1∶1 为宜。多不饱和脂肪酸虽有降血脂的作用，但其不饱和键易氧化而产生过氧化物，对健康不利，故也不宜过量摄入，但可适宜增加维生素 E 的摄入量，以防止不饱和脂肪酸的过氧化，一般每克多不饱和脂肪酸需 0.6mg 维生素 E。

一般宜少吃猪肉，可适当吃些鸡、兔、牛、羊等瘦肉，新鲜海鱼类宜适当多吃。动物内脏、脑的胆固醇含量高，尽量不吃。烹调选择植物油，如豆油、花生油、玉米油，搭配橄榄油或茶油等；大豆富含磷脂和不饱和脂肪酸，不含胆固醇，建议常吃。

大量的植物甾醇，包括谷固醇、菜油固醇在进食前使用可以产生降低高胆固醇血症的作用，在蟹和蚝等体内的海生物固醇也有谷固醇的作用，这些固醇的作用机制在于抑制肠道对胆固醇的吸收。建议每天补充植物甾醇 2~3g/d（表 2-1-4）。

表 2-1-4　常见食物中植物甾醇的含量（mg/100g）

食品名称	含量	食品名称	含量	食品名称	含量
芝麻	714.0	葵花籽	534.0	花生	220.0
菜籽	308.0	大豆	160.7	绿豆	23.2
小麦	68.8	玉米	177.6	甘薯	12.1
马铃薯	4.8	萝卜	34.4	西红柿	6.77
葡萄	3.31	苹果	12.7	草莓	12.1
花生油	207	橄榄油	221	豆油	250
芝麻油	865	玉米油	968	米糠油	1 190

3. 适量的蛋白质和碳水化合物　蛋白质摄入量占总能量的 13%~15% 为宜，多选择植物蛋白尤其是大豆蛋白，有较好的降血脂作用。碳水化合物占总能量的 50%~65%。由于蔗糖、果糖等比淀粉更容易转化为甘油三酯，故应少吃甜食和含糖的饮料。高甘油三酯血症患者，碳水化合物应减少至占总能量的 50%~55%。

4. 充足的维生素、矿物质和膳食纤维　中华预防医学会等发布的《中国健康生活方式预防心血管代谢疾病指南》指出，成年人每日应摄入 300~500g 新鲜蔬菜和 200~350g 新鲜水果（而非果汁），尤其推荐食用深色的蔬菜和水果，如菠菜、西蓝花、胡萝卜、葡萄、桑椹等。

适当吃全谷物、杂豆类以保证充足的维生素，矿物质和膳食纤维的摄入量，建议适当摄入低脂奶或豆类以供给充足的钙。植物性食物中的谷固醇和膳食纤维可以影响机体对胆固醇的吸收，从而降低胆固醇水平。建议高脂血症患者宜适当增加膳食纤维的摄入量 10g~25g/d，伴有高血压者，应限盐。

5. 不吸烟，少饮酒，多喝茶　酒精促进肝脏合成更多的内源性甘油三酯和 LDL-C，故应少饮酒、如饮酒宜饮适量低度酒。茶叶含有茶多酚等成分,有降低胆固醇在动脉壁的沉积、抑制血小板凝集、促进纤溶酶活性、抗血栓形成的作用,故建议多饮茶。

四、身体活动的建议

考虑到血脂异常人群中存在个体差异,应针对不同的临床表现和病理特征提供有针对性的身体活动建议。建议在进行身体活动,尤其是强度较大的身体活动前,应咨询专业医师和教练。

1. 健康人群

目标:维持低水平低密度脂蛋白胆固醇(LDL-C)和总胆固醇(TC),提升高密度脂蛋白胆固醇(HDL-C)水平。

运动方案:增加体育锻炼,每周 5d,每天至少 30min;长时间适当强度的有氧运动(储备心率的 70%~80%),并结合 50%1RM(阻抗运动其强度常以负荷量最大重复次数值,同时结合主观用力程度分级表示。1RM 代表采用一个重量在完成 1 次动作之后就再也无法完成第 2 次这个重量)的低强度抗阻运动。

2. 血脂异常

目标:降低 LDL-C 和 TG 水平,增加 HDL-C 水平。

运动方案:增加体育锻炼,每周 5d,每天至少 30min;长时间适当强度的有氧运动(储备心率的 70%~80%,最大心率的 85%),并结合 75%~85%1RM 的高强度抗阻运动。

3. 血脂异常且运动受限(残疾、年龄较大等)

目标:降低 LDL-C 和 TG 水平,增加 HDL-C 水平

运动方案:在身体允许的情况下尽可能增加身体活动,对主要的肌肉群维持 50%~75%1RM 的中等强度抗阻运动。

五、食疗方举例

血脂异常中医学上称为痰浊、脾虚、气滞、肝肾阴虚、脾肾阳虚等。下面列举了一些血脂异常食疗方。

(一)柚子炖鸡

【来源】《本草纲目》

【组成】新鲜柚子 1 个,新鲜鸡肉 500g,姜片、葱白、百合、盐等适量。

【制法与用法】将柚剥皮、去筋皮、除核,取肉 500g,将鸡肉洗净切块,焯去血水。再将柚肉、鸡肉同放入炖盅内,置姜片、葱白、百合于鸡肉周围,调好盐,加开水适量,炖盅加盖,置于大锅中,用文火炖 4h,取出可食之。

【功效与应用】健脾消食,化痰止咳。方中柚子肉味甘带酸、性凉,归肺、胃经,能生津止渴、开胃下气、止咳化痰。鸡肉味甘性温,归脾、胃经,能温中补脾、益气养血、补肾益精,配以柚子入肺,使膳方能健脾胃而理肺气,达到气顺痰除,脾健痰化的目的。

(二)甘蔗白藕汁

【来源】《中华药膳大宝典》

【组成】甘蔗 100g,莲藕 100g

【制法与用法】洗净甘蔗,去皮、切碎榨汁。洗净莲藕,去节、切碎、绞汁,每次取甘蔗

汁,莲藕汁各一半饮用,1天3次,连服3天。

【功效与应用】清热利湿,凉血润燥。方中甘蔗性味甘寒,入肺、胃经。含蛋白质、脂肪、甲基延胡索酸、琥珀酸、甘醇酸、苹果酸、柠檬酸、乌头酸、维生素 B_1、维生素 B_2、维生素 B_6、维生素 C 及钙、磷、铁等元素。藕性味甘寒,入心、胃、脾经,含淀粉、蛋白质、天门冬素、维生素 C、焦性儿茶酚、新绿原酸、过氧化物酶等。两者均取汁用,甘凉清润,清香爽口,既善养阴润燥,其甘寒之性又长于清热利水,对于湿热所致诸证常有较好的疗效。

【使用注意】甘蔗要黑皮蔗,莲藕要白嫩藕。脾胃虚寒者慎用。

六、食谱举例(表 2-1-5)

表 2-1-5　血脂异常参考食谱

餐次	食品名称	主要食材
早餐	牛奶燕麦饮	鲜牛奶 250g　燕麦片 25g
	煮鹌鹑蛋	鹌鹑蛋 2 只(约 30g)
	煸烤小番茄	小番茄 50g　橄榄油 5g
	蒸薯类	山药 75g　南瓜 100g
	双果	开心果 10g　苹果 150g
午餐	米饭	大米、小米、藜麦 75g
	青椒牛肉丝	青椒 50g　牛肉 50g
	蒜泥黄瓜	黄瓜 100g
	清炒油菜	油菜 150g
	小葱拌豆腐	嫩豆腐 75g　适量小葱
加餐	水果	苹果 150g
晚餐	荞麦面	荞麦面 100g
	白灼虾	基围虾 50g
	鸡毛菜拌金针菇	鸡毛菜 150g　鲜金针菇 25g
	海带冬瓜汤	水发海带 15g　冬瓜 100g
营养分析	能量 6 897kJ(1 650kcal)　蛋白质 68g　脂肪 55g　碳水化合物 239g	
	铁 31mg　锌 11mg　维生素 B_1 1.0mg　维生素 $B_2$1.2mg　维生素 C 131mg	

注:
1)该食谱以身高 170cm,体重 66kg,轻体力劳动的缺铁性贫血患者为例,可结合患者个人实际情况酌情调整;
2)该食谱使用食盐 4g,烹调油 25g。食品原料重量为可食部生重。

（伍佩英　张中乐）

第三节　高血压病营养康复治疗

一、概述

高血压病是严重影响健康的全球范围内的重大公共卫生问题,包括发病率、死亡率以及医疗资源的消耗等。高血压可引起心、脑、肾等并发症,脑卒中是目前我国高血压人群最主要的并发症,冠心病事件也有明显上升,其他并发症包括心力衰竭、左心室肥厚、心房颤动、终末期肾病等。血压水平与心血管风险呈连续、独立、直接的正相关关系。

中国高血压调查最新数据显示,2012—2015 年我国 18 岁及以上居民高血压患病粗率为 27.9%(标化率),与 1958—2012 年先后进行过的 5 次全国范围内的高血压抽样调查相比,我国人群高血压的患病率总体呈明显上升趋势,其知晓率、治疗率和控制率(粗率)近年来有明显提高,但总体仍处于较低的水平,分别达 51.6%、45.8% 和 16.8%。

高血压的患病率和发病率在不同国家、地区或种族之间有差别,美国黑色人种约为白色人种的 2 倍,工业化国家较发展中国家高。我国高血压患病率和流行存在地区、城乡和民族差别,随年龄增长而升高;北方高于南方,华北和东北属于高发区,沿海高于内地;农村高于城市;不同民族之间高血压患病率存在差异。高钠、低钾膳食,超重和肥胖是我国人群重要的高血压危险因素。

高血压的定义与分类

我国成年人高血压的定义是:在未使用降压药物的情况下诊室收缩压≥140mmHg 和 / 或舒张压≥90mmHg。根据血压升高水平,进一步将高血压分为 1~3 级:1 级高血压——收缩压 140~159mmHg,舒张压 90~99mmHg;2 级高血压——收缩压 160~179mmHg,舒张压 100~109mmHg;3 级高血压——收缩压≥180mmHg,舒张压<90mmHg。

高血压分为原发性高血压和继发性高血压。原发性高血压是以体循环动脉血压升高为主要临床表现的心血管综合征,占所有高血压的 90% 以上。继发性高血压是指由某些确定的疾病或病因引起的血压升高,约占所有高血压的 5%。

二、营养代谢特点

高血压发病的因素主要包括:营养膳食(如钠、钾、钙、膳食纤维、脂肪、蛋白质和某些碳水化合物的摄入)、行为生活方式(如吸烟、饮酒等)、身体活动、疾病相关(超重、肥胖和睡眠呼吸暂停综合征)以及遗传、精神应激、药物等其他因素。本节主要系统阐述营养因素对高血压的影响。

（一）矿物质

1. 钠　人群资料显示,钠的摄入量与高血压水平和患病率呈正相关,此相关性在成年人和儿童青少年中均存在。高钠摄入可以通过增加渗透压引起下丘脑饮水中枢产生渴感而增加饮水;还可以引起下丘脑视上核和室旁核释放抗利尿激素增加,促进远曲小管和集合管对水的重吸收,从而增加血容量;同时,通过提高交感神经兴奋性而提高心排出量和外周血管阻力,引起血压升高。

2. 钾　流行病学研究表明,单独的膳食钾量和钠 / 钾比值都与血压相关联,个体的钾摄入量与血压之间呈显著负相关，这一关系在高盐膳食者中更为明显。钾降低血压的机制主要包括：①直接扩血管；②促进尿钠排出；③抑制血管紧张素肽原酶释放；④拮抗血管紧张肽Ⅱ等。

3. 钙　美国健康与营养调查结果显示，每天钙摄入低于 300mg 者与摄入量为 1 200mg 者相比，高血压发病的危险性高 23 倍。低膳食钙主要通过 3 种机制调节血压：①甲状旁腺功能对血压的调节；②维生素 D 对血压的调节；③肾素 - 血管紧张素 - 醛固酮系统对血压的调节。

4. 镁　镁是血管平滑肌收缩的强抑制剂，在血压调节中发挥血管扩张的作用。其与高血压关系的研究资料有限，一般认为镁的摄入量与高血压的发病风险呈负相关。提高膳食镁的摄入有助于降低血压。其可能机制：①降低交感神经系统的兴奋性；②减少血管平滑肌细胞内钙含量；③促进血管舒张。

（二）膳食纤维

动物研究表明，摄入纤维可以降低高血压大鼠的动脉血压。人群研究也表明，摄入富含燕麦纤维的低热量饮食可降低收缩压，而对舒张压并没有产生影响。但关于膳食纤维可能的降压作用的机制目前尚不清楚，可能与膳食纤维能够降低食盐吸收率，增加钠离子排出有关。

（三）脂类

观察研究并未发现总脂肪摄入量和血压之间具有相关性。另有研究认为 n-3 和 n-6 多不饱和脂肪酸具有调节血压的作用，富含单不饱和脂肪酸的地中海膳食可降低血压，膳食胆固醇摄入量与血压呈显著正相关，但关于脂类对血压调节的效应还需要更多的研究证实。

（四）酒精

少量饮酒有扩张血管作用，但大量饮酒会导致血管收缩。限制饮酒与血压下降显著相关。酒精导致高血压的可能机制有：①刺激交感神经系统；②钙、镁耗竭；③抑制血管舒张物质；④血管平滑肌中细胞内钙增加。

（五）含糖饮料

随机对照试验表明，过多摄入含糖饮料会增加高血压的发病风险，通过减少膳食中添加糖的摄入量可以降低高血压的发病率。含糖饮料促使高血压发生的主要因素是添加糖，添加糖摄入过多，机体胰岛素分泌负荷增加导致胰岛素抵抗，从而促进高血压形成。

（六）植物化学物

有研究表明，葡萄籽提取物、槲皮素、茶多酚、花色苷和白藜芦醇具有降压作用。这些植物化学物降低血压的作用机制：①改善血管内皮功能，促进一氧化氮（nitric oxide，NO）的释放；②抑制血管壁细胞的炎性反应；③抑制氧化应激；④促进血管平滑肌的舒张功能等。辅酶 Q10 通过抑制脂质氧化引起的氧化应激反应，降低高血压患者较高的脂质氧化水平，从而降低血脂异常或高血压患者的血压。

（七）其他

1. S- 腺苷同型半胱氨酸（S-adenosylhomocysteine，SAH）和同型半胱氨酸（homocysteine，Hcy）　SAH 和 Hcy，是蛋氨酸循环的中间代谢产物。相关研究表示 Hcy 在血管内皮功能免疫机制中具有重要作用，由此参与了血压的调节过程。Hcy 导致高血压发病的可能机制：①影响 NO 合成，Hcy 通过降低内皮细胞 NO 浓度，进而影响血管舒张；②诱导内质网应激，Hcy 通过异常调节磷脂酰肌醇 -3 激酶信号通路，抑制细胞增殖和促进细胞凋亡，促使血管内皮细胞损伤，从而影响血压；③影响硫化氢合成，硫化氢是 Hcy 与气体递质的代谢产物，通过降低内质网应激抑制 Hcy 所诱导的心血管损伤。

2. 叶酸和维生素 B_6　体内 Hcy 主要通过甲基化途径和转硫途径代谢,叶酸和维生素 B_6 是促进 Hcy 接收甲基再形成蛋氨酸的重要辅助因子。目前通常将高血压伴随高 Hcy 血症（ >10μmol/L）的类型,称为 H 型高血压,单独补充叶酸或与维生素 B_6、维生素 B_{12} 同时补充能降低血浆 Hcy 浓度,因此补充叶酸对降低 H 型高血压的发病风险具有独特的优势。

三、营养康复治疗

（一）推荐的食物

1. 限制钠盐摄入　已经成为膳食营养防治高血压的一项重要措施。《中国居民膳食指南（2022）》推荐健康成年人每天食盐不超过 5g。食盐减量的主要措施:①量化:使用限盐勺罐,逐渐减少用量;②替代:烹调时多用醋、柠檬汁、香料、葱、姜等调味,替代一部分盐和酱油;③肉类适量:肉类烹饪时用盐较多,适量食用可间接减少盐的摄入;④烹调方法多样化:多采用蒸、煮、炖等烹调方式,不是每道菜都要加盐;⑤限制高盐零食及食品。针对确诊的高血压患者,可以根据病情选择以下三种摄钠量级别的膳食:①低盐膳食:每天摄入钠少于 1.5g（相当于每天摄入食盐少于 4g）以内;②无盐膳食:每天摄入钠在 1g 以内,食物烹调不放盐;③低钠膳食:每天摄入钠在 0.5g 之内,除烹调食物不放盐外,还应注意控制高钠食物的摄入,中国营养学会修订的中国成年人钠适宜摄入量为 1 500mg/d。50 岁以上则在 1 500mg/d 的基础上采用能量摄入推算的方法制订,50~79 岁为 1 400mg/d、80 岁以上为 1 300mg/d。

2. 限制脂肪摄入　脂肪摄入不应超过总能量的 30%。每日摄入烹调油为 25~30g。优选富含 n-3 多不饱和脂肪的食物（如海鱼、植物油）。

3. 限制肉类　肉类总摄入量、红肉以及加工肉类对血压的影响较为明显。加工红肉可显著升高血压,主要是由于加工红肉钠盐和亚硝酸盐以及杂环胺含量较高。多数研究支持,禽肉摄入增加会提高高血压发病风险,而食用鱼肉会降低发病风险,可能与其富含多不饱和脂肪酸有关。选择鱼、禽、蛋和瘦肉,平均每天 120~200g,少食用或不食用高盐、高脂肪、高胆固醇的动物性食物。

4. 限制饮酒　饮酒会增加机体对降压药的抗性,因此强烈建议高血压患者尽量少喝酒或不喝酒。儿童青少年、孕妇、乳母以及慢性病患者不应饮酒。成年人如饮酒,一天饮用的酒精量不超过 15g。

5. 限制含糖饮料和高糖食品　建议每天摄入添加糖提供的能量不超过总能量的 10%,最好不超过 5%,即成年人每天添加糖摄入量应控制在 25~50g/2 000kcal 以内。对儿童青少年来说,含糖饮料和高糖食品是添加糖的主要来源,建议不喝或少喝含糖饮料,不吃或少吃高糖食品。

6. 增加水果和蔬菜摄入　增加水果和蔬菜的摄入量能显著改善动脉血管舒张功能,从而降低高血压的发病率。这主要是由于水果和蔬菜富含钾、镁、钙等矿物质和膳食纤维、抗氧化物质等。中国营养学会建议健康成年人预防非传染性疾病的钾摄入量为 3 600mg/d。建议每天水果摄入量 200~350g,果汁不能代替鲜果。每天蔬菜摄入量不少于 300g,深色蔬菜应占一半。含钾量超过 800mg/100g 的食物有赤豆、杏干、蚕豆、扁豆、冬菇、竹笋、紫菜等。富含镁的食物有各种干豆、鲜豆、蘑菇、桂圆和豆芽等。

7. 增加牛奶摄入　研究显示,膳食中乳制品、钙和维生素 D 的摄入量均与血压呈负相关。牛奶降低血压的作用可能与其富含酪蛋白、多肽、钙、钾和镁有关。推荐吃各种各样的奶制品,摄入量相当于每天 300mL 以上液态奶。

8. 增加膳食纤维的摄入　食物纤维不被消化吸收，带来饱腹感，有助于减食、减重，同时能延缓糖和脂肪的吸收。可溶性食物纤维（如谷物、麦片、豆类中含量较多）能吸附肠道内的胆固醇，有助于降低血糖和胆固醇水平。

（二）推荐的膳食模式

1. 控制高血压的饮食疗法（dietary approaches to stop hypertension，DASH）　DASH 膳食是由美国国家心脏、肺和血液研究所提出用以预防和控制高血压的膳食模式，并列入 2010 年美国膳食指南。国内外大量研究证实，DASH 膳食模式比单独在低脂饮食模式中添加水果和蔬菜更有效，并且干预时间越长，降压效果越明显。DASH 主要包括高蛋白（蛋白质供能占 25%，大约一半来自植物蛋白）、高不饱和脂肪（不饱和脂肪酸占 31%，大多数为单不饱和脂肪酸）和低能量三种模式。其主要特点是富含水果、蔬菜、全谷类、低脂肪奶制品，并包括肉类、鱼类、家禽、坚果和豆类，限制含糖食品和饮料、红肉。对于乳糖不耐受的患者可以添加乳糖酶或使用其他方法替代牛奶；由于这种饮食富含钾、磷和蛋白质，因此不适合终末期肾病患者。采用 DASH 饮食需要进行如下饮食结构调整：水果、蔬菜和奶制品的进食量是日常平均摄入量的 2 倍；牛肉、猪肉和火腿的进食量是日常摄入量的 1/3；脂肪、油和色拉酱的进食量是标准量的 1/2；进食 1/4 量的零食、糖果。

2. 地中海膳食　是地中海地区居民所特有的膳食模式，具有良好的降血压的作用。其突出特点是膳食中饱和脂肪酸摄入量低，单不饱和脂肪酸和膳食纤维的摄入量高，含有大量复合碳水化合物，蔬菜、水果摄入量高。饮食结构包括：以种类丰富的植物食品为基础（大量水果、蔬菜、土豆、五谷杂粮、豆类、坚果、种子）；食物新鲜度高、加工尽量简单；用植物油代替动物油及各种人造黄油，尤其提倡用橄榄油；脂肪占膳食总能量低于 35%，饱和脂肪酸低于 8%；适量进食奶酪、低脂或脱脂类乳制品；每周摄入 2~3 次鱼；每周不超过 4~7 个鸡蛋；每月进食红肉总量不超过 340~450g，尽量选用瘦肉；用新鲜水果代替甜品、甜食类食品；减少精制谷物、添加糖和加工制品的摄入；适量饮用红酒（含有类黄酮等抗氧化物质，有助于预防高血压），最好进餐时饮用，避免空腹。

3. 低脂膳食　低脂的饮食模式（包括瘦肉、坚果，强调水果、蔬菜和脱脂乳制品）可以降低收缩压。该膳食模式有类似 DASH 膳食降低血压的作用。其降低血压的机制可能与低脂膳食降低体重有关。

4. 素食模式　素食者的高血压患病率比杂食者低。素食模式主要特点是总脂肪、饱和脂肪酸和胆固醇的含量较低，而不饱和脂肪酸、膳食钾、维生素、膳食纤维等含量较高。素食饮食降低血压可能机制：①素食中特殊活性成分，如大蒜含有的大蒜素能够扩张外周血管，大豆中含有的大豆异黄酮可通过改善血管功能而降低血压；②素食饮食通过降低 Hcy 在体内的水平降低血压；③植物性食物中含有的某些营养成分通过改善血管内皮功能而发挥降压作用。

（三）改善肠道菌群

高血压的长期已知危险因素，如低纤维饮食、高盐饮食、饮酒和便秘等直接影响胃肠道及其微生物群，对高血压发生发展起着重要作用，参与血压稳态的维持。高血压患者的肠道微生物群中生产短链脂肪酸（short-chain fatty acids，SCFAs）的细菌（如 *Eubacterium rectale*、*Roseburia* 和 *Ruminococcaceae*）减少，并且产生丁酸的细菌基因也减少，粪便中 SCFAs 含量的降低与血压的降低有关。基于对肠道生理学、肠道微生物群和神经炎症与高血压关系的研究，其相关性包括：①肠道微生物群和肠 - 脑轴中肠道上皮细胞之间的双向通讯,参与调节自主神经系统活动和血压控制。②肠 - 脑轴功能障碍,通过炎症介质、代谢物、循环中的细菌、传入信息改变,导致神经炎症和自主神经系统活动失衡,从而使血压升高。③肠道病理学存在于高血压中,并可能通过中断屏障功能(黏液和上皮细胞受累)、改变免疫反应、改变交感神经输入、血流和僵硬度来促进高血压的发生和 / 或维持。

(四)其他方式

生活方式干预在任何时候对任何高血压患者(包括正常高值者和需要药物治疗的高血压患者)都是合理、有效的,目的是降低血压、控制其他危险因素和临床情况。改善生活方式,包括但不限于:合理膳食,平衡膳食;控制体重:尽量使超重和肥胖者体重下降 5%~10% 并维持体重,使 BMI<24kg/m^2;腰围:男性<90cm;女性<85cm;增加运动,除日常生活的活动外,每周 4~7d,每天累计 30~60min 的中等强度运动;不吸烟,彻底戒烟,避免被动吸烟;减轻精神压力,保持乐观的生活态度等(表 2-1-6)。

表 2-1-6　高血压参考食谱

餐次	食品名称	主要食材
早餐	猪肉芹菜包子	面粉 75g　猪肉 25g　芹菜 50g
	煮鸡蛋 / 鸡蛋羹	鸡蛋 50g
	牛奶	鲜牛奶 200mL
	菠菜拌木耳	菠菜 50g　木耳 25g
加餐	水果	苹果 200g
	坚果	开心果 / 腰果 15g
午餐	白米饭	粳米 50g
	清蒸鲈鱼	鲈鱼 50g
	肉末豆腐	豆腐 50g　肉末 25g
	蒜蓉油麦菜	油麦菜 150g
加餐	酸奶	酸奶 100mL
	水果	香蕉 100g
晚餐	杂米饭	杂米 50g
	白灼菜心	菜心 200g
	清炒虾仁	虾仁 50g　胡萝卜 25g　黄瓜 25g
	白切鸡	鸡肉 50g
营养分析	能量 7 531kJ(1 800kcal)　蛋白质 109.5g　脂肪 54.3g　碳水化合物 215.9g	
	膳食纤维 9g　钠 1.5g　钾 3.8g　钙 0.8g　维生素 C0.35g	

备注:

1)该食谱以身高 170cm,体重 65kg,轻体力劳动的高血压患者为例,可结合患者个人实际情况酌情调整;

2)该食谱使用食盐 4g,烹调油 20g,食品原料重量为可食部生重;

3)该食谱参考的膳食模式为 DASH。

(刘　莹　于　苗)

第四节 冠心病营养康复治疗

一、概述

冠心病（coronary heart disease，CHD）严重危害人类健康，是全世界人口主要死亡原因之一，近 30 年来我国冠心病的发病率和死亡率均呈现快速上升的趋势，冠心病是基因和环境多因素联合作用所导致的慢性病，是多种危险因素长期共同作用的结果。合理的膳食营养和运动可降低冠心病的风险。

（一）定义及分类

冠心病是指因为冠状动脉血管发生动脉粥样硬化而发生的血管腔狭窄或阻塞，导致的心肌缺血、缺氧或坏死而导致的心脏病，全称为冠状动脉粥样硬化性心脏病。普遍认为高脂血症、原发性高血压、糖尿病、吸烟、肥胖和缺少体力活动是致病的危险因素。

冠心病的发病率在 40 岁以后逐渐增加，也有遗传影响。绝大多数冠心病是由冠状动脉粥样硬化所引起。早期改变是动脉内膜脂质沉着，继之引起内膜结缔组织增生，造成动脉管腔的狭窄，以致闭塞。脂质代谢紊乱和动脉壁功能障碍是发生动脉硬化的重要因素。临床上高脂蛋白血症可继发于动脉粥样硬化，而高脂蛋白血症又可促进动脉粥样硬化的发生和发展。两者互为因果，并有密切关系。

2013 年欧洲心脏病学会（European Society of Cardiology，ESC）《稳定性冠状动脉疾病诊疗指南》相比其 2006 年版的指南，关注的重点除了冠状动脉狭窄，还有微血管功能障碍和冠状动脉痉挛。指南将稳定性冠心病（stable coronary artery disease，SCAD）划分为 4 种临床类型：①心外膜冠状动脉狭窄导致的典型慢性稳定型心绞痛；②微血管功能失常导致的心绞痛；③血管痉挛导致的心绞痛；④缺血性心肌病。强调 SCAD 不仅要关注既往所指的稳定型心绞痛，同时也包括 ACS 稳定后无症状，或症状稳定的情况，以及痉挛导致的静息发作的心绞痛。

（二）临床表现

稳定型心绞痛是冠心病最常见的临床症状，主要表现为阵发性前胸压榨或疼痛感，位于胸骨后，可放射至心前区与左上肢，常发生于劳动或情绪激动时，持续数分钟，休息或用亚硝酸酯制剂后消失。部分老年糖尿病患者因痛觉敏感性下降，而表现为无症状的心肌缺血。心肌梗死是冠心病较为严重的类型，有剧烈而较持久的胸骨后疼痛、休克、发热、白细胞增多，红细胞沉降率加快、血清酶活力增高及进行性心电图变化等表现。

如果三个方面均符合心绞痛的临床特点，可定义为典型心绞痛。如果仅有两条符合上述特征则定义为不典型（可疑的）心绞痛。如果仅符合一条，或者完全不符合者为非心源性胸痛，见表 2-1-7。胸痛的性质对于诊断冠心病是非常重要的。

表 2-1-7 胸痛的临床分类

分类	特征
典型心绞痛	满足以下三个特征：
	● 性质和持续时间典型的胸骨后不适感；
	● 劳累或情绪激动可以诱发；
	● 休息或含服硝酸甘油片后可以缓解

续表

分类	特征
不典型（可疑的）心绞痛	具备上述特征中的两项
非心源性心绞痛	仅具备上述特征中的一项或没有

二、营养代谢特点

（一）脂类

1. 甘油三酯　血浆三酰甘油水平升高与 CHD 的关系至今仍不十分明确，尚存在许多的争论。近年来针对血浆三酰甘油与 CHD 关系的研究，主要集中在针对高三酰甘油血症相伴随的代谢改变及其对 CHD 发病的影响的研究。

引起高三酰甘油血症的原因很多，但主要包括两大类，即富含三酰甘油的脂蛋白合成过多或这些脂蛋白分解代谢障碍。目前认为，这两种状态的高三酰甘油血症与 CHD 的关系并不相同。高三酰甘油血症时，常伴随有富含胆固醇的脂蛋白，如低密度脂蛋白和高密度脂蛋白代谢异常或有其他代谢紊乱，也可伴有血液凝固和纤溶状态的改变，而这些改变与 CHD 的发病都密切相关。

2. 胆固醇　血浆胆固醇水平升高是冠心病的主要独立危险因素。大量的临床、基础研究都支持这一结论。饮食胆固醇摄入量与动脉粥样硬化发病率呈正相关，且饮食胆固醇过高引起高胆固醇血症和动脉粥样硬化一致。其原因可能是人肠内对胆固醇吸收比较低，食物摄入胆固醇量越高，吸收也相应增加，但是不呈直线相关。若每天摄入 300mg 时吸收 40%~60%，当每天进食 2 000mg~3 000mg 胆固醇时，则最多只能吸收 20%；食物胆固醇对内源性胆固醇的合成有反馈作用，当食物胆固醇摄入量较多时，则抑制内源性胆固醇合成。但次反馈机制仅存在于肝脏，而肠内合成则不受其制约；故进食胆固醇过多，仍可使血胆固醇含量增高；而脂肪有助于胆固醇的吸收，故低胆固醇饮食同时应为低脂肪饮食。

3. 脂肪酸比例　饮食中增加多不饱和脂肪酸，即亚油酸、亚麻酸和花生四烯酸的含量，同时减少饱和脂肪酸的供给，可使血清胆固醇水平有中等程度下降，并有降低血液凝固的趋势。但多不饱和脂肪酸（polyunsaturated fatty acid, PUFA）与饱和脂肪酸（saturated fatty acid, SFA）之比，即 P/S 比值更为重要。当前推荐 P/S 比值范围是从 1:1~2:1。某些食物的 P/S 比值和脂肪及胆固醇含量见表 2-1-8。

表 2-1-8　食物中含脂肪、脂肪酸与胆固醇及 P/S 比值（每 100g 食物中的含量）

食物名称	脂肪 /g	饱和脂肪酸 /g	单不饱和脂肪酸 /g	多不饱和脂肪酸 /g	P/S 比值	胆固醇 /mg
猪油	99.0	42.3	45.1	8.4	0.20	85
豆油	100.0	14.8	20.9	62.8	4.24	—
玉米油	100.0	15.2	36.5	48.3	3.18	—
花生油	100.0	19.9	42.5	37.6	1.89	—
芝麻油	100.0	12.5	40.9	46.6	3.73	—

续表

食物名称	脂肪/g	饱和脂肪酸/g	单不饱和脂肪酸/g	多不饱和脂肪酸/g	P/S 比值	胆固醇/mg
菜籽油	100.0	4.5	74.0	21.5	4.78	–
米糠油	100.0	20.8	44.1	35.2	1.69	–
猪瘦肉	28.8	10.1	10.2	4.0	0.40	77
肥猪肉	90.8	37.9	45.2	7.9	0.21	107
猪肝	4.0	1.8	1.0	0.6	0.33	368
牛瘦肉	6.2	2.9	2.7	0.6	0.21	63
牛肥肉	34.5	16.0	15.3	3.1	0.19	194
羊瘦肉	13.6	5.8	5.9	1.7	0.29	65
兔肉	0.4	0.2	0.1	0.1	0.50	83
牛奶	4.2	2.5	1.4	0.3	0.12	13
全脂奶粉	30.6	18.9	9.9	1.5	0.08	104
脱脂奶粉	1.0	0.6	0.3	0.1	0.17	28
羊奶	4.1	2.6	1.2	0.3	0.12	34
鸡肉	1.2	0.3	0.5	0.4	1.33	117
鸭肉	6.0	1.5	2.8	1.4	0.93	80
鸡蛋黄	30.0	7.7	13.0	4.4	0.57	1 705
大黄鱼	0.9	0.3	0.4	0.2	0.67	79
带鱼	3.8	1.4	1.7	0.6	0.43	97
鲳鱼	6.2	2.5	2.9	0.9	0.36	68
胖头鱼	0.9	0.3	0.4	0.2	0.67	97
鲫鱼	3.4	0.9	1.8	0.7	0.78	93
黄鳝	1.2	0.4	0.4	0.4	1.00	117
对虾	0.7	0.3	0.3	0.1	0.33	150

（二）蛋白质

不同来源蛋白质对血胆固醇的影响水平是不同的。一般而言，动物蛋白升高血清胆固醇的作用比植物蛋白明显得多。植物蛋白，尤其是大豆蛋白有降低血胆固醇和预防动脉粥样硬化的作用。有研究表明，用大豆蛋白替代动物蛋白，可使血胆固醇下降 19% 左右。动物食品含较高胆固醇及饱和脂肪酸，大豆蛋白既含有丰富的氨基酸，还有较高植物固醇，有利于胆酸排出，减少胆固醇合成。蛋白质对胆固醇的调节作用可能与其结构及氨基酸组成有关，作用机制可能是通过消化吸收后的个别氨基酸对胆固醇代谢进行调节，或是蛋白质在肠道直接作用于胆固醇及胆汁酸，干扰其肠、肝循环。

（三）碳水化合物

碳水化合物的摄入量和种类与冠心病发病率密切相关。调查发现蔗糖消耗量与冠心病发病率和死亡率的关系比脂肪消耗量更重要。肝脏能利用游离脂肪酸和碳水化合物合成极低密度脂蛋白,故碳水化合物摄入过多,同样使血甘油三酯增高。碳水化合物的摄入量和种类与冠心病发病率有关,若以淀粉为主,肝脏和血清甘油三酯含量都比给予果糖或葡萄糖时低,给予蔗糖亦有类似现象,果糖对甘油三酯影响比蔗糖大,说明果糖更易合成脂肪,其次为葡萄糖,淀粉更次之。

(四)热能

维持理想体重,是预防冠心病饮食营养治疗的目标。饮食摄入热能过多,可引起单纯性肥胖,肥胖者血胆固醇合成增高。限制热能后体重下降,血清胆固醇和甘油三酯亦显著下降。热能分配对血清胆固醇有影响,如把全天热能过多地集中于某一餐,可使高脂血症发病率增高。肥胖者冠心病发病率显著增高,通常热能每消耗 28kJ(6.8kcal),体重降低 1g。但增加热能供给同时加大活动量,可以有效维持体重。

(五)维生素

1. 维生素 C 大剂量的维生素 C 具有降低血胆固醇和预防动脉粥样硬化的作用。维生素 C 参与动脉壁成分胶原蛋白的合成,缺乏时会导致动脉壁脆性和通透性增加;它参与胆固醇降解为胆汁酸的反应,缺乏时会引起胆固醇代谢紊乱;维生素 C 具有还原性,可抑制维生素 A 和多不饱和脂肪酸的氧化作用。

2. 维生素 B_1 缺乏维生素 B_1 使心肌代谢障碍,严重可导致心衰,出现脚气病性心脏病的临床症状。维生素 B_1 供给要充足,热能越多,碳水化合物和蛋白质比例越高,则维生素 B_1 需要量也越大。

3. 维生素 PP 是糖原分解和脂肪合成过程中所需的几种主要酶的辅酶,大剂量维生素 PP 可使血清胆固醇和甘油三酯的含量下降。

4. 维生素 B_6 可促进动脉壁基质成分酸性黏多糖的合成。与亚油酸同时应用,能降低血脂;因维生素 B_6 能促进亚油酸转变成花生四烯酸,花生四烯酸可使胆固醇氧化为胆酸。

5. 维生素 E 对心脏及血管的作用机制较复杂,其最重要的生理功能是抗氧化作用,而防止多不饱和脂肪酸和磷脂的氧化,有助于维持细胞膜的完整性,提高氧利用率,使机体对缺氧耐受力增高,增强心肌对应激的适应能力。此外,维生素 E 还能抗凝血、增强免疫力、改善末梢循环、防止动脉粥样硬化。

6. 叶酸 可以通过降低活性氧和改善血管内皮功能,从而避免冠状动脉微小损伤,消除动脉炎症的发生,铲除冠心病的基础。尽管叶酸广泛存在于多种食物中,尤其是豆类食品,但由于其极易氧化,使得叶酸缺乏常见在老年人中甚至缺乏率可以达 14%,因此,对于患有冠心病或是具有冠心病危险因素的人群可以适当补充叶酸强化食品或叶酸制剂。补充叶酸也应注意,补充量不必太多,因人而异。某些微量元素的缺乏,可以影响叶酸的吸收,例如锌。

(六)无机盐与微量元素

对冠心病的发生有一定的影响,包括抑制和促进作用。钙、镁、铜、铁、铬、钾、碘、氟对心血管疾病有抑制作用,缺乏时可使心脏功能和心肌代谢异常。补充铬可提高 HDL-C 浓度,降低血清胆固醇的含量。锌、铜对心血管疾病有抑制作用,锌过多或铜过低,锌铜比值高时会使血清胆固醇含量增加,流行病学调查发现冠心病发病率高的国家锌铜比值也高。铅、镉对心血管疾病的发病有促进作用。

（七）膳食纤维

膳食纤维可缩短食物通过小肠的时间，减少胆固醇的吸收。在肠内与胆酸形成络合物，减少胆酸重吸收。高纤维饮食可使血浆胆固醇降低。因膳食纤维可使胆固醇绝大部分转变成胆酸，少量进入血循环；而低膳食纤维时仅有少量的胆固醇变成胆酸，绝大部分进入血液，使血清胆固醇增高。因此，膳食纤维对脂质代谢、碳水化合物代谢和预防动脉粥样硬化都具有良好的作用。尤其以果胶、树胶和木质素等降胆固醇的效果最好。

三、营养康复治疗

如上所述，各种膳食营养因素与冠心病发病密切相关。因此，为了有效控制冠心病发病，饮食治疗冠心病应遵从如下原则：减少能量以控制体重，减少脂肪总量及饱和脂肪酸和胆固醇的摄入量，增加多不饱和脂肪酸，限制单糖和双糖摄入量，供给适量的矿物质及维生素。

（一）控制总能量，均衡饮食

以维持理想体重为宜，其中考虑年龄和体力活动程度最为重要。中年以后随着年龄的增长，体力活动和日常其他活动相对减少，基础代谢率也不断下降，因此每天所需的能量也相应减少。若有超重，应减少能量的供给以降低体重。

在日常膳食中，美国高胆固醇的膳食建议三大营养素摄入比例分别为总脂肪占总能量的 15%~30%，饱和脂肪酸（SFA）<7%，ω-6 多不饱和脂肪酸（PUFA）5%~8%，ω-3 PUFA1%~2%，反式脂肪酸<1%，其余脂肪为单不饱和脂肪酸（MUFA），蛋白质占总能量的 10%~15%，总碳水化合物占总能量的 55%~75%（精制糖<10%）。

（二）控制脂肪总量，注重优质脂肪酸摄取

日常膳食中应严格加强脂肪摄入的控制及饱和脂肪酸的比例，摄入充足的单不饱和脂肪酸。可遵循以下的原则：脂肪量占总能量 20%，不应超过 25%，饱和脂肪酸摄入量应少于总能量的 10%，适量增加单不饱和脂肪酸和多不饱和脂肪酸的摄入。因此，尽量不用猪油、黄油等含有饱和脂肪酸的动物油而改用花生油、豆油、芝麻油等含不饱和脂肪酸的植物油，或是用含单不饱和脂肪酸较多的橄榄油、茶油等。尽量减少肥肉等高动物脂肪食物，常吃新鲜度好的海鱼，鱼类脂肪含有丰富的 DHA 及 EPA，能抑制中性脂肪合成，促使 LDL-C 排出体外，预防血栓形成，使血液清澈，从而预防动脉硬化发生。如鲔鱼、沙丁鱼、秋刀鱼等，可适当选择一些瘦肉、鸡肉，少用煎炸食品。

（三）限制胆固醇

摄食胆固醇，作为预防饮食建议不超过 300mg/d，治疗饮食则要求低于 200mg/d；禁用高胆固醇食物，如猪皮、猪爪、带皮蹄髈、内脏、鱼籽、虾皮、蟹黄、奶油、腊肠、鸡蛋黄等。

（四）适量碳水化合物

宜选用多糖类碳水化合物，供能占总能量<65%。纤维素、谷固醇、果胶等可降低胆固醇，建议主食搭配全谷物杂豆类，蔬菜尤其是叶菜类摄入充足、水果摄入适宜即可。应限制含单糖和双糖高的食品，如各类甜点、各种糖果、冰淇淋、巧克力和蜂蜜等。

（五）适量蛋白质

蛋白质需要量应注意按照劳动强度供给，动物蛋白应占蛋白质总量 30% 及以上。冠心病患者饮食蛋白质应占总能量 15%，或按 1.0~1.5g/kg 供给。

尽量多用黄豆及其制品，如豆腐、豆腐干等，其他如绿豆、赤豆也很好；因豆类含植物固

醇较多,有利于胆酸排出,且被重吸收量减少,胆固醇合成随之减少。鱼类中河鱼或海鱼,大部分胆固醇较低,如青鱼、草鱼、鲤鱼、鲳鱼、带鱼;另外,鱼油在防治冠心病中亦有重要的价值。1瓶(300mL)牛奶含脂肪9g,胆固醇30mg,冠心病患者无须禁用牛奶。

（六）充足维生素和无机盐

日常饮食中,应注意摄入充足的各色蔬菜。深色蔬菜富含胡萝卜素和维生素 C,叶菜和根茎类蔬菜含纤维多可增加饱腹感,抑制胆固醇吸收。大部分水果富含维生素 C、矿物质和大量果胶;有些水果如山楂除富含维生素 C 和胡萝卜素外,还富含黄酮类物质,有显著扩张冠状动脉和镇静作用。海藻类,如海带、紫菜、发菜及黑木耳等富含钾、镁、铜、碘,均有利于冠心病营养治疗。

四、身体活动的建议

慢性 SCAD 患者进行适当的身体活动能够改善预后。首先 SCAD 患者应进行全面的临床评估,进行身体活动需遵循安全性、科学性、有效性、个体化、循序渐进、良好的依从性原则。表 2-1-9 列出了 4 种有氧运动的具体方法和注意事项,SCAD 患者可以从中选择适宜的活动方式。

表 2-1-9　冠心病患者的身体活动建议

身体活动形式	方法	注意事项
步行	中速或快速走,每天 30min,5d/ 周	步行选择相对平坦的道路,注意步态稳定,步伐均匀,呼吸自然,防止跌倒。如餐后走应在餐后 1h 进行,以免诱发心绞痛
慢跑	每天 20~30min,3~5d/ 周	在急行 2 000~3 000m 距离而无心绞痛发作者,才可以参加慢跑锻炼。适用于病情较轻、有运动基础者进行。循序渐进。逐渐增加运动时间
爬山	选择坡度<30° 的坡,首次进行该锻炼时可以从 15~20min 开始,上坡后休息 5min 左右,再以同样的速度下坡。每周进行 3~4d	强度相对较大,运动前要做好相应的准备活动,运动结束后要进行放松活动。如有极度疲劳、胸闷或心前区有紧迫感和痛感,应立即停止运动。随身携带药物,以便在不适时及时服用
太极拳	在练习时,身体各个部位需遵循以下要求:虚灵顶劲;含胸拔背;松腰敛臀;圆裆松胯;沉肩坠肘;舒指坐腕;尾闾中正。每天进行 20~30min,每周进行 3~4d	运动过程中保持心静体松、动作舒缓、连绵不断。应在专业人员指导下,掌握太极拳动作要领后进行

五、食疗方举例

（一）昆布海藻煮黄豆

【来源】《本草纲目》

【组成】黄豆 100g,昆布 30g,海藻 30g。

【制作与用法】洗净黄豆,放入瓦煲内,加清水适量,文火煮至半熟;再将洗净切碎的昆布、海藻,与黄豆同煮至黄豆熟烂,调入油、盐后可食用。

【功效与应用】清热化痰,软坚散结。本方主治证系痰浊壅聚,而致坚结成块成团,治宜清热消痰、软坚散结。本方昆布、海藻均为浅海植物,具咸、寒特性,均有消痰、泄热、软坚散结的作用,于消痰软坚中且多联合运用,以增强功效。凡痰浊结聚、水肿膨胀等,常配合一起以软之,散之,泄之。黄豆则营养丰富,能入脾胃经而补脾胃,益气血。配昆布、海藻则能以健脾益气之力而助化痰结、消壅聚,使坚结易散,痰浊易化。

（二）丝瓜花鲫鱼汤

【来源】《中医饮食疗法》

【组成】鲜丝瓜花 25g,鲫鱼 75g,樱桃 10g,香菜 3g,葱白 3g,姜 2g,盐、料酒、胡椒粉适量,鸡汤 1 大碗。

【制法与用法】将活鲫鱼刮鳞、去鳃、去内脏,洗净,在鱼身两侧剖花刀,加盐、料酒、胡椒粉腌制片刻。起锅放食用油,烧至八成熟时,把鱼下入冲炸,见鱼外皮略硬即捞起沥去油。把炸好鱼置砂锅内,加上葱白、姜片、料酒、盐、鸡汤,用武火煮沸,改文火慢煨,掠去葱白、姜片,再加入丝瓜花、樱桃、香菜,煮滚 2min,起锅后撒上胡椒粉即成,佐餐食用。

【功效与应用】健脾渗湿,利尿消肿。方中鲫鱼性平味甘,入脾、胃、大肠经,具有温中下气、补虚赢的作用,能健脾利湿。樱桃能调中益脾,《名医别录》载"樱桃味甘,主调中,益脾气,令人好颜色"。香菜能芳香健脾。鲫鱼辅以丝瓜花、樱桃、香菜益胃健脾,共同功用重在恢复脾的运化功能,使脾运复健,能运化水湿,而达湿化肿消,故对脾虚气滞尤宜。

六、食谱举例（表2-1-10）

表 2-1-10　冠心病参考食谱

餐次	食品名称	主要食材
早餐	牛奶	鲜牛奶 250g
	鸡蛋	鸡蛋 50g
	黄瓜拌芸豆	黄瓜 100g,芸豆 20g
	全麦面包	全麦面包 100g
	水果	猕猴桃 100g
午餐	二米饭	大米 50g、小米 25g
	虫草鸽子汤	鸽子 75g,虫草适量
	蒜泥西兰花	西蓝花 100g
	清炒毛菜	鸡毛菜 150g
	小葱拌豆腐	嫩豆腐 75g,适量小葱
加餐	南瓜百合汤	南瓜 50g,鲜百合 25g

餐次	食品名称	主要食材
晚餐	二米饭	大米 50g、小米 25g
	青椒胡萝卜鱼片	甜椒 50g,黑鱼片 100g、胡萝卜 25g
	蘑菇豆腐羹	鲜蘑菇 75g,豆腐 150g
	清炒菠菜	菠菜 150g
	水果	苹果 150g
营养分析	能量 7 560kJ(1 807kcal) 蛋白质 85g 脂肪 58g 碳水化合物 247g	
	铁 24mg 锌 12mg 维生素 $B_1$1.2mg 维生素 $B_2$2.2mg 维生素 C222mg	

备注:

1)该食谱以身高 175cm,体重 70kg,轻体力劳动的冠心病患者为例,可结合患者个人实际情况酌情调整。

2)该食谱使用食盐 4g,烹调油 25g。食品原料重量为可食部生重。

（伍佩英　张中乐）

第二章

肺部疾病营养康复治疗

第一节　肺炎营养康复治疗

一、概述

肺炎(pneumonia)是一种实质性(终末气道、肺泡、肺间质)的炎症,主要由细菌、真菌、病毒、支原体、衣原体、立克次体、寄生虫等感染引起;其他如放射、化学药品、免疫、过敏等因素亦可引起肺炎。肺炎属于一种常见病,四季均可发病,以冬季和初春为多;幼儿及学龄期儿童、老年人、体质虚弱、免疫力减退以及伴有糖尿病、肿瘤、尿毒症者,感染肺炎的概率更大,其中,最有风险的是两类人:2岁以下的幼儿,65岁以上的老年人。

二、肺炎患者的营养代谢特点

重症肺炎患者处于严重应激状态,蛋白质和能量需求显著增加,同时呼吸机的使用使得大部分人不能经口进食,容易出现严重的营养不良。营养不良不仅会降低呼吸肌的收缩力,影响肺功能的恢复,还会抑制人体免疫功能,使感染难以控制,是恶化和复发的重要原因。科学合理的营养治疗能有效改善患者的营养状况、增强抵抗力,有助于肺炎防控与救治。

三、营养康复治疗

营养干预是基础治疗手段,是包括肺炎在内慢性病的综合治疗措施的核心内容之一。营养干预应该基于营养诊断,并按照五阶梯顺序实施营养干预:即膳食+营养教育、口服营养补充、肠内营养、补充性肠外营养、全肠外营养。根据患者疾病危重程度不同,推荐按照每天每千克体重105~126kJ供给;尽量保证能量充足,危重症患者根据病情可遵循允许性低热量。

（一）高能量适当脂肪

肺炎患者因有较长时间高热,体力消耗严重,故每天供给能量应为8 392~10 000kJ。脂肪应适当限制,选择优质蛋白质,如牛奶、豆制品、蛋类及瘦肉等。

（二）供给足量矿物质

酸碱失调是肺炎的常见症状,应多给新鲜蔬菜或水果,以补充矿物质,有助于纠正水、电解质失调。给予含铁丰富食物,如动物心脏、肝、肾、蛋黄等;含铜高的食物,如牛肝、芝麻酱、猪肉等;也可给予虾皮、奶制品等高钙食物。

（三）食物选择

发热期应以清淡半流质饮食为好,少量多餐。疾病缺氧、呕吐、腹泻,甚至引起肠麻痹,严重时可能导致消化系统出血,故在食物选择上,应禁忌坚硬及含纤维高的、有刺激性食物。禁食大葱、洋葱等食物,以免加重咳嗽、气喘等症状。多吃具有清热、止咳和化痰作用的水果,如梨、柑橘、枇杷等。保证水分充足供给,以防止加重中毒症状。

四、轻症或康复期患者的营养膳食

1. 能量要充足，每天摄入谷薯类食物 250~400g，包括大米、面粉、杂粮等；保证充足蛋白质，主要摄入优质蛋白质类食物（每天 150~200g），如瘦肉、鱼、虾、蛋、大豆等，尽量保证每天一个鸡蛋，300g 的奶及奶制品（酸奶能提供肠道益生菌，可多选）；通过多种烹调植物油增加必需脂肪酸的摄入，特别是单不饱和脂肪酸的植物油，总脂肪供能比达到膳食总能量的 25%~30%。

2. 多吃新鲜蔬菜和水果。蔬菜每天 500g 以上，水果每天 200-350g，多选深色蔬果。

3. 保证充足饮水量。每天 1 500~2 000mL，少量多次，主要饮白开水或淡茶水。饭前饭后菜汤、鱼汤、鸡汤等也是不错选择。

4. 坚决杜绝食用野生动物，少吃辛辣刺激性食物。

5. 食欲较差进食不足者、老年人及慢性病患者，可以通过营养强化食品、特殊医学用途配方食品或营养素补充剂，适量补充蛋白质以及 B 族维生素和维生素 A、维生素 C、维生素 D 等微量营养素。

6. 保证充足的睡眠和适量身体活动，身体活动时间每天不少于 30min。适当增加日照时间。

五、重症患者的营养治疗

重症患者常伴有食欲下降，进食不足，使原本较弱的抵抗力更加"雪上加霜"，要重视危重症患者的营养治疗，为此提出序贯营养支持疗法，营养治疗原则：

1. 少量多餐，餐次每日 6~7 次，进食便于吞咽和消化的流体食物，以蛋、大豆及其制品、奶及其制品、果汁、蔬菜汁、米粉等食材为主，注意补充足量优质蛋白质。病情逐渐缓解的过程中，可摄入半流质状态、易于咀嚼和消化的食物，逐步向普通膳食过渡。

2. 如食物未能达到营养需求，可在医生或者临床营养师指导下，正确使用肠内营养制剂（特殊医学用途配方食品）。对于危重症型患者无法正常经口进食，可放置鼻胃管或鼻空肠管，应用重力滴注或肠内营养输注泵泵入营养液。

3. 在食物和肠内营养不足或者不能的情况下，对于严重胃肠道功能障碍的患者，需采用肠外营养以保持基本营养需求。在早期阶段尽量达到营养摄入量的 60%~80%，病情减轻后再逐步补充能量及营养素达到全量。

4. 患者营养方案应该根据机体总体情况、出入量、肝肾功能以及糖脂代谢情况而制订。

六、健康管理

注意生活上养护。肺炎患者应注意休息，尤其是在高热期间宜绝对卧床休息，退热后可根据病情逐渐下床、户外活动或锻炼。患者居所应每日开窗通风，保持室内空气新鲜，但要注意保暖，避免受凉。

七、食谱举例

以 175cm、70kg 轻体力活动男性为例，每日能量供给量为 105~126kJ/kg，蛋白质供给量为 1.0~1.5g/kg，三大产能营养素的比例分别为蛋白质占总能量 15%~20%，脂肪占总能量 25%~35%，碳水化合物占总能量的 50%~60%。具体食谱见表 2-2-1。

表 2-2-1　肺炎患者食谱举例

餐次	名称	主要食材	重量
早餐	鸡蛋		60g
	牛奶		200g
	米粥	粳米	25g
	花卷		50g
早间餐	梨		150g
午餐	米饭(蒸)	粳米	100g
	芹菜牛肉丝	牛肉丝	50g
		芹菜	150g
	肉丝荠菜豆腐汤	猪肉(瘦)	10g
		南豆腐	50g
		荠菜	25g
	卷心菜胡萝卜虾皮	卷心菜	100g
		胡萝卜	25g
		虾皮	2g
	精盐		3g
	混合油		20g
午间餐	酸奶		100g
	咸面包		25g
晚餐	米饭(蒸)	粳米	75g
	青椒炒猪肝	猪肝	75g
		甜椒	100g
	黑鱼粉皮汤	黑鱼	75g
		粉皮	50g
	鸡毛菜香菇	鸡毛菜	150g
		香菇	50g
	精盐		3g
	混合油		15g
夜宵	香蕉		100g
	藕粉		25g

营养分析: 能量 8 786kJ　蛋白质 84g　脂肪 63g　碳水化合物 299g

备注:

1) 该食谱身高以 175cm, 70kg 轻体力劳动的肺炎男性患者为例, 可结合患者实际情况酌情调整。

2) 该食谱使用食盐 6g, 烹调油 35g。食品原料重量为可食部生重。

第二节　慢性阻塞性肺疾病营养康复治疗

一、概述

慢性阻塞性肺疾病(chronic obstructive pulmonary disease, COPD)简称慢阻肺,是一种由吸烟引起的肺部和全身慢性炎症性疾病,以进行性、持续性气流阻塞为特征。临床上将慢性支气管炎、慢性阻塞性肺气肿以及慢性肺源性心脏病统称为慢阻肺。近年来其发病率和病死率不断升高,社会经济负担重,已成为一个重要的公共卫生问题。2024 年《柳叶刀》发表了 2021 年全球疾病负担研究,显示 COPD 是目前全球第四大死因,到 2050 年预计 COPD 会影响全球近 6 亿患者。根据《中国居民营养与慢性病状况报告(2015 年)》:中国 40 岁以上人群中 COPD 发病率高达 9.9%,而《中国居民营养与慢性病状况报告(2020 年)》中指出 COPD 发病率较 15 年有所上升。2019 年我国因慢性病导致的死亡占总死亡人数 88.5%,其中心脑血管病、癌症、慢性呼吸系统疾病死亡比例为 80.7%。晚期 COPD 患者处于营养不良状态,称为肺恶病质。这些患者的运动能力和生活质量恶化,造成的医疗经济负担高。目前治疗慢性阻塞性肺病的主要方法是药物治疗,主要是使用支气管扩张剂,以及非药物治疗方法:如呼吸康复和营养治疗等。营养治疗已被多项研究证明能有效改善营养不良的 COPD 患者的肌力和运动耐力。面对当前仍然严峻的慢性病防控形势,我国将实施慢性病综合防控战略纳入"健康中国 2030"规划纲要,将合理膳食和重大慢性病防治纳入健康中国行动,从政府、社会、个人(家庭)三个层面协同推进营养与慢性病问题。

二、COPD 患者的营养代谢特点

COPD 患者常伴有不同程度的营养不良,其发生率达 17%~74%,伴急性呼吸衰竭的患者营养不良发生率高达 60%。COPD 患者的营养不良与恶病质、肌肉减少和体重减轻有关,并可能导致肺功能下降、运动能力下降等。营养不良不仅会降低呼吸肌的肌力和耐力,使之容易发生疲劳,并导致通气驱动降低,且常出现细胞免疫功能下降及分泌性 IgA 减少,从而诱发或加重肺部感染。低蛋白血症常加重肺水肿,而且常见的电解质紊乱如低磷血症、低钾血症等也进一步加重呼吸肌的功能紊乱。COPD 患者易出现营养不良的原因主要包括疾病状态恶化相关的饮食摄入减少和能量消耗增加,以及炎症因子、细胞因子、脂肪因子和激素等体液因素的影响。COPD 患者常处于高代谢状态,其静息能量消耗(resting energy expenditure, REE)可比正常患者高出 20%~30%。此外 COPD 患者由于心、肺功能不全和进食时呼吸困难限制了能量和营养素的摄入,长期慢性缺氧、二氧化碳潴留和心功能不全,导致胃肠道淤血和积气,长期使用广谱抗生素使胃肠道菌群紊乱导致的消化和吸收功能障碍,以及皮质醇激素、茶碱类等药物使用影响患者对营养素的吸收或利用。多方面因素导致患者出现不同程度的能量与营养素摄入减少,从而增加了患者营养不良的风险。因此营养支持治疗不仅可以帮助患者减少营养成分的流失,而且可以显著改善患者的生存质量,改善患者的预后效果,减轻患者的心理负担,营养治疗成为 COPD 综合治疗的重要组成部分。

三、COPD 患者的营养康复治疗

给予 COPD 伴营养不良的患者有效营养干预不仅有利于改善患者的营养状况,还可以

提高其抗感染能力,改善免疫功能;结合肺部康复训练不仅有助于改善患者的呼吸功能,还可以增加活动耐力,从而改善 COPD 患者的远期预后。首先还是要对患者进行营养风险筛查和营养评估,采用 NRS 2002、SGA 并结合患者的临床病史、实验室检查指标等给予综合营养评估。具体实施可参照本书营养筛查与营养评估章节内容。对于 COPD 患者营养不良的规范治疗应该遵循五阶梯治疗原则,我们应在对患者充分营养教育的基础上给予饮食指导,从饮食和营养教育着手的同时考虑患者饮食习惯,调整饮食并合理安排食谱。参照 ESPEN 指南建议,当前营养疗法不能满足患者 60% 目标能量需求 3~5d 时,应该依次选择上一阶梯进行营养治疗。经强化营养教育后,通过经口摄食仍然不能达到目标营养摄入量的患者,推荐使用口服营养补充(oral nutritional supplements,ONS),在日常饮食的基础上给予 ONS,更有利于保障蛋白质和能量的摄取。当饮食和口服补充仍不能满足能量摄入需求时可考虑全肠内营养(total enteral nutrition,TEN),当患者有严重的胃肠功能紊乱或其他原因无法进食,可以选择部分肠外营养(partial parenteral nutrition,PPN)或全肠外营养(total parenteral nutrition,TPN)。

四、COPD 患者营养治疗原则

(一)确定每天供给的总能量

COPD 患者处于高代谢状态,其静息能量消耗比正常患者高出 20%~30%,因此对于 COPD 患者能量供给应稍高于正常人,消化功能正常时,全天总能量 8 372~10 465kJ 为宜,或 126~147kJ/(kg·d)。伴肥胖、心血管疾病者以及老年人,能量不宜过多,每日 8 372kJ 左右即可。

(二)确定能量供给分配比例

COPD 患者三大营养素合理的供能比例为:碳水化合物占 50% 左右,脂肪占 30%~35%,蛋白质为 15%~20%。因为 COPD 患者存在不同程度的通气障碍,CO_2 不能有效排出,因此应适当减少碳水化合物摄入,增加脂肪的摄入量以减轻患者的呼吸负荷,并增加不饱和脂肪酸比例,有利于支气管及呼吸性细支气管平滑肌的收缩。蛋白质摄入过多会加重患者的低氧血症,尿钙排出增多等,故蛋白质给予不应超过 2.0g/(kg·d)。

(三)其他营养素

COPD 患者因为进食行为加重呼吸负荷,导致或加重患者气短、气喘等症状,从而造成患者饮食摄入减少,甚至产生厌食的心理,因此 COPD 患者常存在各种维生素、微量元素及矿物质的缺乏,进一步加重呼吸肌无力。因此 COPD 的营养治疗要注意补充各种微量元素和维生素,尤其是维生素 C、维生素 E、磷、钙、钾的补充。每日适当补充维生素 C 和维生素 A,可以增强支气管黏膜上皮的防御能力,改善呼吸道感染症状,促进支气管黏膜修复,增加肺通气量。

(四)合理补充水分

在急性期或伴有感染时常存在体液潴留,应注意液体量控制,以防加重肺水肿,对有肺动脉高压、肺心病和心衰的患者更应严格控制液体量。严重感染出现脱水或者呼吸机支持引起体液丢失过多时,应该补充足够的水分,纠正脱水现象,促进痰液稀释,易于咳出。

(五)饮食习惯指导

饮食应细软、忌生冷、过咸、油腻食物,鼓励多吃蔬菜、水果,蛋白质以鱼蛋奶类为主,少食多餐。

五、食谱举例

以 175cm, 70kg 轻体力活动男性为例, 每日能量供给量为 126~147kJ/kg, 蛋白质供给量为 1.2~1.8g/kg, 三大产能营养素的比例分别为蛋白质占总能量的 15%~20%, 脂肪占总能量的 30%~35%, 碳水化合物占总能量的 50%~60%。具体食谱见表 2-2-2。

表 2-2-2 慢性阻塞性肺疾病患者食谱举例

餐次	名称	主要食材	重量
早餐	鸡蛋		60g
	牛奶		200g
	豆沙包	红豆沙	25g
		小麦粉	35g
	米粥	粳米	25g
早间餐	苹果		125g
午餐	米饭 (蒸)	粳米	75g
	盐水虾	基围虾	100g
	山药鸡汤木耳	山药	100g
		鸡	100g
		木耳	3g
	炒菠菜	菠菜	150g
	精盐		3g
	混合油		15g
午间餐	酸奶		100g
	香蕉		100g
晚餐	米饭 (蒸)	粳米	75g
	红烧鳊鱼	鳊鱼	100g
	小肉圆黄芽菜汤	肉糜	50g
		黄芽菜	100g
	炒青菜	青菜	100g
	精盐		3g
	混合油		10g
夜宵	藕粉		25g
	蛋糕		25g

营养分析: 能量 8 815kJ 蛋白质 91g 脂肪 70g 碳水化合物 278g

备注:

1) 该食谱身高以 175cm, 70kg 轻体力劳动的慢性阻塞性肺炎男性患者为例, 可结合患者实际情况酌情调整。

2) 该食谱使用食盐 6g, 烹调油 25g。食品原料重量为可食部生重。

第三节 肺动脉高压营养康复治疗

一、概述

肺动脉高压（pulmonary hypertension，PH）是指肺动脉压力超过一定界值的一种疾病状态，其血流动力学诊断标准为：经右心导管检查。静息状态下肺动脉平均压>25mmHg（1mmHg=0.133kPa），或运动后肺动脉平均压≥30mmHg。肺动脉高压是导致肺源性心脏病的主要原因，进一步使右心肥厚、扩大，甚至发生右心功能衰竭。PH 发病机制复杂，是多因素、多环节共同作用的结果，包括外因（低氧、烟草、粉尘、其他理化生物因素等），内因（遗传、发育、结构、疾病等）及交互因素（微生态、感染、免疫、药物等），多种血管活性分子（内皮素、血管紧张素Ⅱ、前列环素、一氧化氮、一氧化碳、硫化氢及二氧化硫、雌激素等），多种离子通道（钾离子通道、钙离子通道、锌离子通道及新型阳离子通道），多条信号通路［低氧诱导因子/TRPC 通路、MAPK 通路、Rho/ROCK 通路、PI3K/AKT 通路、BMP/TGF-β 通路、核因子κB（NF-κB）通路和 Notch 通路]参与 PH 疾病的发生、发展。

二、营养代谢特点

心肌能量代谢过程大致分为三个阶段，即能量的产生、能量的储存和运送以及能量的利用。能量的产生依靠三羧酸循环来完成，它需要多种营养成分如脂肪酸、甘油三酯、葡萄糖、乳酸、酮体等的参与。能量的利用则需要蛋白如肌动蛋白、肌球蛋白的参与。心肌能量代谢障碍可引起心力衰竭，不仅影响其收缩性，而且影响其舒张功能。因此营养物质的吸收障碍会极大地影响心肌的能量代谢，如此形成恶性循环，导致心源性恶病质的出现。肺动脉高压引起的肺源性心脏病患者营养不良的主要原因是摄入不足，胃肠道瘀血、功能紊乱、消化吸收不良、能量需要增加等。有研究发现由于肺顺应性下降，气道阻力增加，呼吸肌收缩效率减低，使慢性肺心病患者每日呼吸耗能较正常人高10 倍，另外，慢性肺源性心脏病急性发作期多数患者都有焦虑、紧张心理、休息不佳，也会加快了体内能量消耗。同时患者长期慢性缺氧、胃肠道淤血影响食欲和消化、吸收功能，导致营养不良、肌肉减少甚至恶病质。恶病质本身也会导致较高的死亡风险和较差的生活质量，因此对于肺动脉高压患者的营养康复治疗也日益成为其综合治疗措施中必不可少的环节。

三、营养康复治疗

饮食调整是治疗慢性肺部疾病营养康复治疗的第一步。系统性动脉高血压的常规治疗包括对所有患者的饮食干预：限制盐和酒，增加蔬菜、新鲜水果、全谷物、可溶性纤维、鱼、坚果和橄榄油的摄入量等。然而，欧洲心脏病学会（ESC）和欧洲呼吸学会（ERS）指南尚未就 PH 的饮食习惯或营养补充制定具体建议。研究发现，用额外的蛋白质、亮氨酸、鱼油和寡糖进行多靶点营养干预可以预防 PH 中心肌和骨骼肌肥大等病理生理改变。

（一）能量

能量不宜过高。肥胖可引起膈肌抬高，肺容积减少及心脏位置的变化，对循环或呼吸都是不利的,特别伴心力衰竭发生时。此外,肥胖还加重心脏本身的负担。因此宜采用低热能饮食,使患者的体重维持在正常或略低于正常的水平。因此当消化功能正常时,肺动脉高压患者全天总能量 8 372~10 465kJ 为宜,或(126~147)kJ/(kg·d)。并参照 ESPEN 指南建议,当前饮食或营养疗法不能满足患者 60% 目标能量需求 3~5d 时,应该依次向上一个阶梯选择口服营养补充(oral nutritional supplements, ONS)、全肠内营养(total enteral nutrition, TEN)、部分肠外营养(partial parenteral nutrition, PPN)、全肠外营养(total parenteral nutrition, TPN)进行营养治疗。

（二）脂肪

肺动脉高压患者应适当增加脂肪的摄入量以减轻呼吸负担,脂肪的供能占每日膳食摄入总能量的 20%,其中多不饱和脂肪酸应占 1/3 以上。肥胖者应控制脂肪的摄入量,每天宜40~60g。脂肪产热能高,不利于消化,在胃内停留时间较长,使胃饱胀不适;且过多的脂肪能抑制胃酸分泌,影响消化,且腹部脂肪过多使横膈上升,压迫心脏,感到闷胀不适。此外应限制高胆固醇的食物,如肥肉、动物脂肪、动物内脏和鱼子等。

（三）蛋白质

对蛋白质的摄入量不必严格控制,以 1.0~1.5g/(kg·d),每天 50~70g 为宜。伴心衰严重时,由于蛋白质的特殊动力学作用,可能增加心脏额外的能量要求和增加机体的代谢率,应该适当减少蛋白质的供给,按 0.8g/(kg·d)。

（四）电解质

钾平衡失调是充血性心力衰竭中最常见的电解质紊乱之一。缺钾主要发生于摄入不足、额外丢失(如呕吐、腹泻、吸收不良综合征)、肾脏丢失(如肾病、肾上腺皮质功能亢进、代谢性碱中毒、利尿剂治疗)及其他情况(如胃肠外营养、透析等)。缺钾可引起肠麻痹、严重心律失常、呼吸麻痹等,故对长期使用利尿剂治疗的患者应鼓励其多摄食含钾量较高的食物和水果,如香蕉、橘子、枣、番木瓜等,必要时应补钾治疗。然而,如果心衰合并肾功能不全,伴尿量明显减少,也可能出现高钾血症,高钾血症也可能引起心律失常等严重后果。因此,心衰合并肾功能不全的患者,建议定期到医院复查,遵医嘱服药。钙与心肌的收缩性密切相关,高钙可引起期外收缩及室性异位收缩,低钙又可使心肌收缩性减弱,故保持钙的平衡在肺动脉高压患者营养康复治疗中有积极意义。镁能帮助心肌细胞解除心脏的毒性物质,能帮助维持正常节律,在充血性心力衰竭中可因摄入不足、利尿剂等药物导致镁排出过高或吸收不良,从而使镁浓度降低,如不及时纠正,进一步加重心力衰竭或诱发洋地黄中毒。

（五）避免吃坚硬、冷、高盐及刺激性食物

少吃或尽量不吃容易胀气的食物如土豆、南瓜、红薯等,以免加重胃肠负担。不吃各种高盐食物,如咸菜、酱菜、咸鱼、咸肉等腌制品。严格控制饮水量。待病情好转后,再逐步恢复正常饮食与进水量。禁食刺激性大的食物,如浓茶、烈酒、蒜、葱、鱼汤浓汁等,以免刺激心脏,诱发心力衰竭。

四、食谱举例

以 175cm,70kg 轻体力活动男性为例,每日能量供给量为 105~126kJ/kg,蛋白质供给量为 1.2~1.8g/kg,三大产能营养素的比例分别为蛋白质占总能量的 15%~20%,脂肪占总能量

的 20%~30%，碳水化合物占总能量的 50%~60%。限钠，控制入液量<1 500mL。具体食谱见表 2-2-3。

表 2-2-3 肺动脉高压患者食谱举例

餐次	名称	主要食材	重量
早餐	菜肉小馄饨	标准粉	50g
		大白菜	75g
		肉糜	25g
早间餐	猕猴桃	猕猴桃	125g
午餐	米饭（蒸）	粳米	75g
	青椒木耳鱼片	黑鱼片	100g
		干木耳	3g
		青椒	50g
	麻酱油麦菜	油麦菜	150g
		芝麻酱	12.5g
	荠菜肉末豆腐汤	肉糜	20g
		荠菜	50g
		豆腐	50g
	精盐		3g
	混合油		10g
午间餐	高蛋白营养液		200mL
晚餐	米饭（蒸）	粳米	75g
	香菇胡萝卜丝鸡胸肉丝	鸡脯肉	50g
		胡萝卜	50g
		干香菇	5g
	丝瓜蛋汤	鸡蛋	30g
		丝瓜	50g
	炒青菜	青菜	150g
	精盐		3g
	混合油		10g
夜宵	高蛋白营养液		200mL

营养分析：能量 8 206kJ　蛋白质 98g　脂肪 54.5g　碳水化合物 269.5g

备注：

1）该食谱身高以 175cm，70kg 轻体力劳动的肺动脉男性患者为例，可结合患者实际情况酌情调整。

2）该食谱使用食盐 6g，烹调油 25g。食品原料重量为可食部生重。

第四节 肺结核营养康复治疗

一、概述

结核病（tuberculosis，TB），是一种由结核分枝杆菌感染引起，与机体营养不良和免疫功能低下密切相关的慢性感染性疾病。营养不良是潜伏期感染进展为活动性结核病的危险因素，且与活动性结核病患者死亡率及复发风险增加有关。营养不良是由能量、蛋白质及其他营养素不足或过剩造成的组织、形体和功能改变及相应的临床表现而引起机体的健康问题，包括营养不足及营养过剩。结核病患者常发生的营养不良以蛋白质 - 能量营养不良为主（58.8%），其次为混合型营养不良（25.2%）和蛋白质营养不良（4.6%）。营养不良既是结核病的重要危险因素，又是结核病的普遍后果。研究发现体重指数（body mass index，BMI）低于 18.5kg/m^2 会增加复发和死亡的风险，是结核病治疗效果差和 / 或合并其他并发症的危险因素之一。老年结核病住院患者营养风险发生率为 49.22%，且随着年龄增加营养风险发生率随之增加。营养不良与结核病之间表现为互为因果的双向关系，解决结核病患者营养不良问题对于提高结核病临床治疗效果具有重大意义。2013 年世界卫生组织（WHO）首次提出，结核病并发营养不良时，给予合理营养支持被认为是结核病治疗需要解决的关键因素。营养治疗是结核病治疗的基础，是结核病自然病程中任何阶段预防和控制必不可少的措施。

二、营养代谢特点

结核分枝杆菌主要侵犯肺部，导致肺结核的发生；也可侵犯其他部位如淋巴结、椎体、关节、胸壁、腹部、头颅等形成肺外结核病，临床以肺结核最为常见。肺结核患者以消瘦和体重减轻为主要特征，其营养代谢主要呈现以能量消耗增加及蛋白质代谢增加为主。结核患者常有发热、咳嗽及咳痰，当合并有肺部感染、肺组织严重破坏及慢性阻塞性肺部疾病时，患者可出现呼吸困难，加重能量消耗；结核分枝杆菌引起患者机体反复发生低热、盗汗等造成机体分解代谢增加，脂肪储存减少，瘦体组织丢失。发热时体温每升高 1℃，代谢率会增加 13%，同时发热还可促使氮和氨基酸从汗液中丢失。因此，肺结核患者有较高的分解代谢率，能量消耗比正常人高，其基础代谢率可增加 50%~150%。在严重应激状态下，机体分解代谢明显高于合成代谢，蛋白质丧失增加，主要是肌肉组织耗损，引起骨骼肌萎缩和机体负氮平衡，从而引起低蛋白血症、机体免疫功能降低，使感染发生率、死亡率增加。此外，重症肺结核患者感染应激时机体可出现糖代谢紊乱，表现为高血糖、胰岛素抵抗和糖异生作用增强，此时加上能量摄入减少、组织缺氧，从而引起乳酸浓度增高，以致酸中毒。

三、肺结核患者的营养康复治疗

营养康复治疗的目的是辅助临床治疗，减少药物的不良反应，改善营养状态，提高患者免疫力，加速病灶钙化，促进疾病康复。肺结核是一种慢性、高消耗性疾病，营养治疗应遵循高能量、高蛋白、适量脂肪及丰富的维生素和矿物质的原则。

（一）能量

供给充足热量，每天能量摄入 147~167kJ/（kg·d），全天总能量 10 290~12 500kJ 为宜。伴肥胖、心血管疾病者以及老年人，能量不宜过多，每日 8 372kJ 左右即可。食欲较差进食不足者、可以通过营养强化食品，或在医生、临床营养师指导下使用特殊医学用途配方食品。对于肺结核危重症型患者无法正常经口进食，可放置鼻胃管或鼻空肠管，应用重力滴注或肠内营养输注泵泵入营养液。

（二）蛋白质

蛋白质是生命的物质基础，约占人体全部质量的 18%，主要维持人体正常的生理功能，还参与合成抗体等如白细胞、T 淋巴细胞和干扰素。因此优质的高蛋白饮食有利于增加患者免疫力、促进结核病灶的修复。肺结核患者饮食蛋白质应按照 1.5~2.0g/（kg·d）供给，其中畜、禽、乳、蛋和豆制品优质蛋白应占 50% 以上。

（三）碳水化合物

碳水化合物是机体能量的主要来源。碳水化合物摄入不足时，机体转而利用蛋白质或脂肪来供应能量，导致机体糖异生作用增强，酮体产生增多。因此肺结核患者应鼓励多进食，适当采用加餐的方式增加进食量，伴有糖尿病时，每日碳水化合物应控制在 300g 以内，且其中应包含粗粮，控制精加工碳水化合物的量。

（四）脂肪

每日脂肪供能以占总能量 20%~30%，或每日 1g/kg 左右为宜。肺结核患者脾胃虚弱，消化吸收能力低下，宜清淡饮食。患肠结核的患者摄入脂肪过多会加重腹泻，应控制脂肪的摄入。包含食物中所含的脂肪和烹调油。肉类可选择瘦肉或鱼禽类；为减少烹调油使用，烹调方法可选用焖、炖、蒸、煮类。

（五）矿物质

结核病灶的修复需要大量钙，牛乳中钙含量高且吸收好，是钙的良好来源。结核患者每日可摄取牛奶 250~500mL，与利福平间隔 2h 以上服用。此外海带、贝类、虾皮、牡蛎等也是钙的良好来源。少量反复出血的结核患者，铁丢失增加，常伴缺铁性贫血，此时机体对铁的需要量也相应增加，膳食中应注意铁的补充，必要时可补充铁片或铁剂。动物肝脏、动物血液、瘦肉类是三价铁含量较高，容易吸收，是膳食铁的良好来源。结核患者常伴慢性肠炎和多汗，应注意钾、钠的补充。

（六）维生素

肺结核患者应注意补充丰富的维生素，包括维生素 A、D、C 和 B 族维生素等；维生素 B_6 可减轻异烟肼引起的副作用；多吃新鲜蔬菜、水果、鱼、虾、动物内脏及蛋类；鼓励患者进行日光浴或户外活动以增进维生素 D 的吸收，有利于结核病灶的钙化。

（七）饮食注意事项

肺结核患者在短程化疗时，饮食可多选有滋阴退虚热的鳗鱼、鳖、乌龟、黑鱼、鸭蛋、鸭、银耳、甘蔗、菱、黑木耳、海蜇皮、山药等食物。膳食应少刺激性，少用或不用辛辣食品和调味品，凡辛辣生痰助火的葱、韭菜、洋葱、辣椒、胡椒等食物应不吃或少吃；忌烟和烈性酒，酒精能使血管扩张，加重肺结核者的气管刺激症状，加重咳嗽和咯血。对肺结核患者的饮食还要注意烹调方法，一般可以蒸、煮、焖、炖等为佳，煎、炸、烤、烩等烹调方式应少用。注意饮食搭配，可以在改善菜肴色、香、味同时，做到食物多样，荤素搭配，调整膳食结构、刺激患者食欲，增加摄食量。

四、食谱举例

以 175cm，70kg 轻体力活动男性为例，每日能量供给量为 147~167kJ/kg，蛋白质供给量为 1.5~2.0g/kg，三大产能营养素的比例分别为蛋白质占总能量的 17%~20%，脂肪占总能量的

20%~30%,碳水化合物占总能量的 50%~60%。高钙,高维生素 A、B、C、D;考虑到抗结核药物易引起高尿酸血症,建议食物嘌呤和胆固醇的摄入也需适当控制。具体食谱见表 2-2-4。

表 2-2-4　肺结核患者食谱举例

餐次	名称		重量
早餐	米粥	粳米	30g
	鸡蛋		50g
	牛奶		200g
	香菇菜包 ×2	小麦粉(标准粉)	75g
		干木耳	2g
		青菜	150g
早间餐	橙		200g
午餐	米饭(蒸)	粳米	150g
	炒青菜	青菜	200g
	小排冬瓜汤	猪小排	100g
		冬瓜	100g
	混合油		12g
	精盐		2g
	红烧青鱼	青鱼	150g
午间餐	苏打饼干		25g
	藕粉		25g
晚餐	米饭(蒸)	粳米	125g
	肉丝干丝青椒	猪肉(瘦)	50g
		厚百叶	50g
		甜椒	50g
	木耳鸡汤	鸡	75g
		木耳(干)	3g
	卷心菜胡萝卜虾皮	卷心菜	100g
		胡萝卜	25g
		虾皮	2g
	混合油		15g
	精盐		3g
夜宵	香蕉		150g

营养分析:能量 11 762kJ　蛋白质 126g　脂肪 80g　碳水化合物 399g

备注:

1)该食谱身高以 175cm,70kg 轻体力劳动的肺结核男性患者为例,可结合患者实际情况酌情调整;

2)该食谱使用食盐 5g,烹调油 27g。食品原料重量为可食部生重。

第五节 肺移植营养康复治疗

一、概述

肺移植目前被公认为是终末期肺病(end-stage lung disease,ESLD)患者的有效治疗手段,主要适应证为慢性阻塞性肺疾病(chronic obstructive pulmonary disease,COPD)、特发性肺纤维化(idiopathic fibrosis,IPF)、囊性纤维化(cystic fibrosis,CF)、α-1 抗胰蛋白酶缺乏导致的肺气肿、肺动脉高压(pulmonary arterial hypertension,PAH)等。因终末期肺病患者肺功能完全或大部分丧失,出现呼吸衰竭等严重临床症状,患者多因疾病消耗、反复感染、缺氧等因素,引起食欲和胃肠道功能下降,能量和营养素摄入不足,从而表现出不同形式和不同程度的营养不良,有的患者甚至出现恶病质的表现。研究发现移植前的营养状况与移植后的死亡率和发病率相关。营养不良的终末期肺病患者移植术后并发症、病死率、住院费用及时间均明显增加,且在影响移植后存活率的术前变量中,有研究表明营养状态(低蛋白血症和体重不足状态等)相关标志物与较差的受者存活率相关。营养不良的发生,可使 ESLD 骨骼肌显著耗竭,改变呼吸肌的结构及功能,导致膈肌疲劳,进而发生呼吸衰竭,这也是 COPD 患者急性加重导致再入院的重要危险因素。同时,由于营养不良的发生,肌肉消耗,呼吸肌功能障碍,引起患者呼吸运动的反射性调节异常,甚至抑制呼吸,导致病情进一步加重。此外营养不良可减弱支气管纤毛运动,导致呼吸肌疲劳,减弱肺组织的损伤修复功能;同时影响肺部的细胞及体液免疫功能,降低机体补体系统活性及吞噬功能,细菌更易入侵和定植,从而引起肺部感染,病情加重迁延不愈。移植等候期患者的营养状况虽不是肺移植手术的主要禁忌,但营养问题常需要贯穿于整个治疗及随访过程中。然而移植等候期患者的年龄、基础状况、合并症、体重状况和生活方式的多样性影响了他们的营养需求,因此,优化对肺移植等候期患者的营养管理有助于改善患者的营养状况,纠正移植术前存在的营养问题,从而使患者达到并维持最佳的术前状态,最大程度地使患者在肺移植手术中获益。营养筛查不仅仅是判断患者的营养现状,更为重要的是预测肺移植候选者的移植预后。

肺移植等候期患者的营养不良主要表现为低体重、肌肉减少、血清蛋白及淋巴细胞计数降低等。研究发现肺移植术前低体重指数(body mass index,BMI)和肥胖的患者术后预后均较差。移植等候期患者的营养不良问题主要包括营养过度和营养不足。根据 2020 年国际心肺移植协会关于肺移植患者选择的更新报告,BMI >30.0kg/m² 被指定为相对禁忌证。高 BMI 与肺移植后病死率增加有关,同时移植术后糖尿病增加,影响移植术后功能状态和生活质量。Souza 等对一家巴西圣保罗公立医院的肺移植候选者进行了回顾性研究,应用 BMI、中臂肌围(middle arm muscle circumference,MAMC)、腰围和三头肌皮褶厚度(triceps skin fold,TSF)分析了肺移植候选者的营养现状,发现肺纤维化患者的 BMI 最高,但 TSF 值和 MAMC 值是正常的,囊性纤维化和支气管扩张患者的 TSF 值 MAMC 值最差。35% 的肺移植候选者存在肌肉质量或功能状态下降。肌肉减少症主要是由于蛋白质合成和肌细胞生成的调节和骨骼肌细胞蛋白水解和细胞凋亡的增加。肌肉减少症是一种复杂综合征,与肌肉质量减少有关,单独或与脂肪量增加有关。肌肉减少症被描述为骨骼肌质量的进行性和全身性丧失以及低肌肉力量或性能。低骨骼肌质量、力量和肌肉减少症通常在肺移植候选者和受者中普遍存在。研究报告指出，低肌肉质量与较高的死亡率和 ICU 停留时间相关，和较长的机械通气持续时间相关。肌肉减少症是评估移植功能状态的重要考虑因素。由于国内可用供肺数量有限，对肺移植候选者进行营养风险评估，可预测患者可能的临床结局，可检测临床营养支持的效果，并可为选择最佳移植净效益肺移植候选者制订营养方案和护理标准。

二、肺移植等候期患者的营养评估

2019 年，全世界总共进行了超过 4 500 例移植手术，越来越多的研究发现营养不良和/或肥胖会对移植预后产生不良影响，因此需要术前对肺移植等待期患者的营养筛查与评估，不仅仅是判断患者的营养现状，更为重要的是预测肺移植候选者的移植预后。许多指标可反映患者的营养状况，包括一般人体测量指标，如体重指数（BMI）、肱三头肌皮褶厚度（TSF）、上臂围（AC）、上臂肌围（AMC）等。辛格等人回顾性分析了 2005—2011 年在美国接受肺移植的 9 073 名患者数据，其中 599 名使用双能量 X 射线吸收技术（whole-body dual X-ray absorptiometry，DXA）进行了人体成分分析（将肥胖定义为女性大于或等于 30% 的体脂百分比，男性大于或等于 25%；将肌肉减少症定义为女性的骨骼肌指数（skeletal muscle mass index，SMI）小于或等于 $5.45kg/m^2$，男性的 SMI 小于或等于 $7.26kg/m^2$，发现 51% 的 BMI 正常的患者存在肥胖，46% 的患者出现肌肉减少症，而 BMI 仅能识别 5% 的患者并归类为体重过轻，表明 BMI 无法区分不同的身体成分（如脂肪组织和肌肉组织），因此将 BMI 作为肺移植等待期营养状况的唯一衡量标准可能会对患者的真实营养状况产生误判。托马斯·维格等人回顾性分析了 2011—2014 年在德国慕尼黑进行首次肺移植的患者，使用 CT 扫描通过瘦腰大肌面积（lean psoas area，LPA）估计核心肌肉大小，研究显示与 BMI 相比，LPA 与更短的机械通气时间和更短的 ICU 停留时长相关，LPA 被认为是肺移植受者术后结果的预测因子。因此随着人体成分分析方法的应用，在更多研究中发现肌肉/或去脂体重的丢失在肺移植等待期患者中普遍存在，并与不良预后更相关。没有任何一个单一参数可以独立地全面评估所有肺移植等候期患者营养状况，我们需要结合客观和主观参数优化对肺移植等待期患者的营养评估。如何更好地优化肺移植候选者营养评估是后续开展科学营养治疗的基础，全球领导人营养不良倡议，对患者的营养评估应进行分级的营养诊断：即营养筛查、评估、综合营养评定（营养诊断）。

（一）营养风险筛查及评估

美国危重病医学会（American Society of Critical Care Medicine，SCCM）和肠外与肠内营养学会（American Society of Parenteral and Enteral Nutrition，ASPEN）共同修改制定的"成年危重病人营养支持治疗与评估指南推荐方案"中指出，应对所有入院患者进行营养风险筛查，该诊疗流程适用于临床所有住院患者，包括肺移植术前等候期的患者。营养风险筛查工具可用于发现住院患者中存在营养风险的患者，同时通过营养支持改善临床结局。目前，临床常用营养风险筛查及评估工具包括营养风险筛查 2002（nutritional screening 2002，NRS 2002）、主观全面营养评价法（subjective global assessment，SGA）等。

NRS 2002 基于营养状态的改变和疾病的严重程度，独立预测不良的临床结局，具有较好的预测效度、内容效度、可信度和可操作性，是一种简便的营养风险筛查方法，被欧洲国家推荐为住院患者营养风险评估的首选工具。2018 年，中国成人慢性呼吸疾病患者护理管理指南推荐应用 NRS 2002 评估表作为 COPD 营养评价工具。NRS 2002 主要包括 3 个部分，即营养状态受损评分、疾病严重程度评分和年龄评分。前两个部分包括了 1~3 分 3 个评分等级,根据评分标准每部分取最高分,第三部分为年龄≥70 岁为 1 分,<70 岁为 0 分。最终得分为 3 项的总和。如果 NRS 2002≥3 分,即认为有营养风险。

SGA 早期用于手术患者的术前营养评估和术后感染可能性预测,现已广泛应用于各类临床患者,具有无创性、易操作性和可重复性等特点,且灵敏度和特异度均较高,被 ASPEN 和欧洲肠外肠内营养学会(European Society of Parenteral and Enteral Nutrition,ESPEN)推荐使用。对 NRS 2002≥3 分的患者参照 SGA 的 8 个方面进行评估,包括饮食改变、近期(2 周)体重下降程度、消化道症状(主要包括腹泻、恶心、呕吐等,持续时间≥2 周)、生理功能状态、所患疾病及其营养需求改变、体液平衡情况(水肿和腹水的有无及严重程度)、肌肉消耗和皮脂消耗程度等,分为三个等级,即营养良好(A 级)、轻中度营养不良(B 级)、重度营养不良(C 级)。评估标准:在以上 8 项中,经评价后≥5 项为 B 级,则判定为轻 - 中度营养不良,≥5 项为 C 级则为重度营养不良,其余为营养状况良好。

(二)人体测量和体成分测定

1. 人体测量

(1)BMI 是评价患者营养状况的重要指标,肺移植前患者低 BMI 被证实与移植后死亡率和感染风险率增加有关。

(2)TSF 最常用于脂肪贮备及消耗的评价指标,间接反映机体能量代谢的变化。皮褶厚度是通过测量皮下脂肪厚度来估计体脂含量的方法。测量点常选用肩胛下角、肱三头肌和脐旁。实际测量时常采用肩胛下角和上臂肱三头肌处的皮褶厚度之和,并根据相应的年龄、性别标准来判断。WHO 推荐标准为:男性小于 10mm 为消瘦,10~40mm 为适度,大于 40mm 为肥胖;女性小于 20mm 为消瘦,20~50mm 为适度,大于 50mm 为肥胖。

(3)AC、AMC 则用于测定骨骼肌含量,35% 的肺移植候选者存在肌肉质量和功能状态下降。研究报告指出,低肌肉质量与较高的死亡率和 ICU 停留时间相关,并延长机械通气持续时间。AC 一般测量左上臂肩峰至鹰嘴连线中点的臂围长。测量上臂围需要用软尺测量,测量误差不超过 0.1cm。AC 与体重密切相关,可反映营养状况以及肌肉的发育状况,也可反映肌蛋白贮存和消耗程度及能量代谢情况,是快速而简便的评价指标。一般数值越大说明肌肉发育状况越好,反之越小说明脂肪发育状况良好。MAC 正常参考值:男性为 24.8cm,女性为 21.0cm。实测值在正常值的 90% 以上者为正常,在 80%~90% 为轻度营养不良,在 60%~80% 为中度营养不良,<60% 为重度营养不良。AMC 是指 AC 减去 3.14 倍肱三头肌皮褶厚度。AMC 是反映肌蛋白含量变化的良好指标,也反映体内蛋白质储存的情况。AMC 和血清蛋白含量密切相关,在血清蛋白含量低于 28g/L 的患者中,87% 的患者存在 AMC 减小。AMC 可作为患者营养状况好转或恶化的指标。判断标准:我国男性 AMC 平均为 25.3cm,女性为 23.2cm。

2. 体成分测定 体成分测定主要指标包括身体总水分(total body water,TBW)、细胞内水分(intracellular water,ICW)、无机盐、肌肉、细胞外水分(extracellular water,ECW)、体脂肪量(body fat mass,BFM)、体脂率(body fat percentage,BFP)、内脏脂肪面积(visceral fat area,VFA)、去脂体重(fat free mass,FFM)、骨骼肌量(skeletal muscle mass,SMM)、基础代谢率等。

(1)TBW:分为细胞内水分和细胞外水分之和,健康人身体中细胞内水分和细胞外水分的比例一般保持在 3∶2 左右。ECW 分为血浆(约占体重 5%)和组织间液(约占体重 20%)。在水代谢的过程中血浆占有非常重要的地位。它的成分极为复杂。其一主要成分是水;其二是气体,最重要的是氧和二氧化碳;其三是各种无机离子,其中钠离子(Na^+)、氯离子(Cl^-)、钾离子(K^+)、钙离子(Ca^{2+})、碳酸氢根(HCO_3^-)和磷酸根(PO_4^{3-})含量较多;其四是有机化合物,包括食物消化吸收后,进入血再进入细胞外液的葡萄糖、氨基酸、脂类物质和多种维生素;其五是细胞外液中还含有多种激素;其六是有限的废物,这些废物是细胞新陈代谢活动的产物。细胞内液:小分子的水、无机离子,中等分子的脂类、氨基酸、核苷酸,大分子的蛋白质、核酸、脂蛋白、多糖。

(2)无机盐:主要是指人体内分布在体液中的无机盐和骨骼,牙齿中的无机盐。无机盐对组织和细胞的结构很重要,硬组织如骨骼和牙齿,大部分是由钙、磷和镁组成,而软组织含钾较多。体液中的无机盐离子调节细胞膜的通透性,控制水分,维持正常渗透压和酸碱平衡,帮助运输元素到全身,参与神经活动和肌肉收缩等。

(3)肌肉:分为骨骼肌、心肌和平滑肌,骨骼肌就是四肢上的肌肉,属于横纹肌,心肌也属于横纹肌。平滑肌就是内脏相关的肌肉,如气管、食管上面的肌肉即属于平滑肌。从成年起,人体肌肉体积减小速度随年龄的增长而加快,70岁健康老人的骨骼肌体积比其25~30岁时减少25%~30%,同时伴有肌肉功能明显退化,绝对力量降低30%~40%。这种随着年龄增长,肌肉数量不断减少,肌肉力量逐渐下降,从而造成人体结构和功能衰退,引起一系列症状的综合病症称为肌肉减少症或骨骼肌减少症,当然,也有病理原因导致的肌肉功能下降。

(4)体脂率:表示身体脂肪量除以体重得出的百分比。标准体脂率:成年女性为(23±5)%;成年男性为(15±5)%。体脂率比标准低的情况称为"低体脂肪",可分为两大类:第一类是运动量多的肌肉型体格,是十分理想的身体成分组成比率,肌肉型低体脂肪多为超体重或接近标准体重,身体脂肪含量正常或比正常低;第二类是因为营养缺乏,身体脂肪含量与非脂肪含量都未达到标准的不健康状态。

(5)基础代谢率(basal metabolic rate,BMR):是指人体在清醒而又极端安静的状态下,不受肌肉活动、环境温度、食物及精神紧张等影响时的能量代谢率。一般来说,体重越大、代谢越旺盛、肌肉含量越高,基础代谢率也就越高。基础代谢率通常利用 Herris-Benedict 法进行计算,计算公式如下:男:66.47+(13.75×体重 kg)+(5×身高 cm)–(6.76×年龄);女:65.51+(9.56×体重 kg)+(1.85×身高 cm)–(4.68×年龄),也可简化直接用去脂体重计算,公式为 REE=21.6×FFM+370,其中 FFM 为去脂体重(kg)。需要注意的是,因个体差异,无论采用何种基础代谢计算公式,都需根据实际情况进行适当调整。

(6)内脏脂肪:腹内脂肪含量与腹围、BMI、腰臀比、体脂率等均有相关关系,相关程度依次为腹围>BMI>腰臀比>体脂率。腹部肥胖分内脏脂肪肥胖和皮下脂肪肥胖,比值大概要维持6:4是正常的。成人的情况是整个内脏脂肪量的10%以下,小于总腹部脂肪的40%是正常的。内脏脂肪面积超过 $100cm^2$,即可诊断为内脏脂肪型肥胖。

(7)相位角(PhA):PhA 是评价患者营养 A 状况、疾病预后的灵敏指标,若人体营养状况良好、身体健康,机体细胞结构完整、功能性较好,则细胞膜产生的容抗更大,PhA 随之增加;相反,若人体营养状况不良,细胞膜结构、功能较差,细胞膜产生的抗性降低,则 PhA 相应降低,大部分健康人的 PhA 在5°~7°。

(三)营养相关的生化和实验室检查

在实验室指标中血清白蛋白、总蛋白、肌酐和 BMI 被认为是评估主观营养指标的标准。低血清白蛋白已被确定为危重患者手术早期死亡、肾移植后死亡、慢性肺疾病患者死亡和肺功能下降的危险因素。然而很少有研究将这些血清因素与肺移植受者术后死亡率联系起来。这两种血清标志物都可用于评估等待移植的肺候选体的营养状况。有研究表明，血清白蛋白和总蛋白水平极低的肺移植患者生存期较差，术后感染风险较高。因此，肺移植患者营养评估时，有效评估 BMI 和白蛋白值来判断患者营养状况，为制订个性化的营养支持方案提供依据。

（四）膳食回顾，以更好地了解饮食行为

膳食回顾是属于营养评估的一部分，其目的是通过各种不同的方法如 24h 膳食回顾法、膳食记录法和食物频率法等对膳食摄入量进行评估，从而了解在一定时期内患者膳食摄入状况及膳食结构、饮食习惯等，借此来评定正常营养需要得到满足的程度。

（五）体能测定

1. 6 分钟步行试验（6-minute walk test, 6-MWT）　6 分钟步行试验是一项简单易行、安全、方便的运动试验，可以综合评估受试者的全身功能状态，也是生活质量评估的一项重要内容。采用徒步步行的运动方式，测量患者在 6min 内以能承受的最大速度行走的距离。这是常用的评价心肺耐力的一种测试方法，主要适用于测量中到重度心脏或肺疾病患者对医疗干预的反应，也可用于评价患者功能状态或预测发病率和死亡率。此法简单，与肺移植等候期患者关联性好，具有指导日常生活、训练和比较康复前后效果的意义。6min 步行距离分为 4 个等级：1 级：<300m；2 级：300~374.9m；3 级：375~449.5m；4 级：>450m。级别越低，心肺功能越差。

2. 握力　握力主要是测试上肢肌肉群的发达程度，测试受试者前臂和手部肌肉力量，反映人体上肢力量的一种指标。在体能测试中，它常以握力体重指数的形式体现，即把握力的大小与被测人的体重相联系，以获得最科学的体力评估。握力体重指数（m）= 握力（kg）/ 体重（kg）×100，握力和体重的单位均是 kg，合格标准为 m≥35。测试方法：被测试者两脚自然分开成直立姿势，两臂下垂。一手持握力计全力握紧，计下握力计指针的刻度。用有力（利）的手握两次，取最好成绩与自身体重相比得出握力指数。

随后，营养师根据上述评估确定营养诊断，按照 GLIM 营养不良诊断标准，至少满足一个表型标准和一个病因标准。其中表现型标准：①非自主体重下降，6 个月内体重下降>5%，或 6 个月以上体重下降>10%；② BMI 降低，<18.5kg/m²（ <70 岁），或<20kg/m²（ >70 岁）（亚洲标准）；③肌肉质量减少，使用 AMC 评估患者肌肉质量，根据指南推荐正常参考值为男性 24.8cm，女性 21.0cm，实测值 / 正常值<90% 为异常，即男性<22.32cm，女性<18.9cm。病因型标准：①食物摄入 / 吸收减少，能量摄入低于平时 50%>1 周，或任意比例降低>2 周，或存在营养吸收障碍的消化道症状；②疾病负担 / 炎症，存在严重的炎症，或存在急性和慢性反复发作的炎症。GLIM 共识中指出大多数慢性器官疾病以及癌症都与轻度或中度的慢性或复发性炎症有关。病因标准主要用于指导干预和预期结果。

三、肺移植等候期患者的营养治疗

（一）营养支持模式

术前营养支持可缩短术后机械通气时间和住院时间，改善预后。口服营养补充对于加速伤口愈合、恢复机体组成、减少体重丢失、降低术后并发症发生率和再入院率、缩短住院时间、改善生活质量均有积极作用。对于移植等候期患者的营养治疗，采用营养干预五阶梯模式先选择营养教育，参照 ESPEN 指南建议，当前营养疗法不能满足患者 60% 目标能

量需求 3~5d 时,应该选择上一阶梯进行营养治疗,然后依次向上一个阶梯选择 ONS、TEN、PPN、TPN。我们应在对患者充分营养教育的基础上给予饮食指导,对营养不良患者给予合理的营养治疗方式,从而改善患者营养状况,提高机体免疫力。对于可以经口饮食患者首选口服营养补充(oral nutritional supplement, ONS)。ONS 指经口摄入特殊医学用途配方食品(food for special medical purpose, FSMP)作为日常营养补充,加强碳水化合物、蛋白质、脂肪和维生素等的补充以弥补饮食摄入营养素不足的问题,属于肠内营养的一种,是最常见的营养治疗方式。FSMP 指为了满足进食受限、消化吸收障碍、代谢紊乱或特定疾病状态人群对营养素或膳食的特殊需要,专门加工配制而成的配方食品。当肺移植等候期患者营养不良时,可经口摄入自身需要的 FSMP,这种经口补充膳食能量或营养素的营养治疗方式即称为 ONS。而对严重营养不良或者有吞咽困难的患者,无法通过饮食和口服补充来满足营养需求的患者则建议提倡使用肠内喂养管,一旦开放肠内营养通路,营养师将继续与患者、其家人和护理人员合作,以促进移植前的增重和营养优化。是否开始、继续或停止肠内营养是基于营养师综合评估的多学科建议。

(二)肺移植等候期营养治疗原则

肺移植等候期营养治疗需要从两个方面考虑,一是降低等候期死亡风险,二是提高肺移植术后生存率。术前存在营养不良的等候期患者应及时给予营养干预,术前营养支持可缩短术后机械通气时间和住院时间,改善预后。ONS 是围手术期患者营养治疗的重要方式,建议每日保证 3 次 ONS,且每日 ONS 量≥400kcal。对于常规无特定疾病无消化吸收功能障碍的等待期患者口服营养补充制剂的选择主要以均衡型全营养配方食品为主,而不同的患者需结合患者的实际临床情况进行个体化推荐。当患者不能通过正常口服饮食辅以 ONS 的方式补充营养时,应放置肠内营养管,进行超过 7d 的管饲肠内营养支持。如果 EN 达不到患者 60% 目标能量需求 3~5d 时,建议术前行肠外营养支持改善营养状况。且等候期患者应该强化优质蛋白补充,必要时(血清白蛋白<25g/L)可输注人血白蛋白。输注人血白蛋白,能够迅速纠正患者的低蛋白血症,而且可升高血浆胶体渗透压,减轻机体水肿。

肺移植等候期患者营养治疗应遵循高能量、高蛋白、适量脂肪、适量的维生素和矿物质的原则,对于加速伤口愈合、恢复机体组成、减少体重丢失、降低术后并发症发生率和再入院率、缩短住院时间、改善生活质量均有积极作用。对于等候期患者能量的目标值为 35~40kcal/(kg·d)(理想体重),蛋白质目标值 1.2~2.0g/(kg·d)同时注意饮食搭配,可以在改善菜肴色、香、味的同时,做到食物多样、荤素搭配,以调整膳食结构、刺激患者食欲、增加摄食量。

1. 能量　能量摄入应稍高于正常人,每日能量摄入 35~40kcal/kg。伴肥胖、心血管疾病者及老年人,能量摄入不宜过多,每日 2 000kcal 左右即可。

2. 蛋白质　蛋白质是生命的物质基础,是生命活动的主要承担者,机体所有重要的组织都需要蛋白质的参与。蛋白质约占人体全部质量的 18%,主要维持人体正常的生理功能,还参与合成抗体等,如白细胞、T 淋巴细胞和干扰素,提高人体免疫力。移植等候期患者一般以 1.2~2.0g/(kg·d)供给,其中畜、禽、乳、蛋和豆制品等优质蛋白应占 50% 以上。

3. 碳水化合物　碳水化合物是机体能量的主要来源。碳水化合物摄入不足时,机体转而利用蛋白质或脂肪来供应能量,导致机体糖异生作用增强或脂肪被大量分解产生的酮体增加。因此应鼓励多进食,适当采用加餐的方式增加进食量,伴有糖尿病时,每日碳水化合物应控制在 300g 以内,且其中应包含粗粮,控制精加工碳水化合物的量。

4. 脂肪　每日脂肪供能以占总能量的 20%~30% 为宜,包含食物中所含的脂肪和烹调油。荤菜可选择脂肪含量较少的瘦肉或鱼禽类;为减少烹调油使用,烹调方法可选用焖、炖、蒸、煮类。建议增加紫苏油、亚麻籽油等富含 ω-3 脂肪酸的食用油。

四、食谱举例(半流质食谱)

以 165cm,60kg 终末期肺病男性为例,每日能量供给量为 30~35kcal/kg,蛋白质供给量为 1.2~1.8g/kg,三大产能营养素的比例分别为蛋白质占总能量的 15%~20%,脂肪占总能量的 30%~35%,碳水化合物占总能量的 50%~60%。具体食谱见表 2-2-5。

表 2-2-5　食谱举例

餐次	名称	原料	重量
早餐	粥	粳米(标一)	25g
	鲜肉包	小麦面粉(特别)	50g
		肉糜	40g
	煮鸡蛋	鸡蛋	50g
早间	橙子	橙子	200g
午餐	肉糜菜粥	粳米(标一)	50g
		鸡毛菜	50g
		肉糜	50g
	盐	精盐	2g
	油	大豆色拉油	15g
午间	营养液	匀浆粉	40g
晚餐	鲜肉小馄饨	小皮子	75g
		肉糜	50g
	油	大豆色拉油	15g
	盐	精盐	2g
夜宵	营养液	匀浆粉	40g
主食	粳米(标一)	粳米(标一)	75g
调味品	精盐	精盐	4g

营养分析:能量 7 618kJ　蛋白质 72.4g　脂肪 73.5g　碳水化合物 217.4g

备注:

1)该食谱身高以 165cm,60kg 轻体力劳动的终末期肺病男性为例,可结合患者实际情况酌情调整;

2)该食谱使用食盐 6g,烹调油 30g。食品原料重量为可食部生重。

(一)肺移植后围手术期患者营养治疗原则

供体器官尚未完全恢复正常功能,营养支持以配合恢复新器官功能为目标。移植患者手术创伤大,但胃肠道结构和功能上是完整的,围手术期营养治疗应以肠内营养为主,静脉营养为辅。肺移植患者术后的饮食要领：按照流食 - 半流食 - 软食 - 普食的顺序，逐步过渡至正常饮食。

（二）肺移植康复期患者营养治疗原则

移植术后康复期的营养治疗目标包括维持健康体重和防止其他营养相关并发症的发生。待移植器官发挥正常功能后，需结合移植患者的免疫状态予以相应的营养支持治疗。

能量供给应合理满足患者日常生理需要：每天 25~30kcal/kg，蛋白质供给量每天为 0.8~1.2g/kg，应给予优质动物类蛋白质饮食，如鸡蛋清、奶制品、鱼、家禽类等。食物多样，建议每天至少摄入 12 种以上食物，每周 25 种以上。每天谷薯类食物 250~400g，其中全谷物和杂豆类 50~150g，薯类 50~100g，膳食中碳水化合物占总能量 50% 以上。移植患者的磷和镁极易消耗，应及时补充。还需检测血钾水平，当血钾超过 6.0mmol/L 时，应限钾。而磷、镁、钾等这些微量元素存在于新鲜的蔬菜水果中，提倡多吃各种新鲜蔬菜水果，既可以补充各种维生素及纤维素，又可以增加抗感染能力，更便于通便。饮食宜清淡防止油腻，不食用油煎、油炸食品，避免食用猪油、猪脑等含胆固醇高的食物。

（张哲民　陈　薇　丁　芹　顾　颖）

第三章

消化系统疾病营养康复治疗

第一节 胃炎营养康复治疗

胃炎（gastritis）是指任何病因引起的胃黏膜炎症，显微镜下表现为组织学炎症。一般分为急性胃炎和慢性胃炎。

一、概述

（一）急性胃炎

急性胃炎（gastritis）是各种病因导致的胃黏膜急性炎症，组织学上通常可见中性粒细胞浸润。包括急性糜烂出血性胃炎（acute erosive-hemorrhagic gastritis）、急性幽门螺杆菌（Helicobacter pylori, Hp）和除 Hp 以外的其他急性感染性胃炎。病理组织学特征为胃黏膜固有层见到以中性粒细胞为主的浸润。深的糜烂可累及胃体，通常不超过黏膜肌层。急性胃黏膜病变（acute gasitric mucosal lesion, AGML）是指患者在严重创伤、大型手术、危重疾病、严重心理障碍等应激状态下或酒精、药物等理化因素直接刺激下，胃黏膜发生程度不一的以糜烂、浅表处溃疡和出血为标志的病理变化，严重者可导致消化道穿孔，致使全身情况进一步恶化。

1. 常见病因

（1）应激

1）严重烧伤。

2）严重创伤：特别是重型颅脑外伤及各种困难、复杂大手术术后、败血症、精神紧张、机械通气。

3）全身严重感染。

4）多器官功能障碍综合征或多器官功能衰竭。

5）休克；心、肺、脑 复苏术后。

6）心脑血管意外。

7）严重心理应激：如精神创伤、过度紧张等。

（2）非应激性因素

1）药物：主要包括阿司匹林等非甾体抗炎类药物（NSAIDs）、氯吡格雷等抗血小板类药物、皮质类固醇等激素类药物、抗肿瘤及抗生素类药物。其中，当阿司匹林与氯吡格雷联合应用（双抗治疗）时，消化道出血发生率明显高于单用一种抗血小板药物，其风险增加 2~3 倍。常用的阿司匹林等抗血小板类药物可通过局部和全身作用造成胃黏膜损伤：①对局部黏膜表面直接的损害；②全身前列腺素合成的抑制；③抗血小板凝集效应；④其他机制，可能与白细胞功能和淋巴细胞的免疫调节有关。总之，引起胃黏膜损伤的机制较复杂，药物性损伤是胃黏膜损伤常见的因素。

2）酒精：酒精具有亲脂性和脂溶性，可导致胃黏膜糜烂和出血，此时炎症细胞浸润多不明显，尤其是空腹及大量饮酒的情况下对胃黏膜损伤更为明显。

3）吸烟、进食刺激性食物等也可以通过直接及间接的机制造成胃黏膜损伤而产生急性胃黏膜病变。

4）创伤和物理因素：放置鼻胃管、剧烈恶心或干呕、胃内异物、食管裂孔疝、胃镜下各种止血技术、息肉摘除等微创手术及大剂量放射线照射均可导致胃黏膜糜烂，甚至溃疡。

2. 临床表现　多数患者症状不明显或症状被原发疾病所掩盖。该病突出的临床表现是上消化道出血，患者通常以突然呕血和/或黑便为首发症状。临床上急性发病，常表现为上腹疼痛、腹胀、恶心、呕吐和食欲缺乏。重症可有呕血、黑便、脱水和酸中毒或休克。内镜下检查可见胃黏膜充血、水肿、出血、糜烂等一过性病变。

（二）慢性胃炎

慢性胃炎（chronic gastritis）指由多种病因所引起的慢性胃黏膜炎症性病变。已知幽门螺杆菌（Hp）感染与慢性胃炎关系密切。慢性胃炎分类方法很多，我国目前一般分为浅表性胃炎（非萎缩性胃炎）和萎缩性胃炎两大类。慢性萎缩性胃炎的发生是 Hp 感染、环境因素和遗传因素共同作用的结果。慢性萎缩性胃炎常合并肠化生，少数出现上皮内瘤变，经历长期的演变，少数病例可发展为胃癌。低级别上皮内瘤变大部分可逆转而较少恶变为胃癌。伴有中重度肠上皮化生及不典型增生者称为癌前病变，与胃癌发生有明显的关系。

1. 常见病因

（1）Hp 感染：是慢性活动性胃炎的主要病因。Hp 经口进入胃内，部分可被胃酸杀灭，部分可在胃内定居繁殖。生活及饮食习惯，如酗酒、吸烟、饮食不规律也是常见病因。

（2）十二指肠液反流：各种原因导致胃动力异常，肝胆道疾病及远端消化道梗阻等导致十二指肠液反流入胃内。

（3）自身免疫：当体内出现针对壁细胞或内因子的自身抗体时，自身免疫的炎症反应导致壁细胞总数减少，泌酸腺体萎缩，胃酸分泌减少，内因子减少导致维生素 B_{12} 吸收不良，出现巨幼细胞性贫血。

（4）药物：服用 NSAIDs/ 阿司匹林或 COX-2 选择性抑制剂。

（5）年龄及其他因素：老年人胃黏膜可出现退行性改变，加之 Hp 感染率高，使胃黏膜修复再生功能降低，炎症慢性化，上皮增殖异常及胃腺体萎缩。

2. 临床症状　慢性胃炎缺乏特异性的临床表现，多数慢性胃炎患者无任何症状，有症状者多表现为上消化道消化不良症状，如食欲缺乏、无规律的隐痛、嗳气、胃灼热感、反酸、恶心、进食后上腹部不适加重等，少数患者可伴有乏力、贫血及体重减轻等全身症状。消化不良症状及其严重程度与慢性胃炎的内镜所见和胃黏膜的病理组织学分级无明显相关性。伴有胃黏膜糜烂时，大便潜血可呈阳性，呕血和黑便较为少见。

二、营养代谢特点

以出血为主要表现的急性胃炎对各主要营养成分的代谢影响不大，主要因为失血而出现贫血，少数情况下因大出血而发生休克。急性化学损伤常因进食药物、酒精、细菌及其毒素污染的食物导致，除外胃黏膜因为上述化学性刺激损伤出血，还伴有呕吐胃内容物和腹泻。由于大量损失胃液和肠液，矿物质如钠、钾、钙、镁、磷和氯等离子丢失较多，出现水、电解质、酸碱平衡紊乱，甚至脱水和循环衰竭。

　　慢性胃炎主要由 Hp 感染引起，多数是以胃窦为主的全胃炎。除外 Hp 感染，自身免疫机制紊乱、十二指肠液反流和饮食不当也与慢性胃炎有关。慢性胃炎常表现为上腹不适、饱胀、钝痛、烧灼感，由于上述不适随时间迁延加重，导致食欲下降，进食量减少。另外慢性胃炎特别是萎缩性胃炎常因胃酸分泌不足，胃排空减慢，对消化吸收功能产生不良影响，引起营养物质吸收障碍，因此慢性胃炎对主要营养成分的代谢产生较大影响，可出现因能量、蛋白质、脂肪、维生素摄入和 / 或吸收不足的营养缺乏及体重减轻。另外胃黏膜糜烂出现上消化道慢性失血，可发生缺铁性贫血。自身免疫功能紊乱引起自身免疫性胃炎导致内因子分泌缺乏引起维生素 B_{12} 吸收障碍，可发生巨幼细胞性贫血。

三、营养康复治疗

（一）原则和目标

1. 急性胃炎

（1）以出血为主的急性胃炎：对原发疾病和病因采取有效治疗措施，除去导致急性胃黏膜损伤的化学和物理因素。出血量大者除紧急抗休克，迅速补充血容量，采取有效止血措施外，需要禁食，营养支持以肠外途径为主。若出血量较小或仅为粪便潜血阳性，在采取有效治疗的基础上，可不用禁食，采用清流质，如米汤、藕粉、去核去皮红枣汤、薄面片汤等。待出血停止，内环境稳定后方可逐步恢复饮食，先给予少渣清淡半流质，继之少渣软饭。如伴有肠炎、腹泻、腹胀，则尽量少用产气及含脂肪多的食物，如牛奶、豆奶、蔗糖等。营养康复原则的核心为口服饮食以保护受损胃黏膜，不刺激胃黏膜出血和维持胃肠道功能为主，不可供给过多的能量和食物，以免加重胃负担，导致病情恶化。随病情稳定，口服饮食的目标为食物品种和进食量根据耐受情况逐步增加，以达到能满足个体的能量需求，同时强调增加蛋白质的摄入，以补充因病程急性期体内出现的蛋白质损失。

（2）以呕吐胃内容物为主的急性胃炎：因呕吐丢失大量的胃液或肠液，胃液和肠液含有大量水分、多种阴阳离子和消化酶，可出现明显的内环境紊乱，如脱水、低钠、低钾及低氯等电解质紊乱，继而出现代谢性酸碱失衡。此时以补充水分和电解质为主，以纠正水、电解质和酸碱平衡紊乱。若呕吐频繁且严重，需要禁食，以利于胃肠道修复，通过静脉补充损失水分和矿物质。待呕吐减轻，不用完全停止，即可恢复口服饮食，以补充水分、钠和糖为主的清流质开始，通过胃肠道联合静脉通道共同纠正水、电解质紊乱。营养康复原则的核心为呕吐停止后，即可从清流质过渡到浓流质、半流质和软食，直至常规饮食，期间要逐步增加能量、复杂碳水化合物、蛋白质和脂肪的摄入量，同时注意补充富含维生素和矿物质的食物种类，以达到营养充足和均衡的目标。

2. 慢性胃炎

（1）非萎缩性胃炎：非萎缩性胃炎胃酸分泌正常或增高，内镜下胃黏膜主要表现为糜烂和出血点，常有胃灼热、反酸、上腹饥饿痛等胃酸分泌过多的临床表现。临床治疗以抑制胃酸分泌和增强胃黏膜防御以免受过多胃酸的侵袭为主要原则。营养康复原则的核心为饮食要以不刺激胃酸分泌，减少胃食管反流，对胃黏膜有保护作用的食物品种为主。谨慎选择导致胃排空减慢的食物，因食物长时间滞留在胃内，可刺激胃泌素分泌，导致胃液产生过多。营养康复的目标为能量、碳水化合物、蛋白质、脂肪摄入量应能满足个体基础代谢消耗和维持体力活动，选择富含维生素和矿物质的食物种类。

（2）萎缩性胃炎：萎缩性胃炎特别是自身免疫性胃炎，可出现胃酸分泌减少，重度者无胃酸分泌。患者血液中存在壁细胞和内因子抗体,前者破坏壁细胞,使胃酸分泌减少或缺乏,后者破坏内因子,引起维生素 B_{12} 吸收不良,出现恶性贫血。胃酸缺乏,使胃蛋白酶原活化减少,继而影响胃对蛋白质的初步消化。未经过胃蛋白酶水解的蛋白质进入小肠,增加肠道水解蛋白质的负担,出现蛋白质消化吸收不良。胃酸可以促进肠道对铁和钙的吸收,并且刺激胰液和胆汁分泌。胃酸分泌减少甚至缺乏,致使排入肠道的胃酸减少,进而影响各种营养成分的消化吸收。营养康复原则的核心为饮食在保障膳食平衡的基础上,可多选用能够刺激胃液分泌的食物,能量和其他营养成分的摄入量同非萎缩性胃炎,以保证个体的营养状况为目标。

(二)营养康复措施

1. 急性胃炎

(1)以出血为主的急性胃炎:活动性出血期间应禁食,此期可以静脉补充营养为主。待无明显活动性出血,第一天可进食温流质,如米汤、稀藕粉、无渣清肉汤、无渣红枣水等,若无再出血情况,即可过渡到浓流质如牛奶、浓藕粉、稀米粥、煮水果泥等。进食流质时间不宜过长,因为缺乏能量和重要营养成分,若患者病情稳定,第三天开始即可进食半流质,如肉末稠米粥、肉末烂面条、蒸蛋羹、细肉末丸子、无刺鱼肉、切碎煮烂的低膳食纤维蔬菜等,以保证能量和蛋白质的摄入,往后逐渐过渡到少渣软饭软菜。食物选择细软、膳食纤维含量低和易煮烂炒烂的品种,忌刺激、辛辣调味品和粗糙食物,禁食酒、浓茶、咖啡。餐次保证少食多餐,每日 5~6 餐,避免过饱。

(2)以呕吐胃内容物为主的急性胃炎:呕吐严重且频繁,应禁食以减少对胃肠道的刺激。待呕吐好转,以进食对纠正脱水和补充电解质有益的清流质,如咸米汤、清红糖水、稀藕粉、水果榨汁、蔬菜榨汁等。补充水分要少量多次,每次不超过 200mL。呕吐进一步减少或停止,可过渡到半流质和软饭软菜。营养康复措施同"以出血为主的急性胃炎"。

2. 慢性胃炎 慢性胃炎病程迁延,绝大多数患者并无症状,有症状者多为非特异性的消化不良。相比急性胃炎,慢性胃炎对长期营养状况的影响更大,更易出现营养不良风险,因此除外针对慢性胃炎的病因进行积极治疗,还需要根据患者基础营养状况和已存在的营养缺乏精心设计食谱。特别是萎缩性胃炎,患者存在或轻或重的营养成分消化吸收障碍,需要及时纠正营养不良。总体说来《中国居民膳食指南(2022)》推荐的平衡膳食原则适用于慢性胃炎患者,可以保证充足的能量、供能营养素、维生素和矿物质的摄入,预防贫血和营养不良。可适当增加富含优质蛋白的食物摄入,如瘦肉、鱼肉、蛋类、奶类等,以保证瘦体组织含量和氮平衡。慢性胃炎时,胃排空减慢,脂肪是胃排空最慢的营养成分。动物性食物本身含有丰富的脂类,因此烹调加工宜采取煮、烩等方式,不用或少用炒、煎、炸,以减少烹调油的摄入,促进胃排空,减轻胃负担。低脂低盐饮食有利于慢性胃炎患者,高盐饮食有增加罹患胃溃疡的风险。若胃酸分泌过多,可利用无糖牛奶、豆浆稀释胃酸,或用含碱性物质的固体食物进行中和,如馒头、面条、豆腐等。出现胃酸分泌减少时,可以利用酸味水果榨汁,餐前进食山楂和喝肉汤都有利于刺激胃酸分泌。不必忌口红肉和动物内脏,保证每天摄入一定量的畜肉和每周摄入一次动物内脏或动物血,每次 30g,以补充血红素铁。可适当进食富含维生素 B_{12} 的大豆发酵食物,如纳豆、豆腐乳等。食物选择和加工宜新鲜、少刺激、避粗糙和忌过饱,戒烟酒、浓茶、咖啡和甜饮料。为避免发生能量摄入不足,若消化吸收功能正常,正餐要吃固体食物为主的软饭软菜,不要过多进食含水分多的流食、半流食。

四、食谱推荐

（一）食谱编制原则

1. 提供平衡膳食，膳食中所供能量和各种营养素充足、均衡，能维持标准体重和促进机体健康。

2. 宜选择清淡、少油腻、少刺激性、易消化的食物，禁食油腻及刺激性食物，如肥肉、奶油、辣椒、洋葱等。

3. 宜选择富含优质蛋白质及富含多种维生素和微量元素的食物，如鸡蛋、瘦肉、豆制品、奶及奶制品等。

4. 少量多餐，进食半流质或少渣软饭。

5. 避免用引起胀气和含粗纤维较多的食物，如豆类、生冷硬的蔬菜、水果等。

6. 合并贫血时应适当进食一些富含铁的动物内脏、瘦肉、动物血、黑木耳、大枣、黑豆及绿色蔬菜等。

（二）一日食谱举例见表 2-3-1

表 2-3-1　胃炎参考食谱

餐次	食品名称	主要食材
早餐	大米肉末白菜粥	大米 40g　瘦猪肉 30g　碎叶白菜 50g
	花卷	面粉 50g
	食盐	食盐 1g
	烹调油	大豆油 5g
加餐	酸奶	酸奶 200mL
	软蛋糕	蛋糕一块
午餐	米饭	大米 70g
	山药肉饼	猪肉（瘦）100g　山药 30g
	香菇烩瓢儿菜	鲜香菇 30g　瓢儿菜 100g
	食盐	食盐 3g
	烹调油	大豆油 7g
加餐	炖梨	炖梨 100g
晚餐	软米饭	大米 70g
	豆腐炒肉末	豆腐 100g　瘦猪肉 50g
	菠菜鸡蛋汤	菠菜 50g　鸡蛋 50g
	食盐	食盐 2g
	烹调油	大豆油 13g
营养分析	能量 8 104.9kJ（1 938.7kcal）　蛋白质 79.6g　脂肪 50.7g　碳水化合物 291g	

备注：

1）该食谱以身高 183cm，体重 78kg，轻体力劳动的胃炎患者为例，可结合患者个人实际情况酌情调整。

2）该食谱食品原料重量为可食部生重。

第二节　消化性溃疡营养康复治疗

一、概述

（一）消化性溃疡

消化性溃疡（peptic ulcer，PU）是指胃肠黏膜发生的炎性缺损，缺损超过黏膜肌层，有别于糜烂。通常与胃液中胃酸及胃蛋白酶的消化作用有关，病变穿透黏膜肌层或更深层次。消化性溃疡好发于胃和十二指肠，也可发生在食管 - 胃吻合口，胃 - 空肠吻合口或附近，含有胃黏膜的 Mechel 憩室等。

（二）病因

消化性溃疡的病因和发病机制涉及多种因素，损伤与防御修复不足是发病机制的两方面。

1. 胃酸和胃蛋白酶　胃酸和胃蛋白酶对黏膜的自身消化是形成消化性溃疡的主要原因，而胃蛋白酶原的激活依赖胃酸的存在，所以胃酸的存在是溃疡发生的决定性因素。胃液的 pH 为 2~3 时，胃蛋白酶原易被激活，pH>4 时，胃蛋白酶失活。因此抑制胃酸分泌的不良饮食习惯，同时也会抑制胃蛋白酶发挥作用。十二指肠溃疡（duodenal ulcer，DU）患者的壁细胞总数比正常人高一倍左右，泌酸增加也是导致溃疡的原因。PU 发生的机制是致病因素引起胃酸、胃蛋白酶对胃黏膜的侵袭作用与黏膜屏障的防御能力间失去平衡，侵袭作用增强或 / 和防御能力弱。胃溃疡（gastric ulcer，GU）和 DU 同属于 PU，但 GU 在发病机制上以黏膜屏障防御功能降低为主要机制，DU 则以高胃酸分泌起主导作用。

2. 幽门螺杆菌（Hp）　在感染幽门螺杆菌的人群中，消化性溃疡的发生率很高，Hp 感染是溃疡发病的重要因素，DU 患者的 Hp 感染率高达 90% 以上，GU 的 Hp 感染率为 60%~90%。根除 Hp 有助于溃疡的愈合及显著降低溃疡的复发。

3. 药物因素　长期服用非甾体抗炎药（NSAID）、糖皮质激素、氯吡格雷、双膦酸盐、西罗莫司等药物易发生 PU，部分抗肿瘤药物和抗凝药的广泛使用也可诱发消化性溃疡，亦是上消化道出血不可忽视的原因之一。尤其应重视目前已广泛使用的抗血小板药物，亦能增加消化道出血的风险，如噻吩吡啶类药物等。对胃肠黏膜的刺激性比较大，易导致黏膜损伤而诱发或加重溃疡。长期服用低剂量阿司匹林可致消化道损伤，继发黏膜糜烂、溃疡和出血等并发症。有研究结果显示：长期服用低剂量阿司匹林继发上消化道出血的年发生率为 0.6%，出血风险升高 1.6 倍。阿司匹林相关性溃疡出血的危险因素包括溃疡出血史、已有消化性溃疡、年龄>70 岁、幽门螺杆菌感染、联合应用其他药物如抗血小板药物和抗凝药等。抗血小板药物 P2Y12 受体拮抗剂（氯吡格雷等）不同于阿司匹林，其不直接损伤消化道黏膜，但可阻碍血管新生并影响溃疡愈合。P2Y12 受体拮抗剂可加重已有的胃肠道黏膜损伤，与阿司匹林联用时效果更为严重。

4. 黏膜防御肌修复异常　黏膜防御功能受损和修复功能下降都对溃疡的发生和转归产生影响。

5. 遗传易感性　部分 PU 患者有明显的家族史，存在遗传易感性。

6. 其他危险因素　大量饮酒、长期吸烟、应激等是 PU 的常见诱因。休克、严重颅脑损伤、手术或创伤或严重全身性感染等应激状态，可引起应激性溃疡。

（三）临床表现及并发症

中上腹痛，性质可有钝痛、灼痛、胀痛、剧痛、饥饿样不适。反酸是消化性溃疡的典型症状，腹痛发生与进餐时间的关系是鉴别胃与十二指肠溃疡的重要临床依据。消化性溃疡的中上腹痛呈周期性、节律性发作。胃溃疡的腹痛多发生于餐后 0.5~1.0h，而十二指肠溃疡的腹痛则常发生于空腹时。近年来由于抗酸剂和抑酸剂等的广泛使用，症状不典型的患者日益增多。由于 NSAID 有较强的镇痛作用，临床上 NSAID- 溃疡以无症状者居多，部分以上消化道出血为首发症状，或表现为恶心、厌食、食欲缺乏、腹胀等消化道非特异性症状。消化性溃疡的主要并发症包括上消化道出血、穿孔和幽门梗阻、癌变等。消化性溃疡并发穿孔多见于老年患者，考虑可能与老年患者临床症状较隐匿，以及 NSAID 类药物应用率较高等因素有关。而幽门梗阻的发生目前已较少见，这可能与临床上早发现、早治疗、早期根除 Hp 和质子泵抑制剂（proton pump inhibitor，PPI）的广泛应用有关。至于消化性溃疡与胃癌的关系，国际上争议仍较多。从临床统计学角度来看，普遍认为十二指肠溃疡并不增加胃癌的发生，甚至两者呈负相关，而胃溃疡与胃癌尤其是非贲门部位的胃癌则呈正相关，但从病理组织学角度而言，胃溃疡是否会发生恶变尚无定论。

二、营养代谢特点

消化性溃疡最常见的症状是上腹部疼痛，其次是上腹饱胀、食欲减退、反酸、嗳气、恶心、呕吐等消化不良症状。这些症状均可导致长期进食减少，食物消化吸收障碍，进而发生慢性营养缺乏。最常见因蛋白质 - 能量混合型营养缺乏出现体重减轻和因慢性失血出现缺铁性贫血，病程较长者体质瘦弱、抵抗力差，伴有 B 族维生素缺乏的症状。如果饮食不当，可导致溃疡出血甚至穿孔，需进行胃大部或全胃切除，术后患者远期可能发生更为明显的体重减轻、肌少症、贫血和代谢性骨病，后者包括骨软化和骨质疏松。

三、营养康复治疗

（一）原则和目标

1. 胃溃疡 胃溃疡疼痛多发生在进食后 1h 内，患者常常惧怕疼痛而拒食，因此胃溃疡患者更易发生营养问题，而胃溃疡发生穿孔、胃出口梗阻、癌变等带来的危害也大于十二指肠溃疡。为避免病情发展出现上述并发症，内科治疗无效，需要外科胃切除的后果，积极的内科药物治疗和营养康复治疗很重要。胃溃疡的营养康复原则核心是在保障营养摄入充分的基础上，减少胃酸对破损黏膜的腐蚀和进一步损害，减轻餐后疼痛，阻止或延缓病情发展。食物品种选择和加工方式要达到营养均衡、保护胃黏膜和减轻慢性消化不良症状的目标。

2. 十二指肠溃疡 十二指肠溃疡的疼痛更有节律性，常在两餐或餐前发生，进食后可缓解，因此十二指肠溃疡患者不拒食，甚至少数患者因进食可使疼痛缓解，频繁进食而致体重增加。另外十二指肠溃疡穿孔导致的危害不如胃溃疡，也极少发生癌变，对患者的体质影响相对于胃溃疡较小。但十二指肠溃疡发生出血的概率大于胃溃疡，若溃疡侵袭较大的血管，出血量急而多，可危及生命。十二指肠溃疡的营养康复原则的核心是既要保证营养摄入充足，又要预防因多食而导致的体重增加。十二指肠溃疡可发生夜间疼痛，多出现在凌晨，为缓解疼痛，患者可有夜间进食习惯，久而久之能量摄入过多，发生肥胖。营养摄入要达到保证健康体重,减少饮食过少或过多导致的消瘦和肥胖,避免过于粗糙的食物加大溃疡出血风险的目标。

(二)营养康复措施

1. 胃溃疡 胃溃疡非急性加重期的营养康复措施同慢性胃炎胃酸分泌过多者。发生严重并发症如胃出口梗阻和溃疡大出血,导致胃大部或全胃切除对患者的营养状况将产生严重负面影响。大出血的饮食同急性出血性胃炎。胃出口梗阻若为炎性充血、水肿引起的幽门反射性痉挛,此类梗阻内科治疗有效,可在发生梗阻时暂时禁饮禁食,通过静脉途径纠正水、电解质、酸碱平衡紊乱和补充营养,待溃疡好转梗阻消失后,可进食清流质、流质。随病情进一步好转,可逐步过渡到半流质和软饭软菜。若梗阻是因为溃疡多次发作,瘢痕组织形成和收缩所致,内科治疗无效,在介入甚至外科手术治疗之前,均需要禁饮禁食,以减少胃容量,此时肠外营养支持很重要。若行胃大部切除术,术后远期将对患者的营养和代谢产生明显影响,出现体重减轻、贫血、低蛋白血症和代谢性骨病。对此类患者的长期营养康复措施包括保证充足的能量、优质蛋白质、维生素和矿物质的摄入,饮食宜少食多餐,精致细软以减轻残胃的研磨和分泌负担。若通过饮食无法满足全部营养需求,家庭肠内营养制剂支持治疗是不错的选择,可选择整蛋白平衡型配方,每天 1~2 次,每次 250mL,能够提供 250~500kcal 的能量。其他易缺乏的矿物质和微量元素,如钙、铁、维生素 B_{12}、维生素 D、叶酸、维生素 C 等,可通过口服制剂或肌内注射进行补充。

2. 十二指肠溃疡 急性期若发生出血并发症时的营养康复措施同急性出血性胃炎。缓解期的饮食同慢性胃炎,应合理选择食物,减少消化液分泌,降低胃酸和食物侵蚀作用,防止溃疡复发。注意因缓解疼痛而出现的进食次数增加,应在积极的内科药物治疗基础上,少食多餐,把一天的总能量均匀分配到 5~6 餐之中,防止过多能量摄入。必要时记录每餐食物品种和摄入量,计算能量,保证总能量不超标,预防多餐导致的多食。待病情稳定,疼痛消失后,逐渐减为 3 餐或 4 餐。

四、食谱推荐

(一)食谱编制原则

1. 能量 能量摄入在 25~35kcal/(kg·d),以维持适宜体重为目标,三大产能营养素配比合理。

2. 蛋白质 蛋白质可促进溃疡愈合,但蛋白质消化产物具有增加胃酸分泌作用,要避免摄入过多。蛋白质的供应与健康人基本一致,每日的摄入量占总能量的 10%~15%。可选择易消化的蛋白质食品,如豆腐、瘦肉、鸡肉、鱼肉、鸡蛋、牛奶等。

3. 脂肪 脂肪有抑制胃酸的作用,但能刺激胆囊收缩素分泌,导致胃排空延缓和胆汁反流。患者脂肪摄入量应适量。脂肪产能占每日的摄入量占总能量的 20%~25%。

4. 碳水化合物 碳水化合物对胃酸的分泌没有明显作用,是消化性溃疡患者能量的主要来源。但是单糖和双糖可刺激胃酸分泌。碳水化合物产能占总能量的 55%~60%。少选用含单、双糖的食物。

5. 矿物质 矿物质的供应与健康人基本一致。患者宜摄入充足的来源于天然食物的矿物质。患者服用镁、铝制剂抗酸药时,能影响磷的吸收,应提供富含磷的食物。服用 H_2 受体阻滞剂如西咪替丁、雷尼替丁等时,可减少铁的吸收,故还应提供富含铁的食物。过多的钠会增加胃酸的分泌,患者每天食盐摄入应控制在 3~5g。若患者出现贫血症状,可直接服用铁剂。

6. 维生素 富含维生素 A、B、C 的食物有助于修复受损的胃黏膜和促进溃疡愈合。患者宜摄入足量的来源于天然食物的维生素。

7. 水 应保证每日饮水约 1 200mL。患者要减少摄入含咖啡因的食物(如浓茶、咖啡等),同时应禁酒。

8. 膳食纤维 膳食纤维在口腔中被充分咀嚼后可刺激唾液的分泌,可对胃黏膜起保护作用,有助于溃疡愈合。患者膳食纤维需求量与健康人基本一致,每日 20~35g。但在消化性溃疡病发作期应减少膳食纤维摄入量。

（二）一日食谱举例（表2-3-2）

表 2-3-2 消化性溃疡参考食谱

餐次	食品名称	主要食材
早餐	红枣粥	大米 40g 红枣 15g
	馒头	面粉 50g
	食盐	食盐 1g
	烹调油	大豆油 5g
加餐	纯牛奶	牛奶 300mL
	软面包	面包一片
午餐	软米饭	大米 100g
	蒸蛋羹	鸡蛋 50g
	炒菠菜	菠菜 200g
	猪肝汤	猪肝 40g
	食盐	食盐 2g
	烹调油	大豆油 10g
加餐	香蕉	香蕉 150g
晚餐	软米饭	大米 100g
	土豆泥炒肉末	土豆 100g 瘦猪肉 100g
	小炒豆腐	豆腐 150g
	食盐	食盐 2g
	烹调油	大豆油 15g
营养分析	能量 8 307.7kJ（1 985.6kcal） 蛋白质 74g 脂肪 51.6g 碳水化合物 306.3g	

备注:

1）该食谱以身高 184cm,体重 79kg,轻体力劳动的消化性溃疡患者为例,可结合患者个人实际情况酌情调整。

2）该食谱食品原料重量为可食部生重。

第三节 腹泻与便秘营养康复治疗

一、腹泻

（一）概述

1. 腹泻的定义 腹泻是一种常见的临床症状，而不是一种单独的疾病，常常是某种疾病的症状，当粪便稀薄（含水量>85%），且次数>3 次 /d，排粪量>200g/d 时，则为腹泻（diarrhea）。一般病程短于 4 周者为急性腹泻。病程长于 4 周或者长期反复发作的为慢性腹泻。

2. 腹泻的病因分类 急性腹泻病因多为细菌或病毒感染、饮食不当、食物中毒、食物过敏等。

慢性腹泻病因复杂，大致可归类如下：

（1）胃部疾病：胃癌、萎缩性胃炎、胃大部分切除 - 胃空肠吻合术、胃肠瘘。

（2）肠道良性疾病

1）感染性腹泻：慢性菌痢、肠结核、慢性阿米巴肠病、慢性血吸虫病等。

2）非感染性腹泻：肠道菌群失调、慢性炎症性肠病、缺血性结肠炎、肠易激综合征、憩室炎、嗜酸细胞性胃肠炎、回盲部切除术后、放射性肠炎、盲袢综合征、原发性小肠吸收不良、乳糖酶缺乏及慢性胰腺炎、短肠综合征等。

（3）肠道肿瘤：结肠癌、肠淋巴瘤、肠神经内分泌肿瘤、结肠息肉等。

（二）营养代谢特点

急性腹泻起病急，消化道内液体短期内大量丢失，引起脱水，电解质及酸碱平衡紊乱，虽然也能导致各种营养成分随大量液体排出体外，但因腹泻持续时间短，经治疗后迅速好转，对患者远期的营养状况影响不大。短肠综合征因为小肠吸收面积大幅度减少，即使腹泻减轻，依然会逐步出现严重营养不良。慢性腹泻可在多种因素和机制共同作用下发生，包括渗透性、分泌性、炎症性和动力性。慢性腹泻由于病程较长，除外水、电解质和酸碱平衡失调以外，可出现宏量营养素、矿物质、维生素、微量营养素吸收不良，继而发生体重减轻、低蛋白血症、代谢性酸中毒等营养不良表现，严重程度与腹泻的持续时间、腹泻类型和程度相关。腹泻类型为水样泻，可出现明显脱水、低血钾和继发性低血容量，炎症性腹泻表现为低蛋白血症和血总蛋白降低，脂肪泻可导致必需脂肪酸、脂溶性维生素、钙等吸收不良。

（三）营养康复治疗

1. 原则和目标

（1）急性腹泻：由于急性腹泻的突出表现是内环境紊乱，如脱水、电解质丢失和酸碱平衡紊乱，因此通过静脉补充水分和电解质，纠正酸碱平衡紊乱是首要处理措施。急性腹泻的营养康复原则核心为腹泻急性期要禁食，避免食物产生的机械性及化学性刺激胃肠道分泌和蠕动而加重腹泻。此期应让胃肠道适当休息，有利于促进腹泻的好转。对引起腹泻的病因要积极治疗，尽量缩短腹泻时间和减轻腹泻程度，待腹泻好转，以尽快恢复口服饮食为目标，可采取清淡流质饮食，腹泻基本停止时，应低脂少渣半流质饮食。此时仍应限制含纤维素多的蔬菜水果摄入，病情好转以后，才逐渐过渡到普食，避免发生营养不良风险。

（2）慢性腹泻：相对于急性腹泻，慢性腹泻治疗困难，病情可反复发作导致病程迁延，严重影响患者对食物的消化吸收功能，易出现能量摄入不足和各种营养成分缺乏，导致蛋白质 - 能量营养不良、贫血、代谢性骨病以及多种维生素缺乏引起的皮肤、黏膜、神经病变。因此慢性腹泻营养康复原则核心为在不加重胃肠道负担的情况下，需要保证一定的能量和蛋白质摄入，并注意饮食中是否含有丰富的维生素和矿物质。食物品种的选择要能保护胃肠黏膜和有利于消化吸收，加工方法要尽可能减少营养成分流失。营养康复的目标是在腹泻反复发作期间，做到避免或减轻营养不良风险，能够在一定程度上促进胃肠道功能恢复，缩短慢性腹泻病程和降低复发频率。

2. 营养康复措施

（1）急性腹泻：腹泻较严重，特别是水泻时，应禁食。待大便次数减少，成稀状便，可开始进食清流质，如米汤、稀藕粉、稀米粉、无渣蔬菜汤、水果煮水等，慎用牛奶、红糖水、果汁、菜汁等易致胀气和产生高渗透压负担的流质。以咸流质为主，每天 5~6 次，每次150~200mL。进食清流质 1~2d 后，腹泻进一步好转，可过渡到低脂少渣的浓流质或半流质，依然以咸食为主，可选择薄面片汤、稀粥、烂面条、薄皮小混沌、水果泥等，开始少量添加富含优质蛋白质的食物，如瘦肉、蛋羹、豆腐等。待腹泻停止后，即可进食低脂、细软易消化的软饭软菜，饮食注意增加优质蛋白质的食物和富含维生素的嫩叶碎菜，使用瘦肉、鱼肉和控制烹调油使用量以降低脂肪的摄入，少食多餐，每天 4~5 餐。为避免病情反复，腹泻停止后的初期，即使恢复到普通饮食，也要减少对胃肠道的过度刺激，要忌酒、忌油、忌辣，避免生冷硬食物和过饱。

（2）慢性腹泻：要针对引起慢性腹泻的病因积极治疗，营养康复措施要多样化，满足保证一定能量和蛋白质摄入，保护胃肠道功能和肠黏膜屏障，促进疾病康复的要求。虽然慢性腹泻患者有较大的营养不良风险，但由于胃肠道耐受性较差，较高的能量和蛋白质供给量不适宜，有加重腹泻的风险。此时不需要过度追求能量和蛋白质目标需要量，更多的是要考量患者的耐受性。食物选择和加工方法同急性腹泻的恢复期，但要保证每天都要有动物性食物的摄入，不可吃得过素。畜瘦肉富含 B 族维生素、铁、锌、脂溶性维生素和必需脂肪酸，相对于禽肉和蛋奶类食物，铁的吸收率较高，每天至少摄入一次畜瘦肉。慢性腹泻由于脂肪和钙丢失增加，每天可进食易消化吸收的酸奶，酸奶相对于牛奶去除胀气因子，钙易吸收，还有调节肠道菌群，维护肠道屏障的功能。低脂饮食适合慢性腹泻患者，但脂肪摄入不可过低，以防缺乏必需脂肪酸和影响脂溶性维生素吸收。为促进食物中钙的吸收，慢性腹泻患者要多晒太阳。如果饮食无法满足维生素及微量元素的需要量，可口服营养补充剂和益生菌制剂。对于难治性腹泻，预估短期内无法缓解、明显营养不良和衰竭的患者，可补充口服平衡型肠内营养液，视饮食量确定能量补充目标和液体量，必要时启动肠外营养支持。

（四）食谱推荐

1. 食谱编制原则

（1）低脂少渣饮食：每天脂肪 40g 左右，过多不易消化并加重胃肠道负担，刺激胃肠蠕动加重腹泻。故植物油也应限制，并注意烹调方法，以蒸、煮、氽、烩、烧等为主，禁用油煎炸、爆炒、滑溜等。可用食物有瘦肉、鸡、虾、鱼、豆制品等。注意少渣，粗纤维多的食物能刺激肠蠕动，使腹泻加重，当腹泻次数多时暂时不吃或尽量少吃蔬菜和水果，可给予鲜果汁、番茄汁以补充维生素；少渣饮食可减少肠蠕动、减轻腹泻，故宜进食细挂面、粥、烂饭等。

（2）适量蛋白适量能量：慢性腹泻病程长，常反复发作，影响食物消化吸收，并造成体内贮存的热能消耗。为改善营养状况，应增加蛋白质和能量的摄入，并用逐渐加量的方法，如增加过快，营养素不能完全吸收，反而可能加重胃肠道负担。

（3）禁忌食物：如粗粮、生冷瓜果、冷拌菜等，含粗纤维多的韭菜、芹菜、榨菜等；坚硬不易消化的肉类如火腿、香肠、腌肉等；刺激性食物如辣椒、烈酒、芥末、辣椒粉，以及肥肉、油酥点心等高脂肪食物。

2. 一日食谱举例（表 2-3-3）

表 2-3-3　腹泻参考食谱

餐次	食品名称	主要食材
早餐	白米菜粥	大米 40g　碎叶蔬菜 40g
	鸡蛋羹	鸡蛋 50g
	食盐	食盐 2g
	烹调油	大豆油 2g
加餐	益生菌酸奶	酸奶 250mL
午餐	鲜肉面条	细挂面 80g　瘦肉末 50g　菠菜碎 50g
	内酯豆腐	内酯豆腐 100g
	食盐	食盐 2g
	烹调油	大豆油 3g
加餐	苹果泥	苹果 150g
晚餐	软米饭	大米 70g
	清蒸鱼	鲈鱼 150g
	小白菜肉末汤	小白菜 100g　肉末 30g
	食盐	食盐 2g
	烹调油	大豆油 8g
营养分析	能量 5 886.9kJ（1 407kcal）　蛋白质 75.4g　脂肪 37g　碳水化合物 193.1g	

备注：
1）该食谱以身高 161cm，体重 56kg，轻体力劳动的腹泻患者为例，可结合患者个人实际情况酌情调整。
2）该食谱食品原料重量为可食部生重。

二、便秘

（一）概述

1. 便秘的定义　便秘（constipation）是指排便次数减少、粪便干硬和排便困难，排便次数减少指每周少于 3 次。排便困难包括排便费力，排除困难、排便不尽感、排便费时，需手法辅助排便。便秘持续>6 个月为慢性便秘。按病因分为器质性和功能性便秘。

2. 便秘的病因

（1）结肠肛门疾病

1）先天性疾病：如先天性巨结肠。

2）肠腔狭窄：如炎症性肠病，外伤后期及肠吻合术后的狭窄、肿瘤及其转移后的狭窄，肠扭转、放射性肠炎。

3）出口性梗阻：如盆底失弛缓症，直肠内折叠，会阴下降，直肠前突等。

4）肛管及肛周疾病，肛管狭窄、痔疮、肛裂、肛周脓肿时排便产生剧痛，惧怕排便而发生便秘。

5）肠易激综合征。

（2）肠外疾病

1）神经与精神疾病：如脑梗死、脑萎缩、截瘫、抑郁症、厌食症等。

2）代谢和内分泌疾病：糖尿病、高钙血症、低钙血症、全垂体功能低下、甲状腺功能亢进、甲状腺功能低下、雌激素下降、铅中毒、维生素 B_1 缺乏。

3）盆腔疾病：如子宫内膜异位症，前列腺癌等。

4）药源性疾病：如刺激性泻药（酚酞、大黄、番泻叶）长期大量服用，麻醉药（吗啡类），抗胆碱药钙通道阻滞剂、抗抑郁药等可引起肠应激下降；止痛药（可待因）、含阳离子剂（铁剂、铝制剂、钙剂）。

5）肌病：如皮肌炎、硬皮病。

6）无力性便秘：常见于老年人，因肌肉力量减弱，或营养不良，慢性消耗性疾病等造成与排便有关的肌肉无力，引起排便困难。

（3）不良生活习惯

1）食物过于精细、纤维素摄入量不够或进食量过少，或者肠道菌群失调，均不能胃肠道产生有效刺激，致肠道动力减弱。

2）运动少，久坐、卧床，使肠动力减弱。

3）不良的排便习惯。

（4）社会心理因素药物因素

1）人际关系紧张、家庭不和睦、心情长期处于压抑状态，都可以使自主神经紊乱，引起肠蠕动抑制或亢进。

2）生活规律改变，如外出旅游、住院、突发事件影响，都可以导致排便规律改变。

3. 临床表现　可因便秘的类型和病程长短而临床表现不同。便秘的主要症状表现为排便过程不顺利，大致包括以下三方面：大便太少、太硬；排出不畅，排便不尽；排便困难。如长期用力排便、直肠肛门坠胀感、排不尽感甚至需要用手帮助排便。一周内排便少于 2~3 次。有肠易激综合征的人，并可同时表现为"便秘 - 腹泻"交替。可有下腹部胀痛，食欲减退，疲乏无力，头晕、烦躁、焦虑、失眠等症状。部分患者可并发肛门疼痛、肛裂、痔疮和肛乳头炎。常可在左下腹乙状结肠部位触及条索状块物。

（二）营养代谢特点

便秘患者因粪便在肠道内滞留过久，粪质干燥坚硬、排便困难，出现腹痛、腹胀、恶心、厌食、精神心理异常等。便秘的病因要区分是器质性病变性质还是功能性性质。前者首先要治疗器质性疾病，后续饮食调理才有效。病程较短的功能性便秘，通过合理饮食调理，保持良好的生活习惯，重建正常的排便习惯即可康复，对机体健康状况影响较小。但少部分的顽固性便秘因食欲降低、宿便产生有毒产物和扰乱肠道菌群功能等影响患者机体的内环境稳定和代谢。长期便秘，由于身体不适和精神心理异常，患者摄食持续减少，能量和各种营养素摄入不足，出现易疲乏、体重减轻和抵抗力下降。粪块长时间滞留肠道，蛋白质在肠道细菌的异常发酵下，腐败后产生大量有害物质，如吲哚、甲烷、酚、氨等。有毒物质被肠道吸收进入体内，可引起机体内环境紊乱，对胃肠功能、内分泌和神经系统产生不良影响。粪便在肠道停留时间过长，肠道菌群生态平衡被打破，有害菌群增殖，干扰正常的胃肠功能，造成营养物质吸收不良、贫血，加重食欲缺乏和便秘。肠道生物屏障和免疫屏障功能减退，致病菌过度繁殖有引发内源性感染的风险。

（三）营养康复治疗

1. 原则和目标 功能性便秘的发病往往是多因素的综合效应，排便习惯不良是便秘产生的重要原因。由于长期便秘导致精神压力大，加之便秘本身的影响，患者往往厌食，从而加重便秘。营养康复的核心原则为《中国居民膳食指南（2022）》推荐的平衡膳食基础上，适当增加膳食纤维的摄入，每天不少于30g。加强运动锻炼，促进结肠动力恢复，增强重新建立正常排便习惯的信心，实现正常饮食和培养良好生活习惯的目标。

2. 营养康复措施 功能性便秘根据病理生理改变分为慢传输型、出口梗阻型、混合型。慢传输型表现为排便次数减少，缺乏便意。此类型饮食中要含有足够的可溶性和不可溶性膳食纤维，能够增加粪便含水量和体积以刺激肠管蠕动，可多食全谷物、薯类、豆类、新鲜水果和蔬菜。减肥者常常出现便秘，除外饮食量明显减少，谷物摄入不足是重要原因，保证一定量的全谷物摄入，既能维持均衡饮食，又能预防便秘。若难以从饮食中实现摄入足够的膳食纤维，可酌情补充纤维素制剂。适当增加脂肪摄入量，除外烹调时增加用油量，可每天吃15g的坚果，有润肠通便的效果。长期便秘导致肠道菌群紊乱而加重便秘，可服规律用酸奶或微生态制剂纠正肠道菌群失衡。出口梗阻型由于直肠对粪便刺激反应低下，表现为排便不尽感，排便费力，肛门、直肠下坠感。此类型在上述饮食康复的基础上放松心情，每日坚持定时排便，对重建良好的排便习惯具有重要意义。忌烟酒和改变辛辣的饮食习惯，有利于调节机体代谢，促进胃肠道功能恢复。中医食疗对于改善便秘也有一定疗效。

（四）食谱推荐

1. 食谱编制原则

（1）提供营养均衡饮食，保证进食量，能量供给要充足。

（2）含粗纤维饮食，多供给含粗纤维食物，刺激肠道，促进胃肠蠕动，增强排便能力。如粗粮、带皮水果、新鲜蔬菜等。

（3）适当增加脂肪，脂肪润肠，脂肪酸促进肠蠕动，有利于排便。

（4）多饮水，饮水及饮料（如果汁、菜汁等），保持肠道粪便中水分，以利于通便，如早晨饮蜂蜜水等。

（5）禁食刺激食物，禁止食用酒、浓茶、咖啡、辣椒、咖喱等刺激性食品。

2. 一日食谱举例(表2-3-4)

表2-3-4 便秘参考食谱

餐次	食品名称	主要食材
早餐	淡盐水或决明子茶	盐、决明子 250mL
	肉末菜粥	肉末 20g 白菜末 50g 大米 40g
	茶蛋 1 个	鸡蛋 50g
	玉米面菜团子	玉米面 30g 菠菜 20g
	食盐	食盐 2g
	烹调油	大豆油 10g
加餐	酸奶	酸奶 250mL
午餐	荞麦米红豆饭	荞麦 50g 红豆 30g
	牛蒡炖牛肉金针菇	牛蒡 50g 牛肉 80g 金针菇 100g
	腐竹拌芹菜	腐竹 30g 芹菜 80g
	食盐	食盐 2g
	烹调油	大豆油 20g
加餐	大麦茶	大麦茶 250mL
	香蕉	香蕉 200g
晚餐	小米饭	小米 50g 大米 50g
	小葱拌豆腐	豆腐 100g 小葱适量
	清炒油菜	油菜 200g
	韭黄肉丝	韭黄 50g 猪肉丝 80g
	食盐	食盐 2g
	烹调油	大豆油 20g
营养分析	能量 8 815.7kJ(2 107kcal) 蛋白质 95.4g 脂肪 79.4g 碳水化合物 252.7g	

备注:

1)该食谱以身高 189cm,体重 84kg,轻体力劳动的便秘患者为例,可结合患者个人实际情况酌情调整。

2)该食谱食品原料重量为可食部生重。

(王玉波 白朝芳)

第四节 肝脏疾病营养康复治疗

一、病毒性肝炎

(一)概述

病毒性肝炎(virus hepatitis)是由多种肝炎病毒引起的常见传染病。是多发性疾病,有传染性强、传播途径复杂、流行面广泛、发病率较高等特点。

1. 病因和分类　按引起疾病的病原分类，分别为甲型病毒性肝炎、乙型病毒性肝炎、丙型病毒性肝炎、丁型病毒性肝炎及戊型病毒性肝炎。根据黄疸有无、病情轻重和病程长短，还可将病毒性肝炎分为急性肝炎（黄疸型和无黄疸型）、慢性肝炎（迁延性和活动性）、重症肝炎（急性和亚急性）和瘀胆型肝炎。

2. 临床表现　急性无黄疸型肝炎大多起病缓慢，症状和体征较急性黄疸型肝炎为轻。急性黄疸型肝炎在黄疸出现前即有畏寒发热、乏力、食欲减退、恶心、呕吐、肝区胀痛、腹胀、便秘或腹泻等症状。约持续 7~10d 可出现巩膜、皮肤黄染，约1周达到高峰，可有肝大和转氨酶升高，通常持续 2~6 周进入恢复期。急性肝炎迁延不愈，病程超过半年者为慢性迁延性肝炎，可有乏力、食欲缺乏、肝区隐痛、腹胀等症状，肝功能轻度异常或反复波动，可持续数月至数年。

（二）营养代谢

1. 蛋白质代谢　病毒性肝炎时，蛋白质分解代谢旺盛，且患者消化功能低下，使摄入和吸收均不足，所以很容易出现负氮平衡。

2. 脂肪代谢　肝脏是脂肪代谢重要场所，如脂蛋白合成、脂肪酸氧化和酮体生成等。病毒性肝炎时，胆汁合成和分泌减少，脂肪消化、吸收功能发生障碍，而周围组织清除脂肪能力降低，导致血脂增高和肝细胞变性发生。饮食胆固醇代谢也会受到影响。

3. 糖类代谢　病毒性肝炎时可抑制糖原异生，导致低血糖。

4. 维生素代谢　病毒性肝炎时会影响多种维生素吸收和转化，使各种维生素需要量和丢失量均增加。此时若补充不足，很容易引起维生素缺乏，如维生素 C、B_1、B_2、K、E、A 等缺乏，还可伴有贫血，尤其是维生素 A、C 和 B 族维生素不足时，贫血尤为明显。

5. 微量元素代谢　病毒性肝炎时，微量元素代谢也会受到影响。最容易出现的是血清锌和血清铁降低。另外，血清硒的水平亦下降，降低程度与肝脏受损害程度、病情进展有密切关系。血清铜则出现异常上升趋势，并随肝脏病变加重而逐渐升高。

（三）营养康复治疗

营养治疗是病毒性肝炎极为重要的辅助治疗手段，合理而充足地供给各种营养素，可改善肝脏营养状况，调节免疫功能，消除某些症状；可促进肝糖原形成，保护肝脏细胞，并增强肝细胞修复再生能力；可预防腹水、贫血发生；刺激胆汁分泌，加速废物排泄，增强机体抵抗力，促进肝功能恢复。

1. 急性肝炎

（1）能量：急性肝炎患者如果食欲尚可，则不必严格控制饮食，可适当吃些营养价值高的食物。如果患者有厌油、恶心等消化道症状，给予患者低脂、易消化、高维生素的流质或半流质饮食。每日以摄取 8 400~15 000kJ 热量为比较适宜，肥胖患者适当限制热量的摄入。

（2）蛋白质：在转氨酶和胆红素未恢复正常前不要过早给予高蛋白饮食，每日每千克体重为 1.0~1.2g，占总能量的 12%~15%。恢复正常后，可适当增加鱼、蛋、鸡肉、瘦肉等，每日每千克体重为 1.5~2g，占总热能的 15%~18%。

（3）脂肪：急性期患者厌油、恶心等消化道症状明显，应减少膳食脂肪的摄入量，采用低脂饮食。急性期过后，消化道症状减轻后，可恢复正常脂肪摄入。选择烹调油时，宜选用植物油。

（4）碳水化合物：碳水化合物占总热量的 60%~70%，注意饮食搭配，不宜高糖、高热量饮食，以免加重胃肠胀气，加重肝脏负担。

（5）饮食性质：供给充足的液体，适当多饮果汁、米汤、蜂蜜水、西瓜汁等，可加速胆红素和毒素的排泄，保证肝脏正常的代谢功能。急性期选择清淡、易消化半流质饮食、软饭，恢复期可用普食。

（6）食物选择：可选用乳类、蛋类、瘦肉类、鱼类、豆制品及新鲜蔬菜和水果等。应严格限制饮酒和含酒精饮料。不用煎炸食品、油腻产气食物，不用强烈调味品，如胡椒粉、辣椒等。

2. 慢性肝炎

（1）能量：以适量、能够保持理想体重为宜。在无发热等并发症情况下，成人每天供给按能量 30~35kcal/kg 即可。高能量饮食可引起患者肥胖、脂肪肝和糖尿病等，增加肝脏负担，加重消化功能障碍，影响肝功能恢复，甚至延长病程。能量过低亦不利于肝细胞修复和再生，还会增加蛋白质消耗。

（2）蛋白质：蛋白质是肝细胞修复和再生主要原料，肝病患者应提高饮食蛋白质供给量。可按 1.2~1.5g/(kg·d) 供给，最高可达 2g/(kg·d)，占总能量 16% 左右。如有血氨升高，则应限制蛋白质摄入量。

（3）脂肪：病毒性肝炎时，饮食脂肪供给过多，会加重肝脏分泌胆汁负担，患者容易出现脂肪泻；而过分限制脂肪摄入量，又会影响食欲和脂溶性维生素吸收，故饮食脂肪供给应适量，每人每日供给量 60g 左右为宜，占总能量 20% 左右。烹调用油以植物油为好，少用或不用动物油脂，但鱼油例外。

（4）碳水化合物：糖类对蛋白质有保护作用，并可促进肝脏对氨基酸利用，促进肝细胞修复和再生。但供给量不宜过多，一旦超过机体需要量，多余糖类可在肝内合成低密度脂类物质，使血液黏稠度增加。此外，肝炎患者活动较少，过多糖类也会转变成脂肪而贮存在体内，导致肥胖、高血脂，甚至脂肪肝，不利于疾病恢复。故糖类供给量以占总能量 60%~65% 为宜，约 300~350g。

（5）维生素：供给丰富维生素，可增加肝脏解毒作用，有利于疾病恢复。

（6）合理烹调：提高食品色、香、味、形，增进食欲、促进消化吸收。烹调方法忌用煎、炸，宜选用蒸、煮、烧、烩、炖、卤等。

（7）少量多餐：病毒性肝炎宜少量多餐，每日进食 4~5 餐，以达到利胆作用，要避免一次大量进食。

（8）饮食性质：急性期患者宜用清淡易消化半流质饮食，随着疾病恢复可逐渐过渡到软食，恢复期供给普食。

（四）食谱推荐（表2-3-5）

表2-3-5　慢性肝炎食谱举例

餐次	食品名称	主要食材
早餐	米仁粥	薏米 10g　粳米 15g
	蔬菜包	面粉 50g　青菜 50g　香干 20g
	煮蛋 1 只	鸡蛋 50g

餐次	食品名称	主要食材
加餐	低脂牛奶	200mL
	蒸糕	面粉 25g
午餐	米饭	粳米 125g
	盐水虾	基围虾 100g
	胡萝卜卷心菜丝	胡萝卜 50g 卷心菜 150g
	鸭血粉丝汤	鸭血 50g 粉丝 10g
加餐	红枣白木耳羹	红枣 10g 白木耳 5g 糖 10g
晚餐	米饭	粳米 125g
	土豆焖牛肉	牛肉 75g 土豆 100g
	清炒紫角叶 200g	紫角叶 200g
营养分析	能量 8 038.8kJ（2 052kcal） 蛋白质 87g 脂肪 43g 碳水化合物 328g	
	铁 23mg 锌 12.6mg 维生素 B_1 0.84mg 维生素 B_2 1.2mg 维生素 C_1 84mg	

备注：

1）该食谱以身高 175cm，体重 65kg，男性慢性迁延性肝炎患者为例，能量按 30kcal/kg，蛋白质按 1.5g/kg 计算，可结合患者个人实际情况酌情调整。

2）该食谱使用食盐 6g，烹调油 25g。食品原料重量为可食部生重。

（五）药膳食疗

车前郁金煮水鸭

【来源】《肝胆疾病食疗药膳》

【组成】车前草 20g，郁金 9g，水鸭 1 只，生姜 5g，葱 2g，黄酒 10g，盐 5g

【制法与用法】

1. 把车前草洗净，切段，郁金洗净；同用纱布袋装好，扎紧口。

2. 水鸭宰杀后，去毛、内脏及爪；姜拍松，葱切段。

3. 水鸭放入炖锅内，加入黄酒、盐、姜、葱；把药包放入鸭腹内，注入清水 1 500mL。

4. 把炖锅置武火上用武火（大火）烧沸，再用文火炖煮 1h 即成。每日 1 次，每次吃水鸭肉 50g，喝汤 200mL。

【功效与应用】清热祛湿，利水消肿，补益脾胃。适用于热重于湿型急性病毒性肝炎。

车前草炖黄金蚬

【来源】《护肝食疗》

【组成】黄金蚬 500g，车前草 30g，鸡骨草 20g，姜 3 片，盐适量

【制法与用法】

1. 蚬用清水养 1d，去尽污泥，用开水略煮，去壳取肉。

2. 将车前草、鸡骨草洗净，切段；姜片洗净。

3. 把全部加工后的材料一并放入锅内，加清水适量，大火煮滚，改小火慢炖 1~2h，下盐调味。在急性黄疸期每日 3 次，佐餐食用。

【功效与应用】清热利湿、退黄疸。急性黄疸型肝炎之湿热证型患者的辅助食疗。

二、脂肪肝

（一）概述

脂肪肝是一种临床常见肝脏疾病，严重影响人们的生命健康。随着人们生活水平的提高，饮食结构和生活方式发生改变，脂肪肝的发病率逐年上升且呈现年轻化趋势，成为我们国家越来越常见的慢性非传染性疾病，并成为继高血压、心脑血管疾病和糖尿病之后的第四大"富裕型疾病"。

定义及分类：脂肪肝又称肝内脂肪变性，是指由各种原因引起的肝细胞内脂肪蓄积过多，脂肪含量超过肝重的 10%，甚至最高可达 40%~50%；或在组织学上超过肝实质 30%，主要为甘油三酯、脂肪酸、磷脂、胆固醇及胆固醇脂轻度增多，所以称之为脂肪肝。根据病因，脂肪肝分为酒精滥用所致的酒精性肝病、肥胖和代谢综合征相关的非酒精性脂肪性肝病（non-alcoholic fatty livered disaease，NAFLD），以及丙型肝炎、营养不良、肝豆状核变性、自身免疫性肝炎、药物性肝炎等导致的特殊类型脂肪肝。根据是否伴有肝脏炎症损伤、肝纤维化和肝硬化，脂肪肝可分为单纯性脂肪肝、脂肪性肝炎、脂肪性肝纤维化和脂肪性肝硬化。

病因：脂肪肝本身不是一种疾病，而是多种因素或疾病所造成的一种病理现象。产生脂肪肝的基本原因是长期过量饮酒及蛋白质缺乏，或食物中缺乏核黄素、泛酸、烟酸，使肝功能损害，受损的肝脏对脂肪酸的代谢发生障碍，导致脂肪在肝内堆积过多。亦可因摄入脂肪过多，超过了肝脏所能代谢的能力，阻碍脂肪酸的氧化。非酒精性脂肪肝被认为是代谢综合征的临床疾病之一，又称代谢相关性脂肪性肝病（metabolic associated fatty liver disease，MAFLD），肥胖、胰岛素抵抗（insulin resistance，IR）和血脂异常等，都是非酒精性脂肪肝的重要危险因素。

临床表现：脂肪肝一般自觉无特殊症状，有时可出现食欲减退、恶心、呕吐、腹胀及右上腹压迫感或胀满感。这些症状可能与肝脂肪浸润导致肝细胞损害及肝大有关。少数患者可出现较明显的右上腹疼痛不适以及反酸、发热、白细胞增多等症状，这可能与脂肪肝合并胆囊炎、胆石症有关。50% 左右的患者（多为酒精性脂肪肝）可有各种维生素缺乏的表现，如舌炎、末梢神经炎、口角炎、皮肤瘀斑、角化过度等。重度脂肪肝患者可有腹水和下肢水肿。

临床治疗及原则：脂肪肝的危害除影响肝脏外，还涉及糖尿病、动脉粥样硬化和肝外恶性肿瘤，对人类健康和社会发展构成严重的危害，所以对脂肪肝的治疗不容忽视。根据脂肪肝的病因和严重程度，采取不同的治疗措施。酒精性脂肪肝治疗前要进行评估，酒精性脂肪肝的治疗原则是：戒酒和营养支持，减轻酒精性脂肪肝的严重程度，改善已存在的继发性营养不良和对症治疗酒精性肝硬化及其并发症。

鉴于非酒精性脂肪肝是肥胖和代谢综合征累及肝脏的表现，大多数患者肝组织学改变处于单纯性脂肪肝阶段，治疗非酒精性脂肪肝的首要目标为减肥和改善胰岛素抵抗，预防和治疗代谢综合征、2 型糖尿病及其相关并发症，从而减轻疾病负担、改善患者生活质量并延长寿命；次要目标为减少肝脂肪沉积，避免因"附加打击"而导致非酒精性脂肪性肝炎和慢加急性肝功能衰竭；脂肪性肝炎，不管是否伴有肝纤维化，都是完全可逆性病变。若要完全康复，通常需要较长的治疗时间，且需要在改变生活方式和控制原发疾病的基础上，加用保肝抗炎药物、改善代谢综合征的药物。

（二）营养代谢特点

1. 糖类代谢　摄入过多的糖类导致肝脏来不及氧化、利用，这些来不及氧化利用的糖类可转化为脂肪在肝脏内沉积,造成肝脏脂肪浸润。当机体脂肪组织增加时,游离脂肪酸的释放量增加,此时脂肪作为机体主要的供能物质,机体对葡萄糖的氧化、利用下降,引起血糖增高,从而刺激胰岛素释放,胰岛素反过来又可抑制脂肪酸的释放。

2. 脂肪代谢　肝脏参与脂类的消化、吸收、分解、合成、运输及排泄等一系列过程,是脂肪代谢的枢纽。各种原因引起的肝功能损害,使得对肝脏脂肪酸的代谢发生障碍;摄入过多脂肪,超过了肝脏所能代谢的能力,阻碍脂肪酸的氧化,从而导致脂肪肝。酒精性脂肪肝中酒精代谢过程中产生大量的活性氧(reactive oxygen species,ROS),当ROS超出机体的代谢能力时,会诱导氧化应激,从而干扰线粒体中脂质代谢通路中脂质转录因子的表达,抑制了脂肪酸氧化,促进甘油三酯等脂肪类物质在肝细胞内大量积累。非酒精性脂肪肝也可通过多个环节改变导致肝细胞内甘油三酯异常堆积:血脂异常以及外周脂肪组织动员增加,脂肪酸输入肝脏增多;线粒体功能障碍,脂肪酸β-氧化减少,合成甘油三酯增多;极低密度脂蛋白胆固醇(very low density lipoprotein cholesterol,VLDL-C)合成不足与分泌减少导致甘油三酯堆积增多。

3. 蛋白质代谢　当肝脏受到损伤,肝脏出现代谢障碍时,从食物中吸收的氨基酸合成人体需要的蛋白质反应就会减慢,甚至停顿。当合成蛋白质减慢时,机体把堆积的氨基酸变成脂肪贮存起来。蛋白质摄入不足时,肝脏内负责运送脂肪的载脂蛋白缺乏,也会导致脂肪在肝脏内堆积,形成脂肪肝。

4. 维生素代谢　各种原因导致的脂肪肝,特别是酒精性脂肪肝的患者,机体可因脂肪组织堆积,饮食中又缺少维生素,以及肝脏对维生素摄取代谢障碍和消耗增多,导致体内B族维生素、维生素C、维生素K和叶酸的缺乏。NAFLD患者通常伴随维生素D的缺乏。维生素D的缺乏与NAFLD的发生和发展存在密切关系。

(三)营养康复治疗

1. 营养治疗原则　脂肪肝是一种可逆性病变,科学合理的营养治疗是绝大多数脂肪肝患者最基本的治疗方法,在脂肪肝的防治过程中发挥着重要的作用,也是控制肝病进展和肝外并发症的重要措施。脂肪肝的营养治疗总原则是:给予适量的总热量,提供高蛋白、适量脂肪、碳水化合物饮食,适当补充维生素、矿物质及膳食纤维,戒酒,少吃刺激性食物,适当的体育锻炼,养成良好的饮食习惯,控制体重、血糖和血脂在正常范围内,防止或改善慢性代谢性疾病的并发症,合理实施营养计划。

(1)适当控制总热量:为避免过高的热量转化为脂肪,加速脂肪肝的病变,应适当控制总热量的摄入。根据病情、病程、年龄、身高、体重、劳动强度和活动确定总热量的摄入,一般根据理想体重计算供给热量。从事轻体力工作时,对体重肥胖者热量按每日63~83.68kJ/kg(15~20kcal/kg);体重超重者按83.68~104.60kJ/kg(20~25kcal/kg);正常体重者,热量可按每日125.5kJ/kg(25~30kcal/kg)供给;体重的适当减轻反而有利于肝功能恢复。

(2)提供高蛋白饮食:蛋白质中缬氨酸、色氨酸、苏氨酸和赖氨酸等必需氨基酸都有抗脂肪肝作用,能帮助肝内脂肪运转,适当提高摄入蛋白质的数量和质量,可以避免体内蛋白质损耗,有利于肝细胞的修复与再生,并可纠正低蛋白血症和防止肝细胞进一步受损害,每日按照1.2~1.5g/kg供给,可选用脱脂牛奶、少油豆制品(如豆腐、豆腐干)以及牛瘦肉、鸡肉、兔肉、淡水鱼、虾等。

(3)适量脂肪摄入:由于肥胖伴脂肪肝的患者常有脂质代谢紊乱,以往通常建议患者低脂饮食,但如今的研究证实低脂饮食可能并不适用于脂肪肝患者。脂肪中的必需脂肪酸参与磷脂的合成,甘油三酯参与载脂蛋白的合成,有利于脂肪从肝脏中顺利运出。适当提高单不饱和脂肪酸(橄榄油和茶油)和多不饱和脂肪酸的比例,降低饱和脂肪酸的摄入,有利于改善非酒精性脂肪肝的糖脂代谢。但过多的脂肪摄入又不利于患者脂肪肝的治疗,因此给予患者适量脂肪,每日脂肪摄入量不应超过 0.6g/kg,同时要限制高胆固醇类食品,如鱼子、脑髓、肥肉、动物内脏等。烹调时多选用植物油。

(4)适量碳水化合物的摄入:过量摄取碳水化合物,可能通过增加肝脏大量合成甘油三酯,降低脂肪廓清使血脂水平升高,是造成肥胖和脂肪肝的重要因素。因此,与降低脂肪相比,控制碳水化合物的摄入更有利于减轻体重和治疗脂肪肝,建议糖类供给控制在总能量的50% 左右。患者应该禁食纯糖食物、果酱、蜂蜜、果汁、糕点等甜食。碳水化合物主要由粮谷类供应,相对于单糖和双糖而言更有利于餐后血糖的平稳,同时适当补充蔬菜、水果等食品。

(5)适当补充维生素、矿物质及膳食纤维:肝脏中储存多种维生素,肝功能不好时维生素的贮存能力降低,如不及时补充,就会导致体内维生素缺乏。具有抗氧化作用的维生素 E 有助于改善肝的炎性反应和纤维化程度。补充 B 族维生素、维生素 C、维生素 K 及叶酸。增加维生素、矿物质的供给可补充肝病时的缺乏,又有利于代谢废物的排除,对调节血脂、血糖水平也有良好的作用。食用膳食纤维能降低血清总胆固醇和三酰甘油,促进脂肪分解,发挥对脂肪肝的预防和辅助治疗作用。

(6)戒酒,清淡饮食:酒精对肝细胞有毒性,降低肝脏外运脂肪细胞的能力。导致脂肪在肝内堆积,引起或加重脂肪肝。因此,如果经常饮酒患者已经发生脂肪肝,戒酒是有效的治疗方法。患者同时要清淡饮食,少吃刺激性食物。

(7)适当的体育锻炼:运动可以有效消耗机体内多余脂肪,加速代谢水平,纠正脂代谢紊乱。低等和中等强度的有氧和无氧运动对于脂肪肝的治疗具有十分重要的意义。建议根据个人兴趣并以能够坚持为原则选择体育锻炼方式。例如:每天坚持中等量有氧运动 30min,每周 5 次,或者每天高强度有氧运动 20min,每周 3 次,同时做 8~10 组抗阻训练,每周 2 次。

2. 食物选择

(1)饮食要求:平衡膳食,粗细搭配,荤素搭配,营养均衡,合理分配蛋白质、脂肪、碳水化合物三大营养素,尽可能使体重、腰围、血脂、血糖、血尿酸等指标维持在正常范围,使血清转氨酶和谷氨酰胺转肽酶水平降至正常水平。

(2)宜用食物:宜选用鱼、禽、肉、蛋、牛奶(低脂)、适量粗粮,新鲜的蔬菜和水果等。

(3)忌用或少用食物:忌用含酒精、刺激性食物,少食含糖饮料,不贪食甜点、油炸食品等高热量食物。

(四)食谱推荐(表2-3-6)

表2-3-6　食谱举例

餐次	食品名称	主要食材
早餐	青菜包	面粉 25g　青菜 35g　香干 10g
	煮鸡蛋	鸡蛋 50g
	小米粥	小米 30g
	杂粮馒头	面粉 25g　高粱粉 25g
	水果	苹果 100g
加餐	牛奶	低脂牛奶 200mL

餐次	食品名称	主要食材
午餐	米饭	粳米 150g
	白菜香菇鸡丝	白菜 75g 香菇 25g 鸡丝 25g
	白灼基围虾	基围虾 75g
	蚝油生菜	生菜 200g
加餐	水果	梨 100g
晚餐	米饭	粳米 30g
	馒头	标准粉 100g
	胡萝卜炒肉丝	猪肉丝 25g 胡萝卜 100g
	茄汁鱼条	鱼 100g
	香炒芹菜	芹菜 150g
营养分析	能量 8 744.6kJ（2 090kcal） 蛋白质 79g 脂肪 48g 碳水化合物 353g 胆固醇 379.68mg 维生素 A1 303μg 视黄醇当量 铁 31mg 锌 13.3mg 维生素 B₁1.18mg 维生素 B₂ 1.24mg 维生素 C 134mg 钙 1 028.38mg 硒 54.23mg 膳食纤维 20.06g	

备注：

1）该食谱以身高 170cm，体重 65kg，轻体力劳动的脂肪肝患者为例，可结合患者个人实际情况酌情调整。

2）该食谱使用食盐 5g，烹调油 25g。食品原料重量为可食部生重。

（五）药膳食疗

赤小豆鲤鱼汤

【来源】《外台秘要》

【组成】鲤鱼 1 条（250g 左右），赤小豆 100g，生姜 1 片，盐、味精、料酒、食用油各适量。

【制法与用法】将赤小豆洗净，加水浸泡半小时；生姜洗净；鲤鱼留鳞去内脏，洗净。起油锅，煎鲤鱼，入清水适量，放入赤小豆、生姜、料酒各少许。先武火煮沸，改文火焖至赤小豆熟，调入盐、味精即可。随量食用或佐餐。每周可服食 3 次。

【功效与应用】鲤鱼味甘性平，入脾、肾经，每 100g 肉中含蛋白质 20g，脂肪 1.3g，碳水化合物 1.8g，钙 65mg，磷 4.7mg，铁 0.6mg，并含 10 多种游离氨基酸，使其产生美味，另外还含有维生素 B₁、B₂、A、C、烟酸等多种维生素及组织蛋白酶。赤小豆味甘酸、性平，清热和血、宽肠理气，有较多的膳食纤维，具有良好的润肠通便、降血压、降血脂、调节血糖、解毒抗癌、预防结石、健美减肥的作用。二者合用于脂肪肝便秘之症。

桃 仁 鳜 鱼

【来源】《中医食疗学》

【组成】桃仁 6g，泽泻 10g，鳜鱼 250g。

【制法与用法】鳜鱼洗净，与桃仁、泽泻一起，加入葱、姜等佐料，一同炖熟。食鱼喝汤。

【功效与应用】桃仁味苦甘性平，入心经、肝经、大肠经；含苦杏仁苷、24-亚甲基环木菠萝烷醇、野樱苷、β-谷甾醇和菜油甾醇及它们的葡萄糖苷等，还含绿原酸、3-咖啡酰奎宁酸、苦杏仁酶、挥发油等营养物质。鳜鱼味甘性平,入脾、胃经,含有蛋白质、脂肪、少量维生素、钙、钾、镁、硒等营养元素,肉质细嫩,极易消化,对消化功能不佳的人来说,既能补虚,又不易出现消化不良症状。可用于脂肪肝消化功能障碍之症。

【使用注意】寒湿病者慎食。

三、肝硬化

(一)概述

肝硬化是由不同病因引起慢性、进行性、弥漫性肝细胞变性、坏死与再生,并诱发广泛纤维组织增生,肝小叶结构破坏与重建,形成假小叶及结节增生严重肝病。早期可无症状,后期则出现肝功能减退、门脉高压及多系统损害等表现。因治疗困难,预后较差。

1. 病因与分类

(1)肝炎后肝硬化:我国肝硬化大多数是由慢性乙型肝炎发展而来。

(2)酒精中毒:长期大量饮酒会影响肝脏对脂肪正常代谢,使脂肪蓄积于肝内形成脂肪肝,最终导致肝硬化。另外,酒精中间产物乙醛对肝脏有直接损害作用,长期饮用可促进肝硬化形成。

(3)药物或化学毒素:长期服用某些药物,如双醋酚汀、辛可芬等,或长期反复接触某些化学毒物如磷、砷等,均可引起慢性中毒性肝炎,最后演变为肝硬化。

(4)胆汁性肝硬化:由肝内或肝外胆管长期梗阻,胆汁淤积所致。

(5)营养缺乏性肝硬化:饮食长期缺乏蛋白质、B族维生素、维生素 E 和胆碱等抗脂肪肝因子,可经过脂肪肝阶段而发展为肝硬化。

2. 临床表现和诊断

(1)临床表现:肝硬化多起病隐匿,发展缓慢,缺乏明显症状和体征,不少病例是在手术或体检时才被发现。早期症状较轻,仅有食欲缺乏、乏力、恶心、呕吐、腹胀、上腹部不适或隐痛等。中后期症状较为明显,常有显著肝功能不全和门静脉高压症。表现为进行性消瘦、乏力、水肿、黄疸、贫血和出血倾向、性欲减退和皮肤色素增加等内分泌代谢功能失调等症状。

(2)诊断:肝硬化的诊断需综合考虑病因、病史、临床表现、并发症、治疗过程、检验、影像学及组织学等检查。

(二)营养代谢

1. 糖代谢 15%~30% 肝硬化患者出现成年型糖尿病表现,葡萄糖耐量试验异常,伴随高胰岛素血症和高胰高糖素血症,胰岛素释放曲线释放增加及高峰延迟,称肝源性糖尿病。

2. 脂肪代谢 因肝脏利用减低和肝糖原缺乏引起脂肪动用,分解加强,血浆游离脂肪酸及甘油增加。肝硬化时血浆胆固醇酯水平降低,严重时胆固醇水平也降低。

3. 蛋白质代谢 白蛋白水平降低及尿素合成减少,这与肝脏合成能力下降有关。血浆芳香族氨基酸增加是因肝脏对其清除减少,支链氨基酸(BCAA)降解主要在肌肉而不在肝脏,其血水平降低主要因高胰岛素血症和高血氨所致。

4. 胆汁酸代谢 胆汁酸合成率、胆汁酸池、胆酸(CA)更新率均降低,鹅去氧胆酸(CDCA)更新率不变,CA/CDCA 比值<1。

5. 微量元素 肝硬化时血清铁减少,并常因摄入蛋白质不足、饮酒或蛋白质合成减少而使血清铁蛋白降低。肝脏是唯一合成铜蓝蛋白的器官,肝硬化时血铜减低,血浆铜蓝蛋白减低。肝硬化患者因摄入不足及吸收减少可致锌缺乏。肝硬化时血清硒降低，可能与摄入减少、吸收障碍及丢失过多有关。

（三）临床治疗

肝硬化诊断明确后，应尽早开始综合治疗。重视病因治疗，可参考各型肝炎的防治指南，必要时抗炎抗肝纤维化，积极防治并发症，随访中应动态评估病情。若药物治疗欠佳，可考虑胃镜、血液净化（人工肝）、介入治疗，符合指征者进行肝移植前准备。

（四）营养康复治疗

肝硬化代偿期的患者饮食应为高能量、高蛋白质、高糖类、高维生素饮食。合理选择饮食能防止肝细胞进一步变性，亦可使部分肝细胞再生。因肝硬化患者食欲及消化功能较差，故食物宜多样化，且要求美味新鲜，才能促进食欲并有利于消化。

1. 能量　肝硬化代偿期患者，能量供给应较正常人高。BMI 18~30kg/m² 的患者每天能量摄入为 35~40kcal/kg（1kcal=4.184kJ），BMI>30kg/m² 的患者每天能量摄入为 25~30kcal/kg。

2. 蛋白质　肝硬化患者应保证 1.2~1.5g/（kg·d）的蛋白质摄入；注意供给一定量优质蛋白质。高蛋白饮食是为促进受损肝细胞修复和再生，能纠正低蛋白血症，有利于腹水和水肿消退。

3. 脂肪　每天供给脂肪 40~60g，脂肪过多，超过肝脏代谢能力，则沉积于肝内，影响肝糖原合成，使肝功能进一步受损。但脂肪也不宜过少，过少可影响食物烹调口味，使患者食欲下降。胆汁性肝硬化患者应给予低脂肪低胆固醇饮食。

4. 糖类　肝糖原贮备充分时，可防止毒素对肝细胞损害。糖类供给量每天以 350~450g 为宜。

5. 维生素　维生素直接参与肝脏内生化代谢过程，如维生素 C 可促进肝糖原形成。增加体内维生素 C 浓度，可保护肝细胞、增加抵抗力及促进肝细胞再生。维生素 K 与凝血酶原合成有关，对凝血时间延长及有出血患者要及时给予补充。

6. 钠与水　有水肿和轻度腹水患者应用低盐饮食，每天食盐量不超过 2g。严重水肿时宜无盐饮食，钠限制在每天 0.5g 左右。每天进水量应限制在 1 000mL 以内。

7. 微量元素　肝硬化患者血清锌水平减低，尿锌排出增加，肝内含锌量降低，需注意锌补充。

8. 食物选择　应选用牛奶、鸡蛋白、鱼虾、瘦肉、豆制品等优质蛋白含量丰富的食物。如食欲欠佳，可选用特殊医学用途配方食品进行补充。绝对禁忌饮酒，忌用辛辣及刺激性食品及调味品、避免油炸食品。少食含粗纤维多的食物，如芹菜、韭菜、黄豆芽、笋干等。

（五）食谱举例（表2-3-7）

表 2-3-7　肝硬化代偿期食谱举例

餐次	食品名称	主要食材
早餐	粥	粳米 50g
	豆沙包	面粉 50g　豆沙 30g
加餐	豆浆	200mL
	蛋糕	50g

续表

餐次	食品名称	主要食材
午餐	米饭	粳米 100g
	清蒸鳊鱼	鳊鱼 150g
	香菇青菜	青菜 200g　香菇 30g
加餐	藕粉	200mL
晚餐	米饭	粳米 100g
	鱼元烩粉皮	青鱼 100g　粉皮 100g
	炒紫角叶	紫角叶 200g
	鸡丝豆腐汤	鸡肉 80g　豆腐 80g
营养分析	能量 9 418.20kJ（2 251kcal）　蛋白质 99.9g　脂肪 54.63g　碳水化合物 328.11g	
	铁 29.47mg　锌 10.85mg　维生素 B_1 0.85mg　维生素 B_2 0.95mg　维生素 C 158.30mg	

备注：

1）该食谱以身高 175cm，体重 65kg，BMI21.2kg/m² 的男性肝硬化代偿期患者为例，能量按 35kcal/kg，蛋白质按 1.5~2g/kg 计算，可结合患者个人实际情况酌情调整。

2）该食谱使用食盐 6g，烹调油 10g。食品原料重量为可食部生重。

（六）药膳食疗

蒜瓜砂仁汤

【来源】《食疗颐养方》

【组成】阳春砂仁 20g，独头蒜 1 个，西瓜 1 个

【制法与用法】砂仁、独头蒜去皮分别洗净；西瓜去薄皮切块，同放入锅内，加水用武火煎沸后，改文火煮 10min 即成。每日 1 剂，分 2~3 次食用。

【功效与应用】行气利水。适用于肝硬化、肝癌引起的腹水患者。

冬虫夏草炖甲鱼

【来源】《护肝食疗》

【组成】甲鱼 750g，冬虫夏草 6g，鸡骨架 1 副，葱 3 条，姜 5 片，料酒 2 茶匙，盐适量。

【制法与用法】

1. 甲鱼斩去头、尾及爪尖，弃内脏，洗净，余水，刮去黑皮，斩块。

2. 其他材料洗净，葱切段；姜拍松；冬虫夏草用温水泡半个小时。

3. 甲鱼、鸡骨架、葱、姜、料酒放进砂煲，加适量水，大火煮 20min，撇去浮沫，捞出葱、姜、鸡骨架。

4. 再将甲鱼连汤与冬虫夏草一起放进炖盅，用小火隔水炖 4h，下盐调味。

【功效与应用】益肝肾，滋阴润肺，补气养血。适用于肝炎、肝硬化等患者辅助食疗。

四、肝性脑病

　　肝性脑病（hepatic encephalopathy，HE）是由急、慢性肝功能严重障碍或各种门静脉 - 体循环分流（以下简称门 - 体分流）异常所致的、以代谢紊乱为基础、轻重程度不同的神经

精神异常综合征。多数肝硬化患者在病程的某一时期会发生一定程度的轻微 HE（minimal hepatic encephalopathy，MHE），其在整个肝硬化病程中发生率为 30%~84%。

（一）概述

1. 病因　肝性脑病主要原因是中枢和周围神经系统传导介质代谢障碍，特别是胺类递质代谢障碍。因肝功能严重损害，不能将血有毒代谢产物解毒。门静脉分流术后，自然形成侧支循环使门静脉中有毒物质未经肝脏加工解毒而直接进入体循环，引起中枢神经系统代谢紊乱，出现嗜睡、意识不清、昏迷。发病机制尚未完全明确。有以下学说阐述其发病机制，包括氨中毒学说、炎症反应损伤学说、氨基酸代谢失衡学说等。

2. 临床表现和诊断　肝性脑病临床症状多种多样，与原发肝病有关。肝硬化伴有门 - 体分流者，常在消化管出血（或食管或胃底静脉曲张破裂）或进蛋白食物等后诱发昏迷，患者一旦去除诱因而且肝脏代偿能力尚佳时可恢复神志，但昏迷常易反复发作。慢性肝病引起的患者起病缓慢，无明显诱因，以发作性木僵为主要表现。

肝性脑病临床症状有精神改变、性格和行为改变、智力减低、语言障碍及神经肌肉活动异常。扑翼震颤为肝性脑病最具特征现象，当患者双臂平伸，手指分开时，可见双手向外侧偏斜，掌指关节与腕关节有快速、不规则扑翼抖动，严重时肘、口角和舌，甚至四肢均可抖动。但进入深昏迷后，各种反射迟钝或消失，扑翼震颤也引不出。

肝性脑病者呼气中有特殊肝臭，排便后或服用抑制肠管细菌抗生素后肝臭可减轻。

（二）营养代谢

肝性脑病患者常伴有营养不良，患者血浆支链氨基酸明显下降，而芳香族氨基酸显著升高，支 / 芳比值降低，正常值为 3.0~3.5，而严重持续性肝性脑病时可降至 0.6。肝功能衰竭时胰岛素和胰高血糖素在肝脏内灭活过程降低，而组织对胰岛素敏感性下降，血糖水平明显增高。同时由于患者肝细胞糖原异生能力明显减弱，也有发生低血糖的风险。通常禁食期间，脂肪是主要供能物质，约占提供能量的 75%~80%。肝功能衰竭时，阻碍脂肪代谢过程，机体主要能量来源由糖原异生供给。肝功能衰竭时糖原异生作用增强，尿素生成也加速。此时，肝维持糖原异生能力超过尿素生成能力，结果是血组胺升高。

肝性脑病患者体内代谢严重紊乱，血氨、硫醇、芳香族氨基酸（苯丙氨酸、酪氨酸、色氨酸）、酚、吲哚、非结合胆红素、粪卟啉、丙酮酸、胰岛素、乳酸、α- 酮戊二酸、γ- 羟基丁酸、游离脂肪酸及短链脂肪酸等浓度增加，而血核苷酸、支链氨基酸（缬氨酸、亮氨酸、异亮氨酸）、葡萄糖及钾、钠、镁和钙离子等降低，脑脊液中 α- 酮戊二酸、谷氨酰胺及丁酸等含量增加，但各种物质上升和下降，与肝性脑病关系是因是果尚无定论。因肝性脑病时血氨和脑内氨含量都上升，故认为此病与氨中毒有关。

血氨生成过多有外源性和内源性之分。外源性指食物蛋白和含胺药物等及消化管出血后残留在肠内血液分解所产生的氨；内源性指氮质血症时，血积蓄尿素弥散到肠腔，再转变为氨进入血液。血氨清除过少或手术造成门 - 体静脉间分流，肠内氨绕过肝脏代谢而经侧支循环直接注入血液循环；肝病时，肝脏将氨转化成尿素能力下降，造成血氨升高。脑细胞对氨非常敏感，氨可干扰脑能量代谢。肠芳香族氨基酸，如酪氨酸和苯丙氨酸经细菌脱羧后以胺类形式入肝脏，但因肝病不能被单胺氧化酶清除，此胺类可经门 - 体间侧支循环而直接进入脑部，再转化成 β- 羟酪胺和苯乙醇胺。β- 羟酪胺和苯乙醇胺化学结构与儿茶酚胺相似，并可与儿茶酚胺竞争，称为假神经递质。假神经递质不能传递神经冲动或作用微弱，其一旦取代正常神经递质占领神经触突时可影响脑干网状结构上行激动系统功能失常，出现神志改变及昏迷。

（三）临床治疗原则

HE 是终末期肝病患者主要死因之一，早期识别、及时治疗是改善 HE 预后的关键。HE 的治疗依赖于其严重程度分层管理。

1. 去除诱因 对于肝硬化 HE 患者，感染是最常见的诱发因素，应积极寻找感染源，即使没有明显感染灶，但由于肠道细菌易位、内毒素水平等升高，存在潜在的炎症状态，而抗菌药物治疗可减少这种炎症状态。因此，应尽早开始经验性抗菌药物治疗。消化道出血也是 HE 的常见诱发因素，出血当天或其后几天，均易诱发 HE；隐匿性消化道出血也可诱发 HE。应尽快止血，并清除胃肠道内积血。另外，过度利尿引起的容量不足性碱中毒和电解质紊乱（低钾或高钾血症，低钠或高钠血症）也应积极纠正。

2. 降氨治疗 降低血氨的主要药物有乳果糖、拉克替醇、L-鸟氨酸、L-门冬氨酸、利福昔明等。近年来微生态制剂在 HE 患者的治疗应用也日益受到重视，微生态制剂包括益生菌、益生元和合生元等，可以促进对宿主有益的细菌菌株的生长。并抑制有害菌群如产脲酶菌的繁殖；改善肠上皮细胞的营养状态、降低肠黏膜通透性，减少细菌易位，减轻内毒素血症并改善肝动力循环；还可减轻肝细胞的炎症和氧化应激，从而增加肝脏的氨清除。

（四）营养治疗

治疗传统观点对于 HE 患者采取的是严格的限蛋白质饮食。近年发现 80.3% 肝硬化患者普遍存在营养不良，且长时间过度限制蛋白质饮食可造成肌肉群减少，更容易出现 HE。正确评估患者的营养状态，早期进行营养干预，可改善患者生存质量、降低并发症的发生率、延长患者生存时间。

1. 能量 营养治疗总目的是控制总能量和蛋白质供给，减少体内代谢氨产生，避免肝性脑病发生及向危险方向发展。目前认为，每日理想的能量摄入为 35~40kcal/kg。

2. 蛋白质 需根据病情而定，供给量过低，反而加剧自身蛋白质分解，不利于肝病恢复；供给量过多可能会导致或加重肝性脑病。欧洲肠外营养学会指南推荐，每日蛋白质摄入量为 1.2~1.5g/kg 来维持氮平衡。各种氨基酸产生氨能力不同，蛋氨酸、甘氨酸、丝氨酸、苏氨酸、组氨酸、赖氨酸及谷氨酰胺、门冬酰胺等在体内产氨较多。

（1）饮食蛋白质调节

1）低蛋白饮食：血氨中度增高，无神经系统症状患者，在第 1d 和第 2d 时，可用低蛋白饮食。每天蛋白质可按 0.5g/kg，总量为 30g/d 左右。病情好转后可逐步增加饮食蛋白质供给量，以每天不超过 0.8g/kg 为宜。

2）无动物蛋白质饮食：血氨明显增高，出现昏迷患者，如有血氨明显增高，并有精神神经症状时，在 48~72h，或更长时间内，给予完全无动物蛋白饮食。以后每天从 0.2~0.3g/kg 开始供给，每天约 20g。病情略有好转时，改为优质蛋白，以乳类最好。以后每间隔 3~5d 增加 1 次，每次量宜少于 10g，蛋白质供给总量每天每千克体重不超过 0.8g。如在增加食物蛋白同时，再次出现血氨升高且伴有精神神经系统症状，则应重新限制蛋白质，限制应更加严格，时间更长，递增速度应更慢些。

3）逐步增加蛋白质供给：血氨不高但有精神神经症状者，在 24h 内给予无动物蛋白饮食，继续观察血氨。监测血氨不高，表明肝性脑病与血氨无关，即可给予每天 0.2~0.3g/kg 蛋白质。以后每 2~3d 增加 1 次供给量，每次增加 10g 左右。直至全天蛋白质供给达 1g/kg 即可。

4）严格限制蛋白质：肝性脑病伴有肝肾综合征者，对蛋白质供给量给予更严格限制，要结合患者血氨水平和血尿素氮及肌酐水平综合考虑。

（2）蛋白质食物选择

1）植物蛋白质为主：植物蛋白饮食比动物蛋白饮食含有更多的可食用纤维。这些纤维有益生元的特性，可以减少消化时间、降低肠道 pH 以及加快氨经粪便的排泄。摄入植物纤维对改善微生物菌落同样有益。植物蛋白优于动物蛋白，因为植物蛋白含硫氨基酸、蛋氨酸和半胱氨酸少，不易诱发 HE，含鸟氨酸和精氨酸较多，可通过尿素循环促进氨的清除。

以我国为代表的东方膳食结构是以植物性食物为主，动物性食物为辅，食品多不做精细加工。所以我们建议国内的肝硬化 HE 患者可多食用谷类、大豆、蔬菜、水果来作为膳食中的氮源。

2）高支链氨基酸：BCAA（缬氨酸、亮氨酸和异亮氨酸）是必需氨基酸，它们不像其他氨基酸经肝脏代谢，而是通过骨骼肌代谢。BCAA 的补充可能有益于 HE 患者的原因包括：通过支持在大脑和肌肉合成谷氨酰胺，促进氨的解毒代谢；通过血 - 脑屏障减少额外的芳香族氨基酸进入大脑，与 BCAA 竞争。每日口服一定量的 BCAA 补充剂，可以保证那些对真正蛋白质不耐受的患者摄取规定量的氮。

3. 糖类　足够糖类可减少蛋白质分解供能，并有抑制糖原异生作用。每天供给糖类 400g 左右，用以供给能量需要，所供能量可达 6.72MJ（1 600kcal）。

4. 脂肪　低脂肪饮食可避免增加肝脏负担，每天 30~40g，可提供能量 1.13~1.51MJ（270~360kcal）。

5. 维生素　肝功能衰竭时各种维生素摄入减少、吸收障碍、利用不良、丢失增多、贮存耗竭，故必须全面补充。水溶性维生素尤其是维生素 B_1 的缺乏与许多神经性精神病的症状密切相关。

6. 矿物质和微量元素　根据临床需要与病情，对饮食钠和钾含量进行调整。患者因长期食欲缺乏、进食不足，使用利尿药物等原因，均可引起低钾血症，导致代谢性酸中毒，故应给予补钾，及时纠正低钾血症。若有腹水、水肿宜给予低盐或无盐饮食。限制液体量，可将计划内水供给量改用果汁，能同时达到补充水分和维生素双重目的。

HE 患者体内锰的水平升高，最可能通过肝细胞衰竭、胆汁排泄受损和肝硬化门体分流等联合表现来反映。虽然锰的积累和 HE 的发展在发生程度和时间上并没有明确的联系，但是在 HE 患者群体中应避免使用含锰的营养补充剂。

7. 膳食摄入模式　国内外资料均指出，HE 患者应尽量避免长时间空腹，白天禁食时间不应超过 3~6h，所以应该鼓励采取少吃多餐的方法，一天均匀分配小餐，每日 4~6 餐，夜间加餐。睡前加餐可以有效地减低脂肪和蛋白质的氧化，也可改善葡萄糖耐受不良的现象，从而使得患者氮平衡和能量代谢状态得到一定程度的改善，尤其以碳水化合物为主的睡前加餐更有益于 HE 患者。

（曹　翔　张呈敬）

第五节　胆囊炎和胆石症营养康复治疗

一、概述

胆囊是浓缩和贮存由肝细胞产生和分泌的胆汁的器官。肝脏分泌的胆汁由肝内和肝外胆管流入胆囊，胆囊将胆汁浓缩 50% 左右。胆汁中的胆盐可协助脂肪的消化和脂溶性维生素的吸收。胆囊炎和胆石症是胆道系统最常见的疾病,两者常同时存在,互为因果。

(一)病因及其发病机制

1. 胆囊炎的病因和发病机制

(1)胆囊管梗阻:90% 以上的急性胆囊炎是由于结石阻塞胆囊管导致。胆囊管梗阻后胆囊内容物滞留,胆汁中的水分被胆囊壁吸收后胆汁浓缩,胆盐的黏稠度增加,高浓度的胆盐对胆囊黏膜有强烈的刺激作用,可引起胆囊壁的化学性炎症反应。胆囊内容物不断积累,压迫壁内毛细血管,胆囊壁供血不足,从而对化学刺激和细菌侵袭的抵抗力下降,产生急性炎症。而胆囊结石间断阻塞胆囊管,引起胆囊慢性炎症。此外,胆囊结石长期机械性刺激胆囊壁,反复损伤胆囊黏膜,也与慢性胆囊炎发病有关。

(2)胰液反流:胆总管与主胰管共同开口于十二指肠主乳头,当胆胰管的共同通道发生梗阻时,胰液反流进入胆总管和胆囊,胆汁中胆盐可激活胰蛋白酶原,引起胆囊黏膜的炎症,发生化学性急性胆囊炎。

(3)细菌感染:正常胆道中没有细菌或仅有极少数细菌生长,在胆道疾病的患者中,胆汁细菌培养可有不同程度的阳性率。胆囊切除患者胆汁培养的阳性率在 10% 左右,伴有胆囊收缩功能障碍或伴有胆管结石时阳性率可升至 20%~50%。当胆汁内有细菌时,胆盐被细菌分解,产生毒性的胆汁酸,从而进一步损伤胆囊壁,导致胆囊炎症。

(4)其他因素:重症创伤和烧伤、大型手术(心肺分流)、长期禁食、全肠外营养、败血症、糖尿病、动脉硬化、全身性脉管炎、急性肾衰竭等与急性非胆结石性胆囊炎有关。目前研究表明,微循环障碍和胆囊黏膜缺血在其发病机制中发挥重要作用。妊娠,免疫力低下,应用雌激素、黄体酮者,病毒、寄生虫感染等均可导致胆囊炎。

2. 胆石症病因及其发病机制

(1)代谢因素:肝脏胆固醇代谢异常或胆汁酸的肝肠循环障碍。正常情况下胆汁中胆固醇与胆汁酸盐、磷脂保持一定的比例形成微胶粒、以维持胆固醇的溶解状态。当胆汁中胆固醇含量过高,或胆汁酸盐及磷脂浓度降低,破坏了三者正常比例时可引起结石。胆囊的胆汁中可能存在一种促核因子,通过分泌黏蛋白,促进结石形成。胆囊收缩功能异常,也会导致滞留的微结石增大。

(2)感染及胆汁淤积:浓缩的胆汁或者反流的胰液等化学刺激胆囊黏膜,产生炎症,细菌分解胆汁酸为游离胆酸,形成微胶颗粒的状态比较差,引起胆汁中胆固醇含量绝对或相对增加形成胆固醇结晶。色素性胆结石是由细菌感染释放的 β- 葡萄糖醛酸酶引起的;这就产生了未结合的胆红素的钙盐。加上胆汁中有寄生虫残体、虫卵和脱落的胆道上皮细胞,有利于形成胆结石。胆总管痉挛、胆道梗阻或胆道括约肌功能失调,都使得胆囊张力降低,胆汁排空延迟,胆汁浓缩,使得饱和的胆固醇易于析出。

(3)饮食因素:研究表明,年龄、性别、种族、肥胖和胆结石家族史是胆结石的危险因素。不同人种或民族之间存在差异。另外,饮食习惯与胆结石的形成也有关系,饥饿时胆囊收缩素不分泌,胆汁淤积于胆囊,胆汁过度收缩可诱发胆结石。

(4)其他因素:成年女性、多次妊娠、长期应用雌激素者胆结石发生率高,雌激素对结石的形成有一定的关系;肾炎、甲状腺功能减退、长期服用烟酸、氯贝丁酯;小肠远端切除术、胆道手术引起的胆道狭窄等均使胆石症的发生率增高。

(二)临床表现

急性胆囊炎发作时的典型表现为急性右上腹或上腹部疼痛,或开始仅有右侧腹胀痛,逐渐发展至阵发性绞痛；常在饱餐、进食油腻食物后诱发，或夜间发作。疼痛可放射至右侧肩部、肩胛和背部等。常伴有反射性恶心和呕吐，当胆囊管梗阻时可剧烈呕吐，呕吐物内含有胆汁，呕吐后腹痛不能缓解。患者可伴有轻至中度发热，若体温持续升高至 39℃ 以上，可能出现胆囊化脓、坏疽或并发急性胆管炎和肝脓肿等表现。慢性胆囊炎临床表现为慢性反复发作性上腹部隐痛、嗳气、饱胀、脂餐不耐受等消化不良症状，在进食高脂饮食后，消化不良明显，右上腹压痛为最常见的体征，无其他阳性体征。

胆石症最常见的临床表现是胆绞痛，发生于 70%~80% 有症状的患者。胆绞痛通常位于右上腹或上腹部，餐后 15~30min 发生，疼痛常放射至右肩胛间区、背部中央或右肩头部，常为持续性绞痛，伴有恶心、呕吐。多数患者仅在进食后消化不良，特别是脂餐后，出现上腹部或右上腹部隐痛、饱胀、嗳气等症状，这些症状缺乏特异性。

（三）临床治疗及原则

急性胆囊炎一般选用手术治疗。手术适应证有：发病时间在 48~72h 内；经非手术治疗病情恶化者；胆囊坏疽及穿孔并发弥漫性腹膜炎、急性化脓性胆管炎等；其他患者，特别年老体弱的高危患者，应争取在患者情况处于最佳状态时择期手术。慢性胆囊炎的治疗可依据起病的因素及合并症等因人而异，针对具体病情采取适当灵活的治疗原则。如慢性非结石性胆囊炎反复发作可行手术切除胆囊。慢性非结石性胆囊炎无明显临床症状，一般采用保守治疗，保守治疗的原则是控制症状、消除炎症，如用解痉止痛、抗感染、利胆的药物；但胆囊萎缩、胆囊有明显局限性增厚者，则需手术切除以防癌变。胆囊结石的治疗主要是手术切除全部胆囊，因为迄今尚无证据表明使用药物或其他非手术疗法能完全溶解或排尽结石。胆囊炎和胆石症的保守治疗中，饮食营养治疗发挥着不可替代的作用。

二、营养代谢特点

（一）蛋白质代谢

适宜的蛋白质摄入对于维持氮平衡、修复受损的胆道组织、恢复其正常的生理功能具有重要作用，临床研究表明，食物中适当增加蛋白质摄入可明显提高血清高密度脂蛋白浓度，降低甘油三酯水平，对胆囊结石有预防作用。

（二）脂肪代谢

脂肪摄入过多导致肥胖，由于人体不容易将过剩的胆固醇转化为胆汁酸，因此仍以胆固醇的形式存在胆汁中，胆固醇浓度增加，易导致胆结石的形成。高脂肪饮食刺激胆囊收缩素的分泌，使胆囊收缩，加剧腹痛。

（三）糖类代谢

糖类对胆囊的刺激较脂肪和蛋白质弱，适宜摄取可增加糖原储备节约蛋白质和保护肝胆的功能。但高碳水化合物的摄入与胆结石的形成有密切的关系。临床上糖尿病患者合并胆石症的概率比正常人高，胆固醇结石患者中血糖值偏高，所以推测摄入大量的糖类可导致胆固醇合成亢进，但具体机制不详。

（四）其他

有研究表明，胆结石的风险与肉类、能量、脂肪和饱和脂肪的摄入量呈正相关，但与蔬菜和纤维的摄入量呈负相关。特别是，高肉类食物摄入过多与胆固醇结石形成有关。动物实验表明，食物中不饱和脂肪酸的增高，有利于防止胆固醇的形成；膳食纤维能促进胆汁排出，为此需要胆固醇去合成胆酸，而使血液中胆固醇浓度下降，同时低密度脂蛋白胆固醇也相应降低；可溶性膳食纤维在小肠内形成黏稠的基质，可干扰胆固醇或胆酸在小肠内的吸收率。因此，增加富含膳食纤维的食物，对减少结石的形成有很大的帮助。

三、营养康复治疗

营养治疗原则

胆囊炎和胆石症的营养治疗是重要的辅助治疗，发挥着重要的作用。营养治疗主要是通过控制饮食脂肪和胆固醇的量，供给适量能量，维持机体需要，减轻和解除患者的疼痛，预防胆结石的发生，减少诱因，提高机体抵抗力。

1. 急性期　急性发作期发热、呕吐、剧烈疼痛时，应采取禁食、静脉补充营养、抗炎等治疗。使胆囊处于完全休息的状态，尽量减少胃肠道对胆囊收缩的刺激因素，疼痛缓解后要注意水、盐补充。水分的补充有利于胆汁稀释，减少瘀滞，还有利于肠道蠕动，减少肠道对有害物质的吸收。疼痛缓解后，根据病情合理调配饮食，可给予清米汤，并逐步过渡到含碳水化合物、低脂肪、富含蛋白质、高维生素的半流质饮食和软食。

2. 慢性期　慢性期应长期坚持适宜能量、低脂、低胆固醇、高维生素饮食。

（1）适宜能量：能量供应要能满足生理需要，供给正常或稍低于正常的能量。一般为7 560~8 400kJ/d（1 800~2 000kcal/d）。根据患者的具体情况区别对待，对于肥胖者须限制其热能摄入，而消瘦患者则应酌量增加热能供应。

（2）严格限制脂肪和胆固醇的摄入：限制脂肪摄入，可避免刺激胆囊收缩以缓解疼痛。手术前后饮食中脂肪应限制在20~30g/d。随病情好转，如患者对油脂能耐受可略增多（40~50g/d）以改善菜肴色、香、味，而刺激食欲，严格限制动物性脂肪的摄入。烹调用植物油，既能供给必需脂肪酸，又有利胆作用，但应均匀分布于三餐中，避免食用过多的脂肪。控制含胆固醇高的食物以减轻胆固醇代谢障碍，防止结石形成。每日摄入量应少于300mg，重度高胆固醇血症应控制在200mg以内。对肥肉、动物内脏、蛋黄、咸鸭蛋、松花蛋、鱼籽、蟹黄等含胆固醇高的食品应少用或不用。

（3）补充充足的蛋白质：胆囊炎在静止期，肝脏功能并未完全恢复，或有不同程度的病理损害。供应充足的蛋白质可以补偿损耗，维持氮平衡，增强机体免疫力，对修复肝细胞损伤、恢复其正常功能有利。每日蛋白质供应量为1~1.2g/kg。鱼、虾、瘦猪肉、鸡肉、豆腐及少油的豆制品（大豆卵磷脂，有较好的消石作用）都是高蛋白质和低脂肪食物。

（4）适量的碳水化合物：适量的碳水化合物可增加糖原储备、节省蛋白质和维护肝脏功能。它易于消化、吸收，对胆囊的刺激亦较脂肪和蛋白质弱，但过量会引起腹胀。每日供给量约为300~350g，应供给含多糖的复合糖类为主的食物，适量限制单糖，如砂糖、葡萄糖的摄入，对肥胖患者应适当限制主食、甜食和糖类。

（5）供给丰富的维生素和矿物质：注意B族维生素、维生素C和脂溶性维生素如维生素A的补充都很重要。维生素A可防止胆结石形成，有利于胆管上皮生长和保持完整性，帮助病变胆管修复。维生素K对内脏平滑肌有解痉镇痛作用，对缓解胆管痉挛和胆石症引起的疼痛有良好效果。其次选择富含维生素、钙、铁、钾等绿叶蔬菜、水果及粗粮，并补充相应缺乏的矿物质。钙的摄入可使胆结石形成的概率降低。

（6）足量的膳食纤维和饮水：高膳食纤维饮食可增加胆盐排泄，抑制胆固醇形成，减少胆石的形成。鲜嫩蔬菜和瓜果，可切碎煮软，使膳食纤维软化。可选用质地软、刺激性小的膳食纤维品种如古柯豆胶、藻胶、果胶等，都可增加膳食纤维的供应量，有利于防止便秘，减少胆石形成(便秘是胆结石、胆囊炎发作的诱因)。同时要多饮水,以利胆汁稀释。

(7)少食多餐,定时定量:少量进食可减少消化系统负担,多餐能刺激胆道分泌胆汁,保持胆道畅通,有利于胆道内炎性物质引流,促使病程减缓和病情好转。饮食要有规律,避免过饱过饥。

四、食谱推荐

(一)食物选择

1. 饮食性质 饮食宜清淡,温热适中,易于消化的低脂低胆固醇的半流质饮食或软食,烹调时以蒸、煮、炖、烩、汆为宜,多种烹饪方式变换,尽可能改善菜肴色、香、味,以增进患者食欲。

2. 宜用食物 尽量选用粮食类(尤其是粗粮)、豆类及其制品、新鲜的水果、蔬菜、香菇、木耳、海生植物等具有调脂作用的食物及鱼虾、瘦肉等。

3. 忌用或少用的食物 禁用高脂肪食物如肥肉、动物油、油煎和油炸食品;禁用高胆固醇食物如动物内脏、蛋黄、鱼子、蟹黄等;戒酒以及禁用一切刺激性强的调味品和饮品,如辣椒、胡椒、咖喱、芥末、浓茶和咖啡等。

(二)食谱举例

食谱组成(表2-3-8)

表2-3-8

餐次	食品名称	主要食材
早餐	豆沙包	豆沙15g 白糖10g 标准粉50g
	稠米粥	粳米30g
加餐	饼干	饼干25g
	甜豆浆	豆浆200mL 白糖10g
午餐	馒头	面粉100g
	清蒸小黄鱼	小黄鱼100g
	西蓝花木耳香干	西蓝花100g 木耳10g 香干25g
	素炒生菜	生菜150g
加餐	水果	橙子150g
晚餐	米饭	粳米100g
	胡萝卜莴笋鸡肉丝	胡萝卜50g 莴笋100g 鸡肉丝50g
	白灼基围虾	基围虾120g
加餐	藕粉	藕粉20g 白糖20g
营养分析	能量8 209kJ(1 962Kcal) 蛋白质77.5g 脂肪39g 碳水化合物337.8g 胆固醇175mg 维生素A 1 282μg视黄醇当量 铁34.6mg 锌9.36mg 维生素B₁ 0.83mg 维生素B₂ 0.72mg 维生素C 127.5mg 钙762.9mg 硒76.99mg 膳食纤维7.21g	

备注:

1)该食谱以身高170cm,体重65kg,轻体力劳动的胆囊炎患者为例,可结合患者个人实际情况酌情调整。

2)该食谱使用食盐5g,烹调油20g。食品原料重量为可食部生重。

五、药膳食疗

炒新鲜黄花菜

【来源】《中医食疗方》

【组成】黄花菜 300g，腰果 50g，青辣椒 1 个，红辣椒 1 个，猪通脊 300g，姜粉 5g，盐 5g。

【制法与用法】摘除黄花菜花蕊，将黄花菜在淡盐水中浸泡 30min 备用。将腰果炒到微黄盛出，再热锅爆香姜粉，加入肉丝，待肉丝变色后加入青红辣椒丝大火翻炒 2min，加入黄花菜翻炒 1min，加盐调味。佐餐食用。

【功效与应用】黄花菜味甘辛、性温，入肝经、膀胱经，含有丰富的卵磷脂，含有糖类、蛋白质、钙、胡萝卜素、氨基酸等，还有丰富的膳食纤维和多种维生素以及矿物质。腰果味苦、性寒，腰果中维生素 B 有补充体力、消除疲劳的效果，适合易疲倦的人食用；含丰富的维生素 A 是优良的抗氧化剂；还含有大量的蛋白酶抑制剂。猪通脊味甘咸、性平，入脾、胃、肾经，含丰富的蛋白质且脂肪含量低。辣椒辛，热，归心、脾经，温中散寒 含有丰富的维生素 C，可以降低胆固醇；含有较多抗氧化物质，可预防慢性疾病，也能改善食欲加速新陈代谢。方中各味相互补益，可用于胆囊炎、胆石症患者。

玉米须蚌肉汤

【来源】《中国药膳学》

【组成】玉米须 50g，蚌肉 120g。

【制法与用法】先将蚌肉放入陶锅内文火煮沸，再放玉米须一起煮烂。每日食蚌肉 30g，喝汤约 150mL，每日 2 次。

【功效与应用】玉米须味甘淡、性平，入肾经、胃经、肝胆经，玉米须能够促进胆汁的排泄，可以作为利胆药物。蚌肉味甘咸、性寒，入肝、肾经，每 100g 蚌肉可食部分含水分 80g、蛋白质 15g、脂肪 0.9g、碳水化合物 0.8g 及维生素 A、B_1、B_2、E、硫胺素、视黄醇当量、烟酸，还含微量元素钾、钠、钙、镁、铁、锰、锌、铜、磷、硒等。适用于没有并发症的慢性胆囊炎。

（张呈敬）

第六节　胰腺炎营养康复治疗

胰腺是人体重要消化器官，有内、外分泌功能。临床上按胰腺炎发病可分为急性胰腺炎和慢性胰腺炎，下面就分别介绍一下这两种疾病的营养康复治疗。

一、急性胰腺炎

急性胰腺炎（acute pancreatitis，AP）是一种常见的消化系统疾病，它是由胆石症、高甘油三酯血症和饮酒等多种病因引发胰腺分泌的胰酶在胰腺内被激活，导致胰腺及胰周组织自我消化，出现胰腺局部水肿、出血甚至坏死的炎症反应。

按疾病严重程度可分为 3 类：轻症 AP（mild acute pancreatitis，MAP）、中度重症 AP（moderate severe acute pancreatitis，MSAP）和重症 AP（severe acute pancreatitis，SAP）。

（一）概述

1. 发病因素　我国 AP 的常见病因为胆源性、HTG 和酒精性。其他少见病因包括外伤性、药物性、感染性、高钙血症、自身免疫、肿瘤、ERCP 术后胰腺炎（PEP）等，无法找到病因者可称为特发性 AP。国内 60% 以上急性胰腺炎病例伴胆管疾患，如结石、炎症和狭窄等，构成急性胰腺炎主要病因。

2. 临床表现与诊断　起病急骤，常有暴饮暴食史、酗酒史或胆管疾病史。以上腹部疼痛为主要症状，也可呈左上腹或全腹部疼痛，疼痛性质为胀痛、钝痛或刀割样痛，呈持续性，向腰背部放射，常伴恶心、呕吐，呕吐后腹痛无缓解。可有轻、中度发热，重症患者可有心率和呼吸增快、血压下降、少尿等表现。

有以下 3 个特点中的任意 2 个可诊断 AP：①腹痛符合 AP 特征：急性发作的、持续性的、剧烈的上腹或中上腹痛，常放射到背部。②血清淀粉酶或脂肪酶>正常上限 3 倍。③影像学检查（CT、MRI 或 B 超）显示胰腺肿大、渗出或坏死等胰腺炎改变。

（二）营养代谢变化

糖类、脂肪和蛋白质代谢紊乱与急性胰腺炎初期急性生理紊乱期重叠或连续。急性应激状态下，机体代谢率可高于正常水平 20%~25%，分解代谢大于合成代谢，物质代谢呈负平衡；患者体重减轻，免疫防御能力减退，甚至全身衰竭。

1. 糖类　肝糖原在应激 12~24h 内基本用完，而肌糖原利用仅限于肌肉代谢，不能为其他组织所用，所以在应激初期可出现短暂葡萄糖不足。随着应激继续，为维持脑、血细胞、骨髓、心肌等组织细胞代谢，源自蛋白质分解氨基酸糖异生作用加强，葡萄糖生成量将增加 2~3 倍，且不受胰岛素和外源性葡萄糖抑制。尽管大量葡萄糖生成，因周围组织对胰岛素抵抗，使之对葡萄糖氧化利用受阻，以致进一步增强来自骨骼肌代偿性分解和支链氨基酸氧化供能。

因胰腺组织炎症、坏死，胰腺外分泌和内分泌功能均遭到一定程度破坏，患者多表现为高血糖症。

2. 脂肪　胰岛素有抗脂肪分解作用，但在急性胰腺炎时，因胰腺组织破坏，胰岛素分泌量不足；而且在应激状态下，能促使脂肪分解，肾上腺素、去甲肾上腺素等激素分泌增加，致体内脂肪动员和分解增强；随着血清游离脂肪酸和酮体水平升高，机体组织对脂肪酸利用亦相应增加，从而使脂肪成为体内主要能量来源。

3. 蛋白质　当机体处于应激状态时，为维持脑、血细胞、骨髓等组织细胞基本代谢需要，作为自身保护性应答，首先动用的是骨骼肌，以保持代谢必需的蛋白质有一定量。骨骼肌蛋白质分解结果是尿氮排出增多，呈现负氮平衡。当炎症、应激程度严重且持续日久，骨骼肌被耗竭以致转而动用急性相蛋白质时，机体代谢即受到严重影响，可出现多脏器功能障碍；蛋白质丢失至一定比例时则危及生命。

4. 微量营养素　应激分解代谢状态下氧化应激增强，机体对部分维生素和微量元素消耗和需求增加；尤其水溶性维生素，体内无贮备，长期禁食可致缺乏而影响代谢功能。

（三）营养治疗

营养治疗原则：营养治疗包括肠外营养（PN）和肠内营养（EN）。肠外营养在急性胰腺炎综合治疗中地位是支持而非治疗作用，故其目的应概括为：提供代谢必需底物，帮助患者度过凶险多变病程，维护各脏器结构和功能，提高对手术等治疗耐受力。肠内营养是胰腺炎症活动渐趋控制、胃肠消化吸收功能开始恢复时，由 PN 向经口饮食过渡。适时给予肠内营养有助于维护肠屏障功能,减少胃肠内细菌移位,降低肠源性感染发生率。

(1)肠外营养:急性胰腺炎不同阶段,应当选择不同途径营养治疗。理论上消化道只需有部分消化吸收功能存在,就应首选肠内营养治疗。但疾病发展过程常与人主观愿望不符,急性胰腺炎早期,各消化脏器分泌、消化功能均有改变或紊乱,腹腔内渗出,胃肠内容物滞留或肠麻痹;即使后期也可因腹腔内炎症或脓肿等影响肠内营养治疗实施。此外,就胃肠分泌、消化、调控角度而言,对胰腺外分泌刺激主要来自于:胃肠胰对食物反射活动;激素释放;吸收后营养物质对胰腺分泌直接刺激作用。在急性胰腺炎活动期,当首选肠外营养治疗。通过禁食,减少食物进入胃肠,阻断胃肠对食物的反射活动,同时改变胃肠道激素的分泌模式,从而减少对胰腺外分泌的刺激,使胰腺得到充分"休息"。PN 开始以机体内环境相对稳定为基础,临床症状为血压稳定,水电解质和酸碱平衡失调基本纠正。通常在患者入院或术后 48~72h 左右启动。

1)总能量和总氮量计算:急性胰腺炎初期,内环境刚稳定时,只需提供维持基本代谢所需总能量和总氮量。每天提供总能量为 20~25kcal(84~104kJ)/kg,总氮量为 0.15~0.20g/kg。随着内环境进一步稳定,应激代谢所致严重消耗和蛋白质大量流失,应逐步增加总能量和总氮量;两者比例逐渐减小,由初期 150~180kcal(627~752kJ):1g 改为 100~150kcal(418~627kJ):1g。病情稳定,能量消耗渐趋降低,机体转向修复,进入康复期,代谢自负氮平衡进入正氮平衡,所提供营养素量亦相应调整,以适应机体代谢实际需要。

2)非蛋白质能量:占总能量 80%~85% 左右,由葡萄糖和脂肪乳剂构成,在无高血糖和高血脂患者,二者分别占非蛋白质能量 60%~70% 和 40%~30%。血糖或血脂水平升高患者,应适当调整两者比例。

3)糖类:对大多数急性胰腺炎患者而言,葡萄糖仍是最安全、可靠、首选的糖类。

4)脂肪:近年来很多动物实验与临床研究结果证实:适量、合理应用脂肪乳剂并不加重胰腺炎病变,相反,因脂肪乳剂能量密度高,又能在禁食状态下提供必需脂肪酸等优点,有利于代谢过程。但在血脂异常成为急性胰腺炎发病原因时,则应慎用脂肪乳剂,最好先试验性应用,并监测血甘油三酯水平。输注脂肪乳剂期间,以维持血甘油三酯在 4mmol/L 以下、2 次输注间歇期小于 2mmol/L 时,较为安全。

脂肪乳剂剂量,成人每天按 1~2g/kg。乳剂快速输注时,甘油三酯被大量氧化来不及利用和廓清,可致血脂异常及代谢性并发症。故应缓慢滴注,最好以全营养混合液方式输注。单瓶输注时,20% 脂肪乳剂 250mL,至少应持续 4~5h。

5)氨基酸:构成 PN 中氮源,提供 15%~20% 总能量。急性胰腺炎患者 PN 时多选择平衡型氨基酸溶液。每天提供氨基酸量 1~2g/kg。病程较长重症胰腺炎患者添加含有谷氨酰胺(Gln)制剂有益于患者恢复。谷氨酰胺双肽应用量通常为 0.3g/(kg·d),加入全营养混合液输注。

6)胰岛素:胰腺组织水肿、坏死,功能遭到破坏,胰岛素分泌量相对不足,常需补充外源性胰岛素。通常葡萄糖与胰岛素比例为 4~6g:1U;为安全起见,可用微泵控制胰岛素输入,并根据血、尿糖监测结果调整用量。

7)维生素:较长时期禁食和应激时大量消耗,常致多种维生素缺乏,故应及时补充。

8)常量元素和微量元素:尤其重症胰腺炎患者常出现水和电解质紊乱,应严密监测电解质水平变化,及时调整。较常见为钠、钾、钙、磷、镁代谢紊乱。因消耗、禁食,亦可出现钙、磷、镁及其他微量元素缺乏,尤其在 PN 时,为保证合成代谢需要,应注意补充,如可按

1 000kcal（4 180kJ）：18~20mEq 磷比例补充磷制剂；镁补充每天约为 25mEq。每天补充 1 支复合微量元素制剂，可防微营养素缺乏。

（2）肠内营养：肠内营养有利于内脏（尤其肝脏）蛋白质合成和代谢调节；可维持和改善肠管黏膜细胞结构与功能完整性，防止肠内细菌易位。在氮保留、维持营养状况，肠内营养更优于肠外营养。故一旦胰腺炎活动高峰过后、趋向稳定、肠麻痹解除，即应该由 PN 向 EN 过渡。

1）肠内营养剂选择：不同类型的肠内营养制剂产生不同临床效应，应视病情所处阶段、消化功能、投予部位等加以选择。在急性胰腺炎趋稳定、肠蠕动恢复初期，可选择对胰腺分泌刺激最小氨基酸型或短肽型制剂。随着消化功能逐渐恢复，再依次调换为半消化状态或整蛋白型肠内营养制剂。急性胰腺炎时，部分患者对脂肪消化吸收有一定程度障碍，可选择低脂或含 MCT 配方。

2）投予途径：肠内营养对胰腺分泌刺激程度取决于营养物进入胃肠部位。经口喂养增加胰腺分泌是头相、胃相和肠相 3 个水平均受到刺激结果。喂养部位在胃肠越远端，参与因素和刺激程度越少。对胰腺刺激最小是空肠水平。留置鼻空肠管行肠内营养已形成共识。所以，EN 起始阶段应选择对胰腺分泌刺激最小空肠途径给予，随着病情稳定，消化吸收功能逐步恢复，可经胃造瘘或鼻胃管途径给予，最后才是恢复经口饮食。

3）应用方法：启用肠内营养前 1~2d，可先经喂养管滴注生理盐水 500~1 000mL/d，让肠道有一定适应过程，同时促使肠管内残渣、细菌和粪便等排出；然后，肠内营养自小剂量、低浓度开始，逐步递增。

浓度：自 0.5kcal/mL（2.09kJ/mL）起，5~7d 期间逐步递增至 1~1.5kcal/mL（4.18~6.27kJ/mL）。

剂量：可自 500~1 000mL/d 开始，在 5~7d 内增至全量，或自 500~1 000kcal/d（2 090~4 180kJ/d）开始，渐增至 2 000kcal/d（8 360kJ/d）。

速度：开始时滴速为 20mL/h，以后逐步增速，直至 100~120mL/h 维持，应用输液泵能有效控制滴速。

温度：以患者往日对饮食温度习惯为基础，与体温接近为宜。冬天用前应加温，夏天暂不用的营养膳应置 4℃冰箱备用，用前再加温。悬挂营养液不宜超过 5~6h，以免变质和细菌污染。原则上应现配现用。

当营养液浓度、剂量及速度需要递增时，通常先变更一个因素，以有利患者对肠内营养耐受。

二、慢性胰腺炎

慢性胰腺炎（chronic pancreatitis，CP）是指各种病因引起的胰腺组织和功能不可逆性慢性炎症性疾病，基本病理特征包括胰腺实质慢性炎症损害和间质纤维化、胰腺实质钙化、胰管扩张及胰管结石等改变。

（一）概述

1. 发病因素　在我国胆管系统疾病占慢性胰腺炎各种病因 47%~65%，约 10%~20% 属特发性胰腺炎；酒精性慢性胰腺炎仅占 6.1%~16.9%。酒精及其代谢产物对胰腺有直接或间接损伤作用，若同时存在其他危险因素，如高脂肪、高蛋白饮食，吸烟等，具有协同致病作用。也有学者发现，锌缺乏是导致酒精性慢性胰腺炎患者胰腺纤维化重要因素。在其他各种原因所致慢性胰腺炎如烟酸、β-胡萝卜素、锌、铜、镁、硒等缺乏也可能导致本病；饮食因素也可能与其发病有关,非洲、南美洲和部分亚洲地区人群以木薯为主食,木薯碱性代谢产物对胰腺组织有损伤作用。

2. 临床症状与诊断

（1）临床症状

1）腹痛：主要表现为反复或持续发作腹痛,可因饮酒、饱食、高脂肪餐或劳累而诱发。

2）消化系统症状：常有食后上腹部不适,伴恶心、呕吐和食欲缺乏。27%~42% 患者发生腹泻。

3）营养不良：因长期脂肪和蛋白质吸收不良,患者出现消瘦、营养不良、水肿、乏力及脂溶性维生素缺乏而引起夜盲症、皮肤粗糙、出血倾向、钙吸收不良等表现。

（2）体征：多不典型。部分患者可有腹部轻度压痛。当胰腺头部纤维化压迫胆总管下段时,可出现轻至中度黄疸,可随胰腺炎症控制而逐步消退。

（3）诊断：慢性胰腺炎诊断主要基于临床病史、症状、体征并辅以影像学、实验室及组织学等检查。

（二）营养代谢变化

1. 消化不良和吸收障碍　因胰腺慢性炎症,胰腺日渐钙化、功能不全、消化酶合成和转运受阻,不足以应付代谢需求。当胰腺外分泌量低于正常 5% 以下时,即出现明显消化不良症状,最显著是对脂肪消化不良和吸收障碍。胰腺功能不全时,可因脂肪消化吸收不良而造成脂溶性维生素缺乏,但除非仔细观察,否则临床症状并不明显;当胰脂酶分泌低于正常水平 10%~15% 时,临床将出现较明显症状。蛋白质和糖类吸收不良也常出现于脂肪泻患者,但不如脂肪吸收不良那样显著。此外,慢性胰腺炎患者还可能存在矿物质缺乏。

2. 糖代谢异常　后期胰岛细胞严重受损,患者常因 β 细胞分泌不足并发糖尿病或糖耐量异常,因这些患者还同时存在胰高血糖素缺乏,故即使应用小剂量胰岛素也可能诱发低血糖症。

（三）营养治疗

患者营养状况可因两个原因而恶化：一是发病时,因治疗限制和患者食欲影响,经口饮食量减少;二是反复发病、慢性炎症所致胰腺钙化和功能不全导致消化吸收障碍。早期是脂肪贮备减少,后期还伴有瘦体组织丢失,最终演变为严重营养不良。有针对性地调整患者饮食结构,减轻症状,将有助于提高患者生活质量和改善预后。

1. 减缓疼痛　患者腹痛机制尚不清楚,但与胰管内和胰周围组织压力增高、胰旁神经受刺激有关;此外,胰腺缺血也是原因之一。疼痛期间患者为避免因饮食而诱发疼痛,常自觉或不自觉地减少经口摄食量;日久可造成营养素缺乏。此类患者可适当应用阿司匹林、非甾体抗炎药以减缓疼痛;应用胰酶可反馈性地抑制胰腺分泌,有助于减缓疼痛。

2. 饮食调理　患者饮食在疾病不同时期应有所不同。通常以适量优质蛋白、丰富维生素、低脂、无刺激性半流质或软饭为宜,如米粥、藕粉、脱脂奶粉、新鲜蔬菜及水果等。每天脂肪供给量应控制在 20~30g,避免粗糙、干硬、胀气及刺激性食物或调味品。少食多餐、禁止饮酒。对糖尿病症状明显者,应按糖尿病饮食原则控制总能量和糖类及脂肪比例,同时应用降糖类药品。

胰脂酶分泌不足致脂肪泻者,可通过：限制脂肪摄入,不超过总能量 30%;饮食脂肪用中链甘油三酯（MCT）替代长链甘油三酯;口服胰酶和脂酶;抑制胃酸分泌等。改变饮食脂肪含量或组成,如提高中链甘油三酯百分比,较之应用胰酶更有助于处理脂肪泻。因为中链甘油三酯可被直接吸收入门静脉系统,但过高 MCT 可能因肠内容物渗透压升高而引起肠痉挛和腹泻。适当增加饮食蛋白质量,每天供给量可达 1.5~2g/kg;糖类每天<6g/kg。不提倡对慢性胰腺炎患者常规额外补充脂溶性维生素和矿物质,除非有明显缺乏表现或每天粪便脂肪排出量超过 20g。

3. 肠外或肠内营养治疗　严重慢性胰腺炎患者,腹痛、厌食、体重丢失很显著,当饮食调理难以解决问题时,应考虑提供肠外或肠内营养治疗。

（四）食谱举例（表 2-3-9）

表 2-3-9　慢性胰腺炎食谱举例

餐次	食品名称	主要食材
早餐	粥	粳米 50g
	香干	香干 50g
	菜包	面粉 50g　青菜 100g
	脱脂牛奶	200mL
午餐	米饭	粳米 150g
	清蒸鳊鱼	鳊鱼 150g
	香菇青菜	青菜 200g　鲜香菇 50g
午加餐	新鲜水果	150~200g
晚餐	笋片鸡汤面	面条 150g　鸡肉 80g　笋 50g
	土豆牛肉	土豆 150g　牛肉 50g
营养分析	能量 9 255kJ（2 212kcal）　蛋白质 109.40g　脂肪 30.97g　碳水化合物 374.26g	
	铁 17.66mg　锌 13.79mg　维生素 B_1 1.08mg　维生素 B_2 1.20mg　维生素 C 234.30mg	

备注:

1）该食谱以身高 175cm,体重 65kg,BMI 21.2kg/m² 的男性慢性胰腺炎患者为例,能量按 35kcal/kg,蛋白质按 1.5~2g/kg 计算,可结合患者个人实际情况酌情调整。

2）该食谱使用食盐 6g,烹调油 10g。食品原料重量为可食部生重。

（曹　翔）

第四章

肾脏疾病营养康复治疗

第一节　概　　述

　　肾脏紧贴腹膜后壁，位于腹膜后脊柱两旁，形似蚕豆，左右各一个。肾单位是肾脏的基本功能单位，由肾小体和肾小管构成，是尿液生产的主要场所。肾脏通过排泄和调节水、钠、钾、氯进而维持机体水、电解质、渗透压以及酸碱的平衡。肾脏还有重要的内分泌功能，可以参与分泌促红细胞生成素（erythropoietin，EPO）、1,25-二羟维生素 D、肾素、前列腺素和激肽类等物质；参与红细胞生成，钙磷代谢和骨骼生长以及血流动力学的调节等。

　　营养康复治疗在肾脏疾病的综合治疗中起着重要的作用，至今已有 130 多年的历史。积极有效的营养治疗可以有效延缓肾病的进展，推迟开始透析的时间；减轻患者症状，改善生活质量；纠正各种代谢紊乱，减少并发症；改善营养状况，提高患者生存率等。其中营养康复治疗是肾脏康复的基础，肾脏病患者骨骼肌丢失的原因多种多样，为了防止肌肉蛋白质分解代谢，除了运动之外，还需要足够的能量供应，以及碳水化合物、蛋白质、脂肪、铁和维生素等。

　　在 20 世纪 60 年代，许多肾脏病患者只接受饮食治疗，特别是有胃肠道症状已确定肾衰竭的患者建议遵循极低蛋白饮食（very low protein diets，VLPD），血液透析（hemodialysis，HD）仅作为常规形式的肾脏替代疗法（renal replacement therapy，RRT）被部分患者接受。当时最著名的饮食是 Giovanetti 饮食，含有 20g 高生物价值蛋白质（high biovalue protein，HBV），以满足必需氨基酸的需求。在之后的几年，患者由于血液透析前不适宜的低蛋白饮食导致了营养不良，使康复期延长，从而导致了发病率和死亡率均增加的结果。

　　在 20 世纪 80 年代，由于限制部分肾切除大鼠的蛋白质摄入延缓了肾脏疾病的进展，人们对蛋白质摄入重新产生了兴趣。但要将蛋白质不超过 0.6g/（kg·d）的高能量饮食应用于慢性肾病早期无症状患者身上很难长期遵循，故要在人体身上证明同样的效果非常困难。

　　关于是否减少蛋白质以及降低多少的争论一直持续到今天。低蛋白饮食确实能够减少必须清除的废物（氮化合物、酸、磷酸盐和钾等），并减轻肾脏的负担，这对减少尿毒症症状、控制酸中毒和肾骨病等问题的发展具有潜在的有益作用。但是低蛋白饮食的主要有害影响是营养不良的风险；如果不借助碳水化合物和脂肪，就很难满足能量需求，这可能会对心血管疾病（cardiovascular disease，CVD）产生影响。此外，还必须密切监测维生素和矿物质的摄入量。对低蛋白饮食持保留态度的临床医生认为，相较于延缓肾功能下降的潜在益处，其带来的营养不良导致的疾病风险更不可忽视（Johnson，2009）。因此饮食中的营养成分应根据每个患者的特殊需求制订个性化策略，通常会采取更现实的方法来推荐蛋白质的量。

　　我国于 2005 年制定《慢性肾脏病蛋白营养治疗共识》，推动了我国慢性肾病（chronic kidney disease，CKD）营养治疗及其临床研究的进展。近年来国际上和我国肾脏病学者发表的慢性肾脏病营养治疗循证医学证据不断涌现，2021 年中国专家组针对慢性肾脏病早期、透析前、终末期肾脏病血液透析和腹膜透析以及肾移植受者的营养不良特点制定了最新的中国慢性肾脏病营养治疗临床实践指南(2021),为临床实践提供指导性意见。

CKD 的医学营养治疗旨在满足食物组、大量营养素和纤维的营养需求,同时降低高钾血症和高磷血症的风险。在过去十年中,CKD 的医学营养治疗发生了典型的转变,重点已从特定营养素的管理转移到整个饮食和饮食模式更广泛视角。饮食模式正迅速成为 CKD 医学营养治疗的主要焦点,现在的指南建议,除非血清水平不安全地升高,否则不需要特定的营养限制。鼓励采取更加个性化的方法,并且在治疗 CKD 方面有经验的营养师可以在血清水平允许的情况下,逐步扩大对水果、蔬菜、坚果、豆类和全谷物的饮食选择。早期 CKD 的营养治疗应注重水果和蔬菜的大量摄入,水果和蔬菜对血压、血脂、酸碱平衡都有好处。对于肾结石患者而言,蔬菜和水果具有明显的碱化潜力,可以中和摄入蛋白质代谢产生的质子负荷。随着估算的肾小球滤过率(estimated glomerular filtration rate,eGFR)轻度至中度降低,可以选择富含水果和蔬菜,以及适量的乳制品、肉类和家禽的饮食。地中海饮食模式富含水果、蔬菜、豆类、全谷类、坚果和橄榄油,含有适量的家禽和海鲜,很少含有红肉、甜食或加工食品,可以改善肾移植患者的脂质状况,对 CKD 来说有助于减缓肾衰竭的发生。

第二节 急性肾损伤营养康复治疗

一、概述

急性肾损伤(acute kidney injury,AKI)是由各种病因引起短时间内肾功能快速减退而导致的临床综合征,表现为肾小球滤过率(GFR)下降,伴有氮质产物如肌酐、尿素氮等潴留,水、电解质和酸碱平衡紊乱,重者出现多系统并发症。AKI 以往称为急性肾衰竭,近年来临床研究证实轻度肾功能急性减退即可导致患者病死率明显增加,故目前趋向将急性肾衰竭改称为急性肾损伤(AKI),期望尽量在病程早期识别,并进行有效干预。

在 2016 年的中国肾脏疾病数据网络(CK-NET)年度报告中,全国医院的发病率为 0.3%,其中 ICU 患者高达 4%。但要注意的是,由于存在不同诊断标准和漏诊,AKI 的实际发病率会比该年度报告中的更高。AKI 的相关风险有慢性肾病(CKD),慢性肾小管间质肾病(chronic tubulo interstitial nephritis,CTIN),糖尿病肾病(diabetic kidney disease,DKD),肾小球肾炎(glomerulonephritis,GN),高血压肾病(hypertensive renal disease,HTN),阻塞性肾病(obstructive nephropathy,ON)等;AKI 患者中原本具有 CTIN 的患者比例最大,达到了 3.78%。在各个年龄段,AKI 的发病率一直是男性高于女性;50~74 岁为 AKI 高发年龄段。AKI 与慢性疾病的关系也不容忽视,在 45 岁以下的 AKI 患者中,有 30% 患有 CKD;在 65~80 岁的 AKI 患者中,有 20% 以上有糖尿病。

二、营养代谢特点

(一)急性肾损伤的营养筛查与评估

1. 营养筛查工具   营养风险筛查 2002(nutritional risk screening tool 2002,NRS 2002)是首个基于循证开发的量表,中华医学会肠外肠内营养学分会推荐采用营养风险筛查 2002 并结合临床,来判断是否有营养支持适应证。但 NRS 2002 的阳性筛查率相对偏高。近年来主观综合评估(subjective global assessment, SGA)在重症领域也逐渐受到重用。主观综合评估中体重的评估也受水肿因素的影响,但对评估结果的改变不大。此外,营养不良通用筛查工具(malnutrition universall screening tool, MUST)也可以使用。这些筛查工具目前在急性肾损伤的营养评估方面被视为具有同等价值。在肾脏病领域,近几年出现了肾脏病营养筛查工具(renal nutrition screening tool, R-NST)和营养影响症状评分(nutrition impact symptoms, NIS)等,它们是疾病特异性营养评估工具,增加了疾病特异性条目,能够提高评估的准确性,但并不是急性肾损伤的特异性营养评估工具。

2. 体重评估　急性肾损伤患者的基础营养评估与一般危重症患者相同,包括人体测量与实验室检查。体重是常用的参数,根据体重或理想体重估算能量与营养需要仍然是临床主要使用的方法。对于急性肾损伤患者,特别是早期重症患者与肥胖患者,准确的体重往往难以获得,应用公式计算时,选择患病前体重或理想体重(肥胖或超重者)更为妥善和相对准确。

3. 能量消耗评估　急性肾损伤患者的能量消耗改变很大程度上受疾病的严重程度、营养状态和并存的并发症的影响。间接能量测定被认为是当今能量供给判断的"金标准",在多个营养指南中均得到推荐。但近年研究显示,实际上即使是多器官衰竭的急性肾损伤患者,其能量消耗也仅为基础能量消耗的 1.3 倍,接受机械通气的急性肾损伤患者平均能量消耗约 27kcal/(kg·d)。

4. 氮排泄与氮平衡评估　由于氮的排泄障碍,24h 氮平衡简单估算受到限制。氮排泄与总氮平衡可以通过测定以下数值进行计算:尿尿素氮清除量(urea nitrogen eliminated in urine, UnMRu),即总收集时间内尿尿素氮的测定总量(mg);滤出液氮清除量(ureanitrogen eliminated in effluent, UnMRe),即总收集时间内滤出液氮的测定总量(mg);血清尿素氮浓度(serum urea nitrogen concentration, Cun),初始浓度为 Cun1(mg/dL),结束时浓度为 Cun2(mg/dL);体重(body weight, BW),初始体重为 BW1(kg),结束时体重为 BW2(kg);开始到结束时间(time, T)。随后就可以计算尿素氮表现率(Urea nitrogen appearance, UnA),并通过 UnA 和实际体重或理想体重计算出标准化蛋白分解代谢率(normalized protein catabolic rate, nPCR)。

5. 血清蛋白测定　急性肾损伤患者治疗早期常需要补充外源性白蛋白。因血清白蛋白半衰期较长,所以白蛋白不能作为可靠的营养状态与蛋白代谢的评价指标,更不适于指导蛋白质的补充。蛋白质代谢需要考虑到短半衰期蛋白(前白蛋白、转铁蛋白、纤维连接蛋白、视黄醇蛋白)与 C 反应蛋白(C-reaction protein, CRP),其早期评估准确性有限,疾病与治疗稳定后再对血清蛋白进行动态监测、综合分析,可提高其临床判断价值。

(二)急性肾损伤的营养代谢

急性肾损伤对碳水化合物,蛋白质和脂质代谢有着负面影响,并增加促炎作用。严重的肾损伤不仅影响水电解质和酸碱代谢,还影响人体内环境代谢过程的整体变化。另外,它具有促炎作用,并且对抗氧化功能有负面影响。在 ICU 中,重症急性肾损伤患者的代谢变化还取决于潜在的疾病和/或合并症,其他器官功能障碍以及肾脏替代治疗的形式和强度。

对于接受连续性肾脏替代治疗(continuous renal replacement therapy, CRRT)的患者,通常,持续的治疗和较高的滤过率会严重影响水电解质和营养平衡,每升滤液中患者的氨基酸损失约为 0.2g,其他物质如水溶性维生素等也会丢失,透析液中乳酸或柠檬酸盐的摄入过多也会引起并发症如高乳酸血症、代谢性碱中毒。由于透析治疗需要大量的液体周转,因此也经常观察到电解质代谢紊乱,如低磷血症、低镁血症和低钠血症等。

蛋白质分解代谢异常是急性肾损伤的主要代谢特征,患者的氨基酸代谢异常,各种非必需氨基酸(如酪氨酸)成为必需成分,且细胞内外的氨基酸利用都有变化。急性肾损伤的碳水化合物代谢的功能障碍通常通过高血糖症表现出来。患者由于外周胰岛素抵抗和肝糖原异生的激活而引起高血糖症,与病情稳定的患者和健康受试者的情况相反,急性肾损伤患者的外源营养供应不能抑制葡萄糖形成的增加。尽管患者胰岛素浓度很高,仍定义为高血糖,且可能与重症患者的并发症风险增加有关。脂质代谢的变化特征是血脂异常性血脂过多,这是由脂解抑制引起的。并且,在肠外或肠内给予脂质后,脂肪颗粒清除率降低。急性肾损伤患者血浆中水溶性维生素的浓度降低,维生素 D 的活化受到损害,从而导致继发性甲状旁腺功能亢进。维生素 A、E 和硒含量降低,使患者机体抗氧化能力严重降低。其他影响还包括诱发促炎状态和削弱免疫能力。

三、营养康复治疗

一般的 AKI 营养支持治疗原则为:优先通过胃肠道提供营养,酌情限制水分、钠盐和钾盐摄入,口服不能满足需要者需进行静脉营养。

AKI 很少作为孤立的器官衰竭发生,但在多器官衰竭的情况下,患者的营养状况通常是更复杂的代谢变化的组成部分。因此,患者的营养计划不仅必须考虑与肾衰竭、潜在疾病过程及其相关并发症相关的特定代谢紊乱,而且还应考虑由于肾脏替代疗法造成的营养平衡紊乱,当使用更高效率的透析技术时尤其如此。

(一)急性肾损伤患者的早期肠内营养

在 AKI 患者中,肠内营养应该是营养治疗的主要选择。即使需要肠外营养,也应尽量保留肠内营养,以增强肠道完整性。营养不足是肠内营养的主要指标,患者入院后,应对其进行营养评估,对于营养风险低的患者,建议在第一周采用含葡萄糖口服和一般输注的标准营养治疗。对于营养风险高的患者,建议在入院 24~48h 内给予肠内营养。研究表明,早期接受肠内营养的高营养风险患者死亡率明显低于晚期接受肠内营养的患者。虽然,与接受早期肠外营养的患者相比,早期接受肠内营养的患者呕吐、腹泻和肠缺血的并发症更高,但他们在 ICU 的时间也更短,住院天数更少。根据 2019 年 ESPEN 指南,AKI 危重患者应接受早期肠内营养,而不是肠外营养。另外有研究表明,肠内营养喂养组胃肠道不耐受和胰岛素使用较少,血糖水平也较低。因此,给予 AKI 患者肠内营养,也可以保护其肠道黏膜和胃肠功能。

(二)急性肾损伤患者的肠外营养

肠外营养是整个营养计划的重要组成部分。由于 AKI 患者通常在肠内营养摄取方面存在局限性,即使在状况较好的患者中,也能观察到胃肠蠕动功能障碍。因此,在临床实践中,许多 AKI 患者需要临时和 / 或补充肠外营养。在评估患者目前的营养状况(包括口服摄入、肠内营养、营养风险和医疗状况)后,可以给予患者所需的肠外营养。肠外营养应根据患者的状况和治疗情况进行重新评估和调整。一般来说,当出现肠内营养禁忌证或肠内营养不耐受导致摄入不足时,就会开始进行肠外营养。综合营养支持可减少营养不良并发症,改善预后。为了弥补口服或肠内营养不足,达到能量和蛋白质的目标需求,推荐中央肠外营养或外周肠外营养。但肠外营养应在能量需求的基础上,随着口服或肠内营养的增加逐渐减少,以避免营养过剩。

肠外营养干预的时机可以根据营养风险分类,低营养风险的患者在危重疾病急性期有足够的能量储存,即使口服或肠内营养不足,在第一周也不需要肠外营养。对于高营养风险而未能开始肠内营养的患者,或有严重营养不良状况的患者,应尽快开始肠外营养干预。若肠内营养干预 7~10d 后,营养供给仍不能满足能量需求的 60% 时,应给予肠外营养。与肠外营养干预时机有关的因素包括营养风险、能量和蛋白质需求、肠内营养耐受性和感染风险。补充使用肠外营养可以改善能量和蛋白质的供应,但与更好的临床结果并不相关。一项大型随机多中心试验显示,与早期静脉营养(48h 内给予)相比,晚期静脉营养(第 8d 给予)的患者付出了更低的医疗成本、感染率更少。因此,若患者并无高营养风险,予以晚期肠外营养干预是更安全有效的。

(三)能量需求与供给

AKI 患者的能量消耗不受肾脏替代治疗的影响。接受肾脏替代治疗的患者能量需求与未进行透析的患者相同。建议 AKI 各个阶段的总能量摄入目标达到 20~30kcal/(kg·d),因为研究证明,更高的能量摄入不会导致更积极的氮平衡,但与更高的高血糖、高甘油三酯血症、液体超负荷和胰岛素使用增加的发生率相关。体重正常或过轻的患者应使用正常体重或无水肿的实际体重,而超重患者(BMI 25~30kg/m^2)的患者应采用理想体重(IBW),因为使用实际体重会在患者超重时高估能量需求,而在体重过轻时低估能量需求。而使用理想体重会高估体重过轻患者的能量供给,也可能低估肥胖患者的能量供给。AKI 患者的碳水化合物代谢以高血糖为特征,这是由于炎症介质和反调节激素引起了胰岛素抵抗。此外,在临床实践中可能难以满足患者的能量需求。

由于全身炎症反应综合征(SIRS)和细胞因子的释放,AKI 患者处于高代谢状态。一项荟萃分析表明,初始给予高能量摄入可能增加感染率、医院获得性肺炎、胃肠耐受不良和机械通气时间;此外,初始中能量摄入组的患者死亡率低于高能量摄入组。所以对于 AKI 危重患者初期应给予较低能量饮食(能量需求的 60%),不建议在疾病急性期给予全能量营养,在急性期(约 72h)后,可以逐步增加,以满足能量需求的 80%~100%。

(四)蛋白质的需求与供给

AKI 患者的蛋白质需求不是由 AKI 本身决定的,而是取决于引起 AKI 的基础疾病、分解代谢程度和治疗类型。肾损伤的严重程度会影响日常产生的代谢废物和因透析治疗而损失的营养物质的消除。低血容量导致的非分解代谢 AKI 常见于老年和营养不良患者,这可能由脱水、上消化道出血、充血性心脏病和低白蛋白血症引起。由于低白蛋白血症与有效低血容量相关,且增加了这些患者的死亡率,营养治疗应以供应足够的蛋白质为目标,用以维持血清白蛋白浓度和免疫功能。因此,蛋白质的供给不应局限于降低血尿素氮(BUN)的升高或延迟透析。建议非分解代谢性 AKI 患者,如脱水、尿路梗阻、药物引起的肾毒性等,膳食蛋白质摄入量为 0.8~1.0g/(kg·d)。对于危重患者,其特征为大量蛋白质分解代谢,此外,酪氨酸、精氨酸、半胱氨酸和丝氨酸对危重患者则成为条件必需氨基酸,且常有潜在疾病如败血症、创伤、烧伤或多器官衰竭等,建议给予 1.2~2.0g/(kg·d)的蛋白质。

既往研究表明,接受肾脏替代疗法(renal replacement therapy, RRT)、连续性肾脏替代疗法(continuous renal replacement therapy, CRRT)的 AKI 患者每天会损失约 10~15g 氨基酸

和 5~10g 蛋白质,相当于每天 0.2g/kg 的蛋白质损失。蛋白质损失的范围很广,从氨基酸摄入量 5%~20% 不等,具体取决于治疗的类型和透析膜。现有研究表明,氮平衡与蛋白质摄入有关,超过 1.5g/(kg·d)的摄入量更有可能使患者受益,接受 CRRT 治疗的危重患者可通过提供 2.5g/(kg·d)的蛋白质摄入实现正氮平衡。此外,有几项研究显示,蛋白质摄入量与AKI 患者的死亡率相关,低蛋白质摄入量与较高的医院死亡率有关。因此,建议在接受连续性肾脏替代治疗的患者中至少供给 1.5g/(kg·d)蛋白质,最多给予 2.5g/(kg·d)。这一建议高于 KDIGO 2012 指南,但与 SCCM 和 ASPEN 2016 指南相同。

（五）维生素、电解质与微量元素的需求与供给

AKI 患者维生素 D 的活化功能不全,因此应给予活化的维生素 D_3。超过每日基本需求的维生素 K 是没有必要的。与慢性肾衰竭患者相比,AKI 患者的维生素 E 和维生素 A 水平较低,因此需要进行补充,但是尚无系统性的研究。AKI 患者需要增加水溶性维生素的剂量。在接受肾脏替代治疗的患者中,由于治疗过程中产生的额外损失,剂量应该达到每日需求量的大约 2 倍。维生素 C 的补充量应高于健康人的日推荐摄入量,但不应超过 250mg/d 以防止可能的继发性草酸中毒,过量补充维生素 C 或甚至会导致患者本身的病情加重。

在 AKI 的疾病过程中,个体电解质的需求量会有很大的变化,并且受到残余利尿的严重影响。病程初期可出现低钾血症或低磷血症,患者接受肠外营养后也可能出现钾或磷酸盐水平的快速下降,因此,AKI 患者的电解质摄入量应单独制订。需要注意的是,高钾血症是 AKI 的主要死因之一,当血钾 >6mmol/L 或心电图有高钾表现或有神经、肌肉症状时需紧急处理。措施包括：①停用一切含钾药物和/或食物；②对抗钾离子心肌毒性：10% 葡萄糖酸钙稀释后静推；③转移钾至细胞内：葡萄糖与胰岛素合用促进糖原合成,使钾离子向细胞内转移[50% 葡萄糖 50~100mL 或 10% 葡萄糖 250~500mL,加胰岛素 6~12U 静脉输注,葡萄糖与胰岛素比值约为(4~6):1]；伴代谢性酸中毒者补充碱剂,既可纠正酸中毒又可促进钾离子向细胞内流($5\%NaHCO_3$,250mL 静滴)；④清除体内钾：离子交换树脂,利尿剂(多使用袢利尿剂,以增加尿量促进钾离子排泄),对内科治疗不能纠正的严重高钾血症(血钾 >6.5mmol/L),应及时给予血液透析治疗。

硒元素具有高蛋白结合的特性,但通过持续的肾脏替代治疗,每天吸收的硒会减少约两倍。因此,应增加补充,接受肾脏替代治疗的患者每日硒的摄取量应 >200μg/d。除硒之外,没有关于微量元素的相关研究,因此,补充的微量元素应与健康人群的每日推荐摄入量相对应。

四、食谱推荐

在食物的选材和烹饪方式的选择上,以易消化为宜；蔬菜和水果可以选择富含维生素的品种,如青椒、花椰菜、橙子等,如果出现了高钾、低钠等常见 AKI 并发症,则需要回避香蕉等矿物质含量较多的食物；豆制品由于富含优质蛋白,是 AKI 患者不错的选择；动物制品由于富含优质蛋白,对 AKI 患者有较大的益处,注意在选择的时候,要选择高蛋白低脂的动物制品,如瘦牛肉、鸡蛋白、虾等。

以身高 170cm,体重 65kg,正在使用 CRRT 治疗的 AKI 卧床患者为例,每日应摄入能量标准为 20~30kcal/kg,全天所需总能量约 1 300~1 950kcal。每日蛋白质推荐摄入量 0.8~1g/kg,每日应摄入蛋白质标准为 52~65g,推荐一日食谱参考如表 2-4-1。

表 2-4-1　接受 CRRT 治疗 AKI 患者参考食谱

餐次	食品名称	主要食材
早餐	馒头	面粉 100g
	煮鸡蛋	鸡蛋 50g
	牛奶	鲜牛奶 160mL
午餐	米饭	粳米 125g
	白切牛肉	牛肉 75g
	清炒青菜	青菜 200g
晚餐	米饭	粳米 100g
	青鱼丸	青鱼 60g
	白灼娃娃菜	娃娃菜 200g
营养分析	能量 7 739.6kJ（1 849kcal）　蛋白质 81g　脂肪 51g　碳水化合物 266g	
	铁 18.9mg　锌 12.4mg　维生素 B_1 0.9mg　维生素 B_2 1.1mg　维生素 C 112mg	

备注：

1）该食谱以身高 170cm，体重 65kg，卧床的接受 CRRT 治疗 AKI 患者为例，可结合患者个人实际情况酌情调整。

2）该食谱使用食盐 6g，烹调油 30g。食品原料重量为可食部生重。

五、药膳方推荐

青 头 鸭 羹

【来源】《太平圣惠方》

【组成】青头鸭 1 只，萝卜 25g，冬瓜 200g，葱白 200g。

【制法与用法】鸭洗净，去肠杂细切，萝卜、冬瓜切片，葱切细丝。先在砂锅内盛水适量煮鸭，煮制半熟再放入萝卜和冬瓜，鸭熟后加葱丝，酌量添加食盐、香醋，巧妙调出五味。空腹食肉饮汤，佐餐食用。

【功效与应用】青头鸭羹具有清热利尿、化湿通淋的功效。适用于小便涩少疼痛等症。方中青头鸭性寒味甘，属于一种常见的凉性肉类，摄入体内后能滋阴补肾、清热除烦、利尿消肿，对代谢问题引起的肿胀也有很好的辅助治疗作用。萝卜可以健脾开胃，对于消化不良、肠胃道功能不好的人群有良好的功效，萝卜还可以清热降火，有利于人体排出毒素。冬瓜有利尿消肿的作用，由于它的钾含量比较高，而钠含量比较低，因此肾脏病患者，食用冬瓜以后可以起到消肿作用，同时不容易导致低钾、电解质紊乱，达到消肿不伤正气的作用。葱白作为青头鸭的佐料具有发表散寒、健脾和胃的作用。四者做羹汤，摄入体内之后可以滋阴补肾、清热除烦、利水消肿，对于湿热所致诸证常有较好的疗效。

【使用注意】青头鸭要新鲜的，萝卜要连根煮。

第三节　慢性肾脏病营养康复治疗

一、概述

慢性肾脏病（chronic kidney disease，CKD）是指经肾活检或检测肾损伤标志物证实的肾脏损伤，或 GFR 持续 $<60mL/(min \cdot 1.73m^2)$ 大于等于 3 个月。肾损伤的指标阳性包括血、尿成分异常或影像学检查异常。CKD 是全球范围严重影响人类健康的最主要疾病之一，流行病学调查显示，全球 CKD 患病率约为 14.3%，中国 CKD 患病率约为 10.8%，截至 2017 年我国 CKD 患病人数已超过 1.32 亿。中国肾脏疾病数据网络（CK-NET）2020 年发布的调查报告显示，住院患者中 CKD 患者约占 4.86%，合并糖尿病或高血压人群的 CKD 患病率更高，分别高达 13.9% 和 11.3%。

CKD 的高危人群主要包括高血压病、糖尿病患者及 65 岁以上老年人、长期服用肾毒性药物者、血脂异常者、有慢性肾脏病家族史者。在欧美等发达国家，糖尿病肾病和高血压肾小动脉硬化是 CKD 最常见的病因，其中糖尿病占所有 CKD 病因的 30%~50%，影响全球 2.85 亿成年人。在发展中国家，由原发性肾小球肾炎引起的 CKD 更为常见。随着我国人口老龄化和糖尿病、高血压等疾病的患病率迅速攀升，慢性肾脏病的患病率也呈现逐年上升之势。CKD 患病率高、预后差、医疗费用昂贵，已成为严重影响国人健康的重要公共卫生问题。CKD 是慢性进展性疾病，随着肾功能的下降，CKD 患者心血管事件和死亡风险显著升高，进展至终末期肾病（end-stage renal disease，ESRD）后患者需要依赖透析或肾移植维持生命，给家庭和社会带来沉重的经济负担。因此，有效预防和延缓 CKD 进展的需求迫在眉睫。

二、营养代谢特点

营养不良是 CKD 的常见并发症，是 CKD 发生、进展以及心血管事件与死亡的危险因素。我国 CKD 患者营养不良的患病率为 22.5%~58.5%，随着疾病进程患者营养不良风险逐渐升高。因此，关注 CKD 患者营养问题，将营养治疗贯穿于整个 CKD 治疗过程，对于提高 CKD 整体诊治水平、延缓疾病进展、改善患者预后以及减少医疗费用支出有着非常重要的意义。

随着肾功能下降，CKD 患者出现食欲减退、能量摄入不能满足机体需要，加上疾病进展中发生的蛋白代谢异常，尤其是肌肉蛋白质合成和分解异常，导致 CKD 患者容易发生不同程度的营养不良，营养不良导致肾脏功能进一步恶化，形成恶性循环，是 CKD 患者预后不良的重要因素。2008 年，国际肾脏病与代谢学会提出蛋白质能量消耗（protein-energy wasting，PEW）的概念，用来描述 CKD 患者并发的以体重减轻、蛋白质和能量储备下降，进行性骨骼肌消耗和皮下脂肪减少为主要特征的营养缺乏状态。荟萃分析结果显示，CKD 2 期开始即可出现 PEW，18%~48% 的透析前 CKD 患者合并 PEW，ESRD 患者 PEW 发生率最高可达 75%。研究表明，PEW 是 CKD 患者死亡率的最强预测因子之一，并发 PEW 的患者生存质量下降、死亡率升高，心血管事件、感染和肾功能恶化的风险增高。

三、营养康复治疗

（一）营养治疗核心方法

低蛋白饮食（low protein diet, LPD）是由肾脏科医生和营养师处方并在其指导下实施的一种饮食治疗方法，主要针对 CKD 3~5 期的透析前患者。它通过限制饮食中的蛋白质（补充或不补充酮酸 / 氨基酸）以减少含氮的代谢产物，减轻肝、肾负担。LPD 在控制蛋白质摄入的同时提供充足的能量、优质蛋白质和其他营养素，延缓患者 CKD 进展，并保持良好的营养状态以及相对稳定的机体内环境。理想的 LPD 治疗应能推迟患者进入 ESRD 和透析的时间，节约国家的卫生资源和财政投入。

LPD 治疗可选用三种方案：方案一即普通低蛋白饮食，其要求的蛋白质量 0.6g/（kg·d）是在充足的能量摄入前提下，可维持正常成人氮平衡的蛋白质水平，且 50% 以上来源于优质或高生物价蛋白质（必需氨基酸种类齐全、数量充足、比例适当，容易被人体所消化吸收）。方案二为极低蛋白饮食 + 必需氨基酸，方案三为极低蛋白饮食 +α- 酮酸；这两种都是补充氨基酸的极低蛋白饮食（supplemented very low protein diet, SVLPD），饮食中蛋白质摄入量降低到 0.3~0.4g/（kg·d），同时额外添加必需氮基酸或必需氨基酸类似物，如果将后者的含氮量考虑在内，实际仍能达到相当于 0.6g/（kg·d）的蛋白质水平。因为这两种方案的必需氨基酸比例更高，对饮食蛋白质生物价的要求也可适当放宽。α- 酮酸为不含氮的必需氨基酸类似物，其优点在于进入人体后能够与代谢废物氮结合转化为必需氨基酸。

需要注意的是，LPD 治疗饮食实施时要根据患者的肾功能损伤情况及营养状况调整其蛋白质的摄入量。而无论患者处于 CKD 何种阶段，LPD 饮食均应保证充足的热量摄入，以避免蛋白质被分解利用造成机体负氮平衡。但不同年龄、性别、日常活动和工作量的患者，是否存在合并症等，应有不同的热量需求，不可一概而论。

（二）营养治疗目标推荐

CKD 患者的营养管理与 CKD 的三级预防息息相关，应贯穿 CKD 全病程。一级预防是通过合理饮食配合药物治疗预防 CKD 的发生，例如高血压肾损害、糖尿病肾病的发生。二级预防，一方面是通过饮食治疗延缓 CKD 进展和肾功能的恶化，比如低蛋白饮食减轻肾脏负担，推迟透析时间；另一方面通过合理饮食配合药物治疗 CKD 各期的并发症，如高血压、高血脂、高尿酸血症、钙磷代谢紊乱等，而这些并发症本身也是 CKD 进展的危险因素。三级预防即针对 CKD 3 期及以上的患者，及时检出其营养不良并给予适当的干预措施，减少因营养不良导致的死亡及各种并发症的增加。

对于 CKD 1~2 期非糖尿病患者，非持续性大量蛋白尿的 CKD 1~2 期患者推荐蛋白质摄入量为 0.8g/（kg·d），大量蛋白尿的 CKD 1~2 期患者，建议蛋白质摄入量 0.7g/（kg·d），同时加用酮酸治疗。患者应保证足够热量摄入的同时维持健康体重的稳定。早期 CKD 患者，饮食钠摄入量不超过 100mmol/d（钠 2.3g/d 或食盐 6g/d）。患有持续性高钾血症的 CKD 1~2 期患者，应限制饮食钾摄入量。CKD 1~2 期患者可以适量多吃水果和蔬菜，以减少净酸产量。

CKD 1~2 期糖尿病患者，推荐的蛋白质摄入量为 0.8g/（kg·d），热量摄入为 30~35kcal/（kg·d）。对于肥胖的 CKD 1~2 期糖尿病患者可减少热量摄入至 1 500kcal/d，老年 CKD 1~2 期的糖尿病肾脏病（DKD）患者热量摄入 30kcal/（kg·d）为宜。CKD 1~2 期糖尿病患者钠摄入量应限制在 2.3g/d（食盐 6g/d）。

CKD 3~5 期非糖尿病患者建议选择低蛋白饮食（蛋白摄入量 0.6g/（kg·d）），或极低蛋白饮食（蛋白摄入量 0.3g/（kg·d））联合补充酮酸制剂。目标热量摄入为 30~35kcal/（kg·d），应根据患者年龄、性别、去脂体重以及其他因素个体化调整热量的摄入。CKD 3~5 期糖尿病且代谢稳定的患者，蛋白质推荐摄入量为 0.6g/（kg·d），并可补充酮酸制剂 0.12g/（kg·d），可适当增加植物蛋白质摄入比例，平衡饮食蛋白结构。热量摄入 30~35kcal/（kg·d），选择全谷类、纤维素、新鲜水果、蔬菜等低糖食物以保证充足的热量，维持正常的营养状况。患者根据尿量情况，适当限制及调整液体摄入量，维持机体液体平衡。钠摄入量<2.3g/d（相当于食盐 6g/d），以降低血压和控制容量。

对于 CKD 3~5 期的患者，应个体化调整患者饮食中钾和磷的摄入量，以维持血钾、血磷在正常范围，必要时加用口服药物治疗。饮食中适当增加水果和蔬菜的摄入，或通过补充碳酸氢钠可以降低机体的净产酸量，延缓残肾功能的下降。若患者存在 25（OH）D 缺乏，可选用维生素 D_2 或 D_3 进行补充。未接受活性维生素 D 类似物治疗的患者，建议总的元素钙（包括食物来源的钙、钙片和含钙的磷结合剂）摄入量为 800~1 000mg/d 以维持钙平衡。

（三）营养康复治疗的实施

营养治疗的基础是了解患者疾病状况和饮食情况，患者的主要疾病、合并症和肾功能情况与饮食处方密切相关，应详细掌握。对既往饮食情况的评估常通过膳食调查完成，为患者康复治疗食谱的制订打下基础。此外，还需计算患者的标准体重及体重指数，确定每日的蛋白质和能量摄入。老年人、糖尿病、代谢综合征及肥胖患者，能量摄入可低于常规推荐的 30~35kcal/（kg·d），而体力活动量较大、消瘦、未成年人和孕妇，能量摄入则可能略高于推荐值。CKD 患者应合理计划餐次及能量、蛋白质分配，定时定量进餐，早、中、晚三餐的能量可占总能量 20%~30%、30%~35%、30%~35%。均匀分配三餐食物中的蛋白质。为保证摄取能量充足，可在三餐间增加点心，占总能量的 5%~10%。

LPD 饮食通常限制米类、面类等植物蛋白质的摄入量，采用小麦淀粉（或其他淀粉）作为主食部分代替普通米类、面类，将适量的奶类、蛋类或各种肉类、大豆蛋白等富含优质蛋白质的食品作为蛋白质的主要来源。LPD 还可选用马铃薯、白薯、藕、荸荠、澄粉、山药、芋头、南瓜、粉条、菱角粉等富含淀粉的食物替代普通主食，也可选用低磷、低钾、低蛋白质的米类、面类食品替代普通主食。当病情需要限制含磷高的食品时，应慎选动物肝脏、坚果类、干豆类、各种含磷的加工食品等。当需要限制含钾高的食品时，应慎选水果、马铃薯及其淀粉、绿叶蔬菜等。当患者能量摄入不足时，可在饮食中增加部分碳水化合物及植物油摄入以达到所需量。掌握食物交换份原理等方法可以灵活选择等量营养素的食物。机体对 LPD 有代谢性适应反应，但当合并感染、创伤、出血、手术、心脑血管急性并发症等时，这种适应能力受损，机体蛋白质分解代谢增强，容易出现营养不良，此时应相应增加蛋白质能量摄入量，待患者度过这一时期，病情稳定后重新实施 LPD 治疗。

微量营养素对新陈代谢功能影响巨大，保持微量营养素的充足摄入非常重要。对于 CKD 患者，在摄入微量营养素充分均衡的情况下，不需要额外常规补充维生素和矿物质。只有在进食量持续不足或饮食结构不均衡，出现微量营养素缺乏的风险或临床症状时，才需要有针对性地进行补充。长链 n-3 多不饱和脂肪酸（LC n-3 PUFA）包括二十碳五烯酸（EPA）、二十二碳五烯酸和二十二碳六烯酸（DHA），其主要来源是饮食中的冷水鱼（即鱼油）或亚油酸，亚油酸来自亚麻籽或某些其他植物油。近几十年来，LC n-3 PUFA 在类二十烷酸产生、细胞膜生理、信号转导、代谢、凋亡、氧化和炎症等方面显示出蛋白质生物学效应。最新的 K/DOQI 指南中推荐 CKD 3~5 期可补充 2g/d 的 LC n-3 PUFA 以降低血清甘油三酯水平。

营养支持对 CKD 患者营养状况、临床结局和生活质量的改善非常重要。合并营养不良风险的 CKD 患者，若经过营养咨询和饮食调整仍不能保证足够的能量和蛋白质摄入需求时，建议给予至少 3 个月的口服营养补充剂。通过营养干预和口服营养补充后未满足蛋白质及能量需求时，可以选择肠内营养管饲喂食或肠外营养。

CKD 患者营养康复治疗期间，应重点监测蛋白质摄入量、能量摄入量以评估营养治疗的依从性。蛋白质摄入量通过计算氮表现率蛋白相当量（protein equivalent of nitrogen appearance rate，PNA）或蛋白分解代谢率（protein catabolic rate，PCR）可获得患者实际蛋白质摄入量；能量摄入可根据患者 3 日饮食记录，计算实际摄入能量。营养状况监测频率应根据患者疾病状况进行个体化实施，营养治疗初期建议每 2~4 周监测 1 次；稳定期建议每 3 个月监测 1 次。

四、食谱推荐

CKD 患者应合理计划餐次及能量、蛋白质分配，定时定量进餐，为保证摄取能量充足，可在三餐间增加点心，占总能量的 5%~10%。LPD 饮食在蛋白质限量范围内，为减少非优质蛋白的摄入，可以采用成品低蛋白主食，如低蛋白大米、低蛋白面条，也可以采用淀粉类食物制作主食，如小麦淀粉、玉米淀粉、南瓜、马铃薯。

以身高 170cm，体重 65kg，CKD 2 期轻体力劳动的 CKD 患者为例，每日应摄入能量标准为 30~35kcal/kg，全天所需总能量约 1 950~2 275kcal。每日蛋白质推荐摄入量 0.8g/kg，要求 50%~70% 来自于优质蛋白质，每日应摄入蛋白质标准为 52g，推荐一日食谱参考如表 2-4-2。

表 2-4-2　慢性肾脏病参考食谱

餐次	食品名称	主要食材
早餐	蔬菜水晶饼	小麦淀粉 80g　鸡蛋 50g　大白菜 50g
	牛奶	鲜牛奶 200mL
上午加餐	水果	苹果 200g
午餐	低蛋白米饭	低蛋白米 75g　粳米 50g
	土豆烧鸡	鸡肉 65g　马铃薯 75g
	卷心菜炒粉条	卷心菜 100g　红薯粉条 25g　胡萝卜 25g
下午加餐	藕粉 1 碗	藕粉 30g
晚餐	红薯饭	粳米 50g　红薯 100g
	番茄鱼片	青鱼 50g　番茄 100g
	肉糜茄子	茄子 150g　肉糜 10g
营养分析	能量 8 991.4kJ（2 149kcal）　蛋白质 52g　脂肪 61g　碳水化合物 348g	
	钠 2 032mg　钾 1 969mg　磷 659mg　维生素 C 103.4mg	

备注：

1）该食谱以身高 170cm，体重 65kg，CKD 2 期轻体力劳动的 CKD 患者为例，可结合患者个人实际情况酌情调整。

2）该食谱使用食盐 4g，烹调油 35g。食品原料重量为可食部生重。

五、药膳方推荐

山药茯苓粥

【来源】《中华家庭药膳全书》

【组成】山药 100g，茯苓 10g，糯米 50g。

【制法与用法】南瓜、山药去皮切丁，茯苓用粉碎机搅打成均匀粉末。将南瓜、山药与浸泡过的糯米一同煮熟后加入茯苓粉煮匀。四季早晚餐食用，温热服食。

【功效与应用】利水渗湿，健脾固肾。糯米可以补中益气、养胃健脾。山药益气养阴、补肾生精，是固肾气的食疗佳品，还可以促进消化，缓解肾脏疾病患者食欲缺乏的症状。茯苓具有利水渗湿，健脾和胃，宁心安神之功。药性平和，利水而不伤正气，为利水渗湿要药，针对小便不利，水肿胀满者有益。日常煮粥食用对脾肾两虚型肾病有较好的疗效。

第四节　肾结石营养康复治疗

一、概述

肾结石（nephrolithiasis）是泌尿系统常见疾病之一，当尿液中的钙、草酸、尿酸等可溶物浓度过高时会形成结晶，这些结晶不断聚集扩大，沉积在肾脏，形成了肾结石。

肾结石会引起严重的疾病，包括尿路感染，胁腹痛，肾积水，肾功能下降等。肾结石的发病率取决于地理、气候、种族、饮食和遗传因素。据报道，肾结石的患病率在全球不同国家：西方国家的发病率在 0.1%~14.8% 之间，在瑞典、加拿大或美国等生活水平较高的国家，肾结石患病率非常高（>10%）；在中国，肾结石的总体患病率约为 7.54%，男性患病率估计为 10.34%，女性为 6.62%，随着年龄增加，肾结石发病率增加。一方面由于越来越多地使用成像设备和对成像设备的敏感性日益增加，无症状结石的阳性率增加，另一方面，在过去的几十年中，中国经历了巨大的社会发展和快速的经济变化，并采取了更像西方的生活方式，这可能加剧了结石等疾病的发生率。越来越多的证据表明肾结石与慢性肾脏病的风险有关，因此应采取积极措施对肾结石进行管理。

肾结石有很多种分类方法。根据发生病因可分为：代谢性结石、感染性结石、药物性结石、特发性结石；根据发生结石的生理部位可分为：肾集合管结石、肾盏结石、肾盂结石、鹿角型结石；根据 X 线是否显影可分为：X 线阴性结石，X 线阳性结石；根据结石成分可分为：含钙结石、非含钙结石等。结石成分是进一步诊断和管理决策的基础，结石通常由多种物质混合而成。肾结石中大约 70%~80% 的肾结石由草酸钙和磷酸钙组成，其余 10% 为鸟粪石，10% 为尿酸结石；不到 1% 由胱氨酸组成或诊断为药物性结石。

二、肾结石分类和营养代谢特点

饮食习惯在肾结石疾病的形成和复发中有着重要影响，不合理的饮食结构和膳食模式是各类肾结石的重要原因。

钙结石：大多数钙结石由草酸钙组成，可以单独形成，也可以更常见地与磷酸钙或尿酸钙结合形成。高钙尿症、低尿量和低柠檬酸尿症都容易发生钙结石。高钙尿症常继发于引起高钙血症的疾病，如甲状旁腺功能亢进症、恶性肿瘤、结节病和维生素 D 过量。特发性高钙尿症是家族性的，可能是一种多基因性状，尽管存在一些罕见的高钙尿症和肾结石的单基因原因，例如登特病（一种以高钙尿症、肾钙质沉着症和肾功能衰竭为特征的 X 基因连锁疾病）。草酸钙结石的另一个危险因素是高草酸尿症，它是由肠道疾病（肠道高草酸尿症）和草酸代谢的遗传性疾病（原发性高草酸尿症）引起的。膳食草酸盐对结石的形成有重要影响，尤其是菠菜、甜菜和大黄等含有大量的草酸盐的食物，它们可能会增加尿中草酸盐的排泄，导致草酸钙结石的形成。随着维生素 C（抗坏血酸）的代谢，高剂量维生素 C 治疗还可能导致草酸盐生成增加。

鸟粪石：鸟粪石也称为三磷酸盐结石或感染性结石。它们在尿素酶产生细菌（常见的是变形杆菌和克雷伯菌）的上尿路感染时形成。

尿酸结石：尿酸结石往往会在患有高尿酸尿症的患者身上形成。富含动物蛋白的饮食，由于其高嘌呤含量，会在其分解代谢中产生尿酸，可能会增加尿酸结石形成的风险。

胱氨酸结石：胱氨酸结石往往只在胱氨酸尿症患者身上形成，这是一种常染色体隐性遗传病。

三、肾结石的营养康复治疗

（一）营养评估

饮食习惯在肾结石疾病的形成和复发中有着重要影响，营养康复治疗是肾结石的基础治疗。

肾结石的营养评估主要是食物和水分摄入评估。饮食评估方法：24h 回忆法、饮食记录法和食物频率问卷（FFQ）。饮食摄入量应与 24h 尿液分析结合，食物记录应提供有关特定时期食物、饮料和膳食补充剂摄入量的信息。通过分析食物记录以评估蛋白质、钠、钾、钙、磷、镁、尿酸、草酸盐和液体的摄入量。

（二）饮食因素与肾结石

饮食因素是导致肾结石发病率增高的最重要因素之一。钠、蛋白质、钙、镁、草酸盐等营养物质都可以影响肾结石的形成。

钠：饮食中的氯化钠高摄入量是导致高血压和心脏病的重要原因，也与尿钙排泄直接有关。食盐摄入 > 10g/d 与高钙尿症患病率增加相关。相反，低钠饮食（2 000~3 000mg/d）会增加近端肾小管钙的重吸收，这会降低钙结石形成的风险。

蛋白质：日常饮食中高含量的非乳制品动物蛋白（家禽，肉，鱼，蛋）和低碱性食物对肾结石的形成有不良影响，会导致钙平衡失调、尿液 pH 低和柠檬酸盐尿液排泄量低。动物蛋白会增加嘌呤的代谢，导致肾结石患者的尿酸尿过多。另外，在特发性钙肾结石症伴或不伴轻度代谢性高草酸尿症的情况下，高动物蛋白的摄入与尿草酸的排泄有关。

钙：在正常情况下，大约 20% 的膳食钙被吸收。有大量证据表明，钙含量较高的饮食与肾结石发病率降低有关，因为在进食膳食的过程中，较高的钙摄入量会与肠道中的草酸盐结合，从而减少草酸盐的吸收。与低钙饮食（即 400mg/d）和低动物蛋白饮食的患者相比，正常钙摄入量（即 1 200mg/d）和低动物蛋白饮食的患者复发性结石的发病率降低 51%。虽然迄今为止有关服用钙补充剂的数据显示，理论上它们在降低结石风险方面无效，但随餐服用钙补充剂是有益的，因为钙可以与饮食中的草酸盐螯合，使草酸盐不会被吸收。

镁：镁与草酸盐同样能形成复合物，并减少尿液中的钙离子，从而降低结石形成的风险。镁含量高的 DASH 饮食模式被证明可以降低结石风险，镁还可以在胃肠道中与草酸盐结合，减少草酸盐的吸收；然而，肾结石患者，尤其是慢性肾病患者，不推荐服用镁补充剂，因为镁会在晚期肾病患者的血液中积累。尿镁减少可能与吸收不良、营养不良、小肠疾病或泻药过度使用有关。

草酸盐：尿液中草酸盐浓度过高是草酸钙结石的危险因素。在尿液中与钙强烈结合增加草酸钙的过饱和度，每天正常的草酸尿排泄物中有 50% 来源于食物，肠道中草酸的吸收率较低，且变化幅度很大（10%~15%），在没有吸收不良综合征的患者中，只有当肠中钙离子减少时，肠道内草酸的吸收才会增加；剩余 50% 的草酸尿排泄是来源于内源性肝代谢。草酸盐广泛存在于植物中的叶子、果实和种子中，草酸含量较高的食物包括菠菜、大白菜、甜菜等阔叶蔬菜，还有坚果、茶、巧克力等。食品中草酸盐含量变化较大的一个特殊例子是茶：与乌龙茶或绿茶相比，红茶的草酸盐浓度更高。此外，冲泡时间、茶的质量、制备、来源和采摘期等其他因素也会影响草酸尿的排泄。

维生素 C：维生素 C 在体内代谢为脱氢抗坏血酸，然后转化为草酸盐，后随尿液排出。因此，高维生素 C 摄入可能会增加内源性草酸盐，从而增加结石形成的风险。最近的一项观察性研究表明，与摄入维生素 C 膳食参考摄入量（DRI）的人相比，摄入超过 1 000mg/d 的维生素 C 使男性结石形成的风险增加了 40%。

尿酸：代谢综合征是尿酸肾结石的主要原因。潜在的病理生理过程是由于尿液 pH 值过高而呈酸性，对胰岛素抵抗有影响；而在另一方面，是由于高动物蛋白饮食使患者体内的嘌呤含量和内源性嘌呤代谢增加，进而导致尿酸过多。不管是什么原因，高动物肉含量（牛肉、猪肉、贝类、鱼和鸡肉）的膳食都会增加过滤后的尿酸含量，而且会酸化尿液导致尿酸晶体沉淀。

（三）基于结石类型的营养治疗

在我国，以草酸钙为主要成分的结石治愈后的复发率达到 60%~80%，此外，结石病还伴有其他合并症，例如动脉高血压、糖尿病、肥胖症、代谢综合征并增加患慢性肾脏病的可能。因此，当通过口服药物排石、体外冲击波碎石（ESWL）、经皮肾镜取石术等方法消除结石后，合理的营养管理是控制肾结石病和预防复发的关键因素。

肾结石的饮食疗法通常分为一般性预防措施和基于特定结石类型的饮食调整。一般性预防措施可降低所有类型的肾结石风险，包括增加液体摄入、平衡钙摄入量、减少钠和动物蛋白的摄入量、保持健康的体重指数并增加摄入蔬菜和膳食纤维。越来越多的证据表明，良好的膳食模式对于预防肾结石发生有积极作用。国外有一些良好的膳食模式为人所熟知，如：欧洲地中海膳食模式、美国 DASH 膳食模式等。欧洲地中海膳食模式强调多吃蔬菜、水果、鱼、海鲜、豆类、坚果类食物，其次才是谷类，并且烹饪时要用植物油（含不饱和脂肪酸）来代替动物油（含饱和脂肪酸），尤其提倡用橄榄油。地中海式饮食不仅可以降低心脏病发生风险，对预防肾结石也同样有效。美国 DASH 膳食模式最初被用来降低血压，强调摄入足够的蔬菜、水果、低脂或脱脂奶，并尽量减少饮食中的油脂，特别是富含饱和脂肪酸的动物性油脂，它同样被证明可以使肾结石的风险显著降低。《中国居民膳食指南（2022）》推荐每日饮水量 1 500~1 700mL，推荐喝白开水和茶水，少喝或不喝含糖饮料，不用饮料代替白开水。肾结石患者应每日饮水使尿液量不少于 2L。

针对肾结石的不同化学组成成分，可采取相应的饮食调整策略。收集 24h 尿液并分析尿液成分可以为患者量身定制饮食和生活方式。对于高钙尿症患者，建议减少动物蛋白摄入量至 0.8~1g/（kg·d），食盐摄入<5g/d，并摄入大量蔬菜水果；高草酸尿患者建议降低饮食中草酸盐的摄入，钙摄入量 1 200mg/d；低尿酸血症建议动物蛋白摄入至 0.8~1g/（kg·d），大量摄入水果和蔬菜，摄入富含柠檬酸盐和镁的食物。

另外，根据已经形成的结石成分，相应加强患者的营养管理，调整膳食，可以防治有结石倾向的患者结石加重，或者切除术后患者的结石复发。对于草酸钙结石，除了增加液体摄入量，限制钠盐的摄入同样重要，因为钠盐摄入越多，尿钙排泄越多，会进一步导致肾结石。推荐肾结石患者每日食盐摄入量不超过 5g，避免高钠食物的摄入；对于富含草酸的蔬菜，建议焯水后烹饪以减少草酸；不推荐刻意减少钙含量丰富的食物如牛乳、豆制品、虾皮摄入以降低肾结石发生风险，因为在低钙饮食的情况下，肠内的游离草酸吸收增加，会增加草酸尿和草酸钙的尿过饱和度，易于形成结石。相反，在均衡膳食中，钙的摄入可以在肠道内与草酸螯合，对肾脏结石的形成有干扰作用。对于磷酸钙结石的患者，要限制其食用含磷高的食物，如牛奶、蛋黄、内脏、虾、葡萄干、麦片、全谷类、坚果类、巧克力、橙汁等。

鸟粪石的体积较大，一般首选手术切除的治疗方法。大量饮水、锻炼、低钠饮食有助于预防鸟粪石。

尿酸结石的重要环节是尿液碱化，因为尿酸更易溶于碱性尿液，应减少患者动物蛋白的摄入量，这有助于减少尿酸产生。若患者尿酸较高，应尽量避免摄入高嘌呤食物，如动物脑、内脏、浓肉汤、浓鸡汤、沙丁鱼、蘑菇、豌豆、扁豆、菜花、龙须菜等。酒类及含酒精的饮料、浓茶、咖啡，以及味道强烈的香料及调味品等均不宜食用。同时，患者总能量摄入应予以控制，较正常人减少 10%，一般给予 20~30kcal/（kg·d）。在限制能量摄入时，患者的体重可能有所下降，但减轻体重不宜过快，要循序渐进。若体重减得过快，易导致患者体内产生大量酮体，与尿酸相互竞争排出，使血尿酸水平增高，这可能会导致痛风急性发作。

胱氨酸结石患者要多食碱性食物并大量饮水，给予低动物蛋白饮食，通过降低胱氨酸前体蛋氨酸来降低结石风险。

四、食谱推荐

以 1 名男性 60 岁草酸钙结石患者 1d 食谱为例，如表 2-4-3。

表 2-4-3　草酸钙结石参考食谱

餐次	菜品	主要食材
早餐	花卷	小麦粉 50g　小葱 5g
	白粥	粳米 50g
	水煮蛋	鸡蛋 60g
	麻油拌黄瓜	黄瓜 150g
上午加餐	苹果 1 个	苹果 200g
午餐	紫薯饭	粳米 50g　紫薯 50g
	虾仁豆腐	虾仁 50g　豆腐 100g
	清炒丝瓜	丝瓜 150g
	紫菜蛋花汤	紫菜 5g　鸡蛋 25g

续表

餐次	菜品	主要食材
下午加餐	牛奶	牛奶 220mL
晚餐	燕麦饭	大米 75g　燕麦 25g
	清蒸鲈鱼	鲈鱼 150g
	蒜蓉空心菜	空心菜 150g　大蒜仔 10g（空心菜焯水后炒或凉拌）
	冬瓜海带汤	冬瓜 50g　海带 10g
营养分析	热量 1 880kcal　蛋白质 79.7g　碳水化合物 287.7g　脂肪 49.3g	

备注：

1）该食谱以身高 170cm，体重 65kg，轻体力劳动的草酸钙结石患者为例，可结合患者个人实际情况酌情调整。

2）该食谱食品原料均为可食部生重，推荐全天饮水 2 500mL，用油 25g，食盐 5g。

五、药膳方推荐

荠菜鸡蛋汤

【来源】《本草纲目》

【组成】荠菜 250g，鲜鸡蛋 1 个，食用油、盐、味精适量

【制法与用法】将荠菜洗净、切段，鸡蛋去壳打匀，用清水煮成汤，1 日 2 次，30d 为 1 疗程。

【功效与应用】清肝泄热，祛湿利尿。方中荠菜又叫菱角菜，为十字花科一年生或越年生草本植物，富含有机酸、生物碱、多种氨基酸、黄酮类、糖类、蛋白质、胡萝卜素、维生素 B 族、维生素 C、钙、磷、铁等物质，性温味甘，归肝、胃、小肠、膀胱经，有明目清热、祛风利尿、解毒健脾之用。鸡蛋富含蛋白质，营养价值极高，其性味甘平，有除烦安神、补脾和胃作用。以荠菜与鸡蛋做汤，能补益五脏、清热明目、祛湿利尿。

肾结石患者应在均衡饮食的基础上养成良好生活习惯，少量多次饮水，合理运动。营养师根据结石成分和个体特征对患者开展个性化营养管理，是临床治疗和预防术后结石复发的重要保证。

第五节　透析营养康复治疗

一、概述

慢性肾脏病起病隐匿，病程较长。在疾病的早期、中期，指导患者改善生活方式、给予恰当的药物干预可以纠正或缓解患者的症状。随着肾脏功能损害日趋严重，常规的综合治疗措施逐渐难以维持内环境稳定。慢性肾衰竭（chronic renal failure，CRF）是各种慢性肾脏病持续进展至后期的共同结局。它是以代谢废物潴留，水电解质和酸碱平衡紊乱以及内分泌失调等全身各系统症状为表现的临床综合征。当 GFR<10~15mL/（min·1.73m²）后 ESRD

患者需要依靠肾脏替代治疗来维持生命。肾脏移植治疗受供体紧缺、移植手术难度大、医疗成本高等问题的限制，多数患者没有足够的条件接受该疗法，透析仍然是大多数肾衰竭患者的主要治疗选择。

透析治疗可分为血液透析（hemodialysis，HD）和腹膜透析（peritoneal dialysis，PD），通常情况下 ESRD 发展需要相当长的时间，因而 ESRD 患者年龄以中老年患者为主。全国透析登记系统（CNRDS）的数据显示，截至 2021 年底，我国尿毒症透析患者已超过 87 万人，且呈快速上升之势。其中血液透析患者总人数已达 74.9 万，腹膜透析患者累计达 12.6 万人。在透析患者平均年龄为 57 岁，透析龄超过 5 年的患者达到了 31.5%。从 2011 年至 2021 年，透析患者总人数增加了 3.2 倍。在达到替代肾功能的前提下，由长期接受透析治疗而引发的炎症、营养不良也是临床较为突出的问题。由于受到饮食限制以及透析过程中小分子营养物质（氨基酸、维生素 B_{12}）等同时滤过，可能会加剧患者营养状况的恶化，导致低蛋白血症和贫血。同时，由于透析导致食欲下降，也可能造成患者进食量减少。因而，透析过程中的营养问题也是影响患者整体治疗效果的重要因素。

血液透析主要替代肾脏对溶质（主要是小分子溶质）和液体的清除功能。其利用半透膜原理，通过溶质交换清除血液内的代谢废物、维持电解质和酸碱平衡，同时清除过多的液体。溶质清除主要依靠弥散和对流，在普通血液透析中弥散起主要作用，血液滤过时对流起重要作用。血液透析时，血液经血管通路进入体外循环，在血泵的推动下进入透析器（内含透析膜）与透析液发生溶质交换后再经血管通路回到体内。急性肾损伤和慢性肾衰竭应适时开始血液透析治疗，血液透析一般每周 3 次，每次 4~6h，需调整透析剂量以达到透析充分。透析不充分是引发各种并发症和导致长期透析患者死亡的重要原因。

腹膜透析是利用患者自身腹膜为半透膜，通过向腹腔内灌注透析液，实现血液与透析液之间溶质交换以清除血液内的代谢废物、维持电解质和酸碱平衡，同时清除过多的液体。腹膜对溶质的转运主要通过弥散，对水分的清除主要通过超滤。溶质清除效率与毛细血管和腹腔之间的浓度梯度、透析液交换量、腹膜透析液停留时间、腹膜面积、腹膜特性、溶质分子量等相关。水分清除效率主要与腹膜对水的通透性、腹膜面积、跨膜压渗透梯度等有关。葡萄糖是目前临床最常用的腹膜透析液渗透剂，渗透剂浓度越高则超滤作用越大，相同时间内清除水分越多，临床上需根据患者液体潴留程度进行选择。新型腹膜透析液利用葡聚糖、氨基酸等作为渗透剂。腹膜透析疗法多采用持续非卧床腹膜透析，剂量为每天 6~10L，白天交换 3~4 次，每次留腹 4~6h；夜间交换 1 次，留腹 10~12h。需个体化调整透析方案，以实现最佳的溶质清除和液体平衡，并尽可能保护残余肾功能。

二、营养代谢特点

透析患者由于营养物质摄入减少（食欲减退、酸中毒、胃肠道不适、抑郁状态、脑病等）、高分解代谢（相关疾病、炎症状态、透析膜生物不相容性、代谢性酸中毒、内分泌失调等），以及透析过程中营养物质流失（氨基酸、肽、蛋白质）等原因，营养不良发生率很高。与 HD 相比，PD 治疗的患者更易发生营养不良，是因为腹膜上的膜孔大于血透膜上的孔径，腹透液交换时间长，营养物质从腹透液的丢失较血透时严重。研究显示，PD 患者每天约有 5~15g 的蛋白质经腹透液丢失。

营养不良和蛋白质能量消耗（protein-energy wasting，PEW）是透析患者的重要并发症，也是贫血、微炎症状态和心血管并发症的重要病因。PEW 是一种多种疾病导致的蛋白代谢异常,特别是肌肉合成和分解异常,以及能量储备下降的病理生理状态,临床表现为营养和热量摄入不足、低体重指数、低血清白蛋白、微炎症状态及进行性骨骼肌消耗。PEW 与疾病的炎症状态相互促进,形成恶性循环,加速动脉病变,影响患者生存质量,增加死亡率。研究显示,在接受透析的患者中,PEW 患病率高达 28%~54%,HD 患者的营养不良患病率在 30.0%~66.7%。营养治疗不仅改善透析患者营养状态,也是改善矿物质与骨代谢异常、微炎症状态、高血压、感染等并发症的重要基础,有助于减少心血管事件风险,降低全因和心血管死亡率。

透析患者营养状态评估是营养治疗的基础。应在对患者进行临床调查、饮食评估、人体测量、生化指标以及主观综合营养评估的基础上,结合透析充分性及并发症评估,全面评估患者的营养状况。营养不良治疗应综合患者年龄、生理需求及原发疾病等因素,在充分评估患者营养状况的基础上,制订包括能量、蛋白质、脂肪、碳水化合物、维生素及水电解质等个体化的营养治疗方案,并通过定期监测,制订和调整营养治疗方案。

三、营养康复治疗

(一)营养治疗目标推荐

HD 患者蛋白质目标摄入量为 1.0~1.2g/(kg·d)(以理想体重计算),50% 以上为高生物价蛋白,补充复方 α 酮酸制剂 0.12g/(kg·d)可以改善患者营养状态。HD 患者热量推荐摄入为 35kcal/(kg·d),60 岁以上患者、活动量较小、营养状况良好者(血清白蛋白>40g/L,SGA 评分 A 级)可减少至 30~35kcal/(kg·d)。此外,还应根据患者年龄、性别、体力活动水平、身体成分、目标体重、合并疾病和炎症水平等,制订个体化热量平衡计划。每日脂肪供能比 25%~35% 为宜,其中饱和脂肪酸不超过 10%,反式脂肪酸不超过 1%。可适当提高 n-3 多不饱和脂肪酸和单不饱和脂肪酸摄入量。

因肾脏排泄和调节功能衰竭,HD 患者常处于液体超负荷状态,透析间期体重增加不宜超过干体重的 5%。饮食中应控制钠摄入<2 000mg/d(食盐<5g/d)以及钾摄入量,保持血清钾在正常范围内。高磷血症是透析患者死亡和心血管并发症的独立危险因素,一般建议磷摄入量为 800~1 000mg/d,在不限制蛋白质摄入的前提下限制磷摄入,选择低磷/蛋白比值的食物,减少含磷食品添加剂。合并高磷血症时应限制在 800mg/d 以下,并根据患者个体情况在医师指导下服用磷结合剂。在接受维持性透析的患者中高钙血症相对较常见,较高的血清钙浓度与非致命性心血管事件增加和死亡率有关。须考虑根据血钙水平及同时使用的活性维生素 D、拟钙剂等,调整钙摄入量。对于长期饮食摄入不足的血液透析患者,可补充多种维生素,包括所有水溶性维生素和必需微量元素,以预防或治疗微量营养素缺乏症。推荐 HD 患者补充维生素 C 60mg/d,注意不要过度补充维生素 C,以免导致高草酸盐血症。

无残余肾功能的 PD 患者建议蛋白质摄入量 1.0~1.2g/(kg·d),有残余肾功能患者 0.8~1.0g/(kg·d),摄入蛋白质 50% 以上为高生物价蛋白。全面评估患者营养状况后,优化蛋白饮食联合复方 α 酮酸制剂 0.12g/(kg·d)治疗有利于 PD 患者预后。PD 患者热量推荐摄入量为 35kcal/(kg·d),60 岁以上患者、活动量较小、营养状况良好者(血清白蛋白>40g/L,SGA 评分 A 级)可减少至 30~35kcal/(kg·d)。与 HD 患者不同,PD 患者能量的摄入包括经饮食摄入和经腹膜吸收葡萄糖。经腹膜吸收葡萄糖量 = 透析液葡萄糖浓度(mmol/L)× 注入透析液总量(L)—透出液葡萄糖浓度(mmol/L)× 透出液总量(L)。计算能量摄入时,应减去腹膜透析时透析液中所含葡萄糖被人体吸收的热量。合并糖尿病的 PD 患者有条件时可选用艾考糊精透析液或氨基酸透析液以降低葡萄糖暴露量，稳定血糖。容量情况稳定的 PD 患者每日液体摄入量 =500mL+ 前一天尿量 + 前一天腹膜透析净脱水量。

（二）营养康复治疗的实施

透析前的 CKD 患者通常严格限制蛋白质摄入量，透析过程会使部分营养素随透析液丢失，透析本身也会伴随应激状态下蛋白质分解代谢过程，因此接受透析治疗后患者的饮食需要做出适当调整。充足的蛋白质和能量摄入是透析患者营养康复治疗的关键，优先选择高生物价优质蛋白，如蛋清、牛奶、瘦肉、鱼等。贫血是肾脏疾病患者常见的临床表现，也是肾脏疾病重要的并发症。除了由于肾脏产生的促红细胞生成素分泌减少外，铁的吸收能力下降、反复采血化验及透析过程中铁丢失等导致的缺铁性贫血也是透析患者贫血的重要原因。日常饮食中可以适当多摄入含铁丰富的食物，如动物肝脏、动物血（鸭血、鸡血、猪血）、瘦肉等含血红素铁多的动物性食物。此外，维生素 C 可以显著增加膳食中铁的吸收利用，可多吃富含维生素 C 的新鲜蔬菜和水果，如猕猴桃、枣、柑橘等，也可以随餐服用维生素 C 补充剂，促进铁吸收。

透析患者应严格控制钠盐的摄入，饮食宜清淡，减少食盐、酱油、味精等调味品用量，忌食咸菜、咸鱼、咸肉、酱菜等腌制品。可以选用清蒸、清炖、水煮、凉拌等做法烹制食物，也可以利用蔬菜本身的风味以及醋、糖、胡椒等低钠调味品改善风味。日常钠的消费主要来自加工食品，透析患者选购食品时需要注意食品标签，避免钠摄入超标。大多数维持性血透患者少尿或无尿，饮水过多易导致体内水潴留，心脏负荷加重。因此，合理饮水是饮食疗法中的重要环节，维持性血液透析患者每天饮水量不宜超过 1 000mL。少尿和无尿的患者应该养成有计划小口喝水的习惯，尽量少吃含水量高而营养价值低的食物，如稀粥、菜汤等。透析患者肾脏调节钾代谢的能力明显降低，容易出现高钾或低钾血症，应监测血钾水平并调整饮食。血钾偏高时，少吃或避免摄入高钾食物，如菌类、豆类、菠菜、土豆、香蕉等。食材先切后洗，蔬菜清水浸泡后焯水食用可减少食物中钾含量。血钾偏低时，可适当补充上述食物。

磷在饮食中的存在形式包括有机磷和无机磷两种，有机磷多存在于蛋白质中，而无机磷存在于食品添加剂或防腐剂中。人体对有机磷的吸收率为 40%~60%，而对无机磷的吸收率可达 90% 以上。高磷血症会增加透析患者死亡风险，蛋白质是磷的重要来源，但为达到限磷目的而过分限制蛋白质摄入可能会增加透析患者营养不良的发生率和死亡风险。推荐食用磷 / 蛋白比值<12mg/g 的食物，如鸡蛋白、猪血、鸭血、鸡鸭胸脯肉、瘦猪肉、豆腐丝、豆干等，应严格限制摄入含有大量磷酸盐添加剂的食物，如火腿肠、饼干、再制干酪等。在透析患者中，PEW 对预后的影响大于高磷血症，合并 PEW 的血液透析患者应首先纠正营养不良，而不是严格控制高磷血症。将食物水煮后弃汤食用能够去除食物中约 50% 的磷含量，且可以有效减少钠、钾等元素摄入。

透析患者体内 n-3 PUFA 含量明显降低，且随着透析时间的延长含量进一步减少，这可能是其心血管风险较高的原因之一。n-3 PUFA 的主要食物来源是冷水鱼及其鱼油，以及亚麻籽、胡桃仁及其种子油。K/DOQI 指南推荐透析患者适当提高长链 n-3 多不饱和脂肪酸（LC n-3 PUFA）摄入量。补充 1.3~4g/d LC n-3 PUFA 有助于降低血清甘油三酯和低密度脂蛋白胆固醇，并提高高密度脂蛋白水平，改善血脂谱。

患者应定期进行营养风险筛查和评估，若单纯饮食指导不能达到日常膳食推荐摄入量，建议在临床营养师或医师的指导下给予口服营养补充剂，ONS 可每日 2~3 次在饭后 1h 服用,不推荐作为膳食替代。热量摄入不足时推荐选用低磷、低钾、高能量密度的肾病专用配方口服营养补充剂。对于蛋白质摄入不足的患者,可直接补充蛋白质粉或者予以 α- 酮酸补充必需氨基酸,促进蛋白质合成利用。肠内营养若经口补充受限或仍无法提供足够能量,建议给予管饲喂食或肠外营养。

四、食谱推荐

以身高 170cm,体重 65kg,CKD 5 期轻体力劳动的透析患者为例,每日应摄入能量标准为 35kcal/kg,全天所需总能量约为 2 275kcal。每日蛋白质推荐摄入量为 1.0~1.2g/kg,要求 50% 以上来自于优质蛋白质,每日应摄入蛋白质标准约为 65~78g,一日食谱参考见表 2-4-4。

表 2-4-4 透析患者参考食谱 1

餐次	食品名称	主要食材
早餐	鸡蛋饼	小麦粉 50g 小麦淀粉 50g 鸡蛋 50g
	豆浆	豆浆 200mL
上午加餐	水果	苹果 200g
午餐	红薯饭	大米 75g 红薯 150g
	土豆烧牛腩	牛腩 75g 马铃薯 75g
	西芹炒百合	西芹 100g 百合 15g
下午加餐	酸奶	酸奶 200mL
晚餐	山药饭	大米 75g 山药 100g
	虾仁豆腐	虾仁 50g 豆腐 50g
	西葫芦炒黑木耳	西葫芦 100g 黑木耳 10g
营养分析	能量 9 434.9kJ(2 255kcal) 蛋白质 75g 脂肪 71g 碳水化合物 329g	
	钠 1 960mg 钾 2 241mg 磷 893mg 铁 19.0mg 维生素 C 47.8mg	

备注:
1)该食谱以身高 170cm,体重 65kg,CKD 5 期轻体力劳动的透析患者为例,可结合患者个人实际情况酌情调整。
2)该食谱使用食盐 2.5g,烹调油 30g。食品原料重量为可食部生重。

以身高 160cm,体重 55kg,CKD 5 期轻体力劳动的透析患者为例,每日应摄入能量标准为 35kcal/kg,全天所需总能量约为 1 925kcal。每日蛋白质推荐摄入量为 1.0~1.2g/kg,要求 50% 以上来自于优质蛋白质,每日应摄入蛋白质标准约为 55~66g,一日食谱参考见表 2-4-5。

表 2-4-5 透析患者参考食谱 2

餐次	食品名称	主要食材
早餐	南瓜发糕 1 块	小麦淀粉 50g 南瓜 100g 酵母 1g
	水煮蛋 1 个	鸡蛋 50g
	牛奶	鲜牛奶 200mL
上午加餐	水果	梨 200g

续表

餐次	食品名称	主要食材
午餐	二米饭	大米 60g　小米 50g
	小炒鸡丁	鸡腿肉 40g　圆椒 30g　胡萝卜 50g
	清炒娃娃菜	娃娃菜 150g
下午加餐	红枣藕粉	藕粉 30g　红枣 25g
晚餐	山药饭	大米 60g　山药 100g
	鱼丸烧豆腐	青鱼 50g　豆腐 50g
	鸭血炒韭菜	鸭血 50g　韭菜 75g
营养分析	能量 8 066.8kJ（1 928kcal）　蛋白质 64g　脂肪 52g　碳水化合物 301g	
	钠 1 631mg　钾 2 177mg　磷 881mg　铁 31.5mg　维生素 C 91.7mg	

备注：

1）该食谱以身高 160cm，体重 55kg，CKD 5D 期轻体力劳动的透析患者为例，可结合患者个人实际情况酌情调整。

2）该食谱使用食盐 3g，烹调油 30g。食品原料重量为可食部生重。

五、药膳方推荐

赤小豆鲤鱼汤

【来源】《外台秘要》

【组成】赤小豆 100g，鲤鱼 250g，生姜少许

【制法与用法】赤小豆、鲤鱼洗净，同放瓷罐内，加水 500mL，武火隔水炖烂。每日一次，佐餐食用。

【功效与应用】利水消肿，祛湿健脾。赤小豆性平，味甘、酸，有健脾去湿、解毒排脓、利水消肿、行血补血、利尿通淋的功效。鲤鱼含有丰富的优质蛋白质，能够给人体提供所需的氨基酸、矿物质、不饱和脂肪酸和维生素 A、维生素 B_1、维生素 B_2、维生素 E、烟酸等。鲤鱼性味甘、平，入脾、肾经，有利水消肿、健脾和胃的功效，适用于脾虚所导致的水病身肿、食欲缺乏、消化不良。赤小豆与鲤鱼一同食用对于脾虚水肿型肾病有较好的功效。

（李　娟　王嘉铭　李　或　樊创）

第五章

内分泌和代谢性疾病康复治疗

第一节　糖尿病营养康复治疗

一、概述

（一）我国糖尿病的流行病学现状

由于城市化、人口老龄化以及人们生活方式的改变，糖尿病在我国的患病率正迅速增加。1980 年调查资料显示我国糖尿病的患病率为 0.67%，而最近的流行病学研究报告，按照美国糖尿病协会（The American Diabetes Association, ADA）的诊断标准，2017 年我国成年人的糖尿病患病率已达 12.8%。此外，糖尿病还带来了沉重的经济负担。仅在 2017 年，我国与糖尿病相关的医疗费用就高达 1 100 亿美元。因此，目前糖尿病的发展现状十分严峻，对我国公共卫生及国民健康均是一种重大的威胁。

（二）定义

糖尿病（diabetes mellitus, DM）是一组由胰岛素分泌和 / 或利用缺陷所引起的以慢性高血糖为主要特征的内分泌代谢紊乱性疾病。其典型临床症状为多饮、多尿、多食、体重下降及疲乏。久病可引起眼、神经、肾脏及心血管等全身多个组织器官进行性损害，病情严重或应激状态下还会发生糖尿病酮症酸中毒、高渗高血糖综合征等急性代谢异常，甚至出现意识障碍和死亡。若能对糖尿病进行早期预防，及时诊断并得到有效治疗，将有利于降低其患病率、改善患者生活质量和降低死亡风险，故应积极开展防治。

（三）分型

世界卫生组织（World Health Organization, WHO）（1999 年）根据不同病因将糖尿病分为4 种类型：

1. 1 型糖尿病（type 1 diabetes mellitus, T1DM）　患者年龄通常小于 30 岁，发病较急，非肥胖体型，常以酮症或酮症酸中毒起病，具有明显"三多一少"症状。其病理学特征是胰岛 β 细胞破坏所导致的胰岛素分泌减少（绝对减少）。

2. 2 型糖尿病（type 2 diabetes mellitus, T2DM）　此型约占糖尿病患者的 90%~95%。多为中老年发病，起病缓慢、隐匿，往往因患者体检或出现慢性并发症时才被发现。一半以上患者肥胖（尤以腹型肥胖多见）或超重，有较高的遗传易感性且常与不合理的生活方式如高脂高糖饮食、低体力活动等相关。其病理学特征是胰岛素抵抗伴胰岛 β 细胞功能受损所导致的胰岛素分泌减少（相对减少）。

3. 妊娠期糖尿病　妊娠期间发生糖代谢异常且血糖升高未达显性糖尿病水平。肥胖、高龄、多产次、多囊卵巢综合征及孕期不健康的生活方式等是其发病高危因素。多数患者分娩后血糖可降至正常，但 T2DM 远期发病风险显著增加。

4. 特殊类型糖尿病　由基因缺陷、感染、药物、化学品及某些内分泌疾病等所致，我国较少见。

（四）诊断

我国糖尿病的诊断标准见表2-5-1。

表2-5-1　糖尿病的诊断标准

诊断标准	静脉血浆葡萄糖或 HbA$_{1C}$ 水平
糖尿病典型症状	
加随机血糖	≥11.1mmol/L
或加空腹血糖	≥7.0mmol/L
或加 OGTT 2h 血糖	≥11.1mmol/L
或加 HbA$_{1C}$	≥6.5%
若无糖尿病典型症状，需改日再测以证实诊断	

注：典型糖尿病症状为多饮、多尿、多食、不明原因体重下降；随机血糖为不考虑上次用餐时间，一天中任意时间的血糖；空腹血糖为至少 8h 没有进食热量时的血糖；OGTT 为口服葡萄糖耐量试验；HbA$_{1c}$ 为糖化血红蛋白，常用于鉴别应激性高血糖和糖尿病，在采用标准化检测方法且有严格质量控制的医疗机构可将其作为糖尿病的补充诊断标准。

此外，糖调节受损状态是糖尿病的必经阶段，包括空腹血糖受损和糖耐量减低，判断标准为 6.1mmol/L≤空腹血糖<7.0mmol/L，或 7.8mmol/L≤OGTT 2 血糖<11.1mmol/L。

二、营养代谢特点

膳食中的营养素通过多种方式参与调控糖尿病的发生发展及防治。

（一）能量

食物所含的碳水化合物、脂肪及蛋白质是机体能量的主要来源。长期高能量摄入导致的体重增加可加重胰岛素抵抗，增加 T2DM 的发生风险及已患糖尿病患者的血糖控制难度。而低能量摄入时，体内葡萄糖利用障碍，脂肪酸不完全氧化产生大量酮体，极易出现酮血症。

（二）宏量营养素

持续性高血糖水平，即"糖毒性"会导致胰岛 β 细胞内质网应激和活性氧增加、刺激胰岛 β 细胞产生白介素和核因子 κB 等炎性因子，促使胰岛 β 细胞凋亡和胰岛素分泌减少，最终造成胰岛 β 细胞功能发生不可逆转的损伤而引起或加重糖尿病。不同种类的碳水化合物因其对血糖的影响不同，而在糖尿病的发生发展中发挥不同作用。与多糖相比，单糖和双糖能够快速被人体吸收从而使血糖迅速升高，不利于糖尿病的防治。值得注意的是，虽然果糖的代谢不依赖于胰岛素，因此可在短期内用于糖尿病患者补充能量而不引起血糖大幅波动，但大量果糖摄入会导致肥胖、肝脏胰岛素抵抗等，增加糖尿病的发生风险。麦芽糖醇、木糖醇等糖醇，是单糖还原后的产物，其代谢不需胰岛素参与，食用后几乎不会引起血糖升高，可用于糖尿病患者的饮食。低聚果糖、异麦芽低聚糖等寡糖类不能或只能被机体部分吸收，故几乎不影响血糖和胰岛素波动。多糖中，直链淀粉消化吸收缓慢，而支链淀粉其消化率更高故更容易使血糖和胰岛素分泌增加。此外，膳食纤维能够延缓碳水化合物吸收、降低血糖，对糖尿病的发生发展具有保护效应。

高脂饮食模式下，细胞内脂肪含量及血清游离脂肪酸增多，通过多种机制引起胰岛素抵抗和 β 细胞功能障碍，进而促使 T2DM 的发生发展。除数量外，摄入脂肪的质量也很关键。在预防糖尿病的发生过程中，食物中的植物脂肪显著优于动物脂肪；饱和脂肪酸和反式脂肪酸会增加糖尿病及其相关心血管疾病的发生风险；高单不饱和脂肪酸饮食（供能比 10%~20%）有助于血糖控制及改善冠状动脉粥样硬化性心脏病发生风险；ω-3 多不饱和脂肪酸与糖尿病之间的关系尚存争议，但目前普遍观点还是认为对部分人群具有保护作用。

虽然当前仍不确定高蛋白饮食是否促进糖尿病的发病，但现有研究证实，胰岛素抵抗和 T2DM 的发生与膳食中支链氨基酸的增多有关。而对于已患糖尿病的患者，高蛋白饮食能够增加肠促胰素的分泌，从而增强葡萄糖诱导的胰岛素分泌以降低餐后血糖。另外，高蛋白饮食可降低胃饥饿素，延长饱腹感，有助于超重肥胖 T2DM 患者减轻体脂，延缓糖尿病进展。

（三）微量营养素

葡萄糖耐量因子能够提高胰岛素敏感性，促进机体对葡萄糖的吸收利用，而三价铬是其重要活性中心；硒能够调控胰岛素介导的糖代谢过程，还可清除自由基以缓解胰岛的氧化应激；锌参与胰岛素的代谢，促进胰岛素信号传导，协同胰岛素调节机体物质代谢；维生素 D 在胰岛素分泌和胰岛素信号通路中起重要作用，低维生素 D 水平与胰岛素抵抗、胰岛素分泌受损和 T2DM 发病风险增加密切相关；维生素 A、B、C 也可在调节血糖和能量代谢中发挥作用，进而延缓糖尿病及其并发症的发生发展。

（四）其他生物活性成分

食物中的一些生物活性成分参与生理病理调节，近年来已成为糖尿病防治的研究热点。存在于绿茶、大豆、巧克力等食物中的黄酮类化合物可通过多个靶点发挥抗糖尿病作用；一些临床试验显示人参能够调节糖尿病及糖尿病前期患者的空腹血糖及餐后血胰岛素水平、改善胰岛素抵抗，原因可能与人参中的人参皂苷激活腺苷酸活化蛋白激酶通路，进而抑制肝脏糖异生、调节糖脂代谢有关。除此之外，食物中的其他生物活性成分如肉桂酸、硫辛酸、部分多糖等也被发现在糖尿病或其并发症的防治中有积极效果。

三、营养康复治疗

医学营养治疗（medical nutrition therapy, MNT）是指注册营养师运用循证实行的营养诊疗流程（包括营养评估、诊断、干预、监测以及持续性的营养随访），通过调整食物或营养素来治疗疾病。作为糖尿病治疗的基础，MNT 在糖尿病自然病程中的任何阶段均起着不可或缺的作用。对于一些糖尿病前期或轻型糖尿病患者，单纯采用 MNT 即可达理想血糖控制目标。中重型患者在药物或其他治疗方法的基础上，也需接受个体化 MNT 以改进健康状况，延缓病情进展。

糖尿病的营养康复治疗原则总结如下：

（一）合理控制总能量摄入

能量摄入以达到或维持理想体重为宜，对于超重或肥胖患者应至少减轻体重的 5%。

能量需要量的计算方法：根据实际体重和体力劳动的差别（表 2-5-2），确定患者单位标准体重所需能量，再乘以标准体重，即可得出每日总能量需要量。标准体重参考 WHO（1999 年）计算方法：男性标准体重 =［身高（cm）–100］× 0.9（kg）；女性标准体重 =［身高（cm）–100］× 0.9（kg）–2.5（kg）。此外，患者的性别、年龄、病情变化及应激状况等也是需要考虑的因素，应依据不同情况进行系数调整。

表 2-5-2 　成年糖尿病患者每日能量需要量[kJ/kg(标准体重)]*

实际体重	卧床	轻体力活动	中体力活动	重体力活动
低体重 （BMI≤18.5kg/m²）	104~125	146	167	188~209
正常体重 （BMI: 18.6~23.9kg/m²）	84~104	104~125	125~146	167
超重或肥胖 （BMI≥24kg/m²）	62~84	84~104	125	146

注：* 摘自《中国 2 型糖尿病防治指南(2020 年版)》.

（二）适宜比例和种类的产能营养素

建议大多数糖尿病患者碳水化合物供能比为 50%~65%，对于餐后血糖控制不佳的糖尿病患者可适当降低碳水化合物的供能比。血糖生成指数(glycemic index, GI)是一项反映含有等量碳水化合物的不同食物引起人体血糖升高程度的指标。食物的 GI 值越高，其升高血糖的速度和对血糖波动的影响越高。糖尿病患者应选择低 GI 的碳水化合物，如非淀粉类蔬菜、水果、全谷类食物等，减少精加工谷类的摄入。限制蔗糖和果糖(如玉米糖浆)的使用，嗜甜的患者可选择适量糖醇和非营养性甜味剂代替上述含糖制品。此外，成年人膳食纤维每日摄入量应大于 14g/4 184kJ。

脂肪供能以占总能量的 20%~30% 为宜。如果是优质脂肪(如单不饱和脂肪酸和 ω-3 多不饱和脂肪酸)，脂肪供能比可提高到 35%。ADA 建议糖尿病患者饱和脂肪、膳食胆固醇和反式脂肪酸的推荐摄入量可遵循一般人群指南要求。故参考《中国居民膳食指南(2022)》，糖尿病患者饱和脂肪酸的摄入量应低于总能量的 10%；反式脂肪酸每天的摄入量不超过 2g；适当增加单不饱和脂肪酸和 ω-3 多不饱和脂肪酸(如鱼油、部分坚果及种子)的摄入；控制膳食中胆固醇的过多摄入。

肾功能正常的糖尿病患者，推荐蛋白质的供能比为 15%~20%，其中一半以上为优质蛋白质。对于已患糖尿病肾病的患者，蛋白质摄入应根据肾功能损害程度及治疗方法而定。

（三）注意微量营养素的补充

根据营养评估结果对缺乏相应微量营养素的糖尿病患者进行适量补充。无微量营养素缺乏的糖尿病患者，无需长期大量补充维生素、微量元素以及植物提取物等制剂。长期应用二甲双胍的患者应常规补充维生素 B_{12}，并定期监测维生素 B_{12} 浓度，以预防其缺乏。

（四）个体化的膳食结构

多种膳食结构如低碳水化合物饮食、低脂饮食、地中海饮食、终止高血压饮食等被证实在短期内有益于糖尿病防治，但没有一种膳食结构能符合所有糖尿病患者的"理想"需求。基于个体而言，采用何种膳食结构方案需要专业人员根据患者的健康状况、代谢目标以及个人喜好制订。

（五）餐次规律，定时定量，注意进餐速度和顺序

餐次应根据血糖升高时间、用药时间和病情是否稳定等情况，并结合个人饮食习惯进行分配。糖尿病患者至少应保证一日三餐，容易低血糖的患者可在三次正餐之间加餐 2~3 次。每餐尽量定时定量，三餐能量按 25%、40%、35% 的比例分配，若有加餐则需适量减少正餐摄入，加餐的能量应计入总能量摄入范围内。增加咀嚼次数，减慢进餐速度，按照膳食

纤维类 - 蛋白质 / 脂肪类 - 碳水化合物（即蔬菜 - 荤菜 - 主食）的顺序进餐。

（六）清淡饮食，足量饮水，限制饮酒

每日烹调油限制在 30g 以内，食盐用量不超过 5g。推荐饮用白开水，淡茶与咖啡对糖尿病患者有一定保护作用，也可适量饮用。不推荐糖尿病患者饮酒，对于血糖控制良好的成年患者，如饮酒，则一天饮酒的酒精量不超过 15g，酒精能量需计入全日总能量。服用磺脲类药物或注射胰岛素制剂的患者不可空腹饮酒，以免诱发低血糖。

（七）合适的运动方案

应依据患者年龄、性别、体力、病情变化等情况制订安全且科学的运动方案。运动应循序渐进并长期坚持。为预防低血糖发生，T1DM 患者宜餐后进行体育锻炼；所有类型糖尿病患者运动前后要监测血糖；高强度或长时间运动时需调整食物及药物。

四、食谱推荐（表 2-5-3）

表 2-5-3　糖尿病患者一日食谱举例

餐次	食品名称	主要食材
早餐	全麦列巴	全麦面粉 50g
	煮鸡蛋	鸡蛋 60g
	豆浆	大豆 25g
加餐	水果	苹果 200g
午餐	杂粮饭	粳米 75g　薏米 50g
	芹菜炒牛肉	牛肉（瘦）50g　芹菜 150g
	凉拌木耳	木耳（干）20g
加餐	无糖酸奶	酸奶 100g
晚餐	杂粮饭	粳米 75g　青稞 25g
	番茄海鲈鱼	鲈鱼 80g　番茄 100g
	耗油生菜	生菜 150g
营养分析	能量 7 953.8kJ（1 901kcal）　蛋白质 91g　脂肪 43g　碳水化合物 275g	
	膳食纤维 25g　锌 19g　维生素 D 3.46μg	

备注：

1）该食谱以身高 170cm，体重 65kg，轻体力劳动的成年男性糖尿病患者为例，可结合患者个人实际情况酌情调整。

2）该食谱使用食盐 5g，烹调油 20g。食品原料重量为可食部生重。

3）食物中维生素 D 含量少，应多进行户外活动通过日照增加自身维生素 D 合成，缺乏人群可在医生指导下服用维生素 D 补充剂。

（顾　萍）

第二节　痛风营养康复治疗

一、概述

(一) 痛风的定义

痛风是由于嘌呤代谢紊乱和 / 或尿酸排泄障碍,单钠尿酸盐沉积所致的代谢性疾病,其临床特征为血清尿酸升高、反复发作性急性关节炎、痛风石及关节畸形、尿酸性肾结石、肾小球、肾小管、肾间质及血管性肾脏病变等。可分为原发性痛风、继发性痛风、特发性痛风,原发性痛风占绝大多数。

(二) 痛风的病因

痛风的病因尚不十分清楚,高尿酸血症的形成后,5%~15% 的高尿酸血症患者会发展成为痛风。高尿酸血症发生与尿酸生成增多和尿酸排泄减少有关。急性关节炎是由于尿酸盐结晶沉积引起的炎症反应。长期尿酸盐结晶沉积招致单核细胞、上皮细胞和巨噬细胞浸润,形成异物结节即痛风石。

内源性尿酸为体内嘌呤代谢的终产物,机体内源性嘌呤由细胞代谢分解的核酸和其他嘌呤类化合物经酶的作用分解而产生。嘌呤核苷酸的体内合成可以通过从头合成(主要合成途径)和补救合成(次要合成途径)两种途径。体内可以通过多个生化步骤从头合成嘌呤核苷酸。嘌呤合成的主要途径中,酰胺磷酸核糖转移酶(amidotransferase)、磷酸核糖焦磷酸(PRPP)合成酶以及谷氨酰胺可影响嘌呤合成和尿酸产生速率。嘌呤生成的次要途径通过腺嘌呤磷酸核糖转移酶(APRT)和次黄嘌呤 - 鸟嘌呤磷酸核糖转移酶(HGPRT)的催化,由磷酸核糖焦磷酸(PRPP)提供磷酸核糖,腺嘌呤、次黄嘌呤、鸟嘌呤分别形成腺嘌呤单核苷酸(AMP)、次黄嘌呤单核苷酸(IMP)和鸟嘌呤单核苷酸(GMP)。磷酸核糖焦磷酸(PRPP)合成酶活性增强和次黄嘌呤 - 鸟嘌呤磷酸核糖转移酶(HGPRT)活性降低是两个伴性遗传的嘌呤代谢缺陷,引起嘌呤产生过多、高尿酸血症、高尿酸尿症。外源性尿酸约占体内总尿酸20%,来自富含嘌呤或核蛋白的食物。食物引起的尿酸生成与食物的嘌呤含量成比例。

嘌呤核苷的分解加速也可以引起高尿酸尿症。细胞转换加速、增殖性疾病、细胞死亡状态下嘌呤代谢增强,如白血病、恶性肿瘤细胞毒性药物化疗后、溶血、横纹肌溶解等。高尿酸血症还可以来自骨骼肌 ATP 大量分解,见于剧烈运动后、严重的癫痫持续状态发作等。此外,心肌梗死、急性呼吸衰竭均可引起 ATP 分解加速产生大量嘌呤,引起高尿酸血症。

痛风患者中有 90% 是由尿酸排泄减少所致。正常人每日排泄尿酸约 600mg,通过肠道排泄约 1/3,60%~70% 尿酸通过肾脏随尿排泄,是最主要的排泄途径。当尿酸随血液循环流入肾小球时,几乎全部由肾小球滤过,其中大多数被近端肾小管重吸收,然后又由远曲小管分泌而随尿排泄,所以完整的肾小球和肾小管功能状态是保证尿酸排泄的重要条件。肾脏病变时,尿酸排泄减少,血中尿酸升高而引起痛风;某些药物和物质也可引起尿酸排泄减少,血尿酸水平升高,如噻嗪类及袢利尿剂、小剂量阿司匹林、烟酸、乳酸、β- 羟丁酸、乙酰乙酸、果糖、酒精等。

(三) 痛风的临床表现

痛风自然病程可分为无症状期、急性关节炎期及间歇期、痛风石及慢性关节炎期三个阶段。在无症状期仅有波动性或持续性高尿酸血症;急性期以急性痛风性关节炎为最常见的症状,后期可出现痛风石及慢性关节炎期。痛风累及肾脏可表现为痛风性肾病、尿酸性肾石病、急性肾衰竭。痛风患者还常伴有肥胖、高脂血症、高血压、糖耐量异常或 2 型糖尿病、动脉硬化和冠心病等代谢性疾病,超过 50% 的痛风患者为超重或肥胖。临床上多见于 40 岁以上男性,女性多在更年期后发病,近年发病有年轻化趋势,我国患者平均年龄为48.28 岁(男性 47.95 岁,女性 53.14 岁),男:女为 15:1。痛风患者常有家族遗传史。

(四)痛风的诊断

2018 年欧洲抗风湿病联盟推荐三步诊断痛风:第一步,寻找关节滑液或痛风石抽吸物中的尿酸单钠晶体。如果第一步不可行,第二步通过临床诊断[建立在存在高尿酸血症和痛风相关临床特征的基础上,满足下列特征时考虑临床诊断(高度怀疑但非特异性表现):足部(特别是第一跖趾关节)或踝关节单关节受累,之前类似的急性关节炎发作史,快速开始的剧烈疼痛和肿胀(24h 内达峰),皮肤发红,男性并存在相关的心血管疾病和高尿酸血症]。第三步,当痛风的临床诊断不确定且不能证实晶体时,建议寻找尿酸单钠晶体沉积的影像学证据,特别是超声或双能 CT。

二、营养代谢特点

随着生活水平的提高,痛风/高尿酸血症的患病率逐年增加,痛风与营养存在密切关系。

能量摄入过多导致机体超重或肥胖,可以引起机体胰岛素抵抗,高胰岛素血症可促进尿酸的重吸收,使血尿酸升高。但肥胖痛风患者减重过程中,也不宜过快,以免机体产生大量酮体,与尿酸竞争排出造成血尿酸升高,促使痛风急性发作。

适量碳水化合物可防止组织分解及酮体产生,增加尿酸排泄。但含大量果糖食物需谨慎食用:果糖可增加腺嘌呤核苷酸分解,加速尿酸合成,富含果糖的饮料有橙汁、苹果汁等。蜂蜜果糖含量高,不宜食用。蔗糖和甜菜糖分解后会产生果糖,故应少食。

畜禽肉类、海产品、大豆等蛋白质类食物,嘌呤含量高,大量摄入可导致嘌呤摄入过多,进而诱发痛风。尽量少用或不用动物的内脏、肉类,若要用可将瘦肉、禽类经煮沸后弃汤少量食用。因鸡蛋牛奶不含核蛋白,应该是痛风患者首选补充蛋白质的理想食物。奶制品摄入与尿酸水平之间呈负相关,脱脂奶粉对急性痛风发作有抗炎作用,但酸奶因含有较多的乳酸,对痛风患者不利,故不宜饮用。大豆制品在加工、制作、烹饪过程中,有相当一部分嘌呤会溶解于水而被去除,可摄取。

高脂饮食将会减少尿酸的排泄而导致血尿酸升高。注意调整脂肪酸来源和比例。用含有单/多不饱和脂肪酸食物替代含饱和脂肪酸的食物,可降低痛风患者尿酸水平,并减少痛风发作次数。

B 族维生素、维生素 C 可促进尿酸盐溶解。痛风患者长期忌嘌呤、低嘌呤饮食,限制了肉类、内脏和豆制品摄入,应适当补充铁剂及多种微量元素。

新鲜蔬菜和水果类呈碱性食物,摄入后可调节尿 pH,尤其是在尿 pH<6.0 时,可促使尿液保持碱性,以增加尿酸的溶解度,利于尿酸排泄,避免结石形成。有研究证明,食用樱桃也可能减少急性痛风发作的频率。

三、营养康复治疗

(一)痛风患者尿酸控制目标

2019 年《中国高尿酸血症及痛风诊疗指南》推荐,所有痛风患者血尿酸水平控制<

360μmol/L;存在下列情况之一:痛风发作次数≥2次/年、痛风石、慢性痛风性关节炎、肾结石、慢性肾脏疾病、高血压、糖尿病、血脂异常、脑卒中、缺血性心脏病、心力衰竭和发病年龄<40岁,痛风患者血尿酸水平控制<300μmol/L;不推荐将血尿酸长期控制在<180μmol/L。

（二）痛风的营养康复治疗原则

2016年欧洲抗风湿联盟及2019年《中国高尿酸血症及痛风诊疗指南》建议痛风患者应遵循以下营养原则:控制体重;鼓励奶制品及新鲜蔬菜的摄入;减少高嘌呤食物的摄入;减少富含果糖饮料的摄入;大量饮水;限酒;适量运动;规律作息。

1. 合理膳食结构,控制体重

（1）控制总能量摄入以维持适宜体重:肥胖者总能量给予应根据其理想体重,按20~25kcal/(kg·d)以减轻体重。减体重应遵循循序渐进原则,切忌过快减重。

（2）适量碳水化合物:建议占总能量比值50%~60%。

（3）低脂饮食:脂肪占总能量<30%,注意调整脂肪酸来源和比例,用含单/多不饱和脂肪酸食物替代含饱和脂肪酸的食物。

（4）适量蛋白质:蛋白质摄入量以0.8~1g/kg为宜。当慢性痛风并发痛风性肾病,患者出现间歇性蛋白尿时,应根据蛋白的丢失量及血浆蛋白量给予适当补充,而发生痛风性肾功能不全时应限制蛋白摄入,以减轻肾脏的负荷,避免发生急性肾衰竭。

（5）低盐饮食:每人摄入盐量<6g/d。

（6）适当补充维生素和矿物质。

2. 鼓励奶制品与新鲜蔬菜摄入　《中国居民膳食指南（2022）》建议,每日奶及奶制品摄入300~500g,蔬菜摄入300~500g。

3. 避免高嘌呤饮食　停止摄入嘌呤,可使痛风患者血尿酸降低30~90μmol/L。每人日常嘌呤摄入量为600~1 000mg/d。在痛风急性期,应<150mg/d,宜选择嘌呤含量低（<25mg/100g）的食物;缓解期以平衡膳食为原则,可适量选择中等嘌呤含量（25~150mg/100g）食物。但无论处于急性期还是缓解期,均应避免高嘌呤食物（>150mg/100g）的选用。

4. 减少富含果糖饮料摄食。

5. 充足饮水　充足水分利于尿酸排泄,建议每人饮水2 000~3 000mL/d,伴肾结石最好达到3 000mL以上。为防止夜尿浓缩,夜间也应补充水分。以白开水、淡茶水、矿泉水为主。咖啡摄入量与痛风呈负相关,但女性应适量,防止骨质疏松发生。

6. 少量或避免饮酒　饮酒不仅增加尿酸合成,还可抑制肾小管分泌尿酸,造成尿酸排泄减少。酒的摄入量与痛风发作呈正相关。啤酒与痛风相关性最强,烈酒次之,葡萄酒中度饮用与痛风发生无相关性,但>300mL/d时会引起痛风的急性发作。

7. 适当运动　运动可减少内脏脂肪,减轻胰岛素抵抗。可采用散步、游泳、太极拳等有氧运动。因乳酸增加能竞争抑制肾小管尿酸的分泌,使血尿酸水平增高,所以应避免剧烈活动。

8. 养成良好的饮食习惯　三餐规律,避免暴饮暴食,忌刺激性调味品。暴饮暴食,或一餐中进食大量肉类常是痛风性关节炎急性发作的诱因,痛风患者饮食要定时定量,也可少食多餐。尽量避免食用刺激性调味品如辣椒、咖喱、胡椒、花椒、芥末、生姜等。

四、食谱推荐

（一）常见食物的嘌呤含量

痛风患者急性期嘌呤摄入量应<150mg/d,宜选择嘌呤含量低（<25mg/100g）的食物;缓解

期以平衡膳食为原则,可适量选择中等嘌呤含量(25~150mg/100g)食物。但无论处于急性期还是缓解期,均应避免高嘌呤食物(>150mg/100g)的选用。常见食物的嘌呤含量见表2-5-4。

表2-5-4　常见食物的嘌呤含量

	低嘌呤 (<25mg/100g)	中等嘌呤 (25~150mg/100g)	高嘌呤 (>150mg/100g)
谷类	大米、小米、小麦面粉、玉米、高粱、燕麦		
杂豆类		绿豆、红豆、四季豆、豌豆、豇豆	
薯类	马铃薯、芋头、红薯		
蔬菜	白菜、苋菜、芥蓝、芹菜、韭菜、韭黄、苦瓜、黄瓜、冬瓜、丝瓜、胡瓜、茄子、胡萝卜、萝卜、青椒、洋葱、番茄、木耳、腌菜等	菠菜、花椰菜、茼蒿、蘑菇、海带、笋干、金针菇、银耳	豆芽、豆苗、紫菜、香菇、芦笋
水果	各种水果		
畜禽肉类	猪血、猪皮	牛肚、牛肉、兔肉、羊肉、鸭肠、瘦猪肉、猪肚、猪肾、猪肺、鸡肉、鸡心	猪肝、猪大肠、鸡肝、鸭肝、肉脯、浓肉汁、肉馅
鱼虾海鲜类	海参、海蜇皮	鱼丸、螃蟹、乌贼、鳝鱼、鲤鱼、虾、草鱼	蛤蜊、牡蛎、干贝、带鱼、鲳鱼、鲢鱼、乌鱼、鲨鱼、海鳗
豆类及豆制品		豆腐、豆腐干、千张、豆浆	黄豆、扁豆
奶类蛋类	乳类及乳制品、蛋类		
坚果		花生、腰果、栗子、莲子、杏仁	

(二)痛风不同阶段参考食谱

痛风急性期参考食谱、间歇期参考食谱分别见表2-5-5、表2-5-6。

表2-5-5　痛风急性期参考食谱

餐次	食品名称	主要食材
早餐	脱脂牛奶	脱脂牛奶300mL
	燕麦	燕麦50g
	素拌芹菜	芹菜100g
午餐	米饭	大米70g
	红薯	红薯100g
	番茄炒蛋	番茄200g　鸡蛋60g
	猪血炒蒜苗	蒜苗100g　猪血100g

续表

餐次	食品名称	主要食材
晚餐	馒头	全麦面粉100g
	黄瓜拌海蜇	黄瓜100g 海蜇150g
	苹果	苹果200g
营养分析	能量：6 824.1kJ（1 631kcal） 蛋白质69g 脂肪39g 碳水化合物251g	

备注：

该食谱以身高170cm，体重75kg，轻体力劳动的痛风急性期患者为例，可结合患者的实际情况酌情调整。

该食谱使用食盐5g，烹调油25g。食品原料重量为可食部生重。

表 2-5-6　痛风间歇期参考食谱

餐次	食品名称	主要食材
早餐	脱脂牛奶	脱脂牛奶300mL
	燕麦	燕麦30g
	拌海带	拌海带100g
	鸡蛋	鸡蛋60g
加餐	乳清蛋白粉	乳清蛋白粉20g
午餐	米饭	大米50g
	红薯	红薯100g
	洋葱炒肉	洋葱200g，猪肉50g
	樱桃	樱桃200g
晚餐	大米	大米50g
	红烧刀鱼	刀鱼50g
	清炒蘑菇	白蘑菇100g
营养分析	能量：5 857.6kJ（1 400kcal） 蛋白质80g 脂肪40g 碳水化合物180g	

备注：

1）该食谱以身高170cm，体重75kg，轻体力劳动的痛风间歇期患者为例制订的低能量高蛋白减重食谱，可结合患者的实际情况酌情调整。

2）该食谱使用食盐5g，烹调油25g。食品原料重量为可食部生重。

（顾　萍）

第三节　肥胖症营养康复治疗

一、概述

肥胖是一种以体内脂肪过量堆积和 / 或局部脂肪含量增多及分布异常为特征的慢性代

谢性疾病,由遗传、环境、内分泌调节异常等因素协同作用致病。根据发病原因不同,肥胖可分为遗传性肥胖、继发性肥胖和单纯性肥胖,其中95%以上为单纯性肥胖,与环境因素中的饮食生活行为方式不良密切相关。轻度的肥胖通常不会有明显症状,但中度至重度的肥胖常可引起气促、关节疼痛、月经紊乱、焦虑、抑郁等,且是糖尿病、心血管疾病、肿瘤等慢性非传染性疾病的重要危险因素和病理基础。

目前国际上尚无统一的肥胖诊断标准,常用人体测量学指标评定,包括:

1. 体重指数(body mass index,BMI) 肥胖评价的常规指标,我国制定的成人超重和肥胖界限值为:$18.5kg/m^2 \leqslant BMI < 24kg/m^2$ 为体重正常,$24kg/m^2 \leqslant BMI < 28kg/m^2$ 为超重,$BMI \geqslant 28kg/m^2$ 为肥胖。对于肌肉衰减的老年人和体育运动人员可能不准确。

$$BMI(kg/m^2) = 体重(kg)/身高(m)^2$$

2. 腰围(waist circumference,WC) 常用于衡量有无腹型肥胖及其程度,可作为独立诊断肥胖的指标。男性大于90cm,女性大于85cm可诊断为腹型肥胖。腰/臀比(waist-to-hip ratio,WHR)也可以作为腹型肥胖的评价指标,评价标准为:男性大于0.9,女性大于0.8。

3. 体脂率(body fat rate,BF%) 人体脂肪组织重量占总体重的百分比。男性正常15%~20%,女性正常20%~30%。

4. 理想体重 理想体重(kg)= 身高(cm)−105。理想体重 ±10% 为正常,10.0~19.9%为超重,>20.0% 以上为肥胖。

5. 其他方法 通过CT、MRI或人体成分生物电阻抗方法测定皮下脂肪分布或重量、内脏脂肪量,但不作为常规检查。

根据2015—2019年数据分析显示,我国成年人中有34.3%的人超重和16.4%的人肥胖,这与近年来中国饮食模式发生了重大变化,动物性食品、精制谷物和高度加工、高糖、高脂肪食品的消费量增加,而伴随久坐行为的增加、体育活动水平不断下降密切相关。

二、营养代谢特点

(一)能量

肥胖最根本的原因在于能量摄入大于能量消耗,从而使过多的能量以脂肪形式贮存在体内。人体的一切生命活动都需要消耗能量,食物是机体能量的主要来源,当过量进食或摄入能量过多,超过机体所需要的能量,就会导致能量摄入过剩,进而引发肥胖。

影响能量摄入的因素有:①遗传因素:遗传因素导致的摄食量高于一般人群。②个人饮食习惯:喜好高糖高油类食物、进食过快、暴饮暴食、进食时间过长、喜欢吃零食、三餐分配不合理等,导致的全天总食物摄入量过多或摄入高能量密度食物过多。③社会、环境、心理因素:经济水平高、食物来源丰富、食物可及性高、宗教习俗等影响食物的摄入量和食物选择。④疾病因素:皮质醇增多症、神经性多食症等导致食欲亢进的疾病会引发大量进食。需注意糖尿病和甲亢患者虽进食增加,但多呈现体重下降。而影响能量消耗的因素有基础代谢、身体活动、食物热效应,以及儿童生长发育和孕妇、乳母额外能量消耗。通常瘦高、体表面积大、活动强度大或活动量多的人群能量消耗会显著高于矮胖、活动强度小或活动量少的人群。

(二)宏量营养素

宏量营养素包括碳水化合物、脂肪和蛋白质,是食物中提供能量的三大产能营养素。碳水化合物和脂肪摄入量的增加是导致能量摄入超标的主要原因。近年来越来越多研究证据显示,比起碳水化合物的摄入量,碳水化合物的类型对肥胖起着更决定性的作用。根据碳水化合物 - 胰岛素理论,精制碳水食物,如蔗糖、糕点、精制谷物更容易引起餐后血糖升高和胰岛素水平快速变化,促使人体发生腹型肥胖。脂肪方面,适量补充鱼油和中链脂肪酸也有助于减重和肥胖并发症的改善。在限能量情况下,高蛋白质比例的膳食及低升糖指数的膳食更有助于体重减轻。高蛋白膳食更有助于增强饱腹感、减轻瘦体重丢失,更能显著减轻体重、缩小腰围。

(三) 微量营养素

肥胖人群中普遍存在着多种维生素和矿物质的缺乏,如肥胖人群中钙、铁、镁、锌、维生素 D、维生素 B_1、叶酸摄入不足比例增加,但其与肥胖的因果关系尚不明确。目前还没有确切的证据表明某种维生素或矿物质的营养状况能够影响肥胖的发生。但有研究表明,补充钙和维生素 D 有助于预防减重过程中骨质疏松的发生、能够降低代谢性炎症水平,对降低体重、脂肪含量有协同作用。维生素 B_1 和维生素 B_2 在体内参与物质和能量代谢,对肥胖的发生发展也起着一定的调控作用。

三、营养康复治疗

肥胖康复治疗主要包括医学饮食调整 / 生活方式干预、药物治疗、减重手术、体育活动及心理治疗。而营养康复治疗是各种治疗方法中都必不可少、贯穿始终的必要一环。具体方法如下:

(一) 营养治疗原则

肥胖的营养治疗主要通过减少饮食中的能量摄入、调整饮食结构,使饮食供给的能量低于机体实际消耗的能量,达到能量负平衡。营养治疗原则应在使患者能量负平衡状态下,遵循合理膳食和食物多样原则,兼顾个体化及健康风险进行饮食规划,通过合理搭配饮食,保证患者各种营养素的基本需求,维持患者身心健康,降低减重对机体造成的不良影响,并帮助其建立良好的饮食习惯。

(二) 营养治疗措施

1. 控制总能量摄入,合理制订减重目标　对肥胖患者的能量限制要结合年龄、性别、伴有的慢性病、身体状况、生活和饮食习惯以及肥胖程度等个体化区别对待。一般根据肥胖程度不同,轻度肥胖的成年患者,在正常供给能量基础上按每天少供给能量 523~1 046kJ 的标准来确定其一日三餐的能量供给,每月可稳步减重 0.5~1kg;中度肥胖患者,每天减少 628~2 092kJ 的能量供给比较适宜;而重度肥胖患者,必须严格限制能量,每天以减少 2 092~4 184kJ 的能量供给为宜,可以每周减重 0.5~1kg。对于少数极度肥胖患者可在 MDT 团队规律监测、严密随诊的条件下,短期选择极低能量代餐食品(<3 347kJ/d)进行治疗。肥胖儿童和青少年可在保证正常生长所需能量的前提下,减少能量供给,调整饮食结构,但不建议选择极低能量饮食。对于超重和肥胖的孕妇需保证其胎儿正常发育及孕妇营养需要,结合生活方式干预合理控制能量。老年肥胖患者多数有漫长的肥胖史和多种慢性病,缓慢减少体重或保持体重不再继续增长要比快速减少体重更为重要。此外,对能量的控制要循序渐进,逐步降低体重。一般认为,在 6 个月内降体重降低 5%~15% 是可行且有利于维持健康状态的减重目标,对于重度肥胖患者来说,可在 6 个月将体重降低 20%。

2. 调整膳食模式和营养素摄入

(1) 选择适合的膳食模式:在同等能量限制的前提下,宏量营养素的构成比及来源不同，对机体能量代谢及健康效应也不同。目前比较公认的医学营养减重膳食模式主要包括：

1）限能量平衡膳食（calorie restrict diet，CRD）：是指在目标能量摄入基础上每日减少能量摄入 2 092~4 184kJ（男性 5 021~5 858kJ，女性为 4 184~5 021kJ），或较推荐摄入量减少 1/3 总能量。碳水化合物供能占总量 55%~60%，脂肪占供能总能量 25%~30%。CRD 模式能有效减轻肥胖者体重、体脂含量，减轻机体炎症反应、降低代谢综合征组分、减少心血管疾病因素等。适用于所有年龄阶段及不同程度的超重及肥胖人群。

2）高蛋白膳食（high protein diet，HPD）：一类每日蛋白质摄入量超过每日总能量的 20% 或 1.5g/（kg·d），但一般不超过每日总能量的 30% 或 >2.0g/（kg·d）的膳食模式。HPD 模式有助于增加饱腹感和静息能量消耗，有利于减轻体重和体脂，同时保留瘦体重，更有利于腹型肥胖和内脏脂肪高人群，有助于高血糖和糖尿病患者人群血糖控制。对肝肾功能异常者可能不适用。

3）间歇性能量限制（intermittent energy restriction，IER）：即轻断食。一般采用 5+2 模式，即一周内 5d 相对正常进食，其他 2d（非连续）摄取平常膳食 1/4 的能量（约为男性 2 510kJ/d，女性 2 092kJ/d）。IER 模式有利于体重控制和代谢改善，且患者依从性好，较易长期坚持，但易出现营养代谢紊乱。不适用于儿童、孕妇和老人，长时间（如超过两个月）应在营养师指导下进行。

（2）食物选择

1）蛋白质：增加优质蛋白质食物摄入，多选择乳类、鱼禽和大豆类食物，奶类选用低脂和/或脱脂奶。动物蛋白尤其是乳类蛋白质对肌肉蛋白合成更有效。

2）碳水化合物：应以复杂碳水化合物食物以及富含膳食纤维的食物为主，包括全谷物、薯类和杂豆，如玉米面、燕麦、土豆、山药等。严格限制简单碳水化合物如蔗糖、果葡糖浆、含糖饮料、果汁、巧克力及高碳水零食等。

3）脂肪：选择含单不饱和脂肪酸和多不饱和脂肪酸丰富的油脂和食物，减少总脂肪尤其是饱和脂肪酸的动物油脂和食物摄入，限制高胆固醇的动物内脏摄入。烹调用油多选用橄榄油、菜籽油，严格限制高脂酱料，如花生酱、芝麻酱等。

4）充足的矿物质和维生素：肥胖患者在限制饮食期间，很容易导致某些微量营养素摄入缺乏，如 B 族维生素、维生素 D、钙、铁等，需要在饮食中合理搭配新鲜蔬菜、水果、豆类、奶类等富含这些维生素和矿物质的食物。新鲜蔬菜热量低、膳食纤维丰富、增加饱腹感，可不必限制，需注意富含淀粉的根茎类蔬菜应替换掉部分主食食用。水果应多选择低糖水果，并限制食用量。

5）增加膳食纤维摄入：每天应保证膳食纤维摄入量在 25~30g，高膳食纤维食物包括粗粮、蔬菜、水果等。高蛋白膳食治疗人群建议额外补充膳食纤维粉。

6）三餐合理分配及烹调：鼓励少食多餐，通常为 3 餐。三餐能量分配可参照早餐 27%、午餐 49%、晚餐 24% 的比例进行调整，即午餐>早餐>晚餐；食物分配上动物性蛋白和脂肪含量多的食物尽量安排在早餐和午餐吃，晚餐则以清淡为主，利于消化。食物烹调方法宜采用蒸、煮、炖、氽等，忌用油煎、炸的方法。低盐饮食，每日烹调用盐 3~5g 为宜。

（3）合理选择营养补充剂

1）蛋白粉：进行高蛋白膳食或限能量高蛋白膳食减重的肥胖患者，口服补充蛋白粉更有助于热量和脂肪的限制，减少瘦体重的流失。以乳清蛋白水解物、酪蛋白水解物或大豆蛋白来源的高蛋白膳食补充剂，均有助于减重，其中乳清蛋白对增肌更有效。

2）复合维生素和微量元素：限能量膳食尤其是极低能量饮食干预期间，应同时补充复合维生素和微量元素，以预防限制饮食所致的营养缺乏。对特定微量营养素（如叶酸、铁、钙）需求较高的人群，需注意叶酸、钙、铁的补充。乳制品来源的钙补充更有利于减重效果和骨钙维持。有维生素 D 缺乏风险的肥胖患者应注意维生素 D 补充，肌少症的老年肥胖患者建议每天补充 800~1 000U 维生素 D。

3）其他保健成分：补充鱼油、中链脂肪乳（MCT）、左旋肉碱、抗性淀粉（RS）可能有助于减重、改善血糖和血脂代谢，须在医生或营养医师指导下使用。

3. 增加体力活动 在饮食治疗的同时，还应该根据个人的年龄、身体状况等配合适当的运动，从而增加更多的能量消耗达到能量负平衡。推荐的减重运动方式为有氧运动结合抗阻运动。有氧运动能量通过增加能量消耗、脂肪供能比来减少体内脂肪的蓄积。抗阻运动可以通过增加瘦体重的比例提高代谢率或增加肌肉力量来增加身体活动量。建议每周增加至少 150min 的有氧运动（30~60min/d，每周大部分天数）；推荐更高水平的身体活动（每周200~300min）以维持体重下降及防止减重后体重反弹。

四、食谱推荐

以 20 岁成年女性为例，身高 160cm，体重 80kg，BMI 31.25kg/m^2，经营养诊断明确患者无其他肥胖并发症，肝肾功能正常，为单纯性肥胖。为其制订高蛋白膳食减重方案参考食谱见表 2-5-7。

1. 根据身高/体重情况计算总能量 总能量（kJ）= 理想体重（kg）×83.68kJ，得出该名女性每日总能量需要为 4 602kJ。

2. 计算三大营养素需要量 按能量分配比例计算，高蛋白膳食三大营养素供能比例分别为：蛋白质 30%，脂肪 30%，碳水化合物 40%。得出该女子需要蛋白质 82.5g，碳水化合物110g，脂肪 37g。

3. 参考食谱（表 2-5-7）

表 2-5-7 高蛋白膳食参考食谱

餐次	食品名称	主要食材
早餐	蛋白粉	86% 纯度乳清蛋白粉 15g
	水煮蛋	鸡蛋 60g
	凉拌海带丝	水发海带 100g
	膳食纤维冲剂	膳食纤维粉 15g
加餐	低 GI 饼干	低 GI 饼干 18g
午餐	燕麦饭	大米 20g 燕麦 20g
	番茄牛肉	牛腱子肉 50g 番茄 100g
	白菜炖豆腐	豆腐 100g 白菜 150g 虾皮 10g
	菌菇汤	杂菇 50g
加餐	苹果	100g

餐次	食品名称	主要食材
晚餐	烤土豆	土豆 100g
	煎带鱼	带鱼 50g
	肉末蒸茄子	茄子 150g　瘦猪肉 50g
	小白菜蛏子汤	小白菜 50g　蛏子 30g
加餐	脱脂牛奶	脱脂牛奶 200mL
营养分析	能量 4 820kJ（1 142kcal）　蛋白质 88g　脂肪 38g　碳水化合物 112g	
	膳食纤维 25g　钙 1 022mg　铁 27mg　维生素 D 3.6μg　维生素 B$_1$ 1.1mg　维生素 B$_2$ 1.3mg　叶酸 170.9μg	

备注：

1）该食谱以身高 160cm，体重 80kg，轻体力劳动的单纯性肥胖患者为例，可结合患者个人实际情况酌情调整。

2）该食谱使用食盐 5g，烹调油 15g。食品原料重量为可食部生重。

3）食物中维生素 D 含量少，应多进行户外活动通过日照增加自身维生素 D 合成，缺乏人群可在医生指导下服用维生素 D 补充剂。

（顾　萍）

第四节　骨质疏松症营养康复治疗

一、概述

骨质疏松症（osteoporosis，OP）是一种以骨量低，骨组织微结构损坏，导致骨脆性增加，易发生骨折为特征的全身性骨病。骨质疏松症初期通常没有明显的临床表现，随病情进展，可出现骨痛、脊柱变形、骨质疏松性骨折等后果。

骨质疏松症可发生于不同年龄段，但多见于绝经后女性和老年男性。根据病因不同可分为原发性和继发性两大类。原发性骨质疏松症包括绝经后骨质疏松症（Ⅰ型）、老年骨质疏松症（Ⅱ型）和特发性骨质疏松症（包括青少年型）。绝经后骨质疏松症一般发生在女性绝经后 5~10 年内，主要由于绝经后雌激素水平降低，雌激素对破骨细胞的抑制作用减弱，导致骨吸收功能增强。老年骨质疏松症一般指 70 岁以后发生的骨质疏松，一方面由于增龄造成骨重建失衡，导致进行性骨丢失；另一方面，增龄和雌激素缺乏导致免疫系统低度活化，机体处于促炎性反应状态，可导致骨量减少和骨强度降低。特发性骨质疏松症多见于 8~14 岁青少年，多伴有遗传家族史。骨质疏松症的诊断标准主要依据以下三项中的任意一条：①髋部或椎体脆性骨折；② DXA 测量的中轴骨骨密度或桡骨远端 1/3 骨密度的 T 值≤-2.5；③骨密度测量符合低骨量（-2.5<T 值<-1.0）+ 肱骨近端、骨盆或前臂远端脆性骨折［T 值 =（实测值 - 同种族同性别正常青年人峰值骨密度）/ 同种族同性别正常青年人峰值骨密度的标准差］。

根据我国 2018 年的骨质疏松症流行病学调查结果显示：我国 50 岁以上的骨质疏松患病率为 19.2%，其中男性 6.0%，女性 32.1%；而 65 岁以上骨质疏松的患病率为 32.0%，其中男性 10.7%，而女性为 51.6%。骨质疏松性骨折的危害巨大，是老年患者致残和致死的主要原因之一。目前已经有多种药物用于骨质疏松症的治疗，但在防治骨质疏松的过程中，不能忽视多种营养物质的作用，保证摄入足够的营养物质，对骨质疏松患者的治疗和康复至关重要。

二、营养代谢特点

（一）矿物质

1. 钙 机体中 99% 的钙量都存在于骨骼系统中，以羟磷灰石形式维持骨骼强度，并与循环中可溶性钙保持动态平衡。钙的摄入量与青年时骨峰值的高低以及年老时骨丢失速度有关。青少年期钙摄入充足、骨密度峰值形成后，长期保证足量钙摄入，可降低衰老等自然因素和各种特殊生理、病理因素作用下的钙流失，减缓骨质疏松速度。

2. 磷 人体内约有 85% 的磷存在于骨骼中，与钙结合以羟磷灰石形式存在。膳食中的钙磷比例会影响钙吸收，钙磷比例低的饮食会增加血甲状旁腺激素（parathyroid hormone，PTH）和尿钙水平，增加骨盐流失。但在钙摄入充足的情况下，高磷饮食对骨代谢的影响会减弱或抵消。膳食中钙磷比例在儿童为 1:1、成人为 2:1~1:2 时有利于增加钙吸收。

3. 镁 体内 1/2 以上的镁元素位于骨中，参与体内多种酶促反应，并可调节体内钙、钾稳态，影响 PTH 分泌，对钙代谢和骨健康具有重要作用。低镁血症能减少 PTH 的分泌，并使靶器官产生 PTH 抵抗，从而阻碍体内活性维生素 D 的合成和导致低钙血症。

4. 钠和钾 高钠膳食会增加尿钙排出，增加骨量丢失的风险。大约每增加 2.3g（100mmol）钠摄入，就会增加 40mg（1mmol）的尿钙排出。但长期低钠血症的患者，也会出现骨质疏松风险明显增高，可能与低钠血症激活破骨细胞活性导致骨吸收释放骨基质中的钠有关。膳食钾会降低钙从尿中的排出。

5. 锌 锌是骨细胞合成关键酶碱性磷酸酶的辅因子，对骨矿化起着重要作用。锌缺乏伴随着骨重塑的不平衡。

（二）维生素

1. 维生素 D 维生素 D 在促进钙吸收和骨矿化过程中起着重要作用，可双向调节骨矿物质代谢。一方面，$1,25\text{-}(OH)_2D$ 可促进肠道钙吸收和调控成骨细胞合成骨钙素，从而促进骨形成；另一方面，$1,25\text{-}(OH)_2D$ 也能促进前体破骨细胞分化，增加破骨细胞数量，引起骨吸收增加。此外，维生素 D 缺乏还会影响骨骼肌的功能，补充维生素 D 能够改善神经肌肉协调作用，减少摔倒和骨折发生风险。维生素 D 联合钙剂补充可以显著增加绝经后女性 BMD 和降低骨折率。

2. 维生素 K 维生素 K 是 γ- 谷氨酸羧化酶的辅因子，参与包括骨钙素在内的多种骨代谢相关蛋白的羧化，促进骨基质生成和钙结合。同时，维生素 K 还通过抑制 NF-κB 活化等途径促进成骨、抑制骨吸收，双向调节骨代谢平衡，是一种对骨健康重要的维生素。多数观察性研究表明，血清维生素 K_1 水平低以及维生素 K_1、K_2 膳食摄入量低，均与骨折风险升高相关，但膳食维生素 K 摄入与骨密度的相关性研究结果尚不一致。

3. 维生素 C 维生素 C 在促进胶原蛋白合成、骨基质发育、促进软骨细胞和成骨细胞分化、限制骨吸收方面发挥重要作用。2018 年纳入 38 项 106 741 名成人的观察性研究的

Meta 分析发现,高膳食维生素 C 摄入组相比低摄入组,股骨颈和腰椎骨密度更高,降低 29% 髋部骨折发生风险,降低 33% 骨质疏松发生风险,降低髋骨骨折风险。但尚缺乏大样本高质量的随机双盲临床研究证据。

4. 维生素 A　维生素 A 参与骨胶原和黏多糖的合成,后两者是骨基质的成分,对骨钙化有利。维生素 A 摄入量与血清维生素 A 水平对骨折风险的影响呈 U 型量效关系。维生素 A 水平过高(>1 500μg RE/d)或过低(<1 500μg RE/d)都有害于骨骼健康。

（三）蛋白质与骨质疏松症

充足的蛋白质摄入有助于维持骨骼和肌肉功能,降低骨质疏松性骨折后并发症的风险。蛋白质也是骨合成胶原蛋白的主要营养物质。2017 年的一项 Meta 分析研究表明,较高的蛋白质摄入量可能对保护腰椎骨密度有益,并且与较低的髋部骨折风险相关。有关高蛋白膳食带来的酸负荷对骨骼健康的影响也已明确,越来越多证据表明,尽管高蛋白摄入时尿钙增高,但在钙摄入充分情况下,较高的蛋白质摄入依然具有增强骨密度值、减缓骨丢失的作用。

（四）植物化学物

1. 黄酮类化合物　黄酮类化合物是广泛存在于植物中的脂溶性多酚类化合物,是一种“天然的植物雌激素”,主要存在于大豆中,以及其他柑橘类水果、黄瓜、茶和红酒等。2020 年的一项纳入 52 项随机对照研究的 Meta 分析研究表明,补充大豆异黄酮能够显著改善腰椎、髋关节和股骨颈的骨密度,预防骨质疏松相关的骨丢失。但尚缺乏食物摄入黄酮类化合物对骨密度影响的有效证据。

2. 咖啡因　咖啡因及与其相关的甲基黄嘌呤广泛存在于植物中,如咖啡豆、茶叶等,并作为添加剂加入碳酸饮料及能量饮料中等。研究表明,咖啡因会影响肠道钙吸收,增加尿钙流失,影响体内钙平衡。每天摄入>300mg 咖啡因的老年女性较低咖啡因摄入老年女性的骨质流失更多。但也有研究表明,在钙摄入充足的情况下,咖啡因摄入对绝经后女性腰椎及全身骨密度无显著影响。

三、营养康复治疗

充足合理的营养素摄入对维持骨骼健康十分必要,调整膳食结构和各种营养素的摄入量在一定程度上能够预防和减缓骨质疏松的发生和进一步的骨质流失。因此,骨质疏松症的营养康复治疗目的是通过调整饮食或应用营养补充剂,补充蛋白质、钙、磷及维生素 D 等骨代谢相关营养素,从而维持骨量和骨质量,有效防治骨质疏松,避免跌倒和骨折。

（一）营养治疗原则

1. 膳食多样,均衡饮食　平均每天摄入 12 种以上食物,每周 25 种以上,包括谷薯类、蔬菜水果类、畜禽鱼蛋奶类、大豆坚果类等食物,其中以谷类为主。

2. 保证谷薯类摄入　每天谷类食物 200~300g,其中全谷物和杂豆类 50~150g;薯类 50~100g;蔬菜 300~500g,其中深色蔬菜应占 1/2;新鲜水果 200~350g。果汁不能代替鲜果。

3. 充足的蛋白质摄入　优先选择鱼、禽类,每周摄入鱼、虾类水产品 280~525g,畜禽肉 280~525g,蛋类 280~350g,平均每天摄入总量 120~200g;每天 1 个鸡蛋,不弃蛋黄;经常吃豆制品,适量吃坚果;保证奶及奶制品摄入,摄入量相当于每天液态奶 300g(约 300mL)为宜。

4. 足量饮水　成年人每天 7~8 杯(1 500~1 700mL),提倡饮用白开水和淡茶水;不喝或少喝含糖饮料、咖啡及碳酸饮料。

5. 清淡饮食　少吃高盐和油炸食品。成人每天食盐不超过 5g,每天烹调油 25~30g,食物要煮熟煮透。

6. 控制添加糖的摄入量　每天摄入不超过 50g,最好控制在 25g 以下。

7. 少食用烟熏和腌制肉制品　戒烟限酒。如遇到食品采购困难,或因长期食欲缺乏、疾病等原因导致食物摄入量减少,可应用营养制剂进行补充(均衡型肠内营养制剂,蛋白质补充剂及维生素矿物质补充剂等)。

(二)营养治疗方法

1. 能量　能量摄入应根据年龄、BMI、体力活动和疾病状况等个体化制订。建议:①对于 BMI 18.5~28kg/m² 的成年人,根据标准体重[标准体重(kg)= 身高(cm)−105]及体力劳动程度计算每日能量摄入,即每日能量需要量 = 标准体重 ×(105~167)kJ,维持体重在 BMI 18.5~24.0kg/m²。②对于饮食不足、存在营养不良风险的老年患者及慢性消耗性基础疾病患者,或 BMI<18.5kg/m² 的患者,可应用全营养型口服营养补充剂进行营养补充,每天额外补充不少于 1 674~2 510kJ 热量,以达到健康体重。③对于并发糖尿病、肾功能减退、心脑血管疾病等慢性病的骨质疏松患者,目前尚无针对性的膳食营养研究,建议继续采用与现有慢性病管理一致的膳食管理模式和方案。

2. 蛋白质　建议骨质疏松症患者及高危人群在钙摄入充足的前提下,每日摄入蛋白质 0.8~1.0g/kg。蛋白质摄入应均衡分配到一日三餐中,更加有利于蛋白质的合成。

3. 矿物质

(1)钙:成年人应每日摄入钙 800mg,中老年人每日摄入 1 000mg。为预防骨质疏松症,老人每日钙摄入量可提高至 1 000~1 200mg。应优先通过食物补充钙,首选奶和奶制品。每天至少摄入 300g(300mL)牛奶或相当量奶制品,乳糖不耐受者可择无乳糖牛奶或酸奶。100mL 牛奶含钙约 100~120mg,500~600mg 元素钙相当于 500~600mL 牛奶。其他含钙丰富的食物有虾皮、芝麻酱、海带、紫菜、黑木耳、干酪、绿叶菜、核桃等。食物中补充不足或吸收不良者,可以在医师指导下服用钙剂。

(2)磷:日常饮食很难出现磷缺乏,无需常规补磷。但需注意,在钙摄入不足的情况下,应避免高磷饮食,钙磷乘积<35(mmol/L)² 时会影响骨矿化。高磷食物包括:高蛋白的畜禽鱼肉类,奶酪、蛋黄、燕麦、加工食品和苏打水等。

此外,镁锌铜锰等微量元素参与骨代谢,虽无建议防治骨质疏松常规补充,但应注意避免饮食缺乏。

4. 维生素

(1)维生素 D:我国人群普遍缺乏维生素 D,尤其是绝经后妇女及老年人。维生素 D 缺乏可通过阳光照射、食物和维生素 D 制剂补充。对于日照不足或维生素 D 缺乏的人群,可根据基础 25-(OH)D 水平确定维生素 D 补充剂量。《中国居民膳食营养素参考摄入量(2023版)》建议,成人推荐维生素 D 摄入量为 400IU(10μg)/d,65 岁及以上老年人推荐摄入量为 600IU(15μg)/d;可耐受最高摄入量为 2 000IU(50μg)/d;维生素 D 用于骨质疏松症防治时剂量可为 800~1 200IU/d。

(2)其他维生素:维生素 K、C、A、E 与骨骼健康具有相关性,但目前尚无针对骨质疏松症防治的推荐剂量。推荐骨质疏松患者遵照中国营养学会《中国居民膳食营养素参考摄入量(2023版)》进行补充,其中中国成人维生素 K 的适宜摄入量为 80μg/d,主要来源于深色绿叶蔬菜、肝脏、鱼肉、海带、紫花苜蓿、奶酪、蛋黄、海藻类、鱼肝油等；成人每天维生素 C 摄入量应达到 200mg 以预防各种慢性疾病，老年人应特别注意增加膳食中富含维生素 C 的食物摄入，骨质疏松患者应尽可能增加蔬菜水果等的摄入以增加膳食维生素 C 的摄入；成人维生素 A 的摄入量为：男性 800μg RE/d，女性 700μg RE/d；维生素 E 的适宜摄入量为 14mg/d。

5. 科学烹调　谷类、蔬菜等植物性食物中含有较多的草酸、植酸、磷酸，可以与钙形成难溶的盐类，影响钙的吸收。骨质疏松患者在食用高草酸蔬菜（如菠菜、苋菜、马齿苋、甜菜等）时，可短暂焯水处理。面粉、米粉等可采用发酵的方式烹制，能够使植酸水解。在饮食中适当加入含硫多的蔬菜（如洋葱、蒜头），有助于强化骨骼。限制高钠食品及食盐摄入。

四、食谱推荐

（一）食物选择

1. 宜选食物　多选择含钙丰富的奶类、豆类、鱼虾贝类、绿叶菜、海藻等，其中，蛋奶类中干酪钙含量最高为 799mg/100g，酸奶、鲜牛奶、鸡蛋、鸡蛋黄的钙含量依次为 128mg/100g、113mg/100g、56mg/100g、112mg/100g；鱼虾贝类中含钙量较高的依次是螺 722mg/100g、河虾 325mg/100g、青鱼 299mg/100g；豆类坚果类里豆腐干钙含量 352mg/100g 较高，杏仁、黄豆等钙含量位列其后，为 248mg/100g、191mg/100g；蔬果类中酸枣钙含量高达 439mg/100g，绿叶菜中可选择油菜 148mg/100g、娃娃菜 78mg/100g；谷薯类中燕麦钙含量 58mg/100g 相对突出，其他如荞麦 47mg/100g、小米 41mg/100g 等钙含量各异。

富含维生素 D 的食物，如沙丁鱼、鳜鱼、青鱼、牛奶、鸡蛋、冬菇等，鱼肉蛋奶豆制品等优质蛋白质来源食物，新鲜蔬菜及水果，适当全谷物，发酵类面食。

2. 慎选食物　未经焯烫的高草酸蔬菜，如菠菜、苋菜、空心菜等；浓咖啡、含咖啡因的饮料、碳酸饮料、酒等；含钠、磷高的加工食品。

（二）食谱举例

骨质疏松患者参考食谱，见表 2-5-8。

表 2-5-8　骨质疏松症参考食谱

食用时间	食物名称	食物原料与用量
早餐	紫薯燕麦牛奶羹	燕麦 50g　紫薯 50g　牛奶 300mL
	水煮蛋	鸡蛋 50g
	凉拌菠菜	菠菜 100g
加餐	坚果	杏仁 10g
午餐	米饭	大米 100g
	胡萝卜烧羊肉	羊肉 50g　胡萝卜 100g
	白灼菜心	油菜苔 100g
	干锅菜花	菜花 50g
	冬瓜香菇汤	冬瓜 50g　香菇 25g
加餐	橙子	橙子 200g

续表

食用时间	食物名称	食物原料与用量
晚餐	小米粥	小米 50g
	清蒸黄花鱼	大黄花鱼 60g
	蒜蓉茼蒿	茼蒿 100g
	小白菜豆腐汤	豆腐 100g 小白菜 50g 虾皮 5g
营养分析	能量 7 556kJ（1 806kcal） 蛋白质 82g 脂肪 60g 碳水化合物 234g	
	钙 1 085mg 磷 1 426mg 维生素 C 220mg 维生素 A 896μgRE	
	维生素 E 14mg	

备注：

1）该食谱以身高 180cm，体重 75kg，轻体力劳动的骨质疏松患者为例，可结合患者个人实际情况酌情调整。

2）该食谱使用食盐 5g，烹调油 25g。食品原料重量为可食部生重。

（顾　萍）

第六章

血液系统疾病营养康复治疗

第一节 营养性贫血营养康复治疗

营养性贫血主要是指参与血红蛋白和血红细胞形成的营养素包括铁、叶酸、维生素 B_{12}、维生素 B_6、维生素 A、维生素 C、蛋白质及铜等不足而产生的贫血。主要包括缺铁性贫血和巨幼细胞贫血,其中缺铁性贫血(iron deficiency anemia,IDA)是最常见的贫血。

一、缺铁性贫血

(一)概述

缺铁性贫血在发展中国家较常见,婴幼儿、育龄妇女多发。根据全球疾病负担、伤害和风险因素(GBD)2010 研究数据,2010 年世界贫血患病率为 32.91%,其中超过 50% 为 IDA。我国 IDA 发病率男性约为 10%,女性约为 20%,孕妇高达 35%,城市儿童为 12.3%,农村儿童为 26.7%。

(二)营养代谢特点

铁是人体中含量最多的一种必需微量元素,其中,65%~70% 存在于血红蛋白中。膳食中的铁分为血红素铁(heme iron)和非血红素铁(non-heme iron),小肠对血红素铁的吸收率远高于非血红素铁。血红素铁主要来源于动物性食物,吸收率受膳食因素的影响较小,生物利用高。非血红素铁主要存在于植物性食物和乳制品中,主要是三价铁形式,吸收前必须被还原为二价铁,吸收率受膳食因素影响较大。食物中几乎所有的营养素,如蛋白质、脂肪、碳水化合物、矿物质、维生素等可影响膳食铁的吸收利用。其中,动物组织蛋白、氨基酸、适量的脂肪、单糖或双糖、维生素 C 等可促进铁的吸收,而膳食纤维、植酸、钙等则会减少铁的吸收。

体内铁缺乏可分为三个阶段,第一阶段为铁减少期,此时贮存铁耗竭,血清铁蛋白浓度下降;第二个阶段为红细胞生成缺铁期,除血清铁蛋白浓度下降外,血清铁也下降,同时铁结合力上升,血红蛋白值和红细胞形态正常;铁缺乏的最终阶段表现为缺铁性贫血,提示缺铁状态已存在较长时间,除上述各指标改变外,血红蛋白和血细胞比容下降。缺铁性贫血的主要病因包括铁摄入不足、吸收障碍、转运障碍、丢失过多及利用障碍等。

(三)营养康复治疗

临床治疗原则首先应尽可能去除导致缺铁的病因,并进行补铁治疗。治疗性铁剂有无机铁和有机铁两类,最常用的无机铁是硫酸亚铁,有机铁包括右旋糖酐铁、葡萄糖酸亚铁、山梨醇铁、富马酸亚铁、琥珀酸亚铁和多糖铁复合物等。通常有机铁的不良反应较无机铁小。首选口服铁剂,餐后或随餐服用可减少胃肠道不良反应。若口服铁剂不能耐受或因生理情况影响口服铁剂的吸收,可通过胃肠外给药(肌注或静脉方式)补充铁剂。补充铁剂的同时补充维生素 C,可有效促进铁吸收。此外,IDA 患者还应注意通过补充含铁丰富的食物,如动物肝脏、动物全血、动物肉类及果蔬提高铁摄入量。

1. 婴幼儿　婴幼儿需铁量较大,但是母乳中铁含量低,且服用铁补充剂也不会显著改善母乳中的铁含量,若不补充含铁量较高的辅食,易造成铁缺乏甚至 IDA。婴幼儿铁缺乏最常见的因素有以下几方面:

(1) 先天铁贮备不足:是仅仅针对婴儿而言。因为婴儿出生前要贮存一定量的铁以供出生后最初半年左右的需要。这个铁的贮备主要是在胎儿期最后三个月来完成的。如果是早产儿、多胎或母亲本身就有铁缺乏时,均可以导致婴儿先天性的铁贮备不足。

(2) 后天的铁摄入不足:婴儿生长发育愈快,机体需要的铁也愈多。正常婴儿从母体获得的铁只够 4~6 个月的需要,母乳及动物乳汁中含铁均低。但母乳中铁的吸收率可高达 50%~70%,因此吃母乳的小孩缺铁性贫血的发生要低于喝奶粉者。牛、羊奶中铁的含量比人乳还低一些,而且其吸收率仅在 10%~30%,所以完全用牛奶或羊奶喂养的婴儿(从 6 个月到 2 岁)患缺铁性贫血达 76%。掌握不好添加辅食的时机也是孩子发生缺铁性贫血的一个重要因素。如果不能按时给婴儿增添各种辅食,势必造成婴儿营养性贫血。但如果过早添加辅食,尤其是早期添加淀粉类食物,谷物中的植酸会与铁结合,影响铁的吸收。所以只要母乳充足,就不要过早添加淀粉类辅食。如果过早加食水果和蔬菜,其中的纤维和草酸就会干扰母乳中铁的生物效价。幼儿挑食、偏食以及食谱安排不当,尤其是当膳食中缺乏足够的蛋白质、维生素 C、叶酸和维生素 B_2 时,也是造成儿童缺铁性贫血的原因。简而言之,给婴儿添加辅食时一定要掌握好时机,太早或太晚均可能影响婴儿的生长发育。一般婴儿满 6 个月后可在继续母乳喂养的基础上添加辅食,瘦肉、肝脏等动物性食物富含血红素铁,铁吸收率较高,是婴儿辅食的优先选择。中国营养学会发布的《中国居民膳食指南(2022)》中针对 7~24 月龄婴幼儿的喂养指南建议首先添加肉泥、肝泥、强化铁的婴儿谷粉等富铁的泥糊状食物。建议健康幼儿(1~3 岁)每日应添加 15~75g 富含血红素铁的动物性食品如红肉、肝脏、血制品等,对于患有 IDA 的幼儿,则在此基础上适当增加此类食物摄入量。

(3) 铁的需要量增加:如生长发育较快的孩子,其生长超过正常标准数值,这样就需要更多的铁。

(4) 铁的丢失增加:铁缺乏除食物中的铁摄入不足外,慢性失血也可造成贫血,这种情况多见于儿童有肠道息肉、胃或十二指肠溃疡、痔、钩虫病等。此外,长期慢性消化功能紊乱,影响营养素的吸收而增加了铁和蛋白质的损失,也是贫血的重要因素。

2. 儿童、青少年　铁缺乏和 IDA 是儿童、青少年常见的营养问题,主要原因是儿童、青少年生长发育快,对铁的需求较高,且与成人相比,内源性可利用铁较少,所需铁更依赖于食物来源。儿童、青少年膳食中应增加富含铁的食物,最佳来源为动物肝脏、血制品以及红肉等,其他肉类、蛋类也可提供一定量的铁。植物性食物中的铁为非血红素铁,吸收率较动物来源的血红素铁低,但是蔬菜水果含有丰富的维生素 C 可促进铁的吸收。

3. 孕妇　孕期 IDA 发病率很高。已有大量证据表明,孕期 IDA 与新生儿早产或低出生体重有关,同时会减少新生儿体内铁储备,增加婴儿期铁缺乏或 IDA 风险。孕妇孕中、晚期应每日增加 20~50g 红肉,每周吃 1~2 次动物内脏或血制品。对于 IDA 孕妇,可在医生指导下补充铁剂。

4. 乳母　乳母在分娩时失血,乳汁分泌也会损耗母体铁储备。但因母乳喂养的前 6 个月一般月经尚未恢复,所以乳母可以通过合理膳食获得充足的铁,通常不需要额外补充。《中国哺乳期妇女平衡膳食宝塔》建议每天约增加 25g 瘦畜禽肉的摄入量,且每周保证 1~2 次动物肝脏,总量达 85g 猪肝或 40g 鸡肝。

5. 老年人　老年人群亦是 IDA 高发人群,老年人因器官功能出现不同程度衰退,以及慢性病、用药等影响,容易出现早饱和食物摄入不足,从而发生营养不足等问题。此外,老年人长期不恰当的素食习惯、蛋白质 - 能量营养不良、胃 / 十二指肠溃疡、痔疮也会增加老年人的 IDA 风险。为了防治老年人贫血,需要保障其食物多样性和摄入量,保证能量、蛋白质、铁、维生素 B_{12}、叶酸和维生素 C 摄入。

（四）食谱推荐(表2-6-1)

表2-6-1　缺铁性贫血参考食谱

餐次	食品名称	主要食材
早餐	肉末花卷	面粉 50g　瘦猪肉 10g
	煮鸡蛋	鸡蛋 50g
	牛奶	鲜牛奶 200mL
	水果	橘子 150g
午餐	米饭	粳米 150g
	甜椒炒肉丝	猪肉(瘦)50g　甜椒 100g
	清炒油菜	油菜 150g
	鸭血粉丝汤	鸭血 50g　粉丝 10g
加餐	酸奶	酸奶 100mL
	水果	苹果 150g
晚餐	牛肉馅馄饨	面粉 50g　牛肉 50g　韭菜 50g
	煮红薯	红薯 125g
	芹菜炒香干	芹菜 100g　香干 15g
营养分析	能量 8 038.8kJ(1 914kcal)　蛋白质 76g　脂肪 48g　碳水化合物 295g	
	铁 33mg　锌 11.6mg　维生素 B_1 1.3mg　维生素 B_2 1.3mg　维生素 C190mg	

备注:

1)该食谱以身高 170cm,体重 65kg,轻体力劳动的缺铁性贫血患者为例,可结合患者个人实际情况酌情调整。

2)该食谱使用食盐 6g,烹调油 25g。食品原料重量为可食部生重。

二、巨幼细胞贫血

（一）概述

叶酸和 / 或维生素 B_{12} 缺乏或某些影响核苷酸代谢的药物导致细胞核脱氧核糖核酸 （DNA）合成障碍所致的贫血称巨幼细胞贫血(megaloblastic anemia, MA)。临床上的主要特点为贫血,红细胞的数目减少、体积变大,骨髓中出现体积较大的未成熟的红细胞,所以叫巨幼红细胞贫血。膳食内维生素 B_{12} 和叶酸供应量不足或肠道内细菌合成量不够是发病的主要原因。缺乏叶酸和 B_2 可引起红细胞在成熟过程中 DNA 的合成发生障碍,使核分裂时间延长,但 RNA 的合成相对较多,造成核浆发育不平衡,胞核停留于网状结构,不能固缩,胞体增大,因而产生巨幼红细胞贫血。引发红细胞这种改变的疾病很多,但在儿童时期,

95% 以上是由于维生素 B 和 / 或叶酸缺乏所引起的。该病可分为单纯性叶酸缺乏性贫血、单纯性维生素 B_{12} 缺乏性贫血、叶酸和维生素 B_{12} 同时缺乏性贫血。该病在经济不发达地区或进食新鲜蔬菜、肉类较少的人群多见。

（二）营养代谢特点

叶酸属于 B 族维生素，能够参与血红蛋白合成，其缺乏会导致骨髓中幼红细胞分裂增殖速度减慢，停留在巨幼红细胞阶段而成熟受阻，使得细胞体积增大，核内染色质疏松，大的、不成熟的红细胞增多。每日需从食物中摄入叶酸 200μg，叶酸缺乏的主要原因有摄入量不足，吸收、利用障碍等，此外，婴幼儿、青少年、妊娠和哺乳女性对于叶酸需要量增加未及时补充时也会造成叶酸缺乏。慢性腹泻、小肠切除、局限性肠炎以及某些抗叶酸药物的应用都可以减少叶酸的吸收。严重感染、甲亢和结核等可增加叶酸在体内的消耗从而导致叶酸缺乏。

维生素 B_{12} 是一种水溶性维生素，是唯一需要肠道内因子（IF）帮助才能被吸收的维生素。主要生理功能包括促进红细胞的发育和成熟，使机体造血功能处于正常状态，并能提高叶酸利用率。维生素 B_{12} 主要来源于动物肝、肾、肉、鱼、蛋及乳制品等食物。食物中的维生素 B_{12} 在胃酸、胃蛋白酶、胰蛋白酶和胃分泌的内因子的帮助下被人体吸收。其缺乏的主要原因有摄入减少，吸收、利用障碍等。完全素食者、胃切除、胃黏膜萎缩、胃酸和胃蛋白酶缺乏、胰蛋白酶缺乏等人群易发生缺乏。此外，还有几种先天性的维生素 B_{12} 吸收障碍所导致的贫血，如恶性贫血，是由于胃壁内子所致的维生素 B 吸收障碍导致的血维素选择性吸收障血，是人而导致维生素 B 缺乏。由于这些原因而引起的维生素 B 缺乏而导致的贫血用饮食治疗没有效果，必须肌内注射生理需要量的维生素 B_{12} 才有好转，但需维持终生注射。维生素 B_{12} 对于神经髓鞘具有营养作用，所以严重缺乏维生素 B_{12} 的孩子除了有贫血的症状，还可以有神经精神症状，发病的孩子表情呆滞、眼神发直，对周围事物反应迟钝、嗜睡等，并可引起智力和动作发育障碍。

（三）营养康复治疗

营养性贫血多在 6~12 个月初发，6 个月 ~3 岁为发病高峰年龄。婴儿在母体中贮存的铁在 6 个月内用完，如 6~8 个月时添加的辅食的种类和数量没在达到婴儿所需要的量，就不能够摄取足够的铁，症状往往在 9~12 个月时出现。低体重或早产儿由于胎儿期铁贮备较少，贫血往往会在 2~3 个月时就发生。一旦发现 MA，则需要补充足量的叶酸和 / 或维生素 B_{12}。通常，对于叶酸缺乏者进行口服补充叶酸，每次 5~10mg，每日 3 次，用至贫血完全消失。对于维生素 B_{12} 缺乏者，可酌情每日肌注或者口服 500μg 维生素 B_{12}，直至血象恢复正常。

1. 叶酸缺乏　叶酸广泛存在于各种动、植物食品中，摄入不足的主要原因是食物加工不当，如烹调时间过长或温度过高会破坏大量叶酸，其次是偏食。叶酸缺乏者应纠正偏食和不良烹调习惯，多摄入富含叶酸的食物如动物肝、肾、鸡蛋、豆类、酵母、绿叶蔬菜、水果及坚果等，同时，避免长时间、过高温度烹调食物。

2. 维生素 B_{12} 缺乏　维生素 B_{12} 是唯一需要肠道内因子的帮助才能被吸收的维生素，富含维生素 B_{12} 的食物主要包括肉类、动物内脏、鱼、禽、贝壳类及蛋类，乳及乳制品中含量较少，植物性食物中几乎不含维生素 B_{12}，因此，素食主义者更易缺乏维生素 B_{12}。发酵豆制品在发酵过程中，微生物的繁殖可合成少量维生素 B_{12}，建议素食主义者经常食用发酵豆制品。

（四）食谱推荐（表2-6-2）

表2-6-2　巨幼细胞贫血患者1天食谱举例

餐次	食品名称	主要食材
早餐	小米粥	小米30g
	鸡蛋羹	鸡蛋60g
	发糕	米粉60g
	水果	橙子200g
午餐	米饭	粳米100g
	泥鳅豆腐汤	泥鳅150g　豆腐50g
	酱香肉末烧茄子	茄子80g　猪肉（瘦）20g
	素炒西蓝花	西蓝花100g
加餐	酸奶	酸奶100mL
晚餐	菠菜龙须面	面粉100g　菠菜100g
	胡萝卜烧肉	胡萝卜50g　猪肉（瘦）100g
	番茄炒蛋	番茄80g　鸡蛋30g
营养分析	能量8 032.9kJ（1 912.6kcal）　蛋白质92.8g　脂肪50.2g　碳水化合物272.4g	
	铁22.2mg　锌15.1mg　维生素C 145.4mg	

备注：

1）该食谱以身高170cm，体重65kg，轻体力劳动的患者为例，可结合患者个人实际情况酌情调整。

2）该食谱使用食盐6g，烹调油25g。食品原料重量为可食部生重。

第二节　恶性血液病营养康复治疗

一、概述

恶性血液病（hematological malignancies，HM）是一类起源于造血系统的疾病，主要包括白血病（leukemia）和骨髓增生异常综合征。白血病是一类造血干/祖细胞的恶性克隆性疾病，因白血病细胞自我更新增强、增殖失控、分化障碍、凋亡受阻，而停滞在细胞发育的不同阶段。根据白血病细胞的分化成熟程度和自然病程，白血病分为急性和慢性两大类。

二、营养代谢特点

恶性血液病作为一种全身性的恶性肿瘤，对营养物质的代谢影响与实体瘤具有相似性，主要表现在以下几个方面。

（一）消耗增加

恶性肿瘤细胞快速增殖导致机体代谢加快，能量缺乏，蛋白质分解增强以及脂类分解代谢增强，造成自身组织消耗，脂肪和肌肉丢失。

（二）摄入减少

HM 治疗过程中大剂量的放疗、化疗以及感染并发症均会导致厌食、恶心、呕吐、口腔黏膜炎、消化道出血或梗阻等症状,导致营养物质摄入不足。

三、营养的对症治疗

对于恶性血液病患者,化疗、放疗以及造血干细胞移植等是目前主要的治疗方法,治疗过程中大剂量的放疗、化疗以及感染并发症均会导致患者营养不良。化疗期间提高机体营养状况可减轻化疗相关并发症,从而提高患者生存质量。

（一）厌食

HM 疾病自身因素,放、化疗的不良反应引起胃肠道功能紊乱、胃排空延迟、吸收不良,以及患者无助、抑郁等心理因素导致食欲下降。已有的临床研究发现,放、化疗引起的Ⅱ度消化道不良反应时,饮食摄入量仅为日常摄入量的一半,Ⅳ度消化道不良反应时,饮食摄入量甚至为零。

厌食的治疗必须采用多种模式,包括:①对于厌食的 HM 患者,应遵循的序贯性营养治疗原则,首先实施饮食 + 营养教育,或者饮食 + 口服营养补充(oral nutritional supplements,ONS);疗效不佳时采用肠内营养、肠内营养 + 肠外营养或全肠外营养。②有效的抗肿瘤治疗原发病可以长期改善患者食欲甚至去除肿瘤厌食症状;此外,还可以选择适当的治疗方案缓解引起厌食的症状及体征,如口腔炎、高热、疼痛等。③甲地孕酮和糖皮质激素是临床常用食欲刺激药物,前者可以改善食欲,在短期内稳定患者体重;后者可以明显提升患者食欲,但不能增加体重,且不宜长期使用。④推荐厌食 HM 患者接受心理支持治疗,可联合应用抗抑郁、安眠镇定药物治疗。

（二）恶心、呕吐

HM 患者疾病本身造成胃肠道功能紊乱,化疗、造血干细胞移植等治疗方式以及精神因素导致患者常见的临床症状之一为恶心、呕吐。短期及轻度恶心、呕吐的 HM 患者营养代谢状态较基线水平未发生太大变化。但长期及严重恶心、呕吐的 HM 患者,能量摄入减少,机体消耗增加,通常会出现厌食、脱水、电解质紊乱、营养不良甚至恶病质等营养问题。恶心、呕吐的营养疗法主要是加强饮食护理,少量多餐,给予清淡易于消化的高营养、高维生素的流质或半流饮食,减少食物在胃内滞留的时间;在一天中最不容易恶心的时间多进食,进食前后尽量少饮水;餐后勿立刻躺下,以免食物反流,引起恶心;少食含色氨酸丰富的食物,如香蕉、核桃和茄子等。

（三）口腔黏膜炎

HM 患者放、化疗造成口腔黏膜溃疡,以及疾病本身如白血病细胞浸润可使牙龈增生、肿胀,此外,患者可继发感染口腔炎、牙龈炎、咽峡炎等,HM 患者化疗患者中口腔黏膜炎的发生率约 40%,而骨髓移植的患者高达 70%~90%。重度口腔黏膜炎患者经口进食困难,严重影响食物摄入,从而造成营养不良。对于尚能经口进食的口腔黏膜炎 HM 患者,可进食温度适中的软烂食物,避免摄入过分粗糙和刺激性食物,如肉干、坚果、烈酒、浓咖啡等。对于严重口腔黏膜炎的患者,通常,中性粒细胞在 $(0.5~1) \times 10^9/L$ 以上、血小板在 $20 \times 10^9/L$ 以上、黏膜炎在 2 级以下时,放置鼻胃管是安全的。

（四）贫血

半数患者就诊时已有不同程度的贫血,尤其是继发于骨髓增生异常综合征

（myelodysplastic syndrome, MDS）者。放化疗不良反应及肿瘤累及骨髓等原因导致骨髓造血功能障碍，红细胞生成绝对减少，造成贫血。贫血不仅影响了 HM 患者抗肿瘤治疗，还严重影响了患者的生活质量。HM 患者合并贫血时应根据病史、实验室检查指标、治疗史、膳食调查等明确贫血的原因。HM 疾病本身或骨髓抑制（主要是放、化疗）导致的贫血，可考虑补充铁剂或联合促红细胞生成素（Erythropoietin, EPO）以及输血治疗等。营养性贫血的营养治疗见本章第一节内容。

（五）消化道出血或梗阻

HM 患者出血可发生在全身各个部分。当发生在消化道，尤其是上消化道时会严重影响患者进食。恶性淋巴瘤患者可累及胃肠道而出现肠梗阻或大量出血。患者消化道活动性出血或完全性肠梗阻时，需禁食、水，给予全肠外营养（total parenteral nutrition, TPN）；不完全性肠梗阻患者则可以根据胃肠道耐受情况给予流质饮食，当肠内营养不能满足 60% 目标需要量时，可给予补充性肠外营养（supplementary parenteral nutrition, SPN）。

四、营养康复治疗

目前临床常采用营养风险筛查 2002（nutritional risk screening, NRS 2002）筛查患者的营养风险。NRS 2002 评分≥3 说明存在营养风险，提示需要制订营养支持计划。对于具有营养风险的恶性血液病患者，还需进行营养评估（nutritional assessment），即结合病史、体格检查、实验室检查、人体测量、人体成分分析等多项指标来综合判断患者营养状态。根据营养风险筛查与营养评估的结果，对患者进行个体化的营养治疗，通常，HM 患者的营养治疗应遵循以下原则：

（一）营养治疗原则

1. 能量　推荐 HM 患者适当增加能量摄入，以达到并维持理想体重。一般建议采用 20~25kcal/（kg·d）计算非蛋白质能量（肠外营养），25~30kcal/（kg·d）计算总能量（肠内营养）。对于消瘦、营养不良或正在进行放、化疗的患者计算能量需要量时，可按照 35~40kcal/（kg·d）能量系数进行计算。如患者食欲减退，应加强饮食护理，积极向患者宣传加强营养的重要性。根据患者的饮食喜好制订饮食计划，给予清淡易消化的高营养素密度、高维生素的流质、半流质或软食。调整饮食方式，宜少量多餐，进食前后尽量少饮水。

2. 蛋白质　应供给充足的蛋白质，推荐范围最少为 1g/（kg·d）。轻、中度营养不良的 HM 患者长期营养补充治疗阶段，蛋白质推荐摄入量应达到 1.2~1.5g/（kg·d），对于严重营养不良或低蛋白血症的 HM 患者短期冲击营养治疗时，蛋白质推荐摄入量可达到 2g/（kg·d）。蛋白质的主要来源为富含优质蛋白质的动物性食物如肉、蛋、奶类以及大豆制品等。

3. 脂肪　非荷瘤状态 HM 患者三大营养素的供能比例与健康人相同，为：碳水化合物 50%~55%、脂肪 25%~30%、蛋白质 15%。荷瘤患者应该适当减少碳水化合物在总能量中的供能比例，提高蛋白质、脂肪的供能比例。

（二）营养治疗方法

HM 患者如具有营养风险或已存在营养不良，可遵循五阶梯治疗原则进行规范化的营养治疗：首先选择营养教育，然后依次向上晋级选择 ONS、完全肠内营养（total enteral nutrition, TEN）、部分肠外营养（partial parenteral nutrition, PPN）、全肠外营养（TPN）。参照 ESPEN 指南建议，当下一阶梯不能满足 60% 目标能量需求 3~5d 时，应该选择上一阶梯。

1. 营养教育　营养师、临床医护人员等应对 HM 患者和家属进行营养教育和膳食指导,使其了解并关注自己的营养目标,并通过个体化膳食处方完成该目标。患者及家属应了解常见食物的营养价值、《中国居民膳食指南》、食品标签等。

2. 口服营养补充 口服营养补充 ONS 即以医学特殊医学用途配方食品(food for special medical purpose, FSMP)经口服途径摄入,补充日常饮食的不足。如 HM 患者通过饮食 + 营养教育不能达到营养需要量,则应选择饮食 +ONS。研究发现,每天通过 ONS 摄入的能量大于 400~600kcal 才能更好地发挥 ONS 的作用。营养制剂可以首先选择整蛋白型全肠内营养制剂,口味较好,性价比高,适合大部分的 HM 患者。对于消化道功能受损的患者,还可以选择短肽制剂,其所含的水解蛋白吸收较快。此外,还可以选择添加精氨酸、ω-3 多不饱和脂肪酸、谷氨酰胺等免疫调节营养物质的 FSMP。

3. 肠内营养 当饮食 +ONS 不能满足目标营养需要量或 HM 患者出现严重的口腔溃疡等不能经口进食时,可经鼻胃管、鼻肠管、胃造瘘、空肠造瘘等进行完全肠内营养(total enteral nutrition, TEN)。需根据每一位 HM 患者的实际情况选择合适的营养制剂,并注意其用量、输注途径及速度等,观察胃肠道耐受情况,并根据耐受情况及患者的营养状态及时进行调整。

4. 部分肠内营养 + 部分肠外营养 TEN 不能满足 HM 患者目标需要量时,应该选择部分肠内营养 + 部分肠外营养(partial parenteral nutrition, PPN)。因为厌食、早饱、肿瘤相关性胃肠病、治疗不良反应等使 HM 患者不想吃、吃不下、吃不多、消化不了,此时的 PPN 或补充性肠外营养(supplemental par-enteral nutrition, SPN)就显得特别重要。PEN 与 PPN 两者提供的能量比例没有一个固定值,主要取决于肠内营养的耐受情况,肠内营养耐受越好,需要 PPN 提供的能量就越少,反之则越多。

5. 全肠外营养 如 HM 患者出现严重的消化道出血、顽固性呕吐、严重腹泻或肠梗阻等肠道完全不能使用的情况,全肠外营养(total parenteral nutrition, TPN)是患者生存的唯一营养来源。肠外营养制剂主要包括葡萄糖、氨基酸、脂肪乳、维生素、微量元素等。近年来免疫调节型营养素如谷氨酰胺、ω-3 多不饱和脂肪酸等也引起了临床医师的重视。输入途径主要有中心静脉和外周静脉两种。

五、食谱推荐(表 2-6-3)

表 2-6-3　HM 患者 1 天食谱举例

餐次	食品名称	主要食材
早餐	小米粥	小米 30g
	鸡蛋羹	鸡蛋 60g
	发糕	米粉 60g
	水果	橙子 200g
午餐	米饭	粳米 100g
	泥鳅豆腐汤	泥鳅 150g　豆腐 50g
	酱香肉末烧茄子	茄子 80g　猪肉(瘦)20g
	素炒西蓝花	西蓝花 100g
加餐	酸奶	酸奶 100mL

餐次	食品名称	主要食材
晚餐	菠菜龙须面	面粉 100g　菠菜 100g
	胡萝卜烧肉	胡萝卜 50g　猪肉（瘦）100g
	番茄炒蛋	番茄 80g　鸡蛋 30g
营养分析	能量 kJ（1 912.6kcal）　蛋白质 92.8g　脂肪 50.2g　碳水化合物 272.4g	
	铁 22.2mg　锌 15.1mg　维生素 C 145.4mg	

备注：

1）该食谱以身高 170cm，体重 65kg，轻体力劳动的患者为例，可结合患者个人实际情况酌情调整。

2）该食谱使用食盐 6g，烹调油 25g。食品原料重量为可食部生重。

第三节　骨髓移植营养康复治疗

一、概述

骨髓移植（bone marrow transplantation，BMT）是指将他人或自己的造血干细胞移植到体内，担负造血作用，包括红细胞系统、白细胞系统、巨核细胞系统及免疫作用等。造血干细胞具有自我复制（self renew）及分化（differentiation）功能，骨髓移植成功后，可以长期维持造血及免疫功能的作用。造血干细胞除存在于骨髓外，亦存在于胎儿肝脏，外周血及脐带血中，此类造血干细胞移植包含在广义的"骨髓移植"中。

骨髓移植可分为三类：同基因骨髓移植（syngeneic BMT，syn-BMT）、异基因骨髓移植（allo-geneic BMT，allo-BMT）及自体骨髓移植（autologous BMT，ABMT）。骨髓移植已广泛应用于造血组织恶性疾病，再生障碍性贫血，先天性免疫缺陷症及急性放射病的治疗。

二、营养代谢

（一）能量

骨髓移植前的清髓方案是较为强效的肿瘤治疗方案之一，然而该方案带来的药物不良反应会使患者的食欲、味觉、唾液腺功能、胃排空和肠道功能减退，并可引起严重的黏膜炎和移植物抗宿主病，进而继发营养不良。由于该病程及其治疗过程都需要消耗大量能量，加之患者常有食欲减退，进食量少，甚至因黏膜炎、移植物抗宿主病等情况导致不能经口进食，因此机体能量代谢不平衡，摄入量远不及消耗的能量，容易出现短时间内体重下降。骨髓移植后早期易发生营养不良，患者体重可减轻（8.6±5.7）kg，中度和重度的厌食症与急性GVHD 是早期体重丢失的独立影响因素。移植前已经存在营养不良的患者接受异基因骨髓移植后营养不良可持续长达数年。通过营养治疗，改善患者的营养状况，不仅可以减少移植患者急性 GVHD 的发生率，缩短植入时间，还可降低感染相关死亡率，延长生存期。

（二）蛋白质

骨髓移植患者的蛋白质代谢发生变化，机体会出现负氮平衡，低蛋白血症，益于组织修复的蛋白质不足,抗感染能力下降。

(三)其他营养素

在造血干细胞移植过程中,均可能出现恶心,呕吐,厌食,腹泻,便秘,消化道黏膜炎,肠道移植物抗宿主病等情况,造成肠道功能紊乱,影响肠屏障功能,导致各种营养素缺失及水、电解质、酸碱平衡紊乱。

三、并发症

(一)消化

放化疗造成大量的组织损伤,尤其是细胞代谢较快的上皮细胞及造血细胞。在消化系统并发症中,以腹泻,厌食,恶心,呕吐,味觉和嗅觉的反应异常最为常见。腹泻主要是由肠道受损引起的,偶尔还会出现肠梗阻;OM 也会加重胃肠道溃疡性炎症,且无法正常由胃肠道摄入足够营养物质。

(二)口腔黏膜炎

口腔黏膜炎(oral mucositis,OM)是骨髓移植中极为常见的并发症,其影响到骨髓移植的预后及疗效。OM 常发生于移植后 7~10d,长时间的中性粒细胞缺失,细菌、病毒、真菌的滋生均可加重口腔黏膜炎。OM 的发生显著增加发热、局部和 / 或全身感染、机会感染和败血症的发生率;同时增加慢性 GVHD 的发生,严重威胁患者生命。

(三)移植物抗宿主病

移植物抗宿主病(graft versus host disease,GVHD)是骨髓移植的主要并发症和造成死亡的一个重要原因;当具有免疫能力的移植物细胞与宿主细胞抗原发生反应时发生,可侵犯多种组织和器官,皮肤受累会出现皮疹,红斑等;肝脏会由于小胆管梗阻病变导致胆汁淤积。在消化道表现有恶心呕吐,腹泻导致电解质、热量丢失,GVHD 时肝功能受损影响能量转换及吸收利用。

(四)肝静脉闭塞性疾病

肝静脉闭塞性疾病(hepatic veno-occlusive disease,HVOD)是造血干细胞移植后较为常见的严重的肝脏并发症,以肝内小静脉纤维性闭塞为主要病理改变。在临床表现为疼痛性肝大、腹水和黄疸。在 BMT 时 HVOD 的发生率为 20%~40%,病死率为 50%~70%。肝静脉阻塞病是移植早期常见并发症,临床特点包括体重增加、黄疸、腹痛、肝大、腹水、严重者出现肝性脑病。此类患者营养支持要点包括:①注意补液量,减少钠摄入量,减轻水钠潴留。常见高钠食物:食盐、味精、酱油等。②对于持续性高胆红素血症者,应减少铜锰的补充。含铜高的食物如肝、脑、腰、干黄豆、粗粮、硬果、牡蛎、河虾、蛋黄、可可、巧克力、干蘑菇等。不用铜制器皿烹调食物。茶叶内锰含量最丰富。③若胆红素持续升高,需低脂饮食,避免煎炸等高脂食物。

(五)白细胞降低

白细胞是人体重要的免疫细胞,对于维持人体的免疫功能十分重要,它是人体与疾病斗争的"卫士"。当病原体(病毒、细菌等)侵入人体时,白细胞可以帮助吞噬和消化侵入的病原体和机体内存在的坏死细胞和异物,在免疫方面发挥重要作用。正常成年人的外周血白细胞总数一般波动于 $(4\sim10)\times10^9$/L,当白细胞计数持续低于 4×10^9/L 时,则称为白细胞减少症。化疗后白细胞降低,免疫力下降,出现发热、腹泻,增加能量消耗,减少能量吸收。中医认为白细胞减少由气虚所致,与肺、脾、肾的脏腑功能不足有关。饮食宜清淡而营养,忌肥甘厚腻,可进食补益脾肾、益气补血养阴之品,不宜进食生冷。可作饮食治疗的药物与食物包括大枣、黄芪、太子参、黄精、女贞子、淫羊藿、麦门冬、黑木耳、瘦猪肉、牛肉等。此外,脾肾亏虚、气血虚弱的白细胞减少患者,也可通过医生辨证施治。

四、营养治疗

对骨髓移植的患者尽可能在愉快的环境、与愉悦的对象共同进餐。一方面,要保证食物的清洁状态和营养成分;另一方面,不同的患者在移植后消化道所能接受食物耐受度会有不同,对于营养方案也需要个体化设计,具体的方案可以和专业临床营养医师一起探讨和制订。通过给予富含能量的食物,少食多餐可以增加食物摄入。如制订一份食物计划表,将每天的食物分成 5~6 餐,以小份量的形式提供营养丰富的食物,患者更容易接受小份量的食物。此外,患者应忌辛辣刺激、坚硬油腻、过烫过冷食物。忌胀气不消化食物,如干豆类、洋葱、土豆、薯类以及甜食应适当控制。适当使用胃肠动力药、抑酸剂、消化酶和微生态制剂等。

（一）营养治疗原则

1. 能量　建议 BMT 患者增加能量的摄入,以维持理想体重为宜,从细胞减少开始至骨髓移植后第 7d,建议给予高能量配方,总能量供给可达到基础能量消耗的 130%~150%,相当于每天 30~50kcal/kg,总能量的 1/2 由中/长链脂肪酸提供,骨髓移植一周后,能量供给可降至基础能量消耗的 120%~130%。可遵循患者喜好制订食谱,合理多样化膳食;以清淡易消化膳食为主,少量多餐。

2. 蛋白质　移植前的营养储备是必需的,因为大量的膳食调查发现移植后的患儿饮食中的热能及蛋白质摄入严重不足,导致体重(尤其是瘦体重部分)的丢失。在移植前应予以优质蛋白丰富的食物摄入,尤其是动物性的优质蛋白。建议高蛋白饮食,蛋白质每日需要量 1.5~2g/kg,其中优质蛋白应占 50% 以上以维持受体组织,当患者患有蛋白质丢失肠病时,对蛋白质的需求量进一步增加。轻、中度营养不良肿瘤患者的长期营养补充阶段,蛋白质给予量应达到 1.5g/(kg·d)。肿瘤恶病质患者的蛋白质总摄入量应该达到 1.8~2.0g/(kg·d),必要时可达到每日 3g/kg 以改善氮平衡,维持瘦体组织稳定。严重营养不良的肿瘤患者的短期营养冲击治疗阶段,蛋白质应达到 2g/(kg·d)。2017 年一项前瞻性对照研究发现,异基因骨髓移植前口服补充乳清蛋白 + 大豆蛋白混合蛋白质,可明显改善白血病患者蛋白质相关营养不良并增加肌肉蛋白质的含量。另外一项小型的回顾性临床研究发现,自体骨髓移植后口服补充纤维素及低聚果糖的患者严重腹泻持续时间短,发生黏膜炎及体重丢失的比例低,且移植后 100d 的存活率更高。高蛋白饮食对肿瘤患者、危重病患者、老年患者有意义,建议少量多餐、均衡摄入。

3. 脂肪　根据需要调整脂肪的比例或予以优质脂肪避免富含脂肪的食物,因为脂肪能够延缓胃排空,加重食欲下降。非蛋白能量中脂肪和糖类的供给比例为 40:60 或 50:50,其由中/长链脂肪酸提供;脂肪供能可占总能量的 15%~30%,骨髓移植后三周,预计可恢复肠内营养,脂肪乳剂的输入频率由每日 1 次减少至每周 3 次。

4. 谷氨酰胺　BMT 后谷氨酰胺对氮平衡、感染并发症、生存、住院时间有一定的积极影响,在预防和治疗 HVOD 有一定潜力,骨髓移植期间输注谷氨酰胺可保留肝功能,有利于减少感染,但对肾功能不全的患者来说需要慎用。

5. 维生素和矿物质　维生素 B_{12}、维生素 D、维生素 C 及锌等营养素对改善骨髓移植引起的口腔黏膜炎、感染、腹泻和吸收不良有一定效果,可根据血液生化指标,适量补充,维持血清电解质在正常范围。建议入层流病房后,所有患者口服维生素/矿物质,移植后1年内或免疫抑制治疗结束前均应持续补充。若患者反复多次输血治疗,机体可能存在铁储备过高,需避免补充铁剂。锌是体内若干辅酶的必要成分,若体液丢失时应增加锌的补充,每腹泻100mL建议补充锌1mg。常见含锌食物为小麦胚粉、墨鱼、口蘑等。

肠内营养作为骨髓移植营养治疗的首选方法。一项纳入1篇RCT、2篇前瞻性队列研究和1篇回顾性研究的系统综述发现,与肠外营养相比,肠内营养减少了骨髓移植后儿童的急性GVHD的发生率,并缩短血小板植入成功的时间。针对成人的研究也显示,肠内营养可以降低骨髓移植后急性GVHD的发生率和感染相关的死亡率。对于有严重黏膜炎或者GVHD不适合肠内营养的患者,可给予肠外营养,但胃肠道功能改善后应该尽快停用肠外营养,因为,长期的肠外营养,可能出现肠黏膜萎缩、肠功能减退、肠源性感染或导管性感染等。

此外,患者可能发生味觉和嗅觉的改变,所以不宜给予温度过高或过低、味道极端的食物。临床上很多孩子肠道排异反应恢复的进程有时和开放饮食时选择的食物息息相关。对于推荐的配方一般都集中在氨基酸配方粉、高MCT高能量密度且深度水解的配方粉、免乳糖的配方粉等。饮食过渡的进程首先要看食物的性状。从一开始为了增加肠道的耐受性,宜选择一些流体食物。对于有些不能耐受特殊配方奶的患儿,初期选用米汤作为早期肠内喂养的配方(确实很多事实证明南方人中的部分群体比较适合米汤),但米汤作为低能量、低蛋白的流质并非长久之计,适时地选用含蛋白质的补充品也是必需的,对于之后添加固体食物也可提高耐受性。

(二)食谱推荐(表2-6-4)

表2-6-4 骨髓移植患者参考食谱

餐次	食品名称	主要食材
早餐	二米粥	小米22.5g 香大米23.5g
	蒸鸡蛋羹	鸡蛋100g
	面包	小麦粉30g
加餐	酸奶	酸奶200g
午餐	菠菜猪肝面	小麦粉80g 菠菜100g 猪肝74g
	水果	猕猴桃100g
加餐	藕粉	藕粉30g 白砂糖5g
	安素	安素粉剂28g
晚餐	菜肉馄饨	小麦粉75g 荠菜100g 牛肉72g
营养分析	能量7 508.6kJ(1 793.8kcal) 蛋白质81.8g 脂肪49.7g 碳水化合物254.5g	
	铁45mg 锌16mg 维生素B_1 1.2mg 维生素B_2 2.7mg 维生素C 153.4mg	

备注:
1)该食谱以身高160cm,体重50kg,卧床的骨髓移植患者为例,可结合患者个人实际情况酌情调整。
2)该食谱使用食盐5g,烹调油20g,食品原料重量为可食部生重。

(郑 璇)

第七章

肿瘤营养康复治疗

第一节　膳食营养与肿瘤

一、概述

　　肿瘤是一种严重危害人类健康和生命的疾病，是机体受到多种因素长期共同作用引发的基因异常疾病。内在因素包括遗传、内分泌、免疫缺陷和基因突变等，外在因素包括环境、饮食、生活方式和饮食习惯等。营养不良是肿瘤患者最常见的并发症及合并症，在恶性肿瘤的发生、发展及抗肿瘤治疗过程中均可能发生营养不良。调查显示，我国三甲医院住院肿瘤患者营养不良总发生率达 80.4%，其中，中、重度达 58.2%。营养不良使临床结局恶化、生存时间缩短、生活质量降低，营养治疗可显著改善临床结局、延长生存时间、提高生活质量、节约医疗费用。由于营养不良在肿瘤患者中发病的普遍性、后果的严重性，以及营养治疗作用的多维性，营养治疗应作为肿瘤患者的一线治疗、基础治疗，应成为与手术、放疗、化疗等肿瘤基本疗法并重的另外一种常规疗法，应贯穿于肿瘤治疗的全过程，可单独应用或整合于其他治疗方法之中。

　　肿瘤营养学是一门新兴的学科，是运用营养学的方法和理论进行肿瘤预防及治疗的一门新学科，当营养支持不仅是提供能量和营养素，而是担负治疗营养不良、调节代谢、调理免疫等使命时，营养支持则升华为营养治疗。饮食因素在肿瘤的发生、发展过程中起到了相当重要的作用，全面均衡地摄入人体必需的营养素是保证人体物质代谢与能量代谢的基本条件，若摄入不足、过多或不平衡都有损健康，某些致癌物如黄曲霉素、多环芳烃、高温裂解产物、亚硝酸盐等，在烹调不合理或食品存储不当时，可随饮食摄入体内而致癌。合理膳食维持良好的营养状况对于防治慢性非传染性疾病，如心脑血管疾病、恶性肿瘤、糖尿病、肥胖等均有重要的影响及意义。

二、肿瘤的营养代谢特点

　　各种膳食成分对维持健康、预防疾病均有积极意义。三大宏量营养素碳水化合物、蛋白质、脂肪不仅给机体供能，在肿瘤营养代谢上也发挥重要作用。选择适量优质的碳水化合物能降低肿瘤发病风险，提供足量蛋白质供给、高膳食纤维、ω-3 多不饱和脂肪酸的膳食，对改善肿瘤患者营养状况和预后有显著益处。不健康的膳食模式可使机体出现肠道菌群失调，产生有毒代谢产物，诱导机体炎症和免疫失衡，促进肿瘤的发生。

（一）蛋白质

　　近年来，越来越多的研究发现，营养不良对肿瘤患者的危害极大，无论是生理层面还是心理层面都给我们带来很大的困扰。其中，蛋白质 - 能量营养不良（protein-energy malnutrition，PEM）与恶性肿瘤最密切。蛋白质摄入不足是肿瘤患者导致营养不良的重要因素之一，蛋白质的摄入情况很大程度上也影响着患者的整体营养状况及疾病预后。

1. 蛋白质是一切生命的基石　人体几乎所有组织、器官都由蛋白质构成。我们必须每日摄入足够的蛋白质，才能维持其组织的更新。在组织受创伤时，则须供给更多的蛋白质作为修补的原料。缺乏蛋白质会让人体从疾病当中恢复的时间显著延长，降低人体对于感染的抵抗力。尤其对于身处放化疗期间的肿瘤患者更加需要蛋白质。

肿瘤细胞常常加强蛋白质合成，并增加某些氨基酸的摄取和代谢，包括谷氨酰胺摄取和分解代谢加强，细胞对蛋氨酸依赖性增强，支链氨基酸（branched chain amino acid，BCAA）摄取和氧化分解增加，精氨酸需求增加等。

由于肿瘤组织对糖的需求增加，宿主通过蛋白质分解提供大量氨基酸，进而经糖异生满足此目的；因此，生糖氨基酸如脯氨酸、丝氨酸和苏氨酸在肿瘤组织中含量增加。而代谢旺盛的肿瘤组织在分化过程中需要大量的蛋氨酸。许多类型的肿瘤细胞是依赖蛋氨酸的，即肿瘤细胞在缺乏蛋氨酸而补充同型半胱氨酸的条件下不能存活。新的研究表明，缺失蛋氨酸可以增强三阴性乳腺癌的靶向疗效。

谷氨酰胺是促进肿瘤细胞增殖和转化的必需物质。肿瘤细胞能大量提取和代谢谷氨酰胺，一方面提供能量，一方面参与合成：谷氨酰胺通过肿瘤细胞胞膜和线粒体膜上专一性转运载体进入线粒体三羧酸循环进行代谢，在其中代谢转变为其他代谢物后，转运出线粒体，参与肿瘤细胞重要的合成代谢，有利于肿瘤细胞增殖。谷氨酰胺大量储存在肌肉中，进展期肿瘤由于肿瘤细胞利用谷氨酰胺增加，将导致肌肉谷氨酰胺的减少和体重的下降。

2. 肿瘤患者更需要蛋白质　与一般人群相比，肿瘤患者体内蛋白质分解得更快，合成得更慢。导致人体对蛋白质的需要量明显升高。若蛋白质得不到及时的补充，患者机体就会通过分解肌肉蛋白来供能。我们人体内的每个器官都需要肌肉，包括心脏、肝脏、肾脏、骨骼肌（附着在骨骼上的肌肉，支撑人体的活动）等。当这些肌肉被大量分解后，我们的呼吸、消化、代谢、运动等功能都会受到严重损害，加重患者的病情。因此，对于肿瘤康复人群，保持健康体重及维持一定的肌肉含量是重要的健康目标之一。

3. 肿瘤患者蛋白质适宜摄入　有患者可能会说：既然肿瘤患者亟需蛋白质，那只要大量摄入含有蛋白质的食物就可以了。这种想法出发点是好的，但方法上不科学。补充蛋白质不仅要注意蛋白质数量，也要关注蛋白质质量。

从数量上来讲，《恶性肿瘤患者膳食营养处方专家共识》明确指出：肿瘤患者每天补充蛋白质的量为 1~2g/kg，也就是说如果一个体重为 60kg 的肿瘤患者，每天需从食物中补充 60~120g 的蛋白质。这里要注意：超过了这个量，大量的蛋白摄入会加重肝脏和肾脏等脏器的负担，会造成其他健康问题。

从质量上来讲，蛋白质可分为动物蛋白和植物蛋白两大类。动物性蛋白质的必需氨基酸种类齐全，比例合理，比一般的植物性蛋白质更容易消化、吸收和利用，营养价值也相对高些，因而称为"优质蛋白"。由于人体肠道内缺乏相应的微生物和酶来帮助我们消化和吸收植物蛋白，因此对各种豆制品等植物类食物的消化吸收能力较低，植物类蛋白质的天然吸收（70%~80%）要低于动物蛋白（94%~99%）。因此，最好的办法就是平衡膳食，植物和动物蛋白合理搭配，以此让身体可以更全面地吸收各种营养素。

膳食蛋白质摄入过高或过低均可能与肿瘤的发生有关，但对不同的组织肿瘤产生的影响不一。调查研究显示，动物蛋白质和总蛋白质摄入量过高与乳腺癌、结肠癌、直肠癌等的发生相关，就膳食蛋白质的来源来讲，红肉类（畜类）蛋白质摄入过多可增加恶性肿瘤发病危险性。不仅蛋白质的摄入量与肿瘤的发生有关，蛋白质的质，如氨基酸组成以及共同存在的其他成分也与肿瘤的发生有关。体外研究发现,在培养基中增加芳香族氨基酸和精氨酸浓度,对人体肝癌细胞的增殖有明显的抑制作用,增加赖氨酸和色氨酸浓度,对人体肺癌细胞的增殖有显著抑制作用。

（二）脂肪

世界不同地区、不同国家的研究者们普遍得出的研究结论认为,膳食脂肪与肿瘤,特别是腹型肥胖可能与某些肿瘤(如乳腺癌、前列腺癌和结肠癌)的发病相关。现代医学研究表明,过量摄入高脂肪、高胆固醇饮食可促进结肠癌及乳腺癌的发生。肺癌、子宫内膜癌和前列腺癌也与摄入高脂肪膳食有关。流行病学研究证明,高脂肪膳食模式地区,如北美洲、西欧地区,结肠癌的发病率较高,而在脂肪饮食较低的亚洲和非洲,结肠癌的发病率明显较低。

据统计,乳腺癌是全世界女性发病率第一的肿瘤,乳腺癌的发病也与高脂肪膳食相关。美国《国家癌症研究所学报》2007年3月21日公布的一项调查结果显示,更年期女性摄入大量高脂肪食物,能导致肠内胆汁类固醇增加,进而导致绝经后患乳腺癌风险增大。美国国家健康饮食卫生研究院发放列有124项有关"饮食频率"问题的调查问卷,收集近19万名更年期女性在20世纪90年代中期饮食情况的详细信息,调查持续四年多,其中3 501名女性患上乳腺癌。统计结果显示,能量摄入量40%来源于脂肪的女性,比能量摄入量20%源自脂肪的女性罹患乳腺癌风险增高。研究人员将1 923例乳腺癌病例与健康人群进行对照研究后发现,原发乳腺癌的发病危险因素很多,其中与膳食有关的因素占首位。高脂肪膳食能使血液催乳素和雌激素浓度增高,使激素内环境发生变化,从而促进和诱导乳腺肿瘤的发生。

鱼油中主要含有二十碳五烯酸(eicosapentaenoic acid,EPA)和二十二碳六烯酸(docosahexaenoic acid,DHA),为 ω-3 系脂肪酸。动物实验发现 EPA 与 DHA 有延迟和减少由化学致癌剂引起的乳腺、结肠、前列腺和胰腺癌或移植瘤的发生率作用。建议通过合理膳食及适量运动来控制体重,例如:多选择低能量密度的新鲜蔬果等食物;同时限制含糖饮料、肉汤、油炸食物、奶酪等高能量密度的食物;食不过量,以七分饱为宜。

（三）碳水化合物

碳水化合物是人体供能所需三大营养素之一,为生命提供并储存能量。碳水化合物摄入不足时,身体会大量消耗蛋白质,导致肌肉流失、营养不良、抗肿瘤治疗耐受力下降,同时,碳水化合物也是膳食纤维最好的来源,而膳食纤维的摄入有助于缓解便秘、腹泻和控制体重及降低血糖、胆固醇等作用。

大量研究发现膳食模式与恶性肿瘤的罹患风险有密切关系。意大利在2006年报道的一项从1992年延续到2004年的病例对照研究中,追踪调查了767例肾细胞癌病例及1 534例原先无癌者的结果。他(她)们的生活行为、饮食习惯、饮食内容(约78种食物),以比值比(odds ratios,OR)估计不同食物与罹患癌症的相对风险,结果发现,多吃蔬菜、家禽肉类和非加工肉制品者罹患该癌症的风险则降低。蔬菜中的高纤维、丰富的维生素、无机物质、植物性化学物成分如胡萝卜素、多元酚类物质可能与抑制癌细胞增殖有关。

精制淀粉类食物由于生糖指数(glycemic index,GI)高,食用(较多)精制淀粉食物,容易导致血糖快速上升,刺激体内胰岛素大量释放,继而血糖又急剧下降,这种血糖的升降除了易令进食者肥胖、体内脂肪含量增加和胆固醇的积聚外,更影响胰岛素生长因子(insulinlike growth factors,IGF)的分泌,有研究发现,IGF 的高表达可能与某些肿瘤的发生有关,长期喜食含精制淀粉较多的食物者及体重过重或不爱运动者罹患胰腺癌的危险性增加。推测其原因,可能是肥胖、静坐不动的生活方式和高 GI 膳食增加了体内胰岛素水平,长期高胰岛素水平增加的胰腺癌细胞生成和增殖的能力,从而易导致胰腺癌的发生。

相对于精制淀粉,已有不少研究证明,碳水化合物中的膳食纤维可预防肿瘤,特别是结肠癌的发生。普遍的观点认为是基于膳食纤维的特殊理化性质,即它可以结合胆汁酸和稀释其他致癌物质的浓度,缓冲这些致癌物质对肠道黏膜的作用;膳食纤维还可促进肠蠕动,促使有害物质排出,减少有害物质在肠内停留的时间,降低了有害物质对肠道的作用。

(四)维生素

维生素 A 对于上皮细胞的分化、成熟和其结构完整性的维护具有重要作用,有利于预防起源于上皮组织的癌种。动物实验结果发现,补充维生素 E 有降低甲基苄氨诱发小鼠食管癌的发生率和影响肿瘤大小的效果。维生素 C 是抗氧化剂,有抑制亚硝胺形成的作用,可显著抑制化学诱癌率;维生素 C 对与维生素 E 协同能提高机体免疫力,大量维生素 C 有助于人体产生更多干扰素。有研究指出,叶酸缺乏使罹患食管癌的风险增加,补充叶酸可降低溃疡性结肠炎时结肠黏膜细胞不典型增生的发生率。流行病学调查研究也发现食管癌、胃癌患者的血维生素 B_2 水平显著低于对照组,有不典型增生者的水平则介于癌症与正常者之间。

(五)微量元素

微量元素与肿瘤的关系十分复杂,既可有致肿瘤作用,也有对肿瘤的抑制保护作用,对肿瘤的发生与发展产生着不同的影响。研究显示,同一种微量元素在体内缺乏或含量过高,都可使肿瘤的危险性增加。

1. 碘 碘与肿瘤危险性关系的大多数证据是与甲状腺癌相关。研究表明,碘过多或缺乏都会增加甲状腺癌发生的危险性,这可能与甲状腺癌的不同组织类型有关。碘摄入量不足可增加滤泡型癌的危险性,而摄入过多则可增加乳头型癌的危险性。在意大利、瑞士、西西里、中国和瑞典进行的病例-对照研究发现,碘缺乏(表现为地方性甲状腺肿或食用如鱼这类富碘食物少)与甲状腺癌有显著相关。若长期摄入过多的碘,则可阻断甲状腺对碘的摄取,也能使促使甲状腺激素(TSH)水平升高,导致甲状腺肿,日本"沿海碘化物甲状腺肿"患者就是这种情况。另外,美国学者近年研究报告,缺碘对女性威胁较大,可诱发乳腺癌、甲状腺癌、子宫内膜癌、卵巢癌等。原因是碘缺乏引起的甲状腺功能减退,将伴随发生甲状腺激素、催乳激素、性激素等的不平衡和紊乱,从而使癌症发病率增加。

2. 硒 人类流行病学调查研究结果显示,癌症病死率与硒的利用呈负相关,人类血硒浓度与癌症病死率呈负相关。前瞻性研究发现,在一些血硒水平低的人群中,癌症发生的危险性增高。来自芬兰、日本、荷兰、挪威和美国五个国家的 6 个前瞻性队列研究,通过检测对比肿瘤患者与非肿瘤对照者的血清硒浓度、分析饮食中硒的摄入对男女性总体肿瘤发病率的影响,结果发现,低血硒水平男性发生肿瘤的相关危险度明显高于高血硒水平的男性。

3. 锌 国内外一些肿瘤流行病学研究结果表明,低锌和低硒很可能是肿瘤发生的危险因素。大量研究都显示,许多类型恶性肿瘤患者的血清锌和硒水平均降低。地区分布的调查显示,食物缺锌情况与食管癌发病率增多呈一致相关性。对我国河南省的调查发现,饮用水、食物、血、头发和尿锌含量与食管癌发病率呈负相关。

4. 铁 铁与肿瘤之间的关系与摄入量有关。铁缺乏可能是食管癌的危险因素。早在 20 世纪 50 年代的某些研究观察就表明，瑞典和其他一些国家妇女缺铁引起的 Plummer-Vinson 综合征与上消化道癌有联系。动物研究也发现，大鼠严重的慢性缺铁可导致胃黏膜萎缩和一般认为的癌前病变。近来有些证据提示，高铁膳食可能增加肝癌、结肠癌、直肠癌的危险。一项队列研究和一项生态学研究发现，体内铁储备及摄入量高的人群，结肠和直肠癌的危险性较高。

（六）过量饮酒

国际癌症研究中心（International Agency for Research on Cancer，IARC）认为含酒精饮料作为一个整体是有致癌性的。大量研究证明，长期过量饮酒可增加人类患癌症，尤其是增加口腔癌、咽喉癌、食管癌、肝癌、结、直肠癌和乳腺癌的危险性。一般来说，危险性随饮酒量而异，饮酒量越多，危险性越大。人体内有一种自然杀伤细胞（NK），它能有效地抑制和杀死体内的癌细胞和病毒。大量的酒精进入体内，会使 NK 更新换代功能受抑制，从而导致癌细胞肆意向全身扩散。

（七）体重指数

越来越多的研究表明，超重/肥胖不仅与心血管疾病、糖尿病等密切相关，且与内分泌有关的癌症（如妇女绝经后的乳腺癌、子宫内膜癌、卵巢癌、宫颈癌，男性的前列腺癌）及某些消化系统癌症（如结、直肠癌，胆囊癌、胰腺癌和肝癌）的发病率呈正相关。许多流行病学调查表明肥胖与结、直肠癌的发生存在相关性。一项欧洲 9 个国家参与的前瞻性研究（n=368 277）中，随访 6 年显示与体重指数（body mass index，BMI）$<23.6kg/m^2$ 相比，BMI 为 $23.6\sim25.3kg/m^2$ 的男性发生结直肠癌的危险度比前者要高达 1.2 倍，BMI 为 $25.4\sim27.0kg/m^2$ 者高达 1.03 倍，BMI 为 $27.1\sim29.3kg/m^2$ 者高达 1.24 倍，而 BMI$\geq29.4kg/m^2$ 者高达 1.64 倍，提示男性肥胖程度与结肠癌的患病危险度显著相关（RR 1.55，95%CI 1.12~2.15，$P=0.006$），女性患者则无明显相关性。研究还发现肥胖对结肠癌的疗效和预后亦有一定影响。Dignam 等对 4 288 例 Dukes B 期或 C 期的结肠癌患者进行随访，发现肥胖的结肠癌患者（BMI$\geq35kg/m^2$）复发或再发新结肠癌的危险性较正常体重者（BMI $18.5\sim24.9kg/m^2$）高（HR 1.38，95%CI 1.10~1.73），且死于结肠癌的风险也较正常者高（HR 1.36，95%CI 1.06~1.73）。Haydon 等对 526 例确诊为结肠癌的患者进行随访，结果显示患者体重每增加 10kg，其死于结肠癌的危险度提高 1.33 倍。

第二节　术后肿瘤营养康复治疗

一、概述

恶性肿瘤患者继厌食后，逐渐出现无意识的体重下降，直至营养不良和恶病质。营养不良伴免疫功能减退者，术后并发症发生率和死亡率急剧上升。因此，对于多数需手术治疗而又伴有营养不良的肿瘤患者，围手术期营养治疗显得尤为重要。而对于应用化学药物或放射作为治疗手段的伴营养不良或不能正常摄食的肿瘤患者，营养治疗更加重要。

临床常通过体格测量指标和实验室指标评价营养治疗对改善机体营养状况的实际意义和效果，但也有用并发症发生率、住院天数和死亡率作为终点评价指标。

体格测量指标包括体重、三头肌皮褶厚度、上臂肌围等，其中以体重的变化最具有意义。临床经验提示，若在抗肿瘤治疗联合营养治疗后，凡体重获得增加者，预后均较理想。对于肿瘤患者，营养治疗能否使体重增加并得以长期维持，结论不一。由于皮下脂肪的积聚和维持需较长一段时间才能显现，以致营养治疗前后皮下脂肪厚度改变的程度常难以及时反映和测得。

加速康复外科（enhanced recovery after surgery，ERAS）方案可以减少手术应激，保持营养状态，减少并发症和促进康复，包括控制疼痛早期进食、早期活动尽可能微创手术等内容。多项研究证明 ERAS 可降低结直肠手术后的并发症发生率，促进康复和缩短住院时间。ESPEN 强烈推荐对于所有接受根治性或姑息性手术的肿瘤患者采取 ERAS 方案。ERAS 的营养环节包括避免长时间禁食、不常规肠道准备、术前 2h 口服碳水化合物液体，以及手术后尽快恢复口服饮食。研究显示，ERAS 相关路径的实施有助于提高外科患者围手术期的安全性及满意度，缩短术后住院时间，有助于减少术后并发症的发生率。

营养治疗虽已作为改善肿瘤患者营养不良的一种手段，应贯穿于手术患者诊疗全过程中，一旦机体获得足够营养素，即可改善营养状况和提高免疫功能，显著减少术后感染性并发症的发生，改善疾病预后及生活质量。

二、营养代谢特点

免疫监视在肿瘤的发生、发展和转归中具有相当重要的意义。现在已公认，细胞免疫是机体抵御恶性肿瘤的整个免疫监视系统中的主要功能部分。其中自然杀伤细胞（NK 细胞）占周围淋巴细胞库的 5%~10%，具有非抗体依赖性溶细胞毒性，人类 NK 细胞介导的细胞毒作用在体外具有溶解多种肿瘤细胞的功能，成为机体防御肿瘤生长和进展的第一道防线。淋巴因子激活的杀伤细胞（LAK 细胞）系由 T 细胞在白介素 -2（IL-2）的刺激下转化，具有非特异性杀伤细胞的功能，对部分能抵抗 NK 的肿瘤细胞亦具细胞毒作用。此外，还有 T 细胞亚群等，在免疫防御中均举足轻重。

中、晚期肿瘤患者除可出现营养不良外，还可同时伴有明显的免疫功能减退，表现为 NK 细胞活性和 Th（T 辅助）细胞水平低下，而 Ts（T 抑制）细胞水平高于正常人。该种免疫功能减退系由某些抑制因子所致。对于肿瘤患者于围手术期或荷瘤状态下的营养治疗对免疫功能的改善程度较难做出确切的评价，主要原因是与肿瘤有关的免疫抑制并非经营养治疗就能轻易消除。其次，较大的手术创伤本身亦可下调机体的免疫功能。正因这些因素的影响和干扰，往往很难分清营养治疗所起的作用。尽管如此，《中国加速康复外科临床实践指南（2021 版）》建议，ERAS 临床路径应贯穿于住院前、手术前、手术中、手术后、出院后的完整诊疗过程，其核心是强调以患者为中心的诊疗理念。

三、营养康复治疗

（一）头颈部肿瘤

头颈部肿瘤患者除肿瘤引起的局部压迫使摄食量减少外，接受局部放疗的患者可能出现味觉丧失、唾液腺被破坏、常口干舌燥、牙齿松动或脱落、牙关紧闭和某些神经受损等现象，这些负面影响将是长期的，手术还可能增加咀嚼和吞咽困难的程度。

营养治疗建议：对入院时已存在严重营养不良和拟做大手术的患者，应早期做营养干预，但放疗期间无需常规提供营养治疗。对有指征做营养治疗的患者，若其能吞咽，选择经口摄入流质饮食，或经鼻饲管喂养，若需较长期管饲，最好采用胃造瘘途径提供营养液。对易发生反流或误吸危险性较大的患者,则宜经空肠造瘘提供。上述途径有困难时才考虑应用肠外营养。

(二)肺癌

肺癌患者常伴有营养不良、体重减轻等症状。化疗期间细胞毒性的副作用可能导致营养状况进一步恶化,恶化抗肿瘤治疗的疗效和患者的生活质量。对于肺癌的治疗现已普遍达成的共识是:药物、营养治疗以及有氧结合抗阻训练的康复锻炼三者结合的多模式综合治疗,可使肺癌患者获益并能为肺癌患者提供全面的生活方式调整。在肺癌患者人群中进行的试验也证明了多模式治疗的可行性与安全性,对于肺癌患者的干预效果方面,多模式治疗可以增加饮食摄入、减轻恶心呕吐、增加体重和骨骼肌质量、提高机体功能状态、提高生活质量。晚期肺癌患者病情变化快、症状负担大、表现状态差,因此多模式治疗并不适用于所有患者。鉴于人群在诊断和治疗上的异质性,同样的干预方案也不能达到相同程度的效果,这提示我们应在肺癌治疗早期就采取积极的多模式综合治疗措施。营养康复治疗用于改善肺癌患者的能量和蛋白质摄入已被证实具有良好的效果和依从性,肺癌患者能够从营养康复治疗中获益,使患者在治疗期间保持了更稳定的体重,改善了营养状况,保持了稳定的生活质量,心理与社会支持也可以帮助患者形成饮食行为上的良好转变,对提高肺癌患者化疗耐受性和预后也具有积极作用。

营养治疗建议:建议增加进餐频率和进食能量密度高的食物,饮食摄入不足的患者可补充富含能量和蛋白质的口服营养补充剂,每日蛋白质摄入量应>1.0g/kg。有研究发现EPA+DHA用于肺癌患者具有抗感染、抗氧化作用,可以改善患者的营养状况。BCAA是人体必需氨基酸亮氨酸、异亮氨酸和缬氨酸的统称,是蛋白质合成和降解的调节因子,富含亮氨酸的补充剂比普通食物更有效地促进肌肉蛋白质合成。可以选择高亮氨酸配方的乳清蛋白补充剂,其吸收利用率高,产生的肠胃负担轻,可以保证良好的依从性和安全性,与体育锻炼干预结合能够显著改善晚期肺癌患者的肌肉力量,提高患者生活质量。

(三)食管癌

食管癌患者在治疗前的进行性吞咽困难使摄食量减少、癌肿溃破血管可致大出血;食管下段和纵隔的放射治疗可引起放射性食管炎,虽然部分患者的食管炎在放疗结束后逐渐消退,但部分患者可发生纤维化而导致食管狭窄;手术治疗多为包括双侧迷走神经切断的食管切除、近端胃部分切除和食管胃吻合术。由于手术范围较大、吻合口张力高等因素,可能并发吻合口瘘。因此,早期饱食感、食物反流、胃排空延缓、腹泻等往往是此类患者手术后的常见问题。

营养治疗建议:体重下降>10%时往往影响疾病预后。对这些患者应注重提供足够的营养物质。对部分梗阻但无反流的患者,给予经口营养补充,有助于预防营养不良的发生或减轻营养不良的程度。对严重厌食者,可经管饲方式提供营养物质。食管切除术后的患者,经口饮食时,应少食多餐,以避免早期饱食感和反流。食物应含足够的碳水化合物、蛋白质和脂肪。放疗或手术后出现食管或吻合口狭窄者,需经口或管饲提供肠内营养,直至狭窄解除才能恢复普通饮食。若因喂养方式、原发病引起的恶心、疼痛或其他综合因素使摄入量不能满足机体代谢需要时,或手术后若较长时期不能恢复正常摄食或经管饲获得足够营养物质时,可考虑提供肠外营养。

(四)胃癌

胃次全切除或全胃切除术后患者的生理、营养问题有别于食管 - 胃部分切除术患者,前者易发生倾倒综合征,在胃空肠吻合术患者中约占 50%,只是严重程度各异。倾倒综合征除与手术、胃肠道的重建有关外,还取决于术后摄入的食物类型、量和个体的反应差异。倾倒综合征的常见症状和体征发生于摄食后 15~30min,有血管收缩表现,如出汗、虚弱、晕厥为特点,甚至可出现精神异常。该组症状除与儿茶酚胺释放有关外,还与高浓度的含糖液态食物快速进入上段小肠,引起胰岛素大量分泌而产生的低血糖反应有关。除倾倒综合征外,胃手术后患者还易发生脂肪吸收不良和脂溶性维生素、铁、钙缺乏;胃酸减少更影响食物的消化和吸收。

营养治疗建议:胃癌患者营养不良的发生率高,营养不良是胃癌患者预后较差的独立危险因素。术前已存在明显厌食、体重下降、严重贫血、低蛋白血症、幽门梗阻、免疫防御能力低下或营养不良的患者,可视为可能发生并发症的高危患者,应考虑提供围手术期营养治疗。能经口饮食或管饲者,当首选营养成分完整的流质或半流质饮食或肠内营养;估计术后较长时间不能恢复正常饮食者,术时建立胃或空肠的营养性造瘘,以便术后早期提供肠内营养治疗。

对有较轻的倾倒综合征症状者的治疗主要是饮食调理。进餐时应限制食物的液体量,饮食应含高蛋白及适量脂肪,糖含量不宜过高;少食多餐,每天可为 6 餐。果胶衍生物可延长胃排空时间,减少倾倒综合征的发生。胃切除后,占 20%~25% 的患者发生脂肪吸收不良,对其饮食中的部分 LCT 以 MCT 替代有助减轻脂肪泻。基于术后胃酸、内因子和 R 蛋白缺乏,补充足量的铁、水溶性和脂溶性维生素可防治维生素、无机物质的缺乏和贫血。

胃切除术后患者多有乳类不耐受症状,如腹胀、腹泻;若患者长期不进食乳类食品,且又不服用钙剂,可出现缺钙症状。此类患者可经常少量饮乳或饮用去乳糖或用乳糖酶处理过的乳制品,也可饮用较容易耐受的含乳酸菌的酸乳。若仍不能耐受乳类,应摄入溶解性好、易吸收的钙盐,每天为 600~1 000mg,分次服用,以达到防止缺钙的目的。

体重下降是胃切除术后患者的常见现象,除吸收不良外,主要归咎于摄入不足;其他还有如与心情压抑有关的厌食、进食后的"倾倒"令患者害怕进食、引起食后不适的输入袢综合征、胆汁反流所致的食管炎或残胃炎、伴随放疗或化学药物治疗的消化道反应等,对此类患者,若经调整饮食方案仍不能保证足够摄入量及维持体重时,推荐经口营养补充或管饲补充。

(五)胰腺癌

胰腺癌患者多诉有厌食、恶心、呕吐、腹痛和体重下降。胰腺癌患者中常伴有血糖异常。患者在全胰切除术后可有内分泌和外分泌功能的双重减退,胰岛素分泌相对不足和糖耐量下降,脂肪吸收不良。临床多见厌食、严重吸收不良与腹泻同时存在的现象。

营养治疗建议:胰腺癌患者于手术前已有严重营养不良时,应在围手术期提供肠内或肠外营养,以提高机体对手术的耐受性。对胰十二指肠切除术后伴有中度至重度消化、吸收不良者,应补充胰酶制剂。在缺乏胰酶和胆盐的情况下,应注意肠内营养配方的组成,配方中的脂肪酸以 MCT 较 LCT 更易吸收和利用。胰功能不全患者的肠内配方中的糖类以葡萄糖寡糖为宜。

(六)结肠癌

右半结肠癌患者常有贫血、体重下降等全身性症状。右半结肠加回盲瓣和末端回肠切除术后患者可出现水样腹泻,其中部分原因为进入结肠的胆盐量增加和回盲瓣缺失。这些患者每天丢失大量的水和钠、钾离子。当钠摄入不足时,可出现"低钠性"利尿,同时伴有强制性回肠内钠的丢失,易致患者发生严重水和钠盐缺乏,即使多数患者能逐渐适应,但亦将经历胃肠炎、麻痹性肠梗阻,或长期大量出汗所致的额外丢失和脱水。

营养治疗建议:相对上消化道癌患者,结肠癌患者中严重营养不良的发生率较低,术前需肠外营养治疗者不多。但术后,尤其右半结肠术后患者易出现的水、钠、钾丢失应予重视并积极处理。若术前已存在营养不良时,应提供围手术期肠内、外营养治疗。

(七)食欲下降/厌食

由于肿瘤本身及手术、放化疗等治疗因素影响,肿瘤患者常出现食欲下降。食欲下降导致的营养摄入不足易引起营养不良和恶病质,可使肿瘤患者对抗肿瘤治疗的耐受性及疗效降低、生活质量下降,严重影响患者生存预后。据统计,厌食在新诊断的肿瘤患者中发生率约为50%,在晚期患者中可达26.8%~57.9%。在病程中准确评估患者食欲,结合营养筛查与评估,尽早发现患者营养风险并给予个体化的营养治疗,有利于改善患者食欲与营养状况、预防或延缓病程进展、提高治疗耐受性,对于改善患者的预后及生活质量具有积极意义(表2-7-1、表2-7-2)。

表2-7-1 肿瘤患者食欲下降/厌食饮食调整建议

营养症状	饮食调整建议
食欲缺乏	注意色、香、味的调配,少食多餐,补充高能量高蛋白食物
恶心呕吐	①可食用少许开胃食物、饮料(如酸梅汤、果汁)
	②使用偏酸味、咸味的食物以减轻症状,避免过甜或油腻辛辣的食物
	③少食多餐,避免饥饿与过饱;注意水分与电解质补充
	④在接受放疗或化疗前2h内应避免进食,以防止呕吐
味觉改变	①进餐前先以白开水漱口,去除口腔内的异味,提高味觉的敏感度
	②味蕾对苦味敏感增加,应避免苦味强的食物。如患者觉得肉类有苦味,可将肉类以糖醋、果汁、香料先浸泡提味,或增加鱼虾类、蛋、奶制品、豆制品等,以增加蛋白质的摄入
	③经常变换食物菜色的搭配及烹调方法,多用味道浓的食品,例如以香菇、洋葱、果醋、咖喱、茄汁增强嗅觉、视觉上的刺激,弥补味觉的不足
口干	①口含冰块、咀嚼口香糖、饮用柠檬汁可减少口干的感觉
	②食物应制成细软、有助于吞咽的形态,如果冻、肉泥冻、布丁等,或和肉汤、饮料等一起进食
口腔黏膜溃疡	①食用质软、清淡的食物,避免食用酸味强或粗糙生硬的食物,细嚼慢咽
	②利用吸管吸吮液体食物
	③补充B族维生素、维生素C和谷氨酰胺
	④如经口摄入无法达到目标需要量,建议使用管饲肠内营养
吞咽困难	①选择质软、细碎且营养价值丰富的食物,如水蒸蛋、肉糜、豆腐,加以肉汁、肉汤勾芡烹调可帮助吞咽,果蔬需打碎成匀浆饮用
	②为助摄入能量达标,建议补充给予口服营养补充或管饲肠内营养
	③可酌情使用增稠剂,改善食物形状以帮助吞咽

营养症状	饮食调整建议
腹胀	①避免食用易胀气、粗糙多纤维的食物,如豆类、洋葱、瓜类、牛奶、碳酸饮料等
	②少食多餐,正餐时不要喝太多汤汁及饮料,最好在餐前 30~60min 饮用,进餐时勿讲话以免吸入过多的空气
	③少吃甜食,且勿食用口香糖
腹泻	①暂时采用低渣饮食,注意水分及电解质的补充,如无油肉汤、菜汤、果汁
	②避免油腻、不易吸收的食物,ONS 采用低脂配方
	③奶制品可能会加重腹泻,如需要,可酌情尝试低

表 2-7-2　肿瘤患者术后食谱推荐

餐次	食品名称	主要食材
早餐	馒头	面粉 150g
	水煮蛋	鸡蛋 50g
	豆浆	250mL
加餐	草猕猴桃	150g
	酸奶	150mL
午餐	清蒸鲈鱼	鲈鱼 75g
	炒豆芽	豆芽 150g
	软米饭	大米 150g
加餐	多维面包	100g
晚餐	蒸马铃薯	马铃薯 200g
	茄子肉饼	猪肉(瘦)50g　茄子 100g
	香菇花菜	白花菜 100g　香菇 30g
营养分析	能量 1 904kcal　蛋白质 84g　脂肪 37g　碳水化合物 317g	
	铁 24.4mg　锌 10.9mg　维生素 B_1 0.8mg　维生素 B_2 0.9mg　维生素 C177.5mg	

备注:
1)该食谱以身高 170cm,体重 65kg,轻体力劳动的化疗患者为例,可结合患者个人实际情况酌情调整。
2)该食谱使用食盐 6g,烹调油 25g。食品原料重量为可食部生重。

　　根据《肿瘤患者食欲下降的营养诊疗专家共识》,对于食欲下降或厌食的营养康复治疗推荐意见如下:
　　食欲下降是肿瘤患者的常见症状,易引起营养不良和恶病质,影响肿瘤的治疗以及预后。建议常规实施食欲评价、营养筛查与营养评估,尽早发现患者营养风险并给予营养治疗(A,强推荐)。
　　对于存在营养不良或营养不良高风险的放化疗及围手术期肿瘤患者,营养治疗应遵循阶梯原则(A,强推荐)。

为保证充足能量,非肥胖肿瘤患者推荐能量摄入量为 25~30kcal/(kg·d),并根据患者个体情况(年龄、体力活动、应激系数等)进行适当调整(B,强推荐)。

对于食欲下降的肿瘤患者,蛋白质推荐摄入量为 1.0~2.0g/(kg·d)(B,强推荐)。

对于食欲下降的肿瘤患者,可适当提高脂肪供能比例,增加能量密度(C,弱推荐)。

针对肿瘤患者厌食症状进行相应饮食调整,有助于增强患者食欲,增加营养摄入,提高生活质量(B,强推荐)。

若患者经口摄入不足,但消化道功能正常或具有部分消化道功能,鼓励使用 ONS(A,强推荐)。

富含免疫营养素的肠内营养制剂或 FSMP 或可帮助改善食欲,保持或增加瘦体组织与体重(B,弱推荐)。

食欲下降的肿瘤患者应常规接受营养教育,以维持健康饮食习惯和良好生活习惯(A,强推荐)。

食欲下降的肿瘤患者,应鼓励其通过运动来维持和改善食欲,并根据健康状况和身体功能增减运动强度(A,强推荐)。

第三节　化疗营养康复治疗

一、概述

化疗是化学药物治疗的简称,通过使用化学治疗药物杀灭癌细胞达到治疗目的。化疗是目前治疗癌症最有效的手段之一,其临床应用已经有半个世纪的时间。手术和放疗属于局部治疗,只对治疗部位的肿瘤有效,而化疗是一种全身治疗的手段,无论采用什么途径给药(口服、静脉和体腔给药等),化疗药物都会随着血液循环遍布全身的绝大部分器官和组织。因此,对一些有全身播散倾向的肿瘤及已经转移的中晚期肿瘤,化疗是主要的治疗手段,化疗也已经从一般的姑息性治疗逐步向根治性治疗的方向迈进。临床上有根治性化疗、术前化疗(新辅助化疗)、术后化疗、姑息性化疗等方式。

化疗药物可以直接影响新陈代谢,或引起恶心、呕吐、腹泻、口腔炎、味觉改变、胃肠道黏膜损伤、食欲减退以及厌食而间接影响营养物质的摄入,在肿瘤引起代谢异常的基础上进一步加重机体营养不良。

二、化学治疗对机体的影响

化疗药物在杀伤肿瘤细胞的同时难免会伤害一些增殖快的正常细胞(例如骨髓细胞、毛囊细胞、胃肠道上皮细胞、免疫细胞等),导致相应的副作用,最常见的有:

1. 消化系统反应　如恶心、呕吐、腹泻和便秘、排便习惯改变等。其中恶心、呕吐是化疗最常见的反应之一,近年来一些强力有效的止吐药上市,使得化疗后的恶心和呕吐反应大大减轻。

2. 骨髓抑制　如白细胞和血小板减少等。一般停止化疗后 1~2 周会自行恢复,部分较严重的骨髓抑制需使用提升白细胞和血小板的药物。

3. 脱发　部分化疗药物可能导致脱发,但脱发是可逆的,在停止化疗后会重新长出新发。

4. 其他 如肝肾功能损害、免疫抑制等。

实际上,大部分化疗的不良反应和毒副作用是可逆的,也并非每位患者的反应都一样,化疗的副作用取决于化疗药物的种类以及个体基因类型,通过一些辅助药物的使用和营养的支持可以控制或者减轻毒副作用。

三、营养康复治疗

恶性肿瘤患者营养不良发生率高,约 40%~80% 的患者存在营养不良,研究显示,有 10%~20% 的肿瘤患者直接死亡原因为营养不良。化疗既可以通过抗肿瘤作用从根本上改善肿瘤患者的营养不良,但又可能因其不良反应引起或加重患者的营养不良,两者之间存在密切联系。几乎所有的化疗药物都可能导致营养相关不良反应。化疗反应一般持续 3~5d 或更长,化疗导致的胃肠道黏膜损伤、味觉改变及食欲减退会导致某些食物不耐受的比例增高,严重影响摄食,减少营养物质的摄入。

营养不良会降低患者对化疗的耐受程度,影响生活质量、治疗效果及预后。一方面,营养不良影响中性粒细胞的水平,使化疗药物导致的白细胞下降更为明显,甚至导致无法完成化疗计划,从而影响抗肿瘤治疗效果;另一方面,营养不良时,血浆蛋白水平降低,化疗药物的吸收、分布、代谢及排泄出现障碍,明显影响化疗药物的药代动力学,化疗药物的不良反应增加,机体对化疗的耐受能力降低,化疗效果显著降低。目前已有多项研究证实,化疗前及化疗期间出现的营养不良、体重丢失、肌肉量减少均与患者的不良反应增加和预后不良相关。营养治疗能够提高肿瘤化疗患者的生活质量、体重、瘦体组织,提高患者对化疗的耐受性,保证化疗完成率,从而改善临床预后。

非终末期肿瘤化疗患者的营养治疗目标是:①维持或改善膳食摄入;②减轻代谢紊乱;③重视维持和增加骨骼肌肌肉量,维持体能状态;④降低抗肿瘤治疗过程中因营养不良导致的剂量减低或治疗中断的风险;⑤改善生活质量。

化疗还会直接影响新陈代谢,在肿瘤引起代谢异常的基础上进一步加重机体营养不足。某些化疗药物还可能影响营养素的代谢,导致一些营养素的需求增加(表 2-7-3),应注意适量补充。

表 2-7-3 特定化疗药诱导的微量营养素失衡

细胞抑制剂	营养素	机制	可能的后果
顺铂、异环磷酰胺	左旋肉碱	左旋肉碱的肾排泄增加	诱导的肉毒碱不足,并发症风险增加(如疲劳)
顺铂	镁、钾	增加肾脏镁和钾的排泄	低镁血症,低钾血症,脂质代谢紊乱,葡萄糖耐受不良,肾毒性增加
环磷酰胺、紫杉醇	维生素 D	通过 24- 羟化酶将骨化二醇和骨化三醇分解为无活性代谢物	维生素 D 缺乏症(骨化二醇<20mg/mL),代谢性骨病的风险和免疫能力受损
氟尿嘧啶	维生素 B_1	抑制硫胺素对活性辅酶硫胺素二磷酸的磷酸化	维生素 B_1 缺乏,心衰风险,乳酸性酸中毒,神经毒性

细胞抑制剂	营养素	机制	可能的后果
甲氨蝶呤	叶酸	叶酸拮抗作用	叶酸缺乏,同型半胱氨酸血症,黏膜炎
培美曲塞	叶酸	叶酸拮抗作用	叶酸缺乏,黏膜炎,腹泻,血小板减少,中性粒细胞减少,同型半胱氨酸血症

此外,由于食物和化疗药物间的相互作用,药物的服用时间及食物禁忌方面有一些注意事项,如口服环磷酰胺及厄洛替尼等化疗药和靶向药 3d 内应避免进食葡萄柚及其果汁,否则可造成疗效降低或毒性反应增加;服用卡培他滨必须在饭后 30min 服用;而特罗凯不能与食物同服,否则可导致皮疹和大量腹泻;奥沙利铂治疗 5d 内不应摄入冷的饮食,否则可发生短暂的手脚和喉咙感觉异常。

四、饮食推荐

(一)化疗期间的饮食调理

1. 食物的选择   由于疾病本身及化疗导致患者摄入减少,消耗增加,在化疗期间建议患者采用高蛋白质、高维生素的饮食模式。即在平衡膳食的基础上摄取足量富含蛋白质的食物,如鸡蛋、鱼禽畜瘦肉、大豆制品、奶及奶制品等,以利于身体组织修复及白细胞再生。

蔬菜和水果富含抗氧化维生素及膳食纤维,有助于平衡体内的自由基,减轻化疗反应,改善胃肠功能。建议每日摄入 3~5 份(每份 100g)新鲜蔬菜和水果。

化疗药可能导致消化道黏膜损伤,化疗期间,为了减轻消化道负担,应注意选择清淡、细软、易消化的食物,如鸡蛋羹、清蒸鱼、余丸子、炖肉、豆腐、酸奶、软饭、龙须面、馒头、细软的蔬菜等。避免油腻、粗硬、味道太浓或辛辣刺激的食物。身边可常备一些营养加餐小零食,如面包、苏打饼干、酸奶、水果、坚果等。

注意持续补水,如白开水、鲜榨蔬果汁、清淡的肉汤、运动饮料等。除食物中的水分外,每天建议额外饮水 8~10 杯(1 杯 200mL),以利于体内代谢废物的排出;建议两餐间或饭前 30min 喝汤水,以免影响进食(参考食谱见表 2-7-4)。

表 2-7-4　化疗期间参考食谱

餐次	食品名称	主要食材
早餐	枸杞小米粥	小米 50g　枸杞子 10g
	鸡蛋羹	鸡蛋 50g
	馒头	面粉 50g
加餐	牛奶	牛乳 250mL
午餐	南瓜肉饼	猪肉(瘦)50g　南瓜 50g
	香菇烧豆腐	香菇 60g　豆腐(北)100g
	菜籽油	10g
	软米饭	大米 125g
加餐	水果	香蕉 200g

续表

餐次	食品名称	主要食材
晚餐	海鲜胡萝卜汤面	面条 125g　胡萝卜 100g　基围虾 50g
	菜籽油	10g
营养分析	能量 1 912kcal　蛋白质 81g　脂肪 42g　碳水化合物 311.6g	
	铁 23.4mg　锌 9.19mg　维生素 B_1 1.0mg　维生素 B_2 1.0mg　维生素 C 47.3mg	

备注：

1）该食谱以身高 170cm，体重 65kg，轻体力劳动的化疗患者为例，可结合患者个人实际情况酌情调整。

2）该食谱使用食盐 6g，烹调油 20g。食品原料重量为可食部生重。

2. 针对化疗并发症的饮食建议

（1）贫血患者：建议适量补充富含铁元素的食物，如红肉及动物肝脏、动物血等，帮助红细胞及血红蛋白的恢复；不建议任意食用食疗偏方，如大量摄入猪蹄汤、五红汤、生酮饮食等，以免因饮食不当造成营养不良和不良反应。

（2）胃肠道反应：患者若在化疗期间发生恶心、呕吐等症状，可开具一些对症的药物以控制症状。糖皮质激素和孕激素类被推荐用于增强食欲（避免体重丢失），调节代谢紊乱和减少生活质量下降，尤其对于化疗后有明显食欲下降、恶心、呕吐严重的患者可考虑应用。饮食一般建议注意少量多餐，注意补充水分，避免脱水。不要空腹接受治疗，化疗前 1h 吃一些清淡的半流食更容易耐受化疗副作用。对于多数食欲不好的患者，应少量多餐，每餐以 6~7 分饱为宜，在感觉最好、食欲最好的时候吃最多的一餐。在恶心、呕吐期间，选择淡味面包片、苏打饼干、烤馒头片等更容易耐受。若呕吐剧烈或不愿进食，则不要强迫自己进食，以免引起胃部不适，加重呕吐症状。

（3）白细胞计数低：对于轻度骨髓抑制的患者，医生一般建议使用升白细胞数药物或待白细胞自然恢复再化疗。严重的白细胞数低下在临床上常见的处理办法是注射重组人粒细胞刺激因子（注射升白细胞），其机制是将骨髓中未成熟的细胞释放到血液中。然而，由于白细胞在血液中的寿命仅几个小时，因此，白细胞数升高后很快又会降下来，直到骨髓细胞功能逐渐恢复后白细胞数量才会恢复正常。

中性粒细胞低的患者应注意食品卫生，禁食生食，如蔬菜沙拉、生鱼片、泡菜等，外卖的熟食及常温放置时间超过 2h 的食物需彻底加热后才能食用。中性粒细胞减少的患者食物宜忌见表 2-7-5。

表 2-7-5　化疗患者食物宜忌

	适宜的食物	不宜的食物
高蛋白类	鸡蛋羹、巴氏或瞬时高温消毒牛奶、酸奶、余瘦肉丸子、炖肉、清蒸鱼、豆腐、豆腐脑、蛋白粉	开水冲鸡蛋、油炸食物、肥肉及煎烤肉、动物皮及内脏、海鲜、香肠、腊肉、生牛奶、冰激凌
粮谷类	白米粥、小米粥、燕麦粥、豆粥、白面馒头、花卷、包子、软面条、疙瘩汤、白面包	糙米、玉米、大麦、全麦面包、火烧、烙饼

续表

	适宜的食物	不宜的食物
水果蔬菜类	煮熟的嫩叶菜,如菠菜、生菜、圆白菜、娃娃菜等;去皮的瓜果菜,如胡萝卜、西葫芦、南瓜、蘑菇、西红柿、苹果、橙子等	生的蔬菜、未去皮的水果、粗纤维多的蔬菜(蒜苔、辣椒、芹菜等)、咸菜、泡菜
其他	蛋糕、饼干、藕粉、经充分蒸煮的蔬果汁、肉汤、蔬菜汤	坚果、果脯、含糖饮料、含酒精饮料、浓茶、咖啡、爆米花、快餐食品

（4）大剂量化疗（干细胞移植）患者：对于接受高剂量化疗和骨髓干细胞移植的患者,既往曾采取为这类患者供应无菌性饮食。然而,对于进食无菌性饮食的时间和效果,尚缺乏大样本的研究。一般认为,对于接受骨髓移植的患者,可按照一般饮食进行管理。此类患者的饮食营养基本同白细胞数低的患者的饮食。整个大剂量化疗期间患者的饮食应清淡、细软、好消化,避免黏腻、粗硬、刺激性及过甜、过咸的食物,并注意营养合理搭配,同时,应当严格遵守食品加工卫生准则,保证食物安全。

（二）《化疗患者营养治疗指南》的营养治疗推荐意见

1. 对肿瘤化疗患者的营养筛查和评估应在肿瘤诊断时及治疗期间进行,并在后续的每一次随访中重新评估。

2. 化疗前及化疗期间有营养风险或营养不良的患者,建议营养治疗。

3. 化疗期间应保证机体充足的营养摄入,对口服摄入较低的肿瘤患者,推荐通过个体化营养教育和膳食指导结合 ONS,确保充分的营养摄入。

4. 对治疗期间出现严重不良反应导致无法进食或进食量明显减少的患者,应及时给予营养治疗。

5. 对接受高剂量化疗的患者,入院时应进行营养筛查和评估,并每周评估,有营养风险或营养不良时,尽早开始包括营养教育和膳食指导、ONS、肠内营养和 / 或肠外营养的营养治疗,保证充足的营养素摄入。

6. 化疗患者营养治疗途径的选择,只要肠道功能允许,优先选择肠内营养。肠内营养首选 ONS。口服不足或不能时,用管饲补充或替代。化疗后如果出现了严重黏膜炎或胃肠道功能受损,经口进食和肠内营养仍不能满足营养素的需求,应考虑肠内营养联合肠外营养。对肠内营养不可行或耐受不良的患者,推荐全肠外营养。肠外营养推荐采用全合一或预装工业化多腔袋制剂。

7. 推荐患者于化疗期间在可耐受范围内保持体力活动,保持适量的有氧运动和 / 或抗阻训练以维持肌肉量。

8. 头颈部肿瘤合并吞咽困难、严重口腔黏膜炎患者,经口摄入不足时,管饲比口服更有效,建议尽早管饲给予肠内营养。需要长期管饲时（>4 周）,建议行内镜下经皮胃造瘘（PEG）等。

9. 对存在体重丢失风险或营养不良的晚期肿瘤化疗患者,EPA 的加入（鱼油或 ω-3PUFA）,或给予富含 EPA（鱼油或 ω-3PUFA）的肠内营养制剂,可能对改善患者食欲、维持患者体重、瘦体组织有效。

10. 肠内免疫调节配方（含有谷氨酰胺、精氨酸、核苷酸和 ω-3PUFA 等）可能会减轻化疗所致黏膜炎、腹泻发生率,减轻化疗不良反应。

第四节 放疗营养康复治疗

一、概述

放疗（radiotherapy，RT）是一种广义上的物理治疗，即放射线治疗，是利用放射线如放射性同位素产生的 α、β、γ 射线和各类 X 射线治疗机或加速器产生的 X 射线、电子线、质子束及其他粒子束等治疗恶性肿瘤的一种方法。肿瘤细胞由于增生活跃，在放射线的电离作用下，细胞的 DNA 容易受损，从而引起不同程度的凋亡和损伤，最终达到消灭肿瘤细胞的目的。

作为恶性肿瘤最重要也是效价比最高的治疗手段之一，放疗对患者的营养状况具有正面和负面双向影响。一方面，放疗可减少肿瘤负荷、缓解肿瘤压迫和梗阻，改善患者营养摄入和营养状况；但另一方面，头颈部放疗所致的味觉敏感度降低、放射性口腔黏膜炎和放射性口干等，胸部放疗所致的放射性食管炎，腹部、盆腔放疗所致的放射性肠炎肠衰竭等，均会影响营养物质摄入、消化吸收和代谢等全过程，导致营养不良的发生或营养状况的恶化。

营养不良会对恶性肿瘤放疗患者造成不良影响，包括降低肿瘤细胞的放射敏感性、影响放疗摆位的精确性、增加放疗不良反应、降低放疗的耐受性、延长总住院时间等。恶性肿瘤放疗患者进行规范有效的营养治疗具有重要的意义，有利于保持患者体应，降低放疗不良反应，提高放疗的完成率和治疗疗效。

二、营养代谢特点

营养不良是恶性肿瘤放疗患者最常见的并发症之一。体重丢失是恶性肿瘤放疗患者营养不良的主要表现之一，营养不良会对恶性肿瘤患者放疗的疗效和反应造成不良的影响，从而降低放疗疗效和影响患者生存质量。放疗非计划中断和不能完成计划化疗周期数的患者体重丢失更严重，放射毒性反应与 PG-SGA 评分密切相关。营养不良还是肿瘤局部复发和生存率低的危险因素。因此，对恶性肿瘤放疗患者进行规范、有效的营养治疗具有重要的意义。

放疗患者进行营养治疗的目的包括：①诊断和治疗患者放疗前、中、后的营养不良；②降低患者的放疗不良反应，增强放疗耐受性，减少放疗非计划性中断，提高放疗完成率；③增加肿瘤细胞对放疗的敏感性，提高放疗精确度，提高患者的近远期疗效；④提高患者生活质量。

三、营养康复治疗

（一）恶性肿瘤放疗患者营养风险筛查和营养评估

营养风险筛查的目的在于识别营养不良或存在营养风险患者。所有患者在放疗前、放疗期间和放疗后都应进行营养筛查来尽早识别营养风险以期尽早进行 营养干预。

ESPEN 推荐采用 NRS2002（nutritional risk screening 2002）筛查一般成年住院患者的营养风险。NRS 2002 总分≥3 说明营养风险存在，需进一步进行营养评估。营养评估主要判断患者有无营养不良及其严重程度，PG-SGA 评分与放疗患者的放疗不良反应和长期生存相关。目前尚无专门针对肿瘤放疗患者的营养风险筛查和营养评估工具，《恶性肿瘤放疗患者肠内营养治疗专家共识（2018）》和《肿瘤放疗患者口服营养补充专家共识（2017）》均推荐：恶性肿瘤放疗患者的营养风险筛查采用 NRS 2002，营养评估采用 PG-SGA。

（二）恶性肿瘤放疗患者营养治疗的方式

恶性肿瘤放疗患者的营养治疗应规范采用五阶梯治疗的原则：首先选择营养教育，然后依次向上晋级选择口服营养补充（oral nutritional supplements，ONS）、完全肠内营养（total enteral nutrition，TEN）、部分胃肠外营养（partial parenteral nutrition，PPN）、全肠外营养（total parenteral nutrition，TPN）。参照 ESPEN 指南建议，当下一阶梯不能满足 60% 目标能量需求 3~5d 时，应该选择上一阶梯。

当患者胃肠道有功能时，应首选肠内营养。ESPEN 和 ASPEN 均认为，对于放疗患者不推荐常规使用肠外营养。然而，在肠内营养不充分或不可实施时，应联合部分或全肠外营养，以增加能量及蛋白质的摄入量，减少或避免负氮平衡和喂养不足的发生。《恶性肿瘤放疗患者营养治疗专家共识》（2018 年版）推荐肠外营养用于需要营养治疗且不能耐受肠内营养的患者，如放疗后严重黏膜炎和严重放射性肠炎。肠外营养开始的时机仍存在争议。《成人补充性肠外营养中国专家共识》（2017 年版）推荐，对于 NRS 2002 大于等于 5 分或危重患者营养风险评分（nutritionrisk in the critically ill score，NUTRIC）大于 6 分的高风险患者，如果肠内营养在 48~72h 无法达到目标能量和蛋白质需要量的 60% 时，推荐早期给予肠外营养治疗。而对于 NRS 2002 为 5 分或 NUTRIC 为 6 分的低风险患者，如果肠内营养未能达到目标能量和蛋白质需要的 60% 超过 7d 时，才启动补充性肠外营养治疗。

（三）恶性肿瘤放疗患者能量和蛋白质需求

恶性肿瘤住院患者目标能量的确定推荐参考间接能量测定法所获得的基础代谢率能量水平，并且结合患者的活动强度和疾病应激状况进行判断。中国临床肿瘤学会（Chinese Socity of Clinical Oncology，CSCO）肿瘤营养治疗专家委员会制定的《恶性肿瘤患者的营养治疗专家共识》ESPEN 指南均推荐，放疗患者如果无法进行个体化的 TEE 测量，建议每天应给予 25~30kcal/kg 的能量，放疗患者能量需求随放疗进行和放射不良反应发生而变化。研究发现，恶性肿瘤放疗患者在放疗实施的前 3 周，随着肿瘤负荷减少和高代谢状态的抑制，能量需求呈逐渐下降的趋势。放疗开始后第 4~9 周，随着放射不良反应的发生，能量需求逐渐增加。当放疗结束后，如果肿瘤得到有效控制，放疗不良反应逐渐消失，患者所需的能量逐渐恢复正常。

因此，放疗患者的能量摄入目标量需要根据肿瘤负荷、应激状态和急性放射损伤个体化给予并进行动态调整。肿瘤患者蛋白质合成和分解代谢均存在异常，对于进展期患者，蛋白质分解大于合成，部分患者还并发恶病质状态。蛋白质的需要量取决于代谢应激因素和蛋白质消耗的程度，对于恶性肿瘤放疗患者推荐提高蛋白质摄入。ESPEN 指南推荐，肿瘤患者蛋白质最低摄入 1.0g/（kg·d），目标需要为 1.2~2.0g/（kg·d）。对并发恶病质的放疗患者，骨骼肌持续下降，蛋白质及能量负平衡，应进一步提高蛋白质的摄入量，可达到 2.0g/（kg·d）。放射线影响机体蛋白质的代谢，当肌肉受到放射线照射后，会出现急性萎缩反应，表现为肌球蛋白含量减少、肌球蛋白重链比例变化等，并且与放射线剂量有关。放疗患者是否需要更高的蛋白摄入量[＞2.0g/（kg·d）]目前还缺乏依据。

（四）恶性肿瘤患者放疗过程中的营养治疗建议

1. 放疗前的营养治疗 恶性肿瘤放疗患者放疗前应该常规进行营养状况评估，根据 PG-SGA 评分选择营养治疗路径。无营养不良者（PG-SGA=0~1 分），不需要营养治疗，直接进行放射治疗；可疑营养不良者（PG-SGA=2~3 分），在营养教育的同时，实施放射治疗；中度营养不良者（PG-SGA=4~8 分），在营养治疗的同时实施放射治疗；重度营养不良者（PG-SGA≥9 分），应该先进行营养治疗 1~2 周，然后在营养治疗同时进行放疗。

2. 放疗中的营养治疗 放疗过程中，患者的营养状况和放射性损伤分级会不断发生变化，需要在综合评估患者营养状况（PG-SGA 评分）和急性放射损伤（RTOG 分级）的基础上，选择营养治疗路径，并需定期进行再评价和调整治疗方案。

3. 放疗后的营养治疗 放疗后部分患者由于肿瘤未完全消退或出现放疗远期并发症如头颈部放疗后口干、味觉改变，食管癌放疗后吞咽功能障碍、食管纤维化和狭窄等原因，可能导致营养风险和营养不良。因此，建议放疗患者在放疗后应进行定期随访，必要时给予家庭营养治疗（home nutritional support, HNS）（表 2-7-6）。

表 2-7-6 放疗期间食谱推荐

餐次	食品名称	主要食材
早餐	瘦肉粥	大米 50g 猪肉（瘦）20g 小米 50g
	荷包蛋	鸡蛋 50g
	拌香干	豆腐干 50g
加餐	草莓	草莓 150g
	牛奶	全脂牛奶粉 25g
午餐	南瓜肉饼	猪肉（瘦）50g 南瓜 50g
	红烧土豆	土豆 100g
	软米饭	大米 150g
加餐	酸奶	酸奶 150mL
晚餐	猪肉白菜馅饺子	饺子 200g
营养分析	能量 1 921kcal 蛋白质 82g 脂肪 42g 碳水化合物 316g	
	铁 25mg 锌 8.6mg 维生素 B_1 0.8mg 维生素 B_2 1.0mg 维生素 C 112.5mg	

备注：

1）该食谱以身高 170cm，体重 65kg，轻体力劳动的化疗患者为例，可结合患者个人实际情况酌情调整。

2）该食谱使用食盐 6g，烹调油 25g。食品原料重量为可食部生重。

（张丽莉）

第八章

围手术期营养康复治疗

第一节　围手术期营养康复治疗概述

随着现代医学和科技水平的不断进步，越来越多的疾病可以得到相应的对症治疗，手术作为一种直击病损部位的治疗方式，也越来越被更多人接受，但外科疾病和手术创伤应激会引起机体分解代谢，导致炎症、蛋白质分解、氮丢失等；与营养不良相关的肌肉减少症、恶病质、肌肉脂肪浸润等均会导致不良临床结局。

手术治疗效果的优与劣，甚至是否需要二次治疗，都与自身体质状况、营养水平有着密不可分的关系。营养是机体生长、修复组织、增强机体免疫力、维持正常生理功能的物质基础，是提高手术耐受性，患者得以快速康复的基础条件。

营养不良在外科患者中十分常见，营养不良是影响外科患者术后并发症发生的独立危险因素，营养不良不仅损害机体组织、器官的生理功能，而且可增加手术风险性、术后并发症的发病率及病死率，还影响患者住院时间及住院费用。对于有营养风险的患者，在遭受外科手术损伤时，常因抵抗力下降导致感染，创伤愈合延迟，发生各种并发症。围手术期应用营养支持能改善患者的营养状况，提高手术耐受性，降低术后并发症发生率。因此合理、有效的营养康复治疗对改善患者预后及生活质量有着重要作用。

加速康复外科（enhanced recovery after surgery，ERAS）就是通过应用一系列具有循证医学证据的优化围手术期处理措施，减少手术患者围手术期心理和生理的应激反应，从而达到快速康复目的的一种规范管理围手术期理念。从临床整体结局讲，其是实现减少术后并发症、缩短住院天数、降低住院总花费和再入院率的最佳康复模式。我国也颁布了营养相关共识——《加速康复外科围术期营养支持中国专家共识（2019版）》，以期为我国ERAS围手术期营养支持的广泛开展及合理规范应用提供依据，营养治疗应全程贯穿于手术患者的围手术期管理。

（张汉语）

第二节　围手术期营养代谢特点

一、手术患者营养代谢特点

（一）禁食或饥饿时机体代谢特点

禁食或饥饿时，机体代谢量降低，为了满足饥饿或禁食状态下的能量需求，肝脏和骨骼肌的糖原储备被不断消耗殆尽，主要依靠自身组织消耗供给能量，氨基酸糖异生作用增强，消耗蛋白和脂肪储备，导致营养不良，随着禁食时间的延长，瘦体组织减少，体重快速下降。

（二）创伤、感染等应激时机体代谢特点

1. 糖代谢 机体应激状态下，能量代谢增强，分解代谢明显增加，糖代谢紊乱，应激状态下机体的内分泌改变，肾上腺皮质激素，儿茶酚胺增加，胰岛素分泌抑制和周围组织对胰岛素产生抵抗，胰高血糖素增加，导致术后血糖浓度增高。

2. 蛋白质代谢 手术创伤后机体蛋白质代谢改变最明显的特征是蛋白质分解增强、肌肉蛋白水解升高、肝脏尿素生成增多，葡萄糖产生增多，脂肪动员增加，损伤和脓毒症患者表现为全身蛋白分解增加，导致负氮平衡，其程度和持续时间与应激程度、创伤前营养状况、应激后营养摄入及患者年龄有关，很大程度上受体内激素水平的制约。

3. 脂肪代谢 创伤应激时脂肪分解成为体内主要的能量来源，肌肉对脂肪的氧化利用增加，对胰岛素产生抵抗，脂肪分解不受外源性葡萄糖摄入的抑制。

二、营养缺乏原因

1. 饮食摄入不足 消化系统疾病，神经性厌食，腹痛，创伤，严重感染等因素引起患者食欲缺乏、进食量低。

2. 营养需要量增加 外科住院患者常因手术创伤应激，引起一系列内分泌代谢异常，导致机体物质的高消耗，营养素需要量明显增加。

3. 营养物质吸收障碍 胃肠道手术胃大部分切除、短肠综合征，急性重症胰腺炎，出血性肠炎，慢性腹泻等疾病导致营养吸收障碍。

4. 营养丢失增加 有些手术可能有严重的并发症如感染、瘘、创面的渗出、大面积烧伤，手术创伤引起出血等引起营养丢失增加。

（张汉语）

第三节 围手术期营养康复治疗

一、营养风险筛查及评定

（一）营养风险筛查

1. 规范化营养管理的首要步骤是营养风险筛查和营养评定，术前营养风险筛查可发现存在营养风险的患者，并使这些患者通过术前营养干预获益。而营养评定是对有营养风险的住院患者进一步了解其营养状况的过程。

营养风险筛查 2002（nutritional risk screening 2002，NRS 2002）由于良好的循证医学证据及方便快捷的操作流程，已成为多个指南推荐的成人住院患者首选营养筛查工具，在我国的多个学会也认同其作用。

2. NRS 2002 评价方法，具体操作方法见本书上篇第二章第一节"个体营养筛查方法和评定介绍"。

总评分≥3分，具有营养风险，开始营养治疗计划。

总评分<3分，每周复查营养风险筛查。

3. 营养风险筛查应当在患者入院后 24h 内进行，可由受过培训的医师、营养师、护理人员完成。患者筛查结果为阴性，如果 7d 内无手术计划，则 7d 后需重复筛查。2020 年欧洲

肠外肠内营养学会（European Society for Parenteral and Enteral Nutrition，ESPEN）围手术期营养支持推荐意见建议营养筛查的时间至少在术前10d，以利于及时发现营养问题。

（二）营养评定

营养评定包括基本评定和营养不良评定。

1. 基本评定包括营养相关病史、膳食调查、体格检查（身高和BMI等）、实验室检查（肝肾功能、血糖、血脂、电解质、酸碱平衡等）。

2. 营养不良评定目前尚无全世界统一的诊断标准。2019年发布的全球领导人营养不良倡议（global leadership initiative on malnutrition，GLIM）诊断标准共识指出：营养筛查有风险患者，如符合表现型指标和病因学指标至少各1项，即可诊断营养不良。

队列研究结果显示：GLIM诊断营养不良与不良结局有显著相关性。除此之外，其他营养不良的评定工具如主观全面评定（subjective global assessment，，SGA）、患者参与的主观全面评定（patient generated SGA，PG-SGA）等，国内外不同指南共识推荐意见不一致。目前尚无一种营养筛查和评定方法可以全面评估各类患者的营养状况，因此，对于有条件的单位，建议尽可能采取多个筛查方法对患者的营养状况进行综合评估。

二、营养康复治疗策略

（一）营养康复治疗原则

对于存在营养不良风险的患者，应及时制订营养支持计划，营养不良的规范治疗应该遵循五阶梯治疗原则：首先选择营养教育，然后依次向上晋级选择口服营养补充（oral nutritional supplements，ONS）、全肠内营养（total enteral nutrition，TEN）、部分肠外营养（partial parenteral nutrition，PPN）、全肠外营养（total parenteral nutrition，TPN）。当下一阶梯不能满足60%目标能量需求3~5d时，应该选择上一阶梯。患者术前营养状态与临床结局密切相关，有营养不良或存在风险的患者应接受营养治疗。

（二）营养康复治疗路径

对于存在营养不良风险的患者，术前营养支持选择经口高蛋白质、高维生素饮食，以改善营养状况，提高手术耐受性，若经口摄入不足首选口服营养补充（oral nutritional supplements，ONS），次选管饲肠内营养，管饲肠内营养是术后营养支持的重要途径。2017 ESPEN指南推荐对所有接受上消化道大手术和胰腺手术患者放置鼻空肠管或行针刺导管空肠造口术。临床上管饲包括两种情况：①术中留置营养管路，术后24h内即可开始肠内营养。②术后留置营养管路，主要应用于术后各种原因引起经口进食或补充不足患者，如持续消化道症状、发生胃排空障碍、胰瘘并发症等。术后留置肠内营养管路包括鼻空肠管、鼻胃管、胃（空肠）造瘘，选择时需综合考虑应用原因、预计营养时间长短、置管技术水平以及患者耐受度等多方面因素。肠内营养在5~7d达标即可，以避免肠内营养不耐受、肠套叠、肠缺血等严重并发症发生。

如热卡和蛋白质仍无法达到目标量，口服和仅肠内途径不能满足摄入能量60%的热量需求和营养物质的需求>7d时，应采用肠内营养联合肠外营养的治疗方式。当患者需行营养治疗，但存在肠梗阻等肠内营养禁忌证时，应尽早实施肠外营养，全合一的肠外营养输注方式优于多瓶输注方式。

（三）营养康复治疗目标量

营养摄入目标能量为25~30kcal/（kg·d）和蛋白质量为1.2~1.5g/（kg·d）。此外，术前营养支持强调蛋白质补充,有利于术后恢复。建议非肿瘤患者术前每餐保证≥18g的蛋白质摄入,肿瘤患者术前每餐≥25g的蛋白质摄入以达到每天蛋白质需要量。

对于高危营养风险的患者,由于这类患者本身可能存在厌食、进食量少或消化道不全梗阻等原因,蛋白质的摄入目标量至少1.2g/(kg·d)。由于此类患者多数不能通过正常的食物获得充分的营养补充,除高蛋白质食物以外,推荐术前使用高蛋白ONS或免疫营养,建议每日保证3次ONS,且每日ONS热卡量至少400~600kcal。

当患者不能通过ONS的方式补充营养时,应放置肠内营养管,开始≥7d的管饲肠内营养支持;如果ONS和肠内营养支持两种方式仍达不到蛋白质和/或热卡要求(<推荐摄入量的60%),建议术前行肠外营养支持改善营养状况,肠外营养支持时间可为7~14d,部分重度营养不良患者,可酌情延长至4周。

(四)营养制剂选择

对于胃肠道功能基本正常的患者,建议使用整蛋白型肠内营养。对于胃肠道功能受损或吸收障碍的患者,可使用水解蛋白配方(氨基酸型和短肽型)的肠内营养;如肠内营养耐受困难时,可加上部分肠外营养,待胃肠道功能逐渐恢复后,过渡到含有膳食纤维的整蛋白型肠内营养。

对于肿瘤患者,建议术前给予免疫营养,免疫营养物质可发挥调节免疫及炎症反应的作用,即在标准营养配方中加入免疫营养物,如谷氨酰胺、精氨酸、核苷酸、ω-3多不饱和脂肪酸等进行营养支持。免疫营养可以改善消化道肿瘤患者的营养状况,有利于提高机体免疫力、控制急性炎性反应、保护肠黏膜屏障功能,降低并发症发生率。

(张汉语)

第四节　术前营养康复治疗

一、术前预康复

预康复作为ERAS理念下的新兴术前管理策略,包括运动、营养、心理等干预,目标在于提高患者的各项功能,优化生理储备,使其能适应和承受手术应激。

(一)术前无须常规行肠道准备

机械性灌肠或口服泻药行肠道准备对患者而言是一个应激反应,并可能导致脱水及电解质紊乱,尤其在老年人中,不推荐对包括结直肠手术在内的腹部手术患者常规进行机械性肠道准备,以减少患者液体及电解质的丢失,其并不增加吻合口漏及感染的发生率。术前机械性肠道准备仅适用于需要术中结肠镜检查或有严重便秘的患者。

(二)术前不常规禁食

ERAS考虑到术前禁食对胃肠道损害及患者手术耐受性的影响,对术前患者饮用碳水化合物饮料也做出具体推荐。术前机械性肠道准备对于患者是应激因素,特别是老年人,可致脱水及电解质失衡。缩短术前禁食时间,有利于减少手术前患者的饥饿、口渴、烦躁、紧张等不良反应,有助于减少术后胰岛素抵抗,缓解分解代谢,甚至可以缩短术后住院时间。胃排空清流质仅需要60~90min,故术前2h饮清流质并不增加反流误吸。推荐除合并胃排空延迟、胃肠蠕动异常和急诊手术等患者外,不建议术前隔夜禁食,提倡禁饮时间延后至术前2h,推荐在术前10h和2h分别口服12.5%碳水化合物饮品800mL和400mL。在麻醉诱导 2h 口服≤500mL 透明液体不仅不会导致胃潴留和误吸,反而可以促进胃排空。虽然缩短术前禁食时间和术前口服碳水化合物饮品并不能够显著改善患者营养状况,但其更重要的意义在于术前的代谢准备。对于肝脏手术患者,胰岛素抵抗会严重影响肝细胞再生和肝功能恢复,术前饮碳水化合物可提高机体对胰岛素的敏感性,改善术后胰岛素抵抗,建议肝脏手术患者术前禁食 6h,禁饮 2h,麻醉前 2h 可口服清流质。

(三)术前戒烟、戒酒

吸烟与术后并发症发生率和病死率的增加具有相关性,可致组织氧合降低,伤口感染、肺部并发症增加及血栓栓塞等。戒酒可缩短住院时间,降低并发症发生率和病死率,改善预后。戒酒时间长短对器官功能的影响不同,戒酒 2 周即可明显改善血小板功能,缩短出血时间,一般推荐术前戒酒 4 周。

二、术前营养治疗

(一)纠正营养不良

术前营养治疗是预康复的关键措施之一。术前营养不良最直接的表现是肌肉和脂肪减少,体重下降及内脏蛋白质浓度降低等,营养不良患者除肌肉减少,也表现出肌肉力量衰退。良好的营养状态包括充足和均衡的能量、蛋白质及其他营养素,不仅抑制疾病状态下的异常分解代谢从而维持体重,而且增加机体对运动训练的耐受力,促进焦虑等术前心理缓解。适当的运动干预、良好的心理状态可以促进胃肠消化,改善营养摄入。

对于存在营养风险的患者,应及时制订营养支持计划,具体包括营养咨询、膳食指导、口服营养补充、肠内营养和肠外营养等多种形式,以改善术前营养状态及术后机体对应激的适应能力。

NRS 2002 筛查结果可作为制订营养支持计划的指征之一。当合并下述任一情况时应视为存在严重营养风险:6 个月内体重下降>10%;疼痛数字评分法(NRS)评分>5 分;BMI <18.5kg/m^2;血清白蛋白<30g/L,对该类患者应进行支持治疗,首选肠内营养。当口服不能满足营养需要或合并十二指肠梗阻时可行静脉营养支持治疗。术前营养支持治疗时间一般为 7~10d,严重营养风险患者可能需要更长时间的营养支持,以改善患者营养状况,降低术后并发症发生率。NRS 2002≥5 分,腹部手术的患者,应用术前营养支持,可降低感染并发症发生率。胰十二指肠切除术患者,给予术前营养支持可以显著降低术后胰瘘发生率。

(二)纠正低蛋白血症

低蛋白血症可反映疾病相关分解代谢和疾病的严重程度,是明确的影响外科手术的风险因素。对于血浆白蛋白<30g/L(无肝肾功能不全)的患者应择期手术,及时纠正低蛋白血症。在能量摄入充足的前提下,经口或管饲高蛋白饮食,蛋白质供给量 1.5~2.0g/(kg·d)。

(张汉语)

第五节　术中营养康复治疗

一、术中液体量管理

提倡以目标导向液体治疗(goal-directed fluid therapy,GDFT)的理念及措施指导液体治疗。ERAS 液体管理目标为尽量减少机体体液量的改变。容量管理的目标为保证组织灌注的同时避免液体超负荷，围手术期容量负荷过重可致肠道水肿，胃肠功能恢复延迟。容量不足可导致机体灌注不足和器官功能障碍，而水钠潴留则是术后肠麻痹及相关并发症发生的主要原因。因此，术中应用平衡液维持出入量平衡，避免输液过度及不足，辅助应用血管收缩药物以防止术中低血压，避免肠道低灌注对吻合口漏的潜在影响，降低低血压相关急性心肌损伤、急性肾损伤及术后肠梗阻的发生率。补充生理需要量或纠正细胞内和组织间液脱水可输注平衡盐溶液，输注胶体溶液可选择以平衡盐为载体的人工胶体液（如羟乙基淀粉 130/0.4），维持动脉压波动范围在基础值 ±20%，可作为严重低血容量需要大量输液时晶体溶液的补充，也是术中大出血时重要的容量替代品。一般情况下，以 1.5~2mL/（kg·h）速率输注晶体输液多可维持腹部大手术的液体内环境稳态。针对高风险手术患者推荐目标导向性液体治疗的策略，人工胶体平衡盐溶液在有效维持循环容量、减少总入液量、实现围手术期液体零平衡、减少术后并发症等方面具有优势。

二、术中营养管路的建立

术中营养管路包括空肠造瘘、鼻空肠管和鼻胃管等类型，建议对有如下 3 条指征之一的患者术中建立营养管路：①术前存在营养不良。②预计有较高的术后并发症发生风险。③患者接受二次手术。手术方式本身及相关并发症将影响术后消化道功能恢复，术中按患者手术情况选择营养支持途径，放置营养管，术后予早期管饲肠内营养，对于有指征在术中留置营养管路的患者，术后 24h 内即可开始肠内营养，加速胃肠道功能恢复并减少了术后并发症的发生。

（张汉语）

第六节　术后营养康复治疗

术后早期进食

（一）术后营养康复治疗路径

1. 术后早期恢复经口进食是安全的，且对术后恢复至关重要，术后早期经消化道途径的营养支持相对肠外营养支持可以降低术后并发症发生率、缩短住院时间及降低费用等结局指标。手术后早期进食或给予 EN，不仅是提供营养底物，更重要的是降低术后的高分解代谢反应和胰岛素抵抗，减少炎性介质释放、促进合成代谢和机体恢复，维护肠黏膜屏障及免疫功能，防止肠道细菌异位。鼓励患者进食及实施 EN 时，建议从低浓度、小剂量开始，根据患者的耐受程度逐渐加量，不足部分通过 PN 补充。期间应密切观察评估患者耐受情况，注意预防和处理术后恶心呕吐。若患者耐受性差，应降低浓度、剂量和速度。进食或 EN 摄入的能量和蛋白质 >60% 目标需要量时，可考虑停用 PN。有较高风险的患者：接受头颈部及胃肠道大手术的肿瘤患者、严重创伤包括脑损伤患者、手术时有明显营养不良的患者应早期经口摄入或管饲。有管饲适应证的上消化道及胰腺手术患者应该放置鼻空肠管或空肠造口。

2. 当患者口服营养能够摄入>50%的营养目标量时，首选ONS和蛋白粉营养辅助（2~3次/d），以此满足蛋白质及能量需要量；当经口摄入<60%营养目标量时，需要通过管饲肠内营养进行营养支持；如果口服和管饲肠内营养仍无法达到60%的蛋白质或热卡的需要量，且预计营养治疗持续时间>7d时，则应启动肠外营养。术后选择肠外营养（包括全肠外营养）的指征：包括：①经口或管饲不耐受；②经口或管饲无法满足营养素需求；③术后并发症影响胃肠道功能而无法进行经胃肠道喂养。

（二）肠内营养使用

1. 经口流质膳食更利于患者的吞咽和消化，如未能达到营养需求，可口服补充肠内营养制剂；对于无法正常经口进食患者，给予管饲肠内营养治疗；对于严重胃肠功能障碍的患者，需采用肠外营养治疗以保持基本营养需求。由于手术创伤会导致术后早期胰岛素抵抗，导致营养物质利用障碍，同时机体分解代谢增加，产生约1 400kcal/d的内生热。因此，对于术前营养状态良好的患者，术后3d内并不强调营养达标（即目标喂养量），肠内营养在5~7d达标即可，以避免肠内营养不耐受、肠套叠、肠缺血等严重并发症发生。若出现喂养不耐受（如恶心呕吐、腹胀腹痛、肛门排气排便明显减少、鼻胃管引流量明显增多、胃残余量>500mL、腹部影像学异常等）表现，则需要考虑终止或减少管饲喂养。

2. 目标能量按照20~30kcal/（kg·d）计算，摄入蛋白质的目标量是1.5~2.0g/（kg·d）。增加支链氨基酸供给；肾功能受损者适当减少蛋白质的摄入。营养支持的早期或严重应激状态下，可给予允许性低热卡10~25kcal/（kg·d），达到营养摄入量的60%~80%，病情减轻后再逐步补充能量及营养素达到全量。此外，术后早期蛋白质摄入应足量，术后足量的蛋白质摄入比足量的热卡摄入更重要。蛋白质摄入量不足将会导致瘦组织群的丢失，阻碍机体功能的恢复。对于≥65岁的患者，无论是否给予足量的热卡，只要给予蛋白质就能帮助维持机体的瘦组织群，减少因热卡供给不足而引起虚弱的风险。

3. 可进食患者给予均衡普通膳食，饮食不足者，给予口服营养补充（ONS）；建议每天给予ONS供能400~500kcal。

4. 不能经口进食，或者经口进食不足目标能量60%的患者，进行鼻胃管或鼻空肠管肠内营养（EN），应用重力滴注或肠内营养输注泵泵入营养液；推荐进入重症监护病房的患者在血流动力学稳定的前提下，48h内启动早期肠内营养（EEN）。

5. 若肠内营养实施后48~72h内无法达到目标能量60%，可采取EN和肠外营养（PN）联合治疗；危重型患者无法使用EN或胃肠功能衰竭患者，48h内应启用PN；肠外和肠内营养能量、能源底物的适宜比例可参照膳食营养治疗。

6. 肠内营养推荐普通全营养配方；高血糖患者使用低GI型全营养配方；肿瘤患者可使用肿瘤型全营养配方；应激严重患者增加含有n-3多不饱和脂肪酸的配方；胃肠功能紊乱者可同时补充益生菌和益生元。

（三）术后恶心、呕吐的防治

针对术后恶心、呕吐应予常规预防性治疗，提倡多模式的防治理念，包括联合药物及非药物治疗途径，如避免使用吸入性麻醉药、使用丙泊酚进行诱导及麻醉维持、避免或尽早拔出鼻胃管、缩短术后禁食时间、口服碳水化合物饮品等；麻醉时吸入高浓度氧也可降低术后恶心、呕吐的发生率；区域性神经阻滞如硬膜外及腹横肌平面阻滞可有效减少术后阿片类药物的用量；使用非甾体抗炎药物也是减少阿片类药物用量的可行途径。

（四）重症患者肠内营养喂养流程

营养治疗已经成为重症患者治疗的重要组成部分，在重症患者的救治中发挥了重要的作用，可执行的喂养流程将改变临床实践，显著提高肠内营养耐受性，并改善患者预后。重症患者肠内营养喂养需基于患者病情、胃肠道功能及耐受性科学实施。

1. 评估与决策

适用人群：存在营养不良风险或已存在营养不良，且胃肠道功能部分或完整（如无肠梗阻、消化道出血、严重腹泻等禁忌证）。

禁忌证筛查：排除肠缺血、完全性肠梗阻、严重腹腔高压（IAH）等绝对禁忌。

营养风险评估：使用工具（如 NRS-2002、NUTRIC 评分）评估营养风险。

喂养途径选择：短期喂养（<4 周）选择鼻胃管，优点耐受性好；高误吸风险者可选择鼻肠管。

长期喂养（>4 周）可选择经皮内镜下胃造瘘（PEG）或空肠造瘘（PEJ）途径。

2. 喂养时机与条件

早期启动：血流动力学稳定后 24~48 小时内开始（平均动脉压≥65mmHg，无大剂量血管活性药物）。

禁忌延迟：严重休克、未控制的低氧血症需暂缓。

初始速度：20~30mL/h（持续泵入），建议每 4~6 小时评估耐受性。

递增策略：耐受良好时每日增加 20~30mL/h，直至目标量（通常建议 72 小时内达标）。

3. 监测阶段

耐受性监测：

胃残余量（GRV）：每 4~6 小时监测，GRV≤500mL 可继续喂养（部分指南建议≤250mL）。

症状观察：腹胀、呕吐、腹泻、误吸迹象（如氧饱和度下降、呼吸频率增加）。

（五）肠道微生态管理

1. 危重症的肠道微生态特征　是共生菌群破坏和潜在的致病菌过度生长，导致对院内感染的高度易感性。肠道微生态制剂是微生态学发展的重要成果，它应用益生菌及其代谢产物或促进有益菌生长的制品，以调节人体与肠道微生态间的平衡。胃肠道是人体与外界接触最为广泛的器官之一，也是机体防御功能的一道重要防线。肠道屏障是机体最重要的屏障，能够阻止肠道内的有害物质和病原体进入机体内环境，维持机体内环境稳定。临床上许多病理状态下，如严重创伤、休克、感染、急性重症胰腺炎、肠腔内菌群失调等，均可引起肠道屏障功能破坏，导致肠道内内毒素、细菌易位，进而导致肠源性感染的发生与发展，甚至引发多器官功能衰竭的发生。

2. 肠道屏障功能检测　肠道不仅是消化吸收营养物质的场所，而且对肠腔内的细菌、毒素和有害物质有重要的屏障作用。各种危重症患者常伴有肠黏膜水肿、糜烂、蠕动功能减弱、肠道通透性增加、微生态环境失衡、条件致病菌大量增殖，突破肠屏障导致细菌易位，继而引发全身炎症反应。肠道屏障的任何一个环节屏障，无论是机械屏障、生物屏障、化学屏障还是免疫屏障被破坏，肠道黏膜的功能都将受损。肠道屏障功能的影响因素可以是肠道本身的病变，也可以是全身性因素，或者两者同时存在。肠道本身的病变包括肠道炎症、损伤、肠道梗阻、血管性病变等；全身性因素包括休克、缺氧、其他器官严重病变和功能障碍等，具体影响肠道屏障功能的因素见表 2-8-1。肠道屏障功能的检查能提前干预尽早恢复肠道动力，阻止肠源性感染发展，可预防 SIRS 防止炎症反应加重，帮助尽早实施肠内营养调节肠道菌群,促肠道免疫功能的改善,可预警 MODS 发生提高患者的术后身体恢复速度,降低患者住院成本,帮助医院提高病患流转率。

表 2-8-1　影响肠道屏障功能的因素

临床适应证	胃肠道损伤	全身的病理状态	其他影响因素
1)创伤应激、外科手术	1)饥饿	1)低血溶血性休克	1)年龄
2)急慢性疾病:如糖尿病	2)化学损伤	2)菌血症、免疫功能低下	2)肠道菌群改变
3)感染	3)抑制细胞增长	3)输血/输液过多	3)肠道脂肪酸
4)物理性损伤	4)肠道缺血	4)营养不良、恶性疾病	4)胆汁和胰液
5)营养不良	5)肠梗阻	5)创伤、烧伤	5)肠-肝循环
6)肠移植技术	6)肠移植技术	6)多器官功能衰竭、内毒素血症	6)肠道纤维素
7)静脉营养	7)放射性肠炎	7)高胆红素血症	7)肠道谷氨酰胺营养物质
8)肥胖	8)肠道溃疡	8)肝移植、肝切除	8)肠腔内的 pH
9)肿瘤放化疗	9)特殊类型的炎症	9)肝硬化、肝功能衰竭	9)肠黏膜内的 pH
10)肿瘤术后	10)肠道恶性疾病	10)急性胰腺炎	10)氧的运输和利用
11)心/肺/肾功能障碍	11)肠道血供减少	11)气腹、血腹或腹膜炎症	11)激素水平的异常
12)呼吸系统疾病	12)肠道微生物紊乱	12)全肠道切除	12)个人的遗传易感性

3. 肠道功能评估

(1)胃肠功能评估:重症患者大多会出现胃肠功能障碍,表现为消化吸收功能的损伤,但是目前国内尚未有关于重症患者胃肠功能的评估分级标准,2012 年出台的急性胃肠损伤(AGI)分级标准是国内外首个重症患者胃肠功能障碍评分标准。流程中患者的胃肠功能分为三组:胃肠功能正常或轻度损害;胃肠功能中度损害;胃肠功能重度损害。这三组的区分主要依据医生的临床判断和 AGI 分级:

AGI Ⅰ级:有明确病因并出现部分胃肠功能丧失,表现为短暂的、自限的胃肠道症状。

AGI Ⅱ级:胃肠道消化和吸收功能部分丧失,无法满足机体对营养物质和水的需求,需要人工干预。

AGI Ⅲ级:即使人工干预胃肠功能也无法恢复,表现为持续的肠内喂养不耐受。

AGI Ⅳ级:胃肠功能丧失,并导致远隔器官损伤,并危及生命。

AGI Ⅰ级的患者属于胃肠功能正常或轻度损害,AGI Ⅱ~Ⅲ级的患者属于胃肠功能中度损害,AGI Ⅳ级的患者属于胃肠功能重度损害。

(2)肠内营养耐受性评分表(表 2-8-2)

表 2-8-2 肠内营养耐受性评分表

评价内容	计分内容			
分值	0分	1分	2分	5分
腹胀/腹痛	无	轻度腹胀 无腹痛	明显腹胀 或腹痛自行缓解 或腹内压15~20mmHg	严重腹胀 或腹痛不能自行缓解 或腹内压>20mmHg
恶心/呕吐	无，或持续胃 肠减压无症状	恶心 但无呕吐	恶心呕吐（不需要胃肠减压） 或250mL<GRV<500mL	呕吐且需要胃肠减压 或GRV>500mL
腹泻	无	稀便3~5次/d 且量<500mL	稀便≥5次/d 且量500~1 500mL	稀便≥5次/d 且量≥1 500mL

注：GRV：gastric residual volume，胃残留量。

根据以上标准计算总分，初始行肠内营养，每4~6h评估一次，根据评分结果进行 EN 输注调整：

总分为0~2分：继续肠内营养，增加或维持原速度，对症治疗。

总分为3~4分：继续肠内营养，减慢速度，2h 后重新评估。

总分≥5分：暂停肠内营养，并做相应处理（包括停止 EN、使用促动力药物、更换 EN 输注途径等）。

调整后每4~6h重新评估，如稳定输注，无需再调整者，每日评估一次即可。

加量通常以起始剂量为梯度递增；如起始速度为25mL/h，则每次增加25mL/h。

减量通常以起始剂量为梯度递减；如起始速度为10mL/h，则每次减量10mL/h。

（3）肠内营养不耐受处理流程（图2-8-1）

4. 益生菌 可保护肠道屏障，减少病原菌过度生长，减少细菌易位和内源性感染。益生菌使用与感染和呼吸机相关性肺炎减少相关，可改善预后。益生菌为具有一定生物活性的微生物，应避免与抗菌药物同时服用，以免影响疗效。

5. 益生元和合生元 益生元是指对双歧杆菌等益生菌有促进作用的物质，如乳果糖、低聚果糖、可溶性膳食纤维等。合生元：益生菌和益生元并存会起到协同作用，这样的制剂称合生元。应注意的是，因益生元具有非消化性，易在肠道内形成高渗环境，诱发高渗性腹泻，临床根据患者大便次数调节剂量使用，一般每日大便次数在1~2次。

6. 粪菌移植 粪菌移植指将健康者粪便中的功能菌群移植至患者胃肠道中，重建肠道微生态平衡，以治疗特定肠道及肠道外疾病。目前明确的指征是复发性难辨梭状芽孢杆菌感染。另外因检验条件限制无法明确病原菌的难治性抗菌药物相关性腹泻、假膜性肠炎也可考虑粪菌移植。无条件自行开展粪菌移植的医院，应选择非营利性中心粪菌库来源的粪菌移植冻存制品实施粪菌移植。粪菌移植途径包括：经鼻空肠管、空肠造瘘管或回/结肠造口肛侧端、结肠途径肠道深部置管。

7. 中医药 中药对肠道菌群的作用是多方面的，甚至在浓度不同时对双歧杆菌的增殖作用也截然不同，或促进或抑制或无明显影响。一些中药如黄芪、党参、枸杞、刺五加、五味子等可以促进双歧杆菌的生长，充当益生元的作用。

8. 口服免疫增强剂 免疫增强剂能增强机体的非特异和特异性免疫功能，使低下的免疫功能恢复正常；或能增强与之合用的抗原免疫原性，加速诱导免疫应答反应；或能替代体

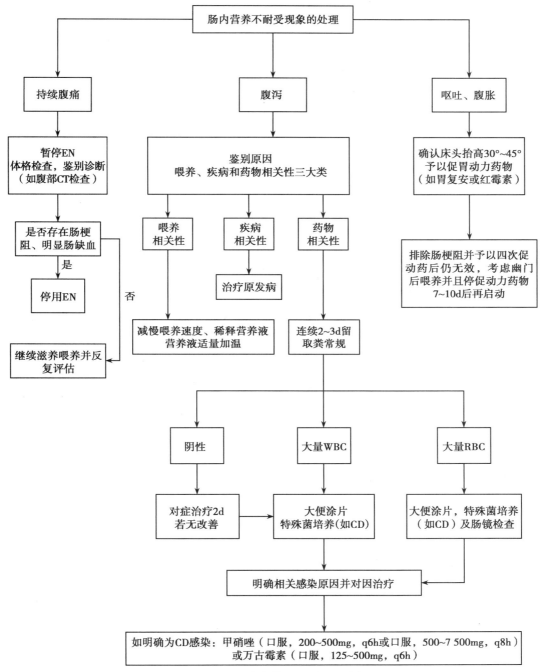

图 2-8-1 肠内营养不耐受处理流程

内缺乏的免疫活性物质发挥作用。临床主要用于原发性或继发性免疫缺陷性疾病，难治性细菌、真菌和病毒感染，肿瘤的辅助治疗。特别是应用在小儿、老人等免疫力较为低下的人群。目前主要品种匹多莫德、脾多肽、羧甲淀粉钠溶液、细菌溶解物胶囊（泛福舒）、胸腺肽肠溶片（迪赛）、复方甘草酸苷片（美能）、甘露聚糖肽胶囊（多抗）、转移因子口服液、盐酸左旋咪唑片。

9. 免疫营养素 在常规营养制剂中加入免疫营养素，如 ω-3 多不饱和脂肪酸、谷氨酰胺、精氨酸、膳食纤维等通过促进益生菌的生长及拮抗和抑制致病菌的过度生长，从而调节肠道菌群和机体免疫功能，保护肠黏膜屏障功能完整性，减少细菌移位和感染性并发症发生率，即称为免疫营养。目前免疫营养素的临床应用研究仍存在争议。

（张汉语）

第七节　出院后营养管理

2014 年国内一项涉及 6 638 例患者的前瞻性多中心横断面调查研究结果显示：患者出院时营养风险与营养不良发生率均高于入院时水平，而出院时营养风险高的患者临床结局也较差。另有一项观察性研究结果显示：ICU 患者出院后平均每天仅能摄入 700kcal 的能量，而对于处于康复期的患者，摄入 1.2~1.5 倍的静息能量消耗量才能保证良好的合成代谢。因此，出院后的营养管理与院内营养管理同等重要，有助于患者病情的顺利恢复，减少二次入院率，提高生活质量。

出院后营养管理与围手术期管理类似，包括营养筛查与评定，营养宣传教育指导，口服营养补充及家庭肠内营养。微型营养评定简表（MNA-SF）因其简易性、可快速操作性及临床实践中的适用性，ESPEN 及中华医学会肠外肠内营养学分会（Chinese Society for Parenteral and Enteral Nutrition，CSPEN）均建议在养老机构、社区和家庭中进行使用。近年来国内研究结果显示：对于 NRS 2002 筛查存在营养风险的消化道及胃癌手术患者，出院后的膳食指导结合 ONS 相对于单纯膳食指导，前者能更好地增加体重和 BMI，减少肌肉消耗及肌肉减少症的发生率，提高辅助治疗耐受性，一定程度改善患者生命质量。如果患者在围手术期留置空肠造瘘管，考虑其大多存在术前营养风险或营养不良，建议出院时保留营养管，以便行家庭肠内营养，有利于改善患者体重及肌肉储备。

此外，ONS 强化蛋白质补充应当作为手术患者出院后饮食计划的主要内容。《加速康复外科围术期营养支持中国专家共识》推荐，所有接受 4 级手术的患者术后应用 ONS ≥ 4~8 周，对于严重营养不良的患者以及术后住院时间长或 ICU 住院时间较长的患者，术后应用 ONS 3~6 个月。

对于多数手术患者，出院后应长期重视营养支持，从而保证患者恢复。食欲减退、持续恶心、阿片类药物引起的便秘以及缺乏饮食恢复指导是手术患者术后恢复的障碍，老年患者尤其明显。我国也针对老年患者的家庭营养管理出台了专家共识，并形成了"中国老年人群家庭营养管理临床路径"（图 2-8-2），以期指导基层相关专业人员为居家或社区老年人群提供科学、合理、规范的家庭营养管理服务。

结　　语

围手术期的营养管理的实施贯穿于术前、术中、术后及出院后，强调口服优先、蛋白质优先、足量供给，离不开外科医师、麻醉医师、营养师、护师、心理等各科医务人员共同组成的营养管理团队。合理规范的营养管理，才能改善患者对手术治疗的耐受性，降低各种并发症的发生率和病死率，减少住院时间及医疗费用，真正意义上提高国民身体素质、提升人民生活幸福度。

（张汉语）

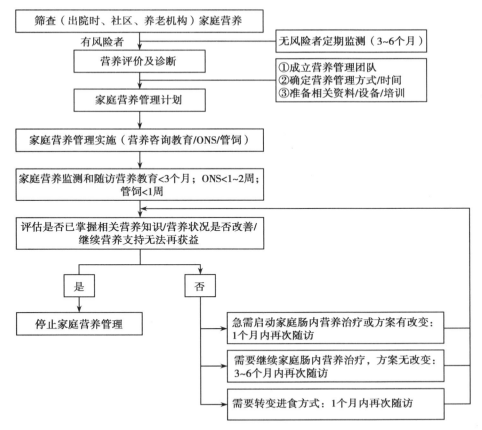

注：①家庭营养筛查和评估方式有两种：A. 出院时由医院筛查并建立家庭营养管理档案；B. 由社区卫生服务中心或养老机构主动筛查并建立营养管理档案。②本路径中涉及的营养管理工作暂只包括家庭营养教育和家庭肠内营养。

图 2-8-2　中国老年人群家庭营养管理临床路径

第八节　营养管理在加速康复外科中的应用

加速康复外科（enhanced recovery after surgery，ERAS）是一种采用多学科协作模式，旨在减少手术患者的生理和心理应激，加速康复进程，降低并发症风险，提高患者满意度的创新性外科诊疗模式。在 ERAS 的实施过程中，营养管理占据了重要的地位。手术患者常常因疾病本身、手术应激和炎症反应等因素，导致机体处于高代谢状态，营养需求增加。同时，手术导致的肠黏膜损伤和肠道菌群失调进一步影响了患者的营养吸收和代谢。因此，有效的营养管理对于手术患者的康复具有积极的影响。

近年来，关于 ERAS 理念在围手术期的应用越来越受到广泛关注，涵盖了术前评估、术中管理和术后康复等多个环节。其中，营养管理作为 ERAS 的重要组成部分，为围手术期患者提供了全面的营养支持和干预措施。通过合理的营养管理，可以有效地改善患者的营养状况，提高患者的免疫力和抵抗力，降低术后并发症的风险，促进患者的康复。

然而，目前关于 ERAS 中营养管理的具体实施方案、效果及影响因素的研究尚不够充分。因此，本节将重点介绍营养管理在外科手术 ERAS 中的应用现状、实施方法和未来发展趋势，为临床医护人员提供、有益的参考和借鉴。本内容包括总论（一）及各论（二～七）两部分，前者述评 ERAS 的营养管理一般性原则，后者分别针对妇科、肝胆、胰腺、胃、结直肠、骨科等手术营养管理在 ERAS 相关的具体问题展开讨论。对于总论部分已涉及的共性问题，各分论部分从简。

一、ERAS 的核心项目及措施：术前部分

（一）术前访视与评估

术前应全面筛查患者营养状态、心肺功能及基础疾病，并经相关科室会诊予以针对性处理，针对伴随疾病及可能发生的并发症制订相应预案，初步确定患者是否具备进入 ERAS 相关路径的条件。

1. 术前营养支持　术前营养风险筛查可发现存在营养风险的患者，并使这些患者通过术前营养干预获益。营养评估方法通常从人体测量学指标、实验室指标和综合性评价法 3 个方面评估患者的营养状况。人体测量学指标包括 BMI、臂肌围、肱三头肌皮褶厚度和机体组成测定等。实验室指标包括血清 Alb、前 Alb、转铁蛋白等。

术前应采用营养风险筛查 2002（nutritional risk screening 2002，NRS2002）评估营养风险。对合并营养风险的患者（NRS2002 评分≥3 分）制订营养诊疗计划，包括营养评定、营养干预与监测。当存在下述任一情况时应予术前营养支持：① 6 个月内体重下降>10%。②NRS2002 评分≥5 分。③体重指数（BMI）<18.5kg/m² 且一般状态差。④血清白蛋白<30g/L。首选经消化道途径如口服及肠内营养支持。当经消化道不能满足需要或无法经消化道提供营养时可行静脉营养。术前营养支持时间一般为 7~10d，存在严重营养问题的患者可能需要更长时间，以改善营养状况，降低术后并发症发生率。

2. 术前禁食禁饮　缩短术前禁食时间，有利于减少手术前患者的饥饿、口渴、烦躁、紧张等不良反应，减少术后胰岛素抵抗，缓解分解代谢，缩短术后的住院时间。除合并胃排空延迟、胃肠蠕动异常、糖尿病、急诊手术等患者外，目前提倡禁饮时间延后至术前 2h，之前可口服清流质饮料包括清水、糖水、无渣果汁、碳酸类饮料、清茶及黑咖啡（不含奶）等，不包括含酒精类饮品；禁食时间延后至术前 6h，之前可进食淀粉类固体食物（牛奶等乳制品的胃排空时间与固体食物相当）。术前推荐口服含碳水化合物的饮品，通常在术前 10h 饮用 12.5% 碳水化合物饮品 800mL，术前 2h 饮用≤400mL。

（二）ERAS 的核心项目及措施：术后部分

择期腹部手术患者，术后应根据耐受性尽早恢复正常饮食，当经口摄入少于正常量的 60% 时，应添加口服营养补充，出院后可继续口服营养补充。

二、妇科手术加速康复

（一）术前营养评估

术前营养状态与围手术期结局密切相关，术前应对患者的营养状态行全面评估，手术医师及麻醉医师应在术前仔细询问患者病史，根据术前辅助检查全面筛查患者的营养风险，进行营养评定，了解是否要加强营养支持。

目前综合评价法在临床应用广泛，国内临床中常用的营养诊断工具包括营养风险筛查

法（nutritional risk screening 2002，NRS 2002）、围手术期营养筛查工具（perioperative nutrition screen，PONS）、主观全面营养评价法（subjective global assessment，SGA）等。上述3种方法各有局限性，目前尚无一种营养筛查方法能全面评估各类患者的营养情况，建议同时使用人体测量学指标、实验室指标及综合评价法来评估患者是否合并营养不良。

（二）术前营养支持策略

1. 当患者合并以下任何1种情况时，需警惕重度营养不良 6个月内体重下降≥10%；进食量<推荐摄入量的60%，持续>10d；体重指数<18.5kg/m²；血清白蛋白<30g/L。对重度营养不良的患者进行术前营养支持，其术后并发症发生率可降低50%，营养支持首选肠内营养，如无法满足基本营养需求时，可考虑联合肠外营养，治疗时间一般为7~10d。

2. 术前营养支持的蛋白质供给 术前营养支持强调蛋白质补充，有利于术后恢复。应激患者的蛋白质供给推荐口服营养补充（oral nutritional supplements，ONS）强化蛋白质摄入，2~3次/d，≥18g蛋白质/次。为达到18g蛋白质/次，在标准整蛋白制剂基础上额外添加蛋白粉。妇科肿瘤患者也需要充足的蛋白质维持基础的合成代谢，建议非肿瘤患者术前每餐保证≥18g的蛋白质摄入，肿瘤患者术前每餐≥25g的蛋白质摄入以达到每天蛋白质需要量。

3. 术前营养支持选择的途径 对于低危营养风险的患者，推荐术前进食高蛋白质食物（如鸡蛋、鱼、瘦肉、奶制品）和含碳水化合物的饮食。摄入目标能量为25~30kcal/（kg·d）和蛋白质量为1.5g/（kg·d）。对于高危营养风险的患者，由于这类患者本身可能存在厌食、进食量少或消化道不全梗阻等原因，蛋白质摄入目标量至少1.2g/（kg·d）。由于这类患者多数不能通过正常的食物获得充分的营养补充，除高蛋白质食物以外，推荐术前使用高蛋白ONS或免疫营养，建议每日保证3顿ONS，且每日ONS的热卡量至少400~600kcal。当患者不能通过ONS的方式补充营养时，应放置肠内营养管，开始≥7d的管饲肠内营养支持；如果ONS和肠内营养支持2种方式仍达不到蛋白质和/或热卡要求（<推荐摄入量的50%），建议术前行肠外营养支持改善营养状况。

4. 术前营养支持的时间 存在营养不良的患者术前使用ONS应≥7d。关于术前肠外营养使用的时间，有研究结果表明：营养不良患者在接受胃肠手术前给予持续7~14d肠外营养的益处最大。为避免严重营养不良患者发生再喂养综合征等并发症，肠外营养能量应逐渐增加。对于重度营养不良患者，术前进行10~14d的营养治疗是有益的，部分患者可延长至4周。营养不良的改善有利于减少手术风险。

5. 营养制剂配方选择及免疫营养 对于胃肠道功能基本正常的患者，建议使用整蛋白型肠内营养。对于胃肠道功能受损或吸收障碍的患者，可使用水解蛋白配方（氨基酸型和短肽型）的肠内营养；如肠内营养耐受困难时，可加上部分肠外营养，待胃肠道功能逐渐恢复后，过渡到含有膳食纤维的整蛋白型肠内营养。对于肿瘤患者，推荐在围手术期应用免疫营养，即在标准营养配方中加入免疫营养物，如谷氨酰胺、精氨酸、核苷酸、ω-3多不饱和脂肪酸等进行营养支持。建议术前给予免疫营养，因为免疫营养物使用5d后才进入机体，发挥调节免疫及炎症反应的作用。

6. 术前禁食禁饮，摄入碳水化合物饮料 现有的证据表明：缩短术前禁食时间和术前口服碳水化合物饮品并不能够显著改善患者营养状况，其更重要的意义在于术前的代谢准备。缩短术前禁食时间可减轻手术应激反应，缓解胰岛素抵抗，减少蛋白质损失和禁食对胃肠功能的损害。此外，术前禁食增加了患者的不适感受，包括口渴、饥饿、头痛和焦虑等，缩短术前禁食时间有助于缓解患者术前的不适感受，减轻应激反应。对于术前不存在胃肠梗阻及胃瘫的患者,多数情况无须术前隔夜禁食。不建议术前隔夜禁食。推荐在术前 10h 和 2h 分别口服 12.5% 碳水化合物饮品 800mL 和 400mL。在麻醉诱导前 2h 口服≤500mL 透明液体不仅不会导致胃潴留和误吸,反而可以促进胃排空。推荐在术前 10h 口服 12.5% 碳水化合物饮品 800mL,术前 2h 口服 12.5% 碳水化合物饮品 400mL。

(三)术后营养支持策略

术后饮食补液　术后早期进食不会增加肠瘘、肺部感染的发生率,并且能够保护肠黏膜功能,防止菌群失调和异位,促进肠道功能的恢复,减少围手术期并发症。对于常规妇科手术患者,建议术后 4~6h 开始进食;对于妇科恶性肿瘤患者,包括接受肠切除吻合术的患者,建议术后 24h 内开始饮食过渡。当经口摄入能量<推荐摄入量的 60% 时,应添加肠内营养制剂,补充碳水化合物、蛋白质、维生素和微量元素。如果患者能耐受经口进食,口服止痛药物能达到理想的镇痛效果,可考虑在术后 24h 撤除静脉通道。

三、肝胆外科手术部分

1. 术前宣教　围绕 ERAS 围手术期措施,应从入院到出院每个重要时间节点进行全流程的宣教,把术前内容前移至患者在家等待床位期间,通过实施运动和营养等预康复措施,使身心进一步优化。

2. 多学科评估　复杂肝胆外科手术前需行包括营养、心理及虚弱状态等的多学科评估,个体化制订并实施包括运动、营养、心理干预等预康复计划。

3. 早期活动与进食　实施腹腔镜手术、术后当天可饮水,术后 12h 可进流质饮食。

四、胰腺外科手术部分

(一)术前管理

1. 术前多学科综合治疗协作组(multi-diciplinary team,MDT)　术前应常规联合影像、内镜、病理、肿瘤、放疗、消化、麻醉、营养等专业的医生组成 MDT 团队,以个体化地制订最佳治疗方案,避免治疗不足及治疗过度,制订最为合理的围手术期综合治疗方案。

2. 术前营养支持治疗　胰腺肿瘤患者术前多合并有营养不良,建议实施围手术期全程化营养管理模式。术前 10d 或入院 24h 内,采用 NRS2002 评分进行营养风险筛查,对于有营养不良风险(NRS2002 评分≥3 分)的患者,进行基本营养评定、制订营养支持计划(详见"一、ERAS 的核心项目及措施:术前部分")。首选经消化道途径的口服或肠内营养支持,当无法经消化道或经其供给不能满足营养需要时可行肠外营养。术前营养支持治疗时间一般为 7~10d,热量供给为 25kcal/(kg·d)(1kcal=4.184kJ),建议双能源供能,即糖脂比为 1:1,蛋白质补给量为 1.2~2.0g/(kg·d)。

3. 术前禁食的必要性及碳水化合物治疗的可行性　术前禁食有必要性,麻醉实施前应予足够的胃排空时间。术前服用碳水化合物饮料有助于患者康复,但在胃肠道动力不足或消化道梗阻者应审慎应用。

(二)术后饮食管理与营养支持治疗

术后营养管理须结合术前营养状态及术中、术后并发症等情况酌定。术后早期恢复经口进食在胰腺外科领域的安全性及可行性得到验证,与管饲肠内营养比较,经口进食符合生理,可避免管路相关并发症及患者心理负担。推荐早期进食,根据营养达标、患者耐受及并发症严重程度,选择经口进食、肠内或肠外营养。对于术前营养状态良好的患者,术后 3d

内不强调营养达标。术后 4~7d 可逐步恢复饮食。如果术后 7d 经口途径仍无法达到需求量的 50%，可考虑开始肠内或肠外营养支持；对于术前存在高营养风险或营养不良的患者，术中建议留置营养管路，术后尽早启动肠内营养，术后 4d 可根据营养达标情况选择是否需要肠外营养辅助。

有 RCT 研究结果显示经口进食与肠外及肠内营养相比可缩短住院时间，降低住院费用。而对于严重的 C 级胰瘘患者，经口进食的耐受差或无法进食，需行肠内或肠外营养支持。对于胃排空延迟的患者，可经鼻空肠管行肠内营养，必要时联合肠外营养。

五、胃外科手术和减重与代谢外科手术部分

（一）术前营养评估和治疗

术前应常规进行营养风险筛查与评估，推荐采用 NRS 2002 作为营养风险筛查工具，对营养状况较差的患者给予合理的术前营养治疗，首选口服营养补充剂或肠内营养，必要时联合肠外营养。

1. 减重手术术前饮食管理 术前饮食控制的目的是减少肝脏的体积，降低减重手术的难度。术前至少 2 周低热量或极低热量饮食，低热量饮食（low-calorie diet，LCD，1 000~1 200kcal/d）2~12 周，平均可减少肝脏体积约 14%。术前 10~63d 极低热量饮食（very low-calorie diet，VLCD，400~800kcal/d）可减少肝脏体积 5%~20%。

2. 合并幽门梗阻患者的术前处理 幽门梗阻患者往往合并水电解质及酸碱平衡紊乱或营养不良，梗阻导致的胃潴留和胃壁水肿可增加术后吻合口相关并发症发生率，并延缓胃动力恢复，影响术后快速康复。对于胃窦或幽门部肿瘤合并梗阻的患者，建议首先全面评估患者的营养状况，对于存在严重内环境紊乱或营养不良的患者，应通过管饲或肠外营养及时纠正患者内环境紊乱及营养不良。首选内镜留置肠内营养管，行管饲肠内营养支持；如肠内营养达不到蛋白质和/或热卡要求（<推荐摄入量的 50%），建议术前行肠外营养以改善营养状况。对于重度营养不良患者，术前可行 10~14d 的营养治疗，部分患者可延长至 4 周，有助于提高手术安全性，降低术后并发症发生率。

3. 术前禁食禁饮及肠道准备 麻醉诱导前 6h 禁食，2h 禁饮，胃排空延迟或胃肠运动障碍及急诊手术的患者除外。不建议术前 MBP。

（二）术后饮食管理与营养

胃外科手术术后早期恢复经口进食具有安全性，有助于术后康复，研究发现术后第 1d 进食可促进肠道功能恢复。早期经口进食有助于减少术后并发症、缩短住院时间、降低住院费用。因此，除肠道功能障碍、吻合口漏、肠梗阻或胃排空延迟风险等患者外，建议胃手术后第 1d 可予清流质饮食，第 2d 半流饮食，然后逐渐过渡至正常饮食。有发热征象时不主张早期进食。建议应用成品营养制剂，传统的"清流质"和"全流质"饮食不能够提供充足的营养和蛋白质，不建议常规应用。另外，术后足量的蛋白质摄入比足量的热量摄入更为重要。

六、结直肠外科手术部分

术前营养评估和治疗

1. 术前风险评估 结直肠手术患者器官系统功能、营养、运动、睡眠、疼痛等状况以及心理状态是评估的重点，评估及针对性治疗因恶性肿瘤所致的恶病质、放化疗不良反应、严

重营养不良、中重度贫血以及严重内环境失衡等,以促进术后康复。

2. 术前禁食及口服碳水化合物清饮料　结直肠外科手术患者可因高龄、腹泻或便秘、脱水、出血、长时间禁食等原因,易致血容量不足、能量和营养缺乏,择期无消化道梗阻的患者,麻醉诱导前 6h 可进食不含油炸、脂肪及肉类的固体食物,术前 2h 可口服无渣碳水化合物饮料。对于有消化道梗阻的患者,术前须行胃肠减压。

3. 围手术期营养状态的评估及营养支持治疗　结直肠手术围手术期应常规评估患者营养状态,若术前存在营养不良,应提前 7~10d 进行营养支持治疗,首选口服营养补充。术前应对结直肠手术患者进行饮食管理宣教,在麻醉恢复期间,无呛咳、恶心呕吐、腹胀和头晕,即可试饮水,观察不良反应,根据患者需求逐渐增量,术后 2h 即可正常饮水。

结直肠手术术后早期(24h 内)经口进食或肠内营养均不会导致感染或胃肠功能恢复延迟,术后早期开放饮食可提供能量、蛋白质并减少因禁食导致的胰岛素抵抗。与流质饮食比较,少渣饮食可以减少恶心,促进肠道功能恢复而不会增加其他并发症的发生率。对于术后不能尽早开始经口进食或能量摄入不足(<60% 的必需热量)>7d 且有管饲指征的患者,可在术后 24h 内开始管饲,需要注意的是管饲速率应较缓慢(10~20mL/h)。对于术后存在严重营养不良的患者,应及时开始营养支持治疗。营养不良者出院后应继续口服补充辅助营养物。

七、骨科大手术

(一)围手术期营养不良的特征与营养支持目标

1. 围手术期营养不良的特征　①多发生于老年人,特别是伴有其他合并疾病者;②多发生于老年骨关节感染性疾病者;③多发生于严重骨折手术前或大中型手术后,因失血多、白蛋白快速丢失所致;④多发生于脊柱或骨盆手术和严重创伤的患者,因对胃肠道功能的影响所致;⑤多为蛋白质能量营养不良。

2. 围手术期营养支持目标　骨科患者围手术期营养支持达到的目标如下:血浆白蛋白>35g/L,前白蛋白>200mg/L,转铁蛋白>2.5g/L。能量摄入量达 30kcal/(kg·d)(根据患者的具体情况酌情调整),蛋白质摄入量为 1.5~2.0g/(kg·d)。

(二)术前营养风险筛查及营养状况评定　见后详细内容。

1. 骨科择期手术患者

(1)营养风险筛查:择期手术患者均应在入院 24h 内完成营养风险筛查。建议采用营养风险筛查 2002 量表(nutrition risk screening 2002, NRS 2002)进行筛查。NRS 2002 ≥ 3 分表示存在营养风险,应进一步进行营养状况评定;NRS 2002<3 分的患者,应定期进行营养风险筛查。

(2)营养状况评定:高质量的营养状况评定是专业性很强的工作,需要具有专业技能的专业人士来完成。

1)膳食调查:应注意询问患者 1 个月或 1 周内有无进食量下降,注意询问有无偏食或摄入不足。

2)询问合并疾病病史:营养不良可继发于多种疾病,应询问有无胃肠道疾病、肝功能异常、甲状腺功能减退或亢进、肾上腺功能减退或肾病综合征等疾病引起饮食摄入不足、吸收障碍或过度损耗所造成的营养不良。

3)人体测量:查体注意有无消瘦、有无体重过低或过高,询问近期患者有无体重减轻、

6个月内体重下降≥10%或1个月内体重下降≥5%。同时测量身高、体重,并计算体重指数(body mass index,BMI),BMI<18.5kg/m² 可能存在摄入不足或消耗过多,BMI≥28.0kg/m² 可能存在体重过高或摄入过多。测量肌力、握力、肌量,初步评估是否存在肌少症。

4)实验室检查:①血红蛋白、白蛋白、前白蛋白和转铁蛋白水平,根据血浆蛋白水平将患者的营养状况分为四个等级;②维生素D水平,老年患者应常规检测,如低于正常参考值(47.7~144.0nmol/L),完善骨密度检查后请临床营养科医生进行膳食指导及制订膳食补充剂补充方案,骨科医师在此基础上确定药物干预方案。

2. 骨科急诊手术患者 骨科急诊手术多为骨折、骨关节感染或再次骨关节手术患者,患者均经历了急性失血、白蛋白快速丢失或蛋白质大量损耗的过程,多为蛋白质能量营养不良。①入院后尽早完善血常规和血生化检查;②术后尽早完成营养风险筛查及营养状况评定。

(三)术后营养风险筛查及营养状况评定

创伤和手术会引发机体的一系列应激反应,应激反应后的代谢改变包括能量消耗增加、蛋白质分解、肢体肌肉组织减少,从而延缓功能康复。外科手术所致的生理创伤和代谢改变可致患者营养状况改变,增加营养相关并发症的发生。对于术前NRS 2002<3分的患者,术后仍应进行营养风险筛查。①术前无营养风险的骨科大、中型手术患者(手术时间>1h、术中出血量400mL以上或术后24h内引流量>400mL),手术后48h未恢复正常饮食的患者,手术后出现手术部位感染、肺部感染及其他部位感染的患者,出现精神淡漠、饮食差的患者,术后均应尽早完善血常规和血生化检查,并进行营养风险筛查。如存在营养风险,需进一步进行营养状况评定。②术前存在营养风险或营养不良的患者,术后应及时完善血常规和血生化并进行营养状况评定。

(四)围手术期营养支持

1. 围手术期营养支持是指在患者饮食摄入不足或不能摄入的情况下,通过肠内或肠外途径进行补充,为患者提供全面、充足的营养素,达到预防和纠正营养不良、增强患者对手术创伤耐受性的目的。

从机体营养与代谢而言,围手术期饮食管理和营养支持应遵循以下原则:①将营养支持纳入患者围手术期的全流程管理;②减少影响胃肠道功能的因素或加重应激相关分解代谢的因素;③加强术前经口营养摄入和运动促进蛋白质合成;④缩短术前和术后禁饮禁食时间;⑤术后尽快恢复经口营养摄入和早期活动,促进肌肉功能恢复。

2. 不同营养状况患者的围手术期营养支持

(1)有营养不良或营养风险的原发疾病患者:继发于其他疾病的营养不良或营养风险应按相应科室诊疗方案治疗原发疾病,并同时进行营养支持。

(2)无营养风险(NRS 2002<3分)的患者:应鼓励患者进食优质蛋白食物(如蛋类、鱼类、肉类等),总蛋白质摄入不少于1.5g/(kg·d);适当增加维生素(即蔬菜种类)和非糖尿病患者的碳水化合物摄入量。同时加强康复锻炼。

(3)有营养风险,NRS 2002为3~5分的患者:应鼓励患者进食优质蛋白食物,同时口服免疫营养制剂。

(4)高营养风险(NRS 2002>5分)或营养不良的患者:术前高营养风险或营养不良的患者应进行营养支持治疗7~14d,直至营养风险降低或纠正营养不良状态。术后高营养风险或营养不良的患者,应尽早实施营养支持。

3. 择期手术患者的围手术期营养支持

（1）肠内营养支持：术前肠内营养支持的最佳时间是入院前。①胃肠道功能正常者，经口进食优质蛋白食物（如蛋类、鱼、瘦肉等），总蛋白质摄入≥1.5g/（kg·d），适当增加维生素（即蔬菜种类）和非肥胖及糖尿病患者的高能量摄入，同时加强康复锻炼，促进蛋白质合成和肌肉功能恢复；②胃肠功能不佳者，如食欲不佳或餐后有饱胀感等消化功能不佳者，可口服消化酶及促胃肠道动力药；③经口蛋白质摄入不足或素食者，可口服肠内营养补充剂，建议选用整蛋白肠内营养制剂，如无法耐受整蛋白制剂，可选用要素型营养制剂（氨基酸型或短肽型）；④高营养风险患者中患有肌少症的患者，术前应用5~7d富含免疫营养素的肠内营养制剂（如精氨酸、ω-3脂肪酸、核糖核苷酸），此外还要注重支链氨基酸和维生素D的摄入量，具体用量在临床医师及营养师的指导下个体化使用。

（2）肠外营养支持：①对于重度营养不良或高营养风险、且肠内营养无法满足营养需要的患者，术前应联合肠内和肠外营养支持治疗7~14d；②预估单独经口和经肠内营养无法满足能量及营养需求（<50%能量需求）超过7d的患者，应同时进行肠内和肠外营养支持；③存在肠内营养支持禁忌证的患者，应尽早给予全肠外营养支持；④肠外营养支持可补充免疫营养素（如精氨酸、ω-3脂肪酸、核糖核苷酸等），首选全合一营养液（工业化三腔袋或肠外营养配制中心配制的个体化配方）。

4. 骨科急诊手术患者围手术期的营养支持　骨科急诊手术患者的特点是第一次创伤后的失血、失蛋白，应在营养支持下安排急诊手术。术前首要措施是快速输血、输入血白蛋白，纠正营养不良，降低营养风险，达到全身情况稳定后尽早进行急诊手术，术后应尽早进行营养风险筛查和营养支持。

5. 围手术期缩短禁饮禁食措施　骨科大多数手术不影响胃肠道功能，围手术期应尽量缩短禁饮、禁食时间，减少应激反应，尽快恢复营养摄入，加速患者康复。

（五）出院后营养支持

1. 出院宣教　出院前由临床医师、营养师、护士给患者和家属或陪护进行营养宣教，内容包括膳食指导、护理要点、随访时间节点及复查指标。

2. 出院后的营养支持

（1）出院时仍存在营养风险的患者：①统一纳入家庭营养管理，由临床医师、营养师、护士等组成的多学科团队共同实施，建立个人档案；②出院后应继续给予肠内营养补充，鼓励经口摄入足量蛋白质和营养素，并加强康复锻炼。

（2）出院时无营养风险的患者：出院后2~3周门诊随访，由骨科医师观察患者伤口愈合情况并进行营养风险筛查，必要时请临床营养科进行营养风险筛查及营养支持，有助于改善患者预后。

以上骨科内容适用于年龄≥18岁、非重症监护病房治疗期间的骨科择期手术和急诊手术患者。

（王娜娜）

第九章

儿童常见疾病营养康复治疗

第一节　儿童营养不良营养康复治疗

一、概述

广义的营养不良（malnutrition）包括营养不足（undernutrition）和营养过剩（overnutrition）两方面。狭义的营养不良常指前者，即由于各种原因引起的蛋白质和／或热能摄入不足、吸收不良或消耗增多引起的机体生长发育和功能障碍，又称蛋白质 - 热能营养不良（protein-energy malnutrition，PEM）。目前营养不良在全球范围内仍是威胁儿童生长的一个重要疾病，WHO 数据显示 5 200 万 5 岁以下的儿童消瘦，1 700 万严重消瘦。5 岁以下儿童死亡人数中约 45% 与营养不良有关，主要发生在中低收入国家。目前我国严重营养不良已经很少见，多继发于某些慢性疾病。世界卫生组织 2018 年发布的千年发展目标指出：在发展中国家，五岁以下儿童体重过轻的比率从 1990 年的 28% 下降到 2013 年的 17%。病因可分原发性和继发性两种。

（一）原发性

因食物中蛋白质和能量摄入量长期不能满足机体生理需要和生长发育所致。随着我国经济水平的不断提升，喂养不当成为原发性营养不良的最主要原因，如母乳不足而未及时添加其他富含蛋白质的牛奶；奶粉配制过稀；突然停奶而未及时添加辅食，长期以淀粉类食品（粥、米粉等）喂养等。较大儿童的营养不良多为婴儿期营养不良的继续，或因不良的饮食习惯，如偏食、挑食、吃零食过多、神经性厌食等引起。

（二）继发性

由于某些疾病因素，如消化系统解剖或功能上异常引起消化吸收障碍；长期发热、各种急、慢性传染病以及慢性消耗性疾病等均可致分解代谢增加、食物摄入减少及代谢障碍。早产、多胎、宫内营养不良等先天不足也可引起生后营养不良。

二、营养代谢特点

（一）新陈代谢异常

1. 蛋白质　由于蛋白质摄入不足或蛋白质丢失过多，使体内蛋白质代谢处于负平衡，以维持基础代谢。当血清总蛋白浓度 <40g/L、白蛋白 <20g/L 时，便可发生低蛋白性水肿。

2. 脂肪　能量摄入不足时，体内脂肪大量消耗以维持生命活动的需要，故血清胆固醇浓度下降。肝脏是脂肪代谢的主要器官，当体内脂肪消耗过多，超过肝脏的代谢能力时可造成肝脏脂肪浸润及变性。

3. 糖类　由于摄入不足和消耗增多，故糖原不足和血糖偏低，轻度时症状并不明显，重者可引起低血糖昏迷甚至猝死。

4. 水、盐代谢　由于脂肪大量消耗，故细胞外液容量增加，低蛋白血症可进一步加剧而呈现水肿；PEM 时 ATP 合成减少可影响细胞膜上钠钾 ATP 酶的运转，钠在细胞内潴留，细胞外液一般为低渗状态，易出现低渗性脱水、酸中毒、低血钾、低血钠、低血钙和低镁血症。

5. 体温调节能力下降　营养不良儿体温偏低，可能与热能摄入不足；皮下脂肪菲薄，散热快；血糖降低；氧耗量低、脉率和周围血液循环量减少等有关。

（二）各系统功能低下

如消化系统、循环系统、泌尿系统、神经系统、免疫功能等功能低下，均可导致营养不良。

三、临床表现

根据病程和严重程度分类。<3 个月为急性，>3 个月为慢性。

根据临床表现，可分为热能营养不良（消瘦型营养不良）、蛋白质营养不良（水肿型营养不良）和混合型营养不良（消瘦 - 水肿型营养不良）。

根据严重程度分为轻度、中度和重度。轻度营养不良：精神状态正常，体重低于正常 15%~25%，腹壁皮下脂肪厚度为 0.4~0.8cm，皮肤干燥，身高不影响。中度营养不良：精神不振，烦躁不安，肌张力减弱，肌肉松弛，体重低于正常 25%~40%，腹壁皮下脂肪厚度<0.4cm，皮肤苍白、干燥，毛发无光泽，身高较正常低。重度营养不良：精神萎靡，嗜睡与烦躁不安交替出现，智力发育落后，肌肉萎缩，肌张力低下，体重低于正常 40% 以上，腹壁皮下脂肪消失，额部出现皱纹，似老人样貌。皮肤苍白、干燥、无弹性，毛发干枯，身高明显低于正常，常有低体温、脉搏缓慢、食欲缺乏、便秘、严重者出现营养不良性水肿。

四、辅助检查

营养不良的早期往往缺乏特异、敏感的诊断指标。血浆白蛋白浓度降低为其特征性改变，但其半衰期较长而不够灵敏，不能及时反映机体的营养状况，不能作为早期识别营养不良的指标。前白蛋白和视黄醇结合蛋白较敏感，胰岛素样生长因子 1（Insulin-like growth factor 1，IGF-1）不受肝功能影响，被认为是早期诊断灵敏可靠指标。

五、诊断与鉴别诊断

根据小儿年龄及喂养史、体重下降、皮下脂肪减少、全身各系统功能紊乱及其他营养素缺乏的临床症状和体征，典型病例的诊断并不困难。全世界范围内没有一个通用、公认的营养不良诊断方法与标准。

5 岁以下儿童营养不良的分型和分度如下。

（一）体重低下（underweight）

体重低于同年龄、同性别参照人群值的均值减 2SD 以下为体重低下。如低于同年龄、同性别参照人群值的均值减 2~3SD 为中度；低于均值减 3SD 为重度。该项指标主要反映慢性或急性营养不良。

（二）生长迟缓（stunting）

身高（长）低于同年龄、同性别参照人群值的均值减 2SD 为生长迟缓。如低于同年龄、同性别参照人群值的均值减 2~3SD 为中度；低于均值减 3SD 为重度。此指标主要反映慢性长期营养不良。

（三）消瘦（wasting）

体重低于同性别、同身高（长）参照人群值的均值减 2SD 为消瘦。如低于同性别、同身高（长）参照人群值的均值减 2~3SD 为中度；低于均值减 3SD 为重度。此项指标主要反映近期、急性营养不良。

临床常综合应用以上指标来判断患儿营养不良的类型和严重程度。以上三项判断营养不良的指标可以同时存在，也可仅符合其中一项。符合一项即可做出营养不良的诊断。

六、临床治疗

治疗的基本原则：降低短期死亡率，实现持续的营养恢复，以降低对危及生命的感染的易感性并支持神经认知发展。

一般治疗

1. 去除病因、治疗原发病　大力提倡母乳喂养，生命最初 6 个月应进行纯母乳喂养。及时添加辅食，保证优质蛋白质的摄入量。及早纠正先天畸形，控制感染性疾病，根治各种消耗性疾病等。

2. 调整饮食、补充营养　强调个体化，勿操之过急。热量、蛋白质等供给逐渐增加，体重接近正常后，再恢复至生理需要量。同时还要补充各种维生素、微量元素等。

3. 基本药物治疗　给予各种消化酶（胃蛋白酶、胰酶等）以助消化。口服各种维生素及微量元素，必要时肌内注射或静脉滴注补充。血锌降低者补充锌剂可促进食欲、改善代谢。必要时肌内注射蛋白质同化类固醇制剂，以促进机体对蛋白质的合成、增进食欲。对进食极少或拒绝进食者，可应用普通胰岛素，有促进食欲的作用。

4. 心理支持　了解并认同父母养育过程中的困难和心理感受，帮助养育人或父母理解认识喂养、进食障碍的形成机制；理解养育人在儿童营养、喂养或进食行为方面存在的误区和陷阱，帮助达到共识。

七、营养评定与营养治疗

（一）营养评定

1. 用 Z 评分法评价儿童的营养状况　Z 评分法是评价儿童营养状况的常用方法，以世界卫生组织推荐的各年龄组的身高、体重作为参考标准，营养不良是以低于标准中位数减 2 个标准差（SD）作为营养不良的诊断标准，即 Z 评分小于 -2 为营养不良。

Z 评分法评价儿童生长发育有 3 个：年龄别身高（HT/A，HAZ），年龄别体重（WT/A，WAZ）和按身高的体重（WT/HT，WHZ），Z 评分的计算公式为：

$$Z 评分 = \frac{儿童测量（身高和体重）数据 - 标准（身高或体重）中位数}{该年龄标准（身高和体重）的标准差}$$

2. 中位数的百分比法

中位数百分比 = 实际值 / 第 50th 的标准值 × 100。根据其高于或低于中位数值的百分比，来评价该儿童的生长或营养水平。

3. 百分位数　即将个体儿童的体格测量数值与作为生长评价标准的各百分位数值比较，根据其所处的百分位数，来评价该儿童的生长或营养水平。将测量值 <3th 百分位数定义成营养不良。

（二）营养治疗

目的：通过健康教育、喂养指导和药物治疗等措施，对营养不良儿童进行管理，及时矫正其营养偏离，实现追赶型生长，促进儿童身心健康成长。

原则：祛除病因、调整饮食/营养补充、饮食行为干预。

1. 0~6月龄营养不良婴儿营养干预　强调母乳喂养的优点，配合必要的营养强化；可加用母乳强化剂，增加婴儿摄入的热量；母乳不足者，添加高能量高蛋白配方；轻度营养不良者可通过改进母乳喂养而恢复，从按需喂养到按时喂养，日间2~3h喂养1次，夜间逐渐减少喂养次数；以体重增长为依据，不单纯强调奶量。

2. 大于6月龄营养不良婴儿营养干预　在继续母乳喂养基础上，添加辅食，平衡辅食和奶量：根据婴幼儿生长发育状况决定辅食添加的时机，满6月龄时尽早开始添加，建议早产儿可在生后6月龄或矫正胎龄4月龄时添加辅食，建议牛奶蛋白过敏婴儿辅食添加同正常婴儿。开始添加辅食时，奶类提供2/3能量，1岁时大约占体重1/2能量，追赶生长推荐选择高能量强化营养配方2~3个月。

喂养指导：进行喂养咨询和饮食日记，根据病因、评估分类和膳食分析结果，需记录饮食时间、饮食摄入和进食时存在的困难，以评价蛋白质和热能的摄入情况，有无影响消化、吸收的慢性消耗性疾病的存在，并了解家庭的一般状况，家长的身高、体重和对孩子的关心程度。并定期提交给专业的营养师，由其判断饮食摄入是否足够、饮食是否能够满足该年龄段所需的能量和营养成分需求，指导家长为儿童提供满足其恢复正常生长需要的膳食。

合理补充或强化营养，如添加高热能富含蛋白质的特殊配方，对蛋白质、脂肪、乳糖吸收不良的儿童，采用特殊配方，补充微量营养素的缺乏。

对于轻-中度急性营养不良，建议居家治疗，包括为患儿父母提供咨询、强调母乳喂养、合理添加辅食。每天所获得能量应超过同龄健康儿童104kJ/（kg·d），且饮食必须包括富含必需脂肪酸和微量营养素如维生素A、铁和锌的动物食物。

对于无并发症的严重急性营养不良患儿可于社区内使用即食的有治疗作用的饮食，该饮食包括WHO推荐的坚果粉、奶粉、植物油、矿物质和维生素。对于并发症已治疗且有食欲的患儿也可以在医院中使用这种即食的饮食。对于有严重并发症的急性营养不良（如严重腹泻，低血糖，低体温，肺炎，泌尿系感染，脓毒症等）需留院治疗。口服营养补充（oral nutritional supplements，ONS）指用特殊医学用途（配方）食品经口摄入补充日常饮食的不足。它可以提供患者完整或部分营养素的需求，既符合人体生理，也具有安全、经济、易于吸收且依从性高等特点，是营养支持的有效途径。主要分五大种类：要素膳、整蛋白型、匀浆膳、疾病导向型及组件型。

八、康复评定与康复治疗

（一）康复评定

1. 丹佛发育筛查量表（Denver development screen test，DDST）　该量表适用于0~6岁的婴幼儿，实际应用时对4.5岁以下儿童的灵敏度和特异度更高，主要包括大动作、精细动作、语言、个人适应性行为四个能区，可作为发育评价和精神发育迟缓的筛查工具。

2. 0~6岁儿童发育行为评估量表　2018年国家卫生健康委员会发布了"0~6岁儿童发育行为评估量表"，本量表详细地描述了每个月龄孩子所需具备的能力，共包含261个指标，覆盖大运动、精细运动、适应能力、语言和社会行为方面的内容。

3. Gesell 发育诊断量表（Gesell development scales，GDS）　是评定 0~6 岁儿童发育水平的心理测量工具，主要包括适应行为、大运动行为、精细动作行为、语言行为、个人 - 社交行为五大方面，以发育商、发育年龄表示儿童发育水平。

（二）康复治疗

根据儿童营养不良的发病特点与临床症状，其多属于中医学的"疳证"范畴，疳之病名，始见于《诸病源候论·虚劳病诸候·虚劳骨蒸候》："蒸盛过伤，内则变为疳，食人五脏"，"久蒸不除，多变成疳"，描述了疳证的病因病机。与麻、痘、惊并称为古代儿科四大要症。

1. 中医推拿疗法　针灸、推拿、捏脊等疗法可起一定促进食欲的作用。

捏脊法具体操作方法：两手采用由下往上的顺序沿着患儿的脊柱两侧连续捏提肌肤，开始部位是尾骨下端，结束的部位是低头时颈后隆起的最高处下方部位。因孩子的肌肤相对来说比较娇嫩，在推拿的时候应该在手上抹适量凡士林。每次可以为患儿操作 3~6 遍，每天进行一次或者隔日进行一次，连续使用 6 次为一疗程，可根据患儿情况在休息一周后开始第二疗程的治疗。

2. 中医佩药法　如消疳香袋：其中的药物主要为中药六月雪，使用方法是把药物研成细末，然后装入布袋，让患儿经常佩在胸腹部，连续使用 1 个月为一疗程。

3. 中医握药法　组成药物包括大黄、牵牛子、莱菔子。使用方法为药物一起研成粗末，然后用纱布包好让患儿把药物握在手中，如果是婴幼儿发病可以用绷带固定，连续使用 15d 一疗程，每天间隔使用 2 次，每次时间为 30min。

4. 中药方　健脾补气等中药可以帮助消化，促进吸收。

可用药物有八仙膏：使用材料为鸡内金、焦山楂、神曲、麦芽、怀山药、芡实、薏苡仁、莲子肉。使用方法为所有药物一起焙干共研磨成细面，加入面粉、芝麻、红糖，搅拌均匀后烙焦饼让患儿食用，量不限。主要可以治疗脾胃气虚，食滞内停型营养不良的患儿。

5. 中药外敷　指将中药加工后外敷于皮肤某些穴位，通过药物的持续刺激作用，达到疏通经络、调节气血、调整脏腑生理功能的作用。

6. 加强护理

（1）向家长宣教对患儿的辅食添加应由少到多、逐步增加量和品种，勿操之过急，以免引起消化不良。食后清洁口腔，预防口腔炎、鹅口疮。

（2）患儿皮下脂肪薄，易出现压伤，因此褥垫要软，经常为患儿翻身，骨突出部位每日多次按摩，细心保护皮肤、避免皮肤感染。

（3）注意保暖、预防呼吸道感染。待病情好转后适当户外活动，促进智力、体力的恢复。

（4）食物、食具注意清洁卫生，以免引起感染性腹泻，加重营养不良。

九、食谱推荐（表 2-9-1）

表 2-9-1　一日食谱推荐

餐次	食材
早餐	紫薯燕麦粥　水煮蛋　杂蔬土豆饼
加餐	香蕉　牛奶

续表

餐次	食材		
中餐	紫菜蛋花汤	南瓜蒸排骨	清炒西蓝花
加餐		苹果　牛奶	
晚餐	清蒸鲈鱼	虾米香菇油菜	菌菇汤

（刘　榴　汤有才）

第二节　儿童肥胖营养康复治疗

一、概述

儿童肥胖（obesity）是由于儿童时期长期能量摄入超过人体的消耗，使体内脂肪过度积聚、体重超过参考值范围的一种营养障碍性疾病。大多属于单纯型肥胖，是机体内在遗传因素和外界环境因素相互作用的结果。肥胖不仅影响儿童健康，且与成年期代谢综合征发生密切相关，肥胖儿童会经历呼吸困难、骨折、心血管疾病、胰岛素抵抗及心理疾病，已成为当今大部分公共健康问题的根源。据世界卫生组织统计，2019 年全球有 3 800 万名 5 岁以下儿童超重或肥胖。5~19 岁儿童和青少年的超重和肥胖流行率从 1975 年的仅 4% 大幅上升到 2016 年的 18%。一度被视为高收入国家问题的超重和肥胖，如今在低收入和中等收入国家，尤其是在城市中呈上升发展趋势。我国的儿童肥胖率已达到不容乐观的水平。肥胖和超重的根本原因是能量摄入与消耗之间的不平衡。

（一）能量摄入过多

能量摄入过多是肥胖的主要原因。富含脂肪和糖的高能量食品摄入的持续增加，是导致儿童发生肥胖的重要原因之一。同时，家庭环境和父母的行为也是一个重要的驱动因素，父母的不良饮食行为及生活习惯直接影响儿童的行为。

（二）活动量过少

电子产品的流行，久坐、活动过少和缺乏适当的体育锻炼是发生肥胖症的重要因素。交通方式的变化以及城市化加剧均使缺少体力活动问题加重。

（三）遗传因素

与环境因素相比较，遗传因素对肥胖发生的影响作用更大。肥胖的家族性与多基因遗传有关。与体重增加的有关基因增加了个体在特定环境下脂肪积聚的倾向。

二、营养代谢特点

（一）体温调节与能量代谢

肥胖儿对外界体温的变化反应较不敏感，用于产热的能量消耗较正常儿少，使肥胖儿有低体温倾向。

（二）脂类代谢

肥胖儿常伴有血浆甘油三酯、胆固醇、极低密度脂蛋白（VLDL）及游离脂肪酸增加，但高密度脂蛋白(HDL)减少。故以后易并发动脉硬化、冠心病、高血压、胆石症等疾病。

（三）蛋白质代谢

肥胖者嘌呤代谢异常，血尿酸水平增高，易发生痛风。

（四）内分泌变化

内分泌变化在肥胖小儿较常见。总 T4、游离 T4、总 T3、游离 T3、吸碘 -131 率等均正常，下丘脑 - 垂体 - 甲状腺轴也正常，但发现 T3 受体减少，被认为是产热减少的原因。女性肥胖患者雌激素水平增高，可有月经不调和不孕；男性患者因体内脂肪将雄激素芳香化转变为雌激素，雌激素水平增高。肥胖患儿尿 17- 羟类固醇、17- 酮类固醇及皮质醇均可增加，但血浆皮质醇正常或轻度增加，昼夜节律存在。肥胖者有高胰岛素血症的同时又存在胰岛素抵抗，导致糖代谢异常，可出现糖耐量减低或糖尿病。

三、临床表现

肥胖可发生于任何年龄，但最常见于婴儿期、5~6 岁和青春期，且男童多于女童。患儿食欲旺盛且喜吃甜食和高脂肪食物。明显肥胖儿童常有疲劳感，用力时气短或腿痛。严重肥胖者由于脂肪过度堆积限制了胸廓和膈肌运动，使肺通气量不足、呼吸浅快，故肺泡换气量减少，造成低氧血症、气急、发绀、红细胞增多、心脏扩大或出现充血性心力衰竭甚至死亡，称肥胖 - 换氧不良综合征。

体格检查可见患儿皮下脂肪丰满，但分布均匀，腹部膨隆下垂。严重肥胖者可因皮下脂肪过多使胸腹、臀部及大腿皮肤出现皮肤紫纹或白纹，常于颈部及腋下出现黑棘皮；因体重过重，走路时两下肢负荷过重可致膝外翻和扁平足。女孩胸部脂肪堆积应与乳房发育相鉴别，后者可触到乳腺组织硬结。男性肥胖儿因大腿内侧和会阴部脂肪堆积，阴茎可隐匿在阴阜脂肪垫中而被误诊为阴茎发育不良。

肥胖小儿性发育常较早，故最终身高常略低于正常小儿。由于怕被别人讥笑而不愿与其他小儿交往，故常有心理上的障碍，如自卑、胆怯、孤独等。

四、辅助检查

（一）肥胖与肥胖程度的判断

测量身高、体重、皮下脂肪、体脂百分比。

（二）肥胖病因的检查

测量 17- 酮类固醇、17- 羟皮质类固醇、雌二醇、睾酮、卵泡刺激素、黄体生成素、甲状腺素、甲状腺吸碘率等来排除皮质醇增多症、性腺功能减退、甲状腺功能减退症等导致的继发性肥胖。

（三）合并症的判断

血压、胆固醇、甘油三酯、高密度脂蛋白、心电图、空腹血糖、葡萄糖耐量、血清胰岛素、肝功能、肝脏超声等。

五、诊断与鉴别诊断

（一）儿童超重和肥胖诊断标准

1. 年龄的体重指数（body mass index，BMI）　是指体重（kg）/ 身长的平方（㎡），当儿童的 BMI 在同性别、同年龄段参考值的 P85~P95 为超重，超过 P95 为肥胖。

2. 身高（长）的体重　当身高（长）的体重在同性别、同年龄段的 P85~P97 为超重，>P97 为肥胖。

3. 腰围 - 臀围比（WHR）　WHR= 腰围 / 臀围，正常比值：男性≤0.9，女性≤0.8。

4. 腰围身高比（WHtR）　WHtR= 腰围 / 身高，7~16 岁正常参考值为女童<0.46，男童 <0.48。

5. 皮褶厚度　测定人体不同部位皮下脂肪的厚度，一般可反映肥胖程度，经常测定的部位有肩胛下、肱二头肌、肱三头肌及腹部。采用 CT 或 MRI 测定能比较精确地测量皮下和内脏脂肪的分布和含量，但由于价格昂贵不能作为常规检查的手段。

（二）鉴别诊断

1. 伴肥胖的遗传性疾病

（1）Prader-Willi 综合征：呈周围型肥胖体态、身材矮小、智能低下、手脚小、肌张力低、外生殖器发育不良。本病可能与位于 15q12 的 *SNRPN* 基因缺陷有关。

（2）Laurence-Moon-Biedl 综合征：周围型肥胖、智力轻度低下、视网膜色素沉着、多指（趾）、性功能减退。

（3）Alstrom 综合征：中央型肥胖、视网膜色素变性、失明、神经性耳聋、糖尿病。

2. 伴肥胖的内分泌疾病

（1）肥胖生殖无能症（Fröhlich syndrome）：本症继发于下丘脑及垂体病变，其体脂主要分布在颈、颏下、乳房、下肢、会阴及臀部，手指、足趾显得纤细、身材矮小，第二性征延迟或不出现。

（2）其他内分泌疾病：如肾上腺皮质增生症、甲状腺功能减退症、生长激素缺乏症等，虽有皮脂增多的表现，但均各有其特点，故不难鉴别。

六、临床治疗

肥胖症的治疗原则是减少产热能性食物的摄入和增加机体对热能的消耗，使体脂减少并接近其理想状态，同时又不影响儿童身体健康及生长发育，儿童时期肥胖控制的目标应在于保持体重，而不是减轻体重。儿童肥胖预防和控制，应该提倡平衡膳食，适量运动，保持能量摄入和消耗的平衡。

（一）饮食疗法

母乳喂养可促进健康生长并改善认知发育，还可能会带来长久健康益处，应在生命头六个月对婴儿进行纯母乳喂养。应对婴儿持续进行母乳喂养，直至 2 岁或更久。适当添加各种营养充分的安全稠食。不应在辅食中添加盐和糖。推荐低脂肪、低糖类和高蛋白、高微量营养素、适量纤维素食谱。

（二）药物治疗

能量消耗促进剂以及食欲抑制剂均因副作用大而被禁用，一般不主张儿童用药。

七、营养评估与营养治疗

（一）营养状况的评估

包括三部分的内容：影响因素的评估、饮食状况的评估、身体状况的评估。

1. 影响因素的评估　影响饮食与营养的因素有身体因素、心理因素及社会因素等。

（1）身体因素：婴幼儿生长速度快，需要高蛋白、高维生素、高矿物质及高热量饮食。

幼儿及学龄前期儿童应确保摄入充足的脂肪酸，以满足大脑及神经系统的发育。青少年需摄入足够的蛋白质、维生素和微量元素如钙、铁、碘等。

（2）心理因素：焦虑、忧郁、恐惧、悲哀等不良情绪可引起交感神经兴奋，抑制胃肠道蠕动及消化液的分泌，使人食欲降低；愉快、轻松的心理状态则会促进食欲。

（3）社会因素：经济状况、饮食习惯、饮食环境和营养状况都会影响饮食与营养。

2. 饮食状况的评估　膳食调查方法可按工作要求选择不同方法，调查营养素摄入情况，对个人尤其须同时注意是否建立良好进食行为。

（1）膳食回顾法：可采用 24h 膳食回顾法或食物频率问卷来评估儿童的膳食史。这两种方法都要求儿童或其父母分别提供最近日常进食情况的定量或定性估计。这些膳食分析方法可能会产生误导，因为每个家庭成员都必须依靠记忆来描述一般饮食情况。

（2）膳食日记：膳食日记，即对 2 个工作日和 1 个周末日中儿童摄入的所有食物进行 3d 书面记录，儿童在家时完成，这是一种比膳食回顾更有效的实际膳食摄入量化方法。父母记录为儿童准备的食物种类、食物制备方法、调味品的使用，以及使用普通家用量具测量的食物消耗量。

（3）膳食评价方法

1）营养素摄入量与 RNI 比较：达到 RNI 有两种含义：对个体而言，表示满足身体需要的可能性是 97%，缺乏的可能性小（3%）；对群体而言，这一摄入水平能够满足该群体中 97% 个体的需要，可能 3% 的个体达不到该营养素的需要。

2）宏量营养素供能比例：糖类占总能量的 50%~65% 在各年龄基本一致，蛋白质产能应占总能量的 10%~15%，脂肪所占比例逐渐下降，7 岁以上脂类占总能量的 20%~30%。

3）膳食能量分布：每日三餐食物供能亦应适当，即早餐供能应占一日总能量的 25%~30%，中餐应占总能量的 35%~45%，点心占总能量的 10%，晚餐应占总能量的 25%~30%。

3. 人体测量　见前述肥胖的诊断标准。

（二）营养治疗

1. 平衡膳食，食物多样　营养均衡的膳食是保证健康的最基础物质来源，也是促进生长发育、养成良好生活习惯的必要条件。每种食物都有其独特的营养价值，平衡膳食须由多种食物合理搭配，才能满足健康需求。青少年每天的膳食应包括谷类、蔬菜类、水果类、畜禽鱼蛋奶类、大豆坚果类和油脂类等食物。

2. 谷类为主，粗细搭配　主食是指餐桌上的主要食物，包括谷类、薯类、杂豆类等食物，是我们每日能量的主要来源。谷类是主食的主要组成部分，包括小麦、大米、燕麦、高粱、荞麦、玉米等多种食物。除了谷类之外，杂豆类和薯类也是主食的重要成员。杂豆类包括绿豆、红豆、芸豆、花豆等；薯类有马铃薯、红薯、山药等。粗细搭配是指每天主食中除了精白米面之外，还要搭配食用全谷类、杂豆类、薯类等粗杂粮。全谷类和杂豆类含有更多的维生素、矿物质、膳食纤维等营养素，薯类含有丰富的淀粉、膳食纤维、维生素、矿物质等。

3. 多吃蔬果、奶类、大豆　蔬菜和水果相对能量较低，是维生素、矿物质、膳食纤维的重要来源，对提高膳食中的微量营养素可以起到重要作用。深色蔬菜的营养价值一般优于浅色蔬菜，含有更多的胡萝卜素和对健康有益的植物化合物类物质。水果可以更加全面地保留维生素、矿物质和植物化合物类成分。对于青少年人群要保证足够的蔬菜水果摄入量。奶类富含优质蛋白质和维生素，并且是钙的良好来源，建议青少年可以吃各种各样的奶制品。对于每天饮奶量多或超重肥胖者可以选择低脂或脱脂奶类。大豆类及其制品含有丰富的优质蛋白质、必需脂肪酸、多种维生素、膳食纤维和植物化合物。青少年饮奶、多吃豆制品对生长发育有利，可以增加骨密度，预防或延缓成年后骨质疏松的发生。

4. 适量吃鱼、禽、蛋、瘦肉　水产品类、禽类、蛋类和瘦肉类可提供优质蛋白质、维生素 A、B 族维生素等，含铁丰富，可预防青春期女生贫血的发生。应选择瘦肉，如猪、牛、羊、兔等的瘦肉。超重肥胖的青少年食用动物性食物可以优先选择水产品类和去皮禽类，这些食物脂肪含量和热量相对较低，所含不饱和脂肪酸比例高，可同时满足营养需求及控制体重的需求。水产品类包括各种海鱼、淡水鱼、虾类、贝类等；禽类包括鸡、鸭、鹅等。蛋类含有多种营养成分，对促进身体发育及大脑健康均有好处。蛋类包括鸡蛋、鸭蛋、鹅蛋、鹌鹑蛋等。

5. 合理选择零食和饮料　高热量、高脂肪、高糖分的零食和饮料往往是造成青少年超重肥胖的风险因素之一。因此，对于超重肥胖的青少年要注意少吃或不吃高油、高盐、高糖加工的零食，如果脯、罐头、冰激凌、含盐坚果、糕点、点心、饼干等；少喝或不喝含糖饮料，如碳酸饮料、奶茶等。青少年不应该饮酒，少量也不可。

八、康复评定与康复治疗

（一）康复评定

1. 身体结构的评定

（1）以 BMI 为标准的肥胖程度评定。

（2）心血管、肺脏、骨骼系统的评定。

（3）性腺发育评定

1）血清性激素水平测定：血清黄体生成素（LH）、卵泡刺激素（FSH）、雌二醇（E2）、泌乳素（PRL）、睾酮（T）等。

2）骨龄片。

3）超声检查及性腺发育评定：女孩应查子宫、卵巢、乳腺 B 超，男孩应查睾丸 B 超，可判断乳腺、子宫、卵巢、睾丸的发育程度以及排除器质性病变。确诊小阴茎的患儿需进一步做染色体核型分析、SRY 基因检测，必要时进行 DNA 检测。

2. 身体功能的评定

（1）肺功能评定

1）呼吸功能评定：评定患者呼吸是否吃力。通常观察患者表情，若有鼻翼扩张、脸色苍白、辅助呼吸肌参与、呼吸方式改变、呼吸声异常等。

2）肺功能检查：包括肺容积、肺通气、弥散功能测定、气道激发试验、气道舒张试验。

（2）心功能评定：肥胖患儿心血管并发症多见高血压及动脉粥样硬化，故其评定内容主要包括高血压分级、血管及心脏功能的评定。

1）高血压分级：目前我国尚无精准的、统一的各年龄肥胖儿童高血压分级标准，暂以欧洲青少年高血压分级标准作为参考。

2）血管功能异常检测：目前临床上可用的无创性检测手段包括大小动脉弹性指数（C1、C2）、主动脉脉搏波传导速度（PWV）及桡动脉反射液增强指数（AI）测定等。

3）心脏功能评定：采用 320 排 CT 测定患者左心舒张与收缩期末容积（EDV、ESV）、射血分数（EF）和每搏输出量（SV）等指标，并与超声心动图测定的相关指标进行比较。

3. 运动功能评定

（1）肌力评定。

（2）6min 步行距离（6MWT）评定。

4. 睡眠功能评定

（1）睡眠呼吸监测：多导睡眠监测系统（PSG）是临床必需和重要的检测手段。

（2）睡眠评定量表

1）主观评定工具：①睡眠日记；②量表评定：常用量表包括匹兹堡睡眠质量指数（PSQI）、睡眠障碍评定量表（SDRS）、失眠严重指数量表（ISI）、Epworth 嗜睡量表（ESS）等。

2）客观评定工具：①多导睡眠图（PSG）；②多次睡眠潜伏期试验（MSLT）；③体动记录仪（actigraphy）。

5. 疼痛评定

（1）单维度评定：视觉模拟评分（visual analogue scale，VAS）、数字评定量表（numberrating scale，NRS）、面部表情疼痛量表（faces pain scale，FPS）。

（2）多维度评定：MeGill 疼痛调查表（MeGill Pain questionnaire，MPQ）、简化 MeGill 疼痛问卷表（short-form of MeGill Pain questionnaire，SF-MPQ）、疼痛行为评分（behavior pain scale，BPS）、重症监护疼痛观察工具（critical care pain observation tool，CPOT）。

6. 心理评定　韦氏儿童智力量表、儿童行为量表（CBCL）、抑郁自评量表（SDS）、焦虑自评量表（SAS）、汉密尔顿焦虑量表（HAMA）、汉密尔顿抑郁量表（HAMD）、90 项症状清单（SCL-90）、初中生社会适应能力量表。

（二）康复治疗

康复治疗是一个长期坚持的过程，应根据患者的实际情况制订全面细致的计划，将饮食、运动、药物及其他治疗结合起来。在治疗过程需定期检查各项指标，确定疗效，调整治疗计划，同时通过行为教育，使患者自觉地监控自己的行为。

1. 运动疗法　鼓励和选择患儿喜欢和易于坚持的运动，如晨间跑步、散步、做操等，每天坚持至少运动 30min，活动量以运动后轻松愉快、不感到疲劳为原则；尤其注意饭后不要立刻坐下来看电视，提倡饭后参加家务和散步。运动处方是在身体测评的基础上，根据锻炼者身体的需要，按照科学健身的原则，为锻炼者提供的量化指导方案，以中低强度的、较长时间的有氧耐力运动，辅以适当的阻力训练为主。它以生理学为理论依据，以身体练习为基本手段，以增强体质、促进身体全面发展、提高生存质量为根本目的。具有科学性、灵活性、针对性强，便于自我控制和自我评价等特点。运动处方的最大益处在于安全性好、针对性强。

（1）每天至少累计 60min 中等强度以上的身体活动，以有氧运动为主。

（2）每周至少有 3 次高强度的身体活动，如长跑、游泳、篮球等；3 次抗阻力运动和骨质增强型运动。抗阻力运动如俯卧撑、仰卧起坐、平板支撑、引体向上等，骨质增强型运动如跳绳、单双杠等。

（3）接触电子屏幕时间每天不超过 2h，越少越好。

2. 针灸及中药治疗　通过经络对机体的神经、内分泌、消化等进行调节，能降低患者的饥饿感，控制其食欲，减少热量摄入，能量代谢相对提高；针灸还能促进体内胰岛素的分泌，降低血糖，减少糖向脂肪的转化。毫针法以祛湿化痰，通经活络为治则，主穴选曲池、天枢、阴陵泉、丰隆、带脉、三阴交、太冲等。中药治疗可选用祛湿、健脾、益气、化湿等中草药方。

3. 心理康复　由精神心理科医师为其实施心理辅导，对轻度焦虑或抑郁患者首先采用生活方式干预,如清淡饮食,避免饮用兴奋性饮料,加强运动锻炼,保障睡眠质量;其次采用正念训练及肌肉松弛训练等干预方法,中度以上焦虑或抑郁患者根据情况给予相应的药物治疗。鼓励儿童坚持控制饮食及加强运动锻炼,增强减肥的信心。应经常鼓励小儿多参加集体活动,改变其孤僻、自卑的心理,帮助小儿建立健康的生活方式,学会自我管理的能力。

4. 学校健康教育　将肥胖干预措施纳入学校工作计划;加强健康教育。使学校和教师都能认识到合理营养、体能运动和学生身心发育的关系。使学生掌握营养知识和肥胖控制技能,促进学生自觉选择健康的营养模式和生活方式。

5. 家庭整体参与　通过健康教育,使家长真正认识到儿童肥胖潜在的成年期疾病危险,做到自觉地选择母乳喂养。合理地添加辅食.改变家庭不良饮食习惯和生活方式。

九、食谱推荐(表2-9-2)

表2-9-2　一日食谱推荐

餐次	食材
早餐	粗粮馒头　牛奶泡燕麦　蒜蓉西蓝花
中餐	紫薯米饭　蘑菇煮鸡腿　青菜豆腐汤
晚餐	小米饭　清炒花蛤　冬瓜魔芋瘦肉汤

（刘　榴　汤有才）

第三节　儿童慢性腹泻病营养康复治疗

一、概述

腹泻病(diarrhea)是一组由多病原、多因素引起的以大便次数增多和大便性状改变为特点的消化道综合征。腹泻病在我国儿童中属第二位常见多发病。随着卫生条件的改善,我国儿童腹泻的死亡率已下降至约0.51‰,但发病率仍较高。目前国内公认连续病程在2周以内的腹泻为急性腹泻,病程在2周至2个月为迁延性腹泻,病程在2个月以上成为慢性腹泻。国外则将病程大于2周称为慢性腹泻。儿童慢性腹泻的病因复杂,感染、食物过敏、先天性畸形、酶缺陷、免疫缺陷、药物因素等均可引起慢性腹泻。儿童慢性腹泻常伴有营养物质吸收障碍,是导致营养不良、生长发育障碍、免疫功能低下及继发感染的重要原因之一,对患儿和家属造成严重影响,因此慢性腹泻病的营养康复治疗格外重要。

二、营养代谢特点

慢性腹泻患儿多伴有营养吸收障碍及营养不良,机体处于代谢紊乱的状态,导致精神运动发育迟缓或落后。主要表现为碳水化合物、蛋白质、脂肪、维生素、微量元素、矿物质等营养物质的缺乏或利用障碍,同时会可能会伴有肠道菌群紊乱。

慢性腹泻存在营养摄入减少、肠道丢失增多、药物对蛋白质代谢的负面影响。因此儿童慢性腹泻患儿常表现为血清蛋白水平的下降,维生素和微量元素缺乏造成骨质疏松和贫血，导致免疫功能降低、儿童发育迟缓或停滞。

三、临床表现

（一）消化系统症状

儿童慢性腹泻最突出的症状为大便次数增多伴性状改变，大便性状对病因诊断有提示意义，如水样便或蛋花汤样便多由肠道病毒感染引起，黏液或脓血便多由细菌感染引起，大便酸臭伴较多泡沫多见于乳糖不耐受的患儿，油状大便多见于脂肪消化过程异常的疾病，大便带血丝多见于食物过敏，乳糜泻多见于麦麸蛋白过敏等。除此之外，根据病因不同还可出现不同程度的腹胀、腹痛、恶心、呕吐等症状。

（二）消化系统外症状

慢性腹泻患儿多伴有营养不良，体重增长缓慢，出现不同程度贫血、微量元素缺乏，腹泻严重的患儿还可出现不同程度脱水、酸中毒及代谢紊乱等表现。特征性症状对病因诊断有提示意义。感染性腹泻多伴有发热、烦躁、惊厥等全身中毒症状，食物过敏性腹泻还伴有皮疹、喘息等表现，炎症性肠病可出现发热、关节炎、皮疹等表现，免疫缺陷相关腹泻还可出现反复呼吸道感染等，甲状腺功能亢进、肿瘤性疾病等可有原发疾病的临床表现。

四、辅助检查

（一）实验室检验

1. 粪便检查 大便常规提示隐血阳性或红细胞升高、白细胞升高、乳铁蛋白阳性或钙卫蛋白阳性常提示肠道炎症；粪便 pH 降低、还原物增加提示碳水化合物吸收不良。粪便培养、粪便抗原检测、毒素检测、粪便显微镜检查寄生虫和虫卵、病原聚合酶链式反应检测可帮助明确病原体。

2. 血常规、生化及免疫检查 血象升高、血沉加快、C 反应蛋白升高常提示炎症性病变；贫血常提示慢性炎症或吸收不良；血小板升高常提示肠道慢性炎症；免疫球蛋白降低或升高需警惕有无免疫缺陷。血清过敏原检测及皮肤点刺试验可筛查有无食物过敏。自身抗体检测可帮助筛查自身免疫性疾病。

3. 激发试验 蔗糖激发试验可帮助诊断先天性蔗糖酶 - 异麦芽糖酶缺陷；葡萄糖激发试验可帮助诊断先天性葡萄糖 - 半乳糖吸收不良。

4. 基因检测 怀疑遗传性疾病可根据情况选择全外显子测序、全基因组测序和候选基因测序帮助诊断。

（二）影像学检查

腹部超声、腹部平片、腹部 CT、腹部 MRI 等检查可观察腹腔脏器及肠管有无病变、占位、炎症等病变。消化道造影、钡灌肠可帮助诊断肠道发育异常及功能异常。

（三）消化内镜及病理

消化内镜及病理组织学检查是明确儿童慢性腹泻病因的重要手段，可根据病情选用胃镜、结肠镜、小肠镜、胶囊内镜等相关检查。

五、诊断与鉴别诊断

（一）慢性腹泻的诊断

①病程大于 2 月；②大便性状改变，呈稀便、水样便、黏液便、脓血便；③大便次数增

多，每日≥3次；其中①、②项为必备条件。

（二）病因学诊断

慢性腹泻病原因众多，需根据患儿症状、体征、辅助检查明确病因，确定诊断。

六、临床治疗

临床上应尽可能明确慢性腹泻的病因，针对病因采取针对性治疗措施。常见病因的治疗原则如下：

1. 感染性腹泻 根据粪便药敏试验及当地流行病学调查，选择敏感抗生素治疗。

2. 乳糖不耐受或乳糖酶缺乏症 可采用去乳糖配方奶或豆基蛋白配方奶，或补充乳糖酶制剂。

3. 过敏性腹泻 以牛奶蛋白过敏较常见。继续母乳喂养的患儿，母亲需回避相关过敏饮食，若病情在2~4周无改善，则需调整为深度水解蛋白配方奶粉或氨基酸配方奶粉。人工喂养的患儿应回避过敏原，轻至中度牛奶蛋白过敏可首选深度水解配方奶粉，若仍不能耐受或重度牛奶蛋白过敏可选择氨基酸配方奶粉。添加辅食需要间隔1~2周逐步添加，若出现过敏则需要回避。

4. 嗜酸细胞性胃肠炎 ①饮食疗法：6个月以下患儿继续母乳喂养，母亲回避相关过敏食物；6个月以上患儿回避过敏食物，可根据病情添加氨基酸、短肽类要素饮食。②药物治疗：包括糖皮质激素、白三烯受体拮抗剂、H1受体拮抗剂等。

5. 炎症性肠病 ①营养治疗：根据病情可采用全肠内营养、部分肠内营养、肠外营养等不同方式保证营养供给。②药物治疗：包括氨基水杨酸类药物（如5-氨基水杨酸）、糖皮质激素（如泼尼松、甲泼尼龙）、免疫抑制剂（如6-巯基嘌呤、甲氨蝶呤、环孢素、他克莫司等）、生物制剂（如英夫利昔单抗）。

6. 短肠综合征 从早期肠外营养逐渐过渡到肠内营养，并注意补充维生素、电解质。

7. 小肠淋巴管扩张症 治疗包括富含中链三酰甘油奶粉及低脂饮食、纠正电解质紊乱、补充清蛋白及球蛋白、利尿、控制感染等。

七、营养评定与营养治疗

（一）体格发育评价

评价体格生长的常用指标有身高（长）、体重、头围，其他指标还包括胸围、坐高（顶臀长）、中上臂围、肱三头肌皮褶厚度等指标。其中肱三头肌皮褶厚度可以评估皮下脂肪消耗情况，而中上臂围可间接反映人体骨骼肌消耗程度。所以肱三头肌皮褶厚度和中上臂围对评价严重营养不良更为敏感。7岁以下患儿体格评价可参考2015年中国9市儿童的体格生长指标在此年龄的生长水平。综合利用身高、体重的评价方法主要有：①Z值评分法：Z值评分法在一定程度上消除了种族、发育水平和地区差异，可比较不同年龄、不同性别儿童生长发育情况。Z值即标准差，Z值-2和2即相当于百分位数法的P3和P97，通过评价年龄的身高Z评分（HAZ）、年龄的体重Z评分（WAZ）、身高的体重Z（WHZ）评分来判断营养状况。WAZ<-2为低体重，是反映儿童急性营养不良的指标；HAZ<-2为生长迟缓，是慢性营养不良的指标；WHZ<-2为消瘦，是判断儿童近期及长期营养状况的综合指标。②BMI法：BMI的实际含义为单位面积所含体重值，BMI与身体脂肪存在高度相关性，故BMI常用于评估超重、肥胖，其中BMI在同年龄、同性别人群P85~P95区间为超重，>P95为肥胖。③生长曲线法：由于机体营养状况对儿童的生长速度非常敏感，因此采用生长曲线图评估连续的生长变化非常重要。

（二）喂养行为评定

1. 喂养困难量表　主观性评价，内容包括孩子进餐情况、家长喂养过程是否顺利、对孩子喂养及进食是否担心、孩子进食情况对家庭成员关系的影响等 14 方面内容。标化分≤50 分为无喂养困难，51~60 分为喂养困难轻度障碍，61~70 分为喂养困难中度障碍，>70 分为喂养困难重度障碍。

2. 儿童饮食行为量表　儿童饮食行为表现形式多样，且受众多因素影响。荷兰、英国、加拿大、美国已根据本国饮食背景开发出儿童饮食评价量表。我国尚未形成共识，但 2013 年杨显君等基于我国情况初步编制了学龄前儿童饮食行为量表。量表基于挑食、食物响应、不良进食习惯、过饱响应、外因性进食、情绪化进食、主动进食能力 7 方面的细化问题。

3. 婴儿饮食行为问卷　2018 年张昊等对英国婴儿饮食行为问卷进行汉化，提出了婴儿饮食行为问卷中文版，主要包括食物响应、食物喜好、进食速度、过饱响应 4 个方面，但需进一步论证其评价效果。

（三）营养风险筛查

1. 营养风险筛查评分简表（nutrition risk screening 2002，NRS 2002）　评价内容包括营养状态评分（0~3 分）、疾病严重程度评分（0~3 分）、年龄调整评分共 3 部分。评分≥3 分表示具有营养风险，需制订个体化营养支持计划。但对儿童患者适用性较差。

2. 主观全面营养评价方法（subjective global nutritional assessment，SGNA）　评价内容包括体格测量、父母身高、饮食摄入情况、消化道症状、生理功能状况和皮脂肌肉消耗程度等项目，由此分为轻、中、重度营养不良。

3. 儿童营养不良筛查方法（screening tool for the assessment of malnutrition in pediatrics，STAMP）　评价内容包括身高、体重、膳食摄入情况和营养相关疾病状态，结果分为低风险（0~1 分）、中风险（2~3 分）、高风险（4~5 分）。

4. 儿童 Yorkhill 营养不良评分（paediatric Yorkhill malnutrition score，PYMS）　评价内容包括 BMI、近期体重有无下降、近期膳食情况、预期疾病对营养状况的影响等。总分 1 分提示中度风险，≥2 分则为高风险。

5. 儿童营养状况和生长风险筛查工具（screening tool risk on nutritional status and growth，STRONG kids）　评价内容包括皮下脂肪和 / 或肌肉减少情况，与营养不良相关风险疾病、膳食情况、体重变化等。结果分为低风险（0~1 分）、中风险（2~3 分）、高风险（4~5 分）。

（四）营养治疗

1. 饮食管理　基本原则：①继续饮食并注意平时饮食习惯；②满足生理需求；③补充疾病消耗；④根据病因选择适合患儿消化吸收的配方及饮食；⑤适当补充维生素及微量元素。

2. 营养支持方式及原则　慢性腹泻临床营养支持方式包括全肠外营养、全肠内营养、部分肠外营养联合肠内营养等方式，可根据不同患儿病情选择不同的支持方式。选择合理的营养支持方法原则是：①肠内营养与肠外营养之间应优先选择肠内营养；②经周围静脉与经中心静脉肠外营养两者之间应优先选用经周围静脉肠外营养；③肠内营养不足时可增加肠外营养；④营养需要量较高或期望短期改善营养状况时可选择肠外营养；⑤需较长时间营养支持者,应选择肠内营养。

3. 营养治疗的能量需求 营养素构成:①碳水化合物:机体热卡 65% 来源于碳水化合物。充足的碳水化合物可预防蛋白质进一步消耗,促进机体生长发育及免疫球蛋白的合成;②蛋白质:蛋白质摄入量占总能量的 15%,推荐 2~3g/kg,并且应保证 60%~70% 是高生物效价优质蛋白;③脂肪:脂肪摄入量不应超过总热量的 30%,且应以不饱和脂肪酸为主;④维生素:水溶性维生素及脂溶性维生素均需补充;⑤微量元素:锌是肠黏膜修复的必需营养物质,腹泻患儿建议尽早补充锌。此外,铁参与体内造血与能量代谢,建议慢性腹泻患儿应每天补充铁。

4. 能量密度及渗透压 对生长落后的婴幼儿和年长儿推荐摄入总能量(kcal/kg)= 推荐膳食营养素供给量(kcal/kg)× 标准体重(kg)/ 实际体重(kg)。标准儿童肠内营养配方的能量密度 1×10^3kcal/L,适宜渗透压为 300mmol/L。

5. 再喂养综合征 慢性腹泻患儿在实施营养治疗的过程中,需警惕再喂养综合征的风险。再喂养综合征是指营养不良患儿实施营养治疗过程中出现的各种代谢并发症。因慢性腹泻患儿大多存在营养吸收障碍,导致细胞活性和器官功能适应性降低,因而在恢复营养的过程中因代谢突然提高而使胰岛素大量分泌,大量磷、钾、镁向细胞内转移导致血清浓度下降,可出现溶血性贫血、肌无力、心功能受损、心律失常,严重可引起死亡。再喂养综合征多发生于再喂养的第一周,因此再初始治疗过程中应限制液体量及热量,提供热卡为需要量的 75%[<7 岁,60kcal/(kg·d); 7~10 岁,50kcal/(kg·d); 11~14 岁,45kcal/(kg·d); 15~18 岁,40kcal/(kg·d)]。若能耐受,初始摄入 3~5d 可以增加 1 次,少量多次给予,能量密度为 1×10^3kcal/L。如临床及生化检查无再喂养问题,可逐步增加满足能量需要。

八、康复评定与康复治疗

(一)儿童发育评估

1. 新生儿 20 项行为神经测查方法(neonatal behavior assessment scale, NBNA)该量表适用于足月新生儿,共包括新生儿行为能力 6 项、原始反射 3 项、被动肌张力 4 项、主动肌张力 4 项、一般评价 4 项,满分 40 分。

2. 丹佛发育筛查量表(Denver development screen test, DDST) 该量表适用于 0~6 岁的婴幼儿,实际应用时对 4.5 岁以下儿童较为适用,主要包括大动作、精细动作、语言、个人适应性行为四个能区,可作为发育评价和精神发育迟缓的筛查工具。

3. 0~6 岁儿童发育行为评估量表 2018 年中国国家卫生健康委员会发布了"0~6 岁儿童发育行为评估量表",本量表详细地描述了每个月龄孩子所需具备的能力,共包含 261 个指标,覆盖大运动、精细运动、适应能力、语言和社会行为方面的内容。

4. 贝莉婴儿发育量表 主要适用于 1~42 个月婴幼儿的认知、运动、语言、社会情绪、适应性行为方面的评估。

5. Gesell 发育诊断量表(Gesell development scales, GDS) 是评定 0~6 岁儿童发育水平的心理测量工具,主要包括适应行为、大运动行为、精细动作行为、语言行为、个人 - 社交行为等五大方面,以发育商、发育年龄表示儿童发育水平。

(二)康复治疗

应采取中西医结合综合治疗措施,以调解胃肠功能、改善营养状况、满足生长发育、提高生活质量为目标,积极进行康复治疗。

1. 针灸疗法　针灸具有疏通经络、调和阴阳、扶正祛邪的作用。治疗腹泻的基本穴位有足三里、天枢、脾俞、中脘、气海。实证用泻法,虚证用补法。若合并发热可加曲池穴,腹胀加下脘穴,呕吐加内关、上脘穴,脾虚寒湿可加灸神阙、足三里、中脘穴。

2. 推拿疗法　推拿具有调理气血、通经活络的功效,并可提高机体免疫力,在增进食欲和改善体质方面有独特疗效。可直推脾土 200 次,推上三关 100 次,内运卦 100 次,推后溪穴 50 次,按摩鞋带穴、足三里穴各 30 次,推鸠尾到神阙、天枢穴二旁向下直推,顺逆柔运全腹共 10min。寒泻推上三关加倍,手掌擦热按脐 3~5 次,热泻加推肩井穴 10 次,上推天河水 100 次,从鸠尾直推中极穴 5min,脾虚泻者补推脾土 300~500 次,揉长强穴 50 次。

3. 中药穴位贴敷　对于风寒及脾虚泻,可采用丁香 2g、吴茱萸 30g、胡椒 30 粒研末,每次 1.5g,醋调糊状,敷贴脐部,每日 1 次。

九、食谱推荐

调整饮食结构是改善慢性腹泻的关键。慢性腹泻的婴幼儿根据病因不同可选择部分水解奶粉、深度水解奶粉或者氨基酸奶粉以降低过敏带来的影响。腹泻的患儿应首先保证充足的液体摄入,可首选口服补液盐,其次应摄入易消化的食物,如米粥、面条、香蕉等,注意避免摄入引起自身腹泻的食物,不建议食用高脂食物以及含纤维素较多的食物。常见的膳食食谱推荐:

1. 苹果南瓜粥　适合 7 月龄及以上患儿。原料:苹果 50g,南瓜 30g,大米 20g。制作方法:将苹果去皮后切丁,南瓜去皮去籽后切丁备用;将大米淘洗干净后,和苹果丁、南瓜丁一起放入锅中,加 7 倍于大米体积的水;大火烧开后转中小火焖煮 20~30min,至米粒糊化即可。

2. 奶香鸡蛋羹　适合 7 月龄及以上。原料:鸡蛋 1 个,配方奶或母乳 100mL。制作方法:将鸡蛋打散,加入配方奶或母乳后搅拌均匀;蒸锅上汽后,将装有蛋液的碗放入锅内,大火蒸 10min,关火后不开盖焖 5min 即可。

3. 扁豆薏仁山药粥　适合 1 岁以上。原料:新鲜山药 100g,薏苡仁 30g,扁豆 50g,粳米 50g。制作方法:将扁豆炒熟,然后加入其余原料焖煮 30min,至原料糊化即可。

(张　艳　冉　玉)

第四节　儿童重症肺炎营养康复治疗

一、概述

肺炎是儿童时期的常见病、多发病,因儿童呼吸系统尚未发育成熟、机体抵抗力差及对外界刺激反应力弱等因素的影响,成为导致 5 岁以下儿童死亡的主要原因。根据病情严重程度,临床上将肺炎分为轻症肺炎和重症肺炎。当肺炎患儿出现严重的通换气功能障碍或肺内外并发症时,即为重症肺炎。世界卫生组织(WHO)资料表明在所有肺炎患儿中,有 7%~13% 属于重症肺炎。重症肺炎存在起病急、病情变化快、病情重、并发症多等特点,其早识别、早诊断以及合理治疗对降低病死率及改善预后至关重要。

儿童重症肺炎的病因：

1. 患儿防御功能降低

（1）严重的肺部及其他严重器质性病变：如器官畸形、神经肌肉疾病、遗传代谢病等。

（2）免疫功能低下或紊乱：包括早产儿、年龄<3个月婴儿、免疫缺陷病、应用免疫抑制剂治疗相关疾病等。

（3）接受有创治疗：如气管插管、气管切开、机械通气等。

2. 病原体因素

（1）感染病原微生物毒力大小：强毒力的病原微生物易致重症肺炎。

（2）病原微生物的数量：感染病原微生物的数量越高病情越重。

（3）耐药病原体、抗感染药物不易到达病变部位及少见或新型病原体感染。

（4）混合感染。

二、营养代谢特点

儿童重症肺炎患者由于严重缺氧发生中毒性肠麻痹，导致胃肠道水肿瘀血、蠕动减慢、肠黏膜通透性增加；强力广谱抗生素应用易引起肠道菌群失调，均可导致胃肠功能紊乱，营养摄入严重不足。缺氧、二氧化碳潴留、败血症和代谢异常等可引起循环系统、中枢神经系统、消化系统等多系统功能障碍，引起胰岛素抵抗、糖异生增强、脂肪氧化加速、蛋白质分解增强等机体代谢及内分泌紊乱，进一步加重了营养不良。

三、临床表现

（一）呼吸系统症状

表现为反复高热、气促、剧烈咳嗽、咳血丝痰或黄脓痰，缺氧严重时可表现为呼吸困难、口唇面色发绀等。

（二）呼吸系统外症状

重症肺炎并发缺氧中毒性脑病，临床上表现为烦躁、嗜睡、瞳孔改变、抽搐或者意识丧失，还可并发心功能不全或者心衰，表现为面色苍白、心率呼吸快，体检可以发现心音低钝、肝脾肿大、尿少等；部分重症肺炎可表现为缺氧中毒性肠麻痹，表现为频繁呕吐、严重腹胀等情况，听诊可以发现肠鸣音消失等；部分重症肺炎可出现弥散性血管内凝血，可表现血压下降、四肢冷、脉速而弱，皮肤、黏膜及胃肠道出血。

四、诊断及鉴别诊断

（一）诊断

目前国内外对儿童重症肺炎诊断标准不完全一致。我国关于《儿童社区获得性肺炎诊疗规范（2019年版）》的评估标准，可操作性强。

1. 快速评估　在家庭、门急诊采用WHO关于重症肺炎的诊断标准：2月龄~5岁以下的儿童出现下胸壁吸气性凹陷或鼻翼扇动或呻吟之一症状者，提示存在低氧血症，为重症肺炎；出现中心性发绀、严重呼吸窘迫、拒食或脱水征、意识障碍之一症状者，为极重度肺炎。在临床工作中需识别重症肺炎的高危因素，如合并基础疾病、<3个月婴儿、病程超过1周经积极治疗病情无好转，同时要结合患儿面色及精神反应，如出现面色苍白或发灰，对精神反应差可视为重症表现。

2. 病情严重度需依据年龄、临床和影像学表现等综合评估,见表2-9-3。

表2-9-3　儿童CAP病情严重度评估

评估项目	轻度	重度
一般情况	好	差
意识障碍	无	有
低氧血症	无	发绀
		呼吸增快,婴儿RR≥70次/min,年长儿RR≥50次/min
		呼吸困难(呻吟、鼻翼翕动、三凹征)
		间歇性呼吸暂停
		氧饱和度<92%
发热	未达重度标准	超高热
		持续高热超过5d
拒食或脱水征	无	有
肺浸润范围	≤1/3的肺	≥2/3,一侧肺浸润、多叶受累
肺部并发症	无	有,如胸腔积液、气胸、肺不张、肺坏死、肺脓肿等
肺外并发症	无	有
判断标准	上述表现均存在	存在上述任一项

注:炎症指标可以作为评估严重度的参考。

(二)鉴别诊断

需与支气管扩张、支气管哮喘、急性呼吸窘迫综合征、呼吸衰竭、心力衰竭等疾病进行鉴别。

五、临床治疗

应采取综合措施,原则为积极控制炎症,改善肺部通气功能,防治并发症,进行有效的器官功能支持。治疗方案主要包括:

(一)呼吸支持

呼吸支持通过增加有效通气量、改善通换气功能,纠正缺氧症状。有效的呼吸支持也是预防呼吸衰竭、难治性休克与多器官功能衰竭的关键。儿童重症肺炎的呼吸支持包括普通氧疗、无创通气、有创机械通气、体外膜肺。

(二)循环支持

对潜在性或代偿性循环功能不全状态及时辨认并给予适宜的循环支持,是正确有效治疗儿童重症肺炎的基础。治疗方案包括吸氧、镇静、利尿、强心、应用血管活性药物和维持水电解质平衡等。

(三)抗感染治疗

抗感染是治疗的关键。按不同病原体选择药物。抗生素治疗:明确为细菌感染或病毒感染继发细菌感染时,应用抗菌药物。尽早行病原学检查以指导抗生素选择。病毒治疗:流感病毒感染时应尽可能在48h内给予奥司他韦或帕拉米韦等药物治疗。其他病毒感染,目前尚无特效抗病毒药物,应该对症支持治疗。

（四）其他

糖皮质激素、生物制剂（血浆、丙种球蛋白）、支气管镜检查和治疗、中医药等。

六、营养评定与营养治疗

（一）营养评定

营养是儿童生长发育所需的基本物质，保持良好的营养状态对重症肺炎患儿非常重要。对患儿进行营养风险评估可以更好地进行临床营养干预，改善临床结局。

1. 营养筛查工具　营养状况和生长风险筛查工具（screening tool risk on nutritional status and growth，STRONGkids）、儿科营养不良筛查工具（screening tool for the assessment of malnutrition in pediatrics，STAMP）灵敏度高、操作简单，可以更好地评估营养状态。STRONGkids量表评价内容包括主观临床评价（皮下脂肪和/或肌肉的减少和/或消瘦的脸）、高风险疾病、营养的摄取与丢失、体重减轻或体重增长过缓，STRONGkids评分总分为5分，其中0分为低度营养风险，1~3分为中度营养风险，4~5分为高度营养风险。STAMP量表适用于2~17岁患儿，评价内容包括成长发育情况、营养风险情况、营养摄入情况，结果分为低风险（0~1分）、中风险（2~3分）、高风险（4~5分）。

2. 实验室检查

（1）血浆（清）蛋白测定：是临床评价蛋白质营养状况的常用指标，灵敏度受半衰期、代谢库的大小影响，包括白蛋白、前白蛋白、视黄醇结合蛋白和胰岛素样生长因子。

（2）免疫指标测定：包括血清免疫球蛋白A、免疫球蛋白G、免疫球蛋白M。

（3）其他营养素指标：包括胆固醇、甘油三酯、微量元素（铁、钙、锌）及维生素（维生素A、维生素D、维生素E）等的测定。

（二）营养治疗

由于疾病的消耗增加和能量摄入不足，重症肺炎患儿在入院时就会出现不同程度的营养不良，适当的营养治疗可以降低并发症发病率、病死率，提高预后。

1. 确定目标供给量　准确评估儿童能量需求是进行合理营养支持的前提。对能量需求的评估首选IC法，其次Schofield公式法，同时结合多种营养评估方法，如膳食调查、体格测量、实验室检查等，优化患儿每日摄入量，提高高质量营养支持。在无条件实施IC法测定每日能量需求或因不方便测定身高、体重无法使用公式计算时，我国2018年危重症儿童营养评估及支持治疗指南建议1~8岁儿童50kcal/（kg·d）或5~12岁儿童880kcal/d作为急性期预估能量消耗参考值。

2. 营养素摄入

（1）蛋白质：与总能量供给相比，高蛋白质的摄入可以改善危重患儿的临床结局。美国肠内肠外营养协会、重症医学会建议0~2岁患儿，蛋白质摄入2~3g/（kg·d）、2~13岁患儿蛋白质摄入1.5~2g/（kg·d）、13~18岁患者蛋白质摄入1.5g/（kg·d），才能满足机体在生长发育、组织恢复时对营养的需求。我国2018年危重症儿童营养评估及支持治疗指南建议蛋白质1.5g/（kg·d）可作为最低摄入参考值。

（2）脂质：重症患儿由于脂肪分解代谢增加，身体消瘦。通常，重症患儿脂肪供能占总能量的30%~40%，起始剂量一般为0.5~1.0g/（kg·d），若患儿机体耐受良好，可每1~2d增加0.5g/（kg·d），但最大剂量不超过3.0g/（kg·d）。

（3）糖类：糖类是人体所需能量的主要来源。血糖过高或者过低都会给机体带来损害，严重时可危及生命。糖类的摄入量主要是根据机体血糖水平和不同阶段能量需求进行调整。将患儿血糖维持在 6.0~8.0mmol/L 范围内，可防止低血糖、高血糖发生。

3. 营养支持方式

（1）首推膳食营养：宜少量多餐，选择软烂的饮食，还要多吃蔬菜、水果，适量优质蛋白摄入，避免摄入生冷食物，禁食多糖类、刺激性及海鲜油腻等食物。

（2）肠内营养：当患儿不能从食物中获得足够的营养，只要胃肠道可以利用，且无肠内营养（enteral nutrition，EN）禁忌证时，推荐尽早开展 EN。早期 EN 具有防止肠道菌群移位、提高肠道屏障功能，刺激胃肠道蠕动，以及刺激肠道激素分泌等作用，可以降低病死率、改善预后。儿童重症肺炎常合并基础疾病或引起多脏器损伤，肠内营养制剂应根据患儿年龄、营养素需求、肠道功能、目前的进食情况以及是否有食物过敏等综合因素选择。

（3）肠外营养：当患儿不能耐受 EN 或 EN 不能满足患儿全部营养素需求时，应联合肠外营养（parenteral nutrition，PN）供给热量、液体、营养素。PN 时要定期监测患儿血糖、血脂、电解质、肝肾功能等。

七、康复评定与营养治疗

（一）康复评定

重症肺炎由于严重缺氧及毒血症，除有呼吸衰竭外，可发生心血管、神经、消化等系统严重功能障碍，康复需进行多系统评估。

1. 一般状况的评价　生命体征、面部表情、压疮风险、大小便控制情况等。

2. 神经系统

（1）意识障碍的评估

1）量表评估法：格拉斯哥昏迷量表（Glasgow coma scale，GCS）评分：评估项目包括睁眼反应、最佳运动反应、语言反应。

正常总分为 15 分，表明患者意识清醒；≤7 分为浅昏迷，此时患者意识大部分丧失，对周围事物及声光刺激均无反应，但对强烈的疼痛刺激可出现痛苦表情或肢体退缩等防御反应；3 分为深昏迷，患者意识完全丧失，对各种刺激均无反应，全身肌肉松弛，肢体呈弛缓状态，深浅反射均消失，呼吸不规则，血压可能下降。

2）脑功能检测技术：脑血流动力学、脑电图等。

（2）运动功能评估：依据儿童生长发育的顺序进行评定。

3. 呼吸系统评定

（1）呼吸困难评定量表：评估项目包括氧饱和度、胸骨上窝凹陷、斜角肌收缩、吸气音、喘息情况。结果分为低度（0~3 分）、中度（4~7 分）、重度（8~12 分）。

（2）血气分析：血气分析检测指标是判断婴幼儿呼吸功能状态的最主要手段。

（3）主观呼吸功能障碍程度评定：以有无出现气短、气促症状为标准。采用六级制，0级：虽存在不同程度的呼吸功能减退，日常生活无影响；1级：较剧烈劳动或运动时出现气促；2级：速度较快或登楼、上坡时出现气促；3级：慢走即有气促；4级：讲话或穿衣等轻微动作时有气短；5级：安静时气短，无法平卧。

（4）肺功能检查：肺功能检测需要儿童的主观配合，适用于 5 岁以上的儿童。

（5）胸部浸润改善状态：通过胸部 X 线或 CT 提示炎症吸收较前≥10% 或基本无炎症。

4. 循环系统　心功能的评估：①通过有创或无创方式监测心功能指标：心率、每搏输出量、心脏指数、心输出量、平均动脉压等。②心肺负荷运动试验：活动平板运动试验、踏车运动试验、6min 步行试验。③心肺运动实验。

（二）康复治疗

常用康复治疗技术包括早期活动（early mobility，EM）、治疗性锻炼、胸肺物理治疗、精神心理治疗等，旨在提高呼吸效率，缩短住院时间，促进呼吸、循环及神经系统等整体功能的恢复，降低再住院率、延长生命、提高生活质量。

1. 早期活动　EM 是在患儿血流动力学稳定、血氧水平允许、生命体征平稳的情况下，在一定辅助条件下，通过自身肌力和控制力参与一系列运动训练，旨在防止肌肉萎缩、保持或增强功能活动能力和认知恢复。早期活动是儿童重症监护室患儿早期康复的一部分，目前尚无统一的定义。适用于不同年龄范围的儿童早期活动包括被动或主动的肢体活动、神经发育游戏、床上移动锻炼、转移训练（躺 - 坐，坐 - 站，床上 - 椅子等）、坐或站的耐受性、行走锻炼（爬行、步行）和日常生活活动。

2. 治疗性锻炼　包括呼吸训练、胸廓放松训练、呼吸肌训练和有氧运动。

（1）呼吸训练：呼吸训练的目的是为了指导患儿应用呼吸效率高的方法，如腹式呼吸、缩唇呼吸、部分呼吸法和强化呼吸肌训练。

（2）胸廓放松训练：增加胸廓活动性，从而增强呼吸深度和调节节律。包括肋间肌松动法、胸廓松动术。

（3）呼吸肌训练：应用呼吸机辅助通气患儿，通过调整呼吸机通气策略、间歇脱机训练、膈肌训练等方式锻炼呼吸肌。可自主活动、运动耐力尚可患儿通过锻炼吸气肌和呼气肌的力量，缓解呼吸困难。

（4）有氧锻炼：有氧运动又称"心肺功能训练"，主要指大肌群、动力性、节律性的中小强度和较长时间的运动训练，可以提高患儿的心肺耐力，提高辅助呼吸肌的力量，改善呼吸功能。有氧训练包括游泳、慢跑、骑自行车、中医运动（太极拳、八段锦、气功）等。

3. 胸肺物理治疗　包括主动循环呼吸技术、体位引流、胸部叩击与震颤、咳嗽、吸痰、湿化雾化及物理因子（电疗、超声波、磁场）治疗等。

4. 精神心理治疗及健康教育　增加与患儿之间的交流，关注患儿的生活、学习习惯，多加鼓励和引导，减少其对疾病的注意力；可适当增加父母陪伴，通过书信、语音等方式增强患儿战胜疾病的信心，提供家庭心理支持；婴幼儿可给予非营养性吸吮、抚触、拥抱、音乐疗法等心理安慰。

八、食谱推荐

1. 青菜面汤　材料：新鲜时令青菜（切碎）、肉末少许、面条。方法：轻油煸炒肉末至熟后，下菜末略炒，起锅待用。水一大碗，煮开后下面条煮软，放青菜肉末混合，入调味料（口味不要太重，宁可偏淡）小火煮至汤成乳白，注意掌握汤量，较稀为好。

2. 贝母粥　先以粳米和砂糖适量煮粥，待粥成时，调入川贝母粉末，再煮二、三沸即可，上、下午温热分食。

3. 川贝炖梨　材料：雪梨、川贝。方法：将雪梨去核去皮，川贝粉分别填入梨心，隔水蒸软，趁热食用。切记不要加冰糖蜂蜜等。

4. 百合羹　材料：百合、粳米、红枣几粒。方法：粳米浸泡后加红枣，用大量水煲至米粒开花，加入切成细粒的百合，同煲半小时以上，看成品为羹状即可。

5. 虫草全鸭汤　取冬虫夏草 15g,老鸭 1 只,将虫草放置于鸭腹内,加水炖熟,调味食用,食完再取虫草、鸭子按上法再炖食。

（王友军　靳　爽）

第五节　儿童佝偻病营养康复治疗

一、概述

佝偻病是指新形成的骨基质不能以正常方式进行矿化的代谢性骨病。基础与临床研究表明佝偻病既是营养缺乏导致的代谢性疾病,也是一种生物 - 社会性疾病。2016 年《营养性佝偻病防治全球共识》指出,佝偻病、骨软化、维生素 D 和钙缺乏是全世界婴儿、儿童和青少年一个可预防的公共健康问题。佝偻病的发病原因、发病机制、发病因素不尽相同,可分为以下两大类:一是低磷为主的佝偻病（低血磷性佝偻病、肾小管酸中毒、范可尼综合征）,二是低钙为主的佝偻病（维生素 D 缺乏性佝偻病、维生素 D 依赖性佝偻病、肾性佝偻病、肝性佝偻病）。

二、营养代谢特点

以营养性维生素 D 缺乏性佝偻病为例:佝偻病可以看成是机体为维持血钙水平而对骨骼造成的损害。长期严重维生素 D 缺乏造成肠道吸收钙、磷减少和低血钙症,以致甲状旁腺功能代偿性亢进,甲状旁腺激素（parathyroid hormone,PTH）分泌增加以动员骨钙释出,使血清钙浓度维持在正常或接近正常的水平;但 PTH 同时也抑制肾小管重吸收磷,继发机体严重钙、磷代谢失调,临床即出现一系列佝偻病症状和血生化改变。

三、临床表现

不同的病因导致的佝偻病临床表现不一,轻重亦不一,但都可出现佝偻病体征。部分病例早期症状不明显,逐渐出现乏力、骨痛、行走困难。较严重病例有进行性骨骼畸形和多发性骨折,并有骨骼疼痛,尤以下肢明显,甚至不能行走。严重畸形的患儿,身高增长多受影响。甚至出现牙质较差,牙齿易脱落且不易再生。营养性维生素 D 缺乏性佝偻病多见于 6 个月至 2 岁的婴幼儿,可出现方颅,手镯、脚镯征,肋串珠,严重时出现鸡胸、O 形腿或 X 形腿,生长缓慢。

X 形腿、O 形腿:骨质软化和肌肉关节松弛使得婴儿站立行走后因负重而发生骨骼变形,膝关节内翻者为 X 形腿,膝关节外翻者为 O 形腿。X 形腿的测量方法:让孩子直立,两腿靠拢,两脚踝内侧间相距 3cm 以内者为轻度 X 形腿,3~6cm 为中度,6cm 以上者为重度。O 形腿的测量方法:测量两腿靠拢时两侧膝关节内侧的距离,判断标准与 X 形腿相同。

四、辅助检查

以营养性维生素 D 缺乏性佝偻病为例,血清 25-（OH）D 水平是评价维生素 D 营养状况的最佳指标,是维生素 D 缺乏和营养性维生素 D 缺乏性佝偻病早期诊断的主要依据,但参考标准尚未完全统一。2008 年美国儿科学会提出的防治建议及第 9 版《诸福棠实用儿科学》示 25-（OH）D<25nmol/L（10ng/mL）为维生素 D 缺乏，2016 版《营养性佝偻病防治全球共识》中指出强调将 25-（OH）D 维持在 50nmol/L 以上水平的重要性，并将 25-（OH）D<50nmol/L 定义为维生素 D 缺乏。

五、诊断与鉴别诊断

以营养性维生素 D 缺乏性佝偻病为例，营养性维生素 D 缺乏性佝偻病的诊断过去主要是以临床表现、生化指标、X 线等为依据。近年来随着检测手段提高，对维生素 D 体内状态是通过测定 25-（OH）D 水平进行评估。这就在临床上出现一种现象：仅有血 25-（OH）D 水平的下降，而无临床表现，称之为维生素 D 缺乏，这与以前某些专家提出的亚临床型佝偻病概念相吻合。如果儿童血 25-（OH）D 水平下降且同时有骨骼变化，称之为营养性维生素 D 缺乏性佝偻病。

六、临床治疗

不同的佝偻病治疗亦不同。

（一）低血磷佝偻病

通常建议给予磷剂和活性维生素 D 治疗，一般不建议补充钙剂。

（二）范可尼综合征

磷酸盐合剂 2~4g/d；10% 枸橼酸钠钾合剂 1~2mL/（kg·d）；维生素 D_3 0.25μg/d，需防止高钙血症及肾钙化，血磷不能太高。

（三）维生素 D 依赖性佝偻病

用骨化三醇治疗可取得显著疗效，需终身服用。从小量开始，一般每天 0.25~0.5μg/d，疗效肯定。

（四）营养性维生素 D 缺乏性佝偻病

建议用普通维生素 D_2 或 D_3 制剂。不建议单次超大剂量补充维生素 D 的用法，不推荐用活性维生素 D 或其类似物纠正维生素 D 缺乏。活动期口服维生素 D 2 000~4 000U/d，连服 3 个月后，改为 400~800U/d，如有条件应监测血清钙、磷、碱性磷酸酶及 25-（OH）D 水平。用药后应随访，1 个月后如症状、体征、实验室检查均无改善时应考虑其他疾病、注意鉴别诊断。

七、营养评定与营养治疗

（一）营养评定

1. 营养评定方法　经典的营养评定方法包括膳食调查、体格测量和实验室检查等，主要通过询问饮食史、测定体重、身高（长）、头围、胸围、肱三头肌皮褶厚度、上臂围等人体测量指标，血清维生素 D 水平、血磷、血钙等指标以评价佝偻病患儿的营养状况。

2. 参考标准　目前，国内外评价佝偻病儿童生长发育（身高、体重）常用的有几种参考标准：① WHO 生长参考标准；②美国国家卫生统计中心（NCHS）和疾病控制中心（CDC）2000 年建立的 CDC2000 生长曲线；③中国 2005 年九大城市体格发育参考值。目前，国际上常用的参考标准是 WHO 生长参考标准，国内建议采用中国 2005 年九大城市体格发育参考值。

3. 评价方法　通常采用百分位法、标准差单位（Z-score）法和中位数百分比法等三种方法。个体儿童的生长评价一般采用百分位法，因为百分位法简单、易于理解和解释。通常百分位法将 P3~P97 视为正常范围。

（二）营养治疗

1. 维生素 D　日常饮食中含有的维生素 D 非常有限。海鱼、动物肝脏、蛋黄和瘦肉、脱脂牛奶、鱼肝油、乳酪、坚果等食物中含有一定量的维生素 D。食用多脂鱼可补充维生素 D，且野生三文鱼维生素 D 的含量比人工饲养者高。同时要注意这些食物中大多富含脂肪，不宜食用过多。

2. 磷　磷主要存在于富含蛋白质的食物中，但在不同的蛋白质食物中，含磷的比例是不同的。举例来讲，猪肝、虾皮含磷很高，而干海参含磷量则较低；鸡蛋的蛋白含磷低，而蛋黄含磷高。此外，食物中的磷以三种形式存在，包括无机磷、有机磷及植酸盐，它们在肠道的吸收率不同，天然食物中的多为有机磷，其不能被完全水解，磷的吸收率为 40%~60%；食品添加剂中的磷为无机磷，容易被水解，磷的吸收率高达 90%~100%；植物蛋白中的磷在肠道的吸收率低于动物蛋白。

3. 钙　通过饮食途径补钙需要注意两点：①可食用钙含量，指：人一天当中能从某种食物中吃多少钙；②钙元素吸收效率，指：食物中的钙能被人体吸收多少。有些食物看起来富含钙质，其实可食用的钙含量很低，比如大棒骨。可食用钙含量排名前三位的食物分别是：绿叶蔬菜、奶酪、酸奶和牛奶。然而，在一些日常食物中会含有抗营养因子，这类因子会干扰营养物质消化吸收，影响吸收效率。因此，虽然绿叶蔬菜在可食用钙含量排名上第一位，但有些绿叶菜的抗营养因子很多，吸收效率并不高。而排在第二、三位的奶酪和牛奶等乳制品就不一样了，它们不仅没有抗营养因子，而且其中的钙元素也是以有机形态存在的，钙元素吸收效率比较稳定。奶酪就是由鲜奶高度浓缩制成的，含有比鲜奶更多的钙和蛋白质成分。在同等量中，奶酪的平均钙含量是牛奶的 7.5 倍，日常补钙轻轻松松就能达标。而平均蛋白质含量，奶酪也是牛奶的 8 倍，可以作为患儿日常饮食的重要组成部分，和牛奶、酸奶以及各种食物搭配着吃。

4. 其他　另外需要注意，长期使用某些药物，如苯妥英钠、苯巴比妥、利福平等，可加快体内维生素 D 分解代谢而致维生素 D 缺乏。

八、康复评定与康复治疗

（一）康复评定

全面、科学、系统、准确的评定，可以明确佝偻病患儿在活动和参与能力方面存在的问题，制订出更为合适的康复治疗计划，指导康复医疗工作，控制康复治疗的质量。佝偻病患儿的康复评定可以包括以下几方面：运动功能评定、日常生活活动能力评定、心理精神功能评定、社会功能评定等。由经过严格的康复医学或专科规范化培训且通过考核并取得相关资质的康复医师、康复治疗师及相关专业人员来进行康复评定。

1. 运动功能评定　首先进行外观及关节活动度评定：佝偻病患儿可出现胸廓畸形、脊柱侧弯、膝内翻、膝外翻等关节畸形，需要进行骨骼畸形状态的评定。此外需要对患儿四肢有无畸形及四肢的长度、围度进行评定。佝偻病患儿多会出现反复骨折，骨折制动后可造成关节活动受限，如前臂不能旋后，髋关节及膝关节不能伸直等。

2. 日常生活活动能力及社会功能评定　评定佝偻病患者基本的或身体的日常生活活

动能力,包括每天生活中的穿衣、进食、保持个人卫生(梳妆、洗漱、洗澡、如厕)等自理活动和坐、站、行、走、翻身、上下楼梯等身体活动相关的基本活动。可以通过直接观察或间接评定(询问患儿本人或家属的方式)来实施。

3. 心理精神功能评定　佝偻病患儿因疾病致畸致残可出现焦虑、抑郁,可通过相应的量表来评定。儿童焦虑性情绪障碍筛查表用于9~18岁儿童青少年自评焦虑障碍,是一种实用有效的儿童焦虑症状筛查工具。儿童抑郁障碍自评量表适用于8~13岁儿童抑郁症的评估。若通过量表发现患儿存在焦虑或抑郁倾向,需要请精神心理医生来协助评估治疗。

4. 其他评定

(1)骨密度评定:骨密度评定有助于判断骨骼的脆性,也是反映骨质疏松程度、预测骨折危险性的重要依据。目前测定骨密度的方法有双能 X 线骨密度测定、超声骨强度测定。其中,双能 X 线骨密度测定准确度高,测量速度快,重复精确度好,是骨密度评定的"金标准",但是有一定的电离辐射。

(2)肺功能评定:由于胸部畸形可导致无效呼吸的出现,脊柱的畸形可加重限制性通气功能障碍的发生,导致无效咳嗽,因此需要对佝偻病患儿进行定期的肺功能评定。

(二)康复治疗

1. 干预方法　佝偻病病因不同,其临床表现也有较大差异,从无明显骨骼畸形到严重畸形程度不等。因此,其康复治疗也要格外注意因人而异,主要是进行有氧训练,比如散步、游泳,具体的干预方法取决于临床表现的严重程度。比如,严重佝偻病患者可以在有效保护下去步行,在外科手术干预前,应该持续确保患儿有肌肉力量,可以举起肢体进行对抗重力的训练。主要的目的是增加骨量和骨质量,增强肌肉力量,改善患儿身高和运动功能,减少骨折发生,延缓畸形进展,尽可能实现独立活动,改善患儿生活质量。

2. 干预时机　对于严重类型,应该在婴儿时期开始康复治疗,以增加骨骼、肌肉力量。康复治疗也可发生于手术矫正治疗以后的后续治疗,以达到骨质的充分愈合,避免再骨折。康复治疗也可发生于合并肺功能损害的患儿,可进行深呼吸和吹气球等呼吸训练。当然,康复治疗也发生于日常生活中,在专业人员的指导下进行合适强度的有氧训练,在保护下去散步、游泳等。

3. 家庭康复　合并脊柱侧弯时也可以根据患儿的具体情况制订个性化家庭康复方案,循序渐进以纠正患儿先前的不良姿势,建立正确的呼吸模式,增强维持脊柱正确姿势的肌肉力量,具体方案有家庭康复体操、呼吸训练、脊柱纵轴伸展,以改善患儿形体、提高患儿的心肺功能。

4. 心理康复　佝偻病可致残致畸,因此要及时对患者及家属进行心理疏导,消除并缓解患者及家属的紧张焦虑情绪。分散其注意力,减少各种精神刺激,指导其提高心理防御机制,使其积极主动的参与治疗和护理。

九、食谱推荐

(一)高钙食谱推荐

原料:鹌鹑 2 只(取肉 100g),山药 25g,黄豆 10g,枸杞 5g,精盐 5g,料酒 2g,姜片 2g,高汤 750g。

制作:将鹌鹑宰杀洗净后剁成 4 块,放入沸水中焯 2min 捞出,用冷水冲凉,装入盖碗中；山药、黄豆、枸杞洗净，泡在碗里 15min，放在鹌鹑块上，再加姜片。锅置中火上，下高汤烧沸，加精盐、料酒搅匀，冲入盖碗中，上笼蒸 20min，去除姜片即可。

（二）高磷食谱推荐

原料：鸡肝 150g，洋葱少许，彩椒少许，盐 6g，料酒 10g，花椒少许，蒜瓣少。

制作：鸡肝洗净，加料酒、花椒、盐腌制 2h，烤盘铺锡纸铺上洋葱、彩椒、蒜瓣，将腌好的鸡肝入烤盘，烤箱 200℃预热 5min，把装着鸡翅的烤盘放进烤箱里，200℃15min，拿出翻个面再烤 5min 即可。

（孟　颜　王友军　汤有才）

第六节　孤独症谱系障碍营养康复治疗

一、概述

孤独症谱系障碍（autism spectrum disorder, ASD）是一种以社交和沟通障碍、重复刻板行为和狭隘兴趣为主要特征的神经发育障碍性疾病。大部分 ASD 患儿不能正常的融入社会，严重影响患儿身心健康及生活质量，给家庭和社会带来了沉重的负担。

ASD 至今病因不明，且患病率有不断增加的趋势，近年来研究发现，有超过 90% 的 ASD 儿童存在饮食营养问题。ASD 儿童由于其疾病特点，常有拒食、不愿接受新食物及频繁摄入单一食物的现象，某些 ASD 儿童，强烈偏爱某种颜色、质地、包装的食物，结果导致其营养素摄入单一或不足，这可能导致 ASD 儿童的超重、肥胖或者体重过轻。饮食营养素的摄入不仅会影响儿童营养状况且被认定与 ASD 的发病及症状有关，有研究认为摄入的营养素会影响中枢神经系统的发育，对心理行为的发展具有重要作用。

二、营养代谢特点

研究发现，虽然 ASD 儿童生长发育水平与正常儿童无明显差异，但是普遍存在营养素摄入不足，尤其是锌、叶酸、维生素 B_6、维生素 A 等影响智力发育的营养素。还发现 ASD 儿童血浆长链多不饱和脂肪酸（polyunsaturated fatty acid, PUFA）较无 ASD 的智力发育迟滞同龄儿童血浆 PUFA 明显降低，而 PUFA 在脑发育过程中扮演关键角色，提示 ASD 存在基因水平的 PUFA 代谢困难。有研究者观察牛奶喂养的 ASD 儿童时发现，停用牛奶 8 周后其异常行为有所改善，同时测得其血浆 IgA 抗体和 IgM 抗体水平高于正常儿童，由此提出 ASD 可能与食物（如牛奶）过敏有关的假说。对 ASD 儿童给予不含谷蛋白和 / 或酪蛋白及普通饮食的随机单盲研究发现，观察组的行为及某些非言语认知水平较对照组得到了明显改善。研究还发现，ASD 患者尿中存在短肽片段，推测谷蛋白和 / 或酪蛋白引起胃肠道炎症或过敏，产生病理改变，不能将谷蛋白或酪蛋白彻底分解，形成过多的具有阿片活性的短肽片段。短肽片段通过血液和血 - 脑屏障影响到脑功能，同时也可能伴有谷蛋白和 / 或酪蛋白引起的自身免疫反应，对大脑直接造成损伤而引发 ASD 症状。然而，这些研究迄今尚未得到真正的循证依据。还有研究报道，给予大剂量维生素 B_6 可使患儿目光对视增加、语言交流增加、情绪稳定等，但其可重复性存在质疑。无论如何，一些营养素可能影响着 ASD 症状的发生和发展，但确切的机制目前仍不很清楚。

三、主要临床表现

临床报道和相关基础研究表明，ASD 儿童对食物具有较强的选择偏食性，他们对某些食物的种类、性状、质地异常执着和偏好，而对某些食物则极度抗拒。如他们大多偏爱米饭、面食、奶类、冷饮及膨化食品等，但不喜欢肉类、水产、蔬菜、水果等。有些 ASD 儿童倾向只吃素不吃荤，有的只吃面条拒吃其他食物，有的只吃深颜色蔬菜，有的每天只吃 1 种蔬菜。有研究发现，ASD 儿童接受谷类食物中的 2/3，对其他食物只接受 1/2，并且他们对食物的摆放、器皿及温度等也格外关注。据报道，有 3/4 的 ASD 患儿存在饮食行为异常，超过半数以上患儿存在食谱狭窄，1/3 的儿童是通过质地选择食物。ASD 儿童对食物具有高度选择性是他们对食物在新环境、新事物及新形式上的抗拒，这与他们的刻板与抗拒改变的行为特质同出一辙，是刻板行为的体现。另外，许多 ASD 儿童母亲描述患儿自幼吸奶无力、喂食困难、寻觅食物缺乏主动、吃饭速度过慢、较少吃水果、甜食和碳酸饮料等。临床研究还发现，ASD 儿童较多出现胃肠道异常现象，一项前瞻性研究报道 ASD 儿童 70% 伴随有胃肠疾病，如肠道淋巴结增大、肠黏膜异常、反流性食管炎、慢性胃炎、慢性十二指肠炎及分解醣类不足等，认为这些合并问题可能与这类儿童肠道菌群失调、食物过敏以及肠道消化酶水平低下有关。肠道淋巴结增大还可导致患儿便秘或腹泻。肠道淋巴结增大被公认与食物过敏相关，食物过敏常表现为便秘与腹泻。

四、营养康复原则

营养干预应该和康复训练同时进行，目前治疗通常使用行为干预和感觉策略，或两者的组合，通常针对 8 岁以下的儿童。

相关的临床观察和基础性研究表明，许多的 ASD 儿童由于其视觉、嗅觉、味觉的异常，使其对食物外部形状、颜色、质地、味道等均存在强烈的选择性偏好。如有调查显示，ASD 儿童常常通过质地来选择相应的食物，大约半数以上患儿的饮食类型单一，外加 ASD 儿童普遍存在的狭隘兴趣和刻板行为这一特征，单一的饮食偏好很可能会被固定转而养成一种长期的偏食、挑食行为，从而导致其营养的不均衡、生长发育的异常。

由于不同孩子其临床病理特征存在一定的差异性，因此在提供相关的营养干预措施时要有针对性。对于 ASD 儿童来说如果是因为感知觉异常而引起的挑食行为，康复人员应该在综合康复训练的基础上加强口腔的按摩进行异常进食行为的纠正和良好进食行为的塑造。

行为干预被广泛应用于临床，并已经过实证测试，显示喂养问题有所改善，其中应用行为分析（applied behavior analysis，ABA）被广泛使用，它采用刺激 - 反应 - 强化的模式来消除问题行为和塑造符合社会要求的适应性行为，基本原则包括强化、消退、惩罚、塑造等，旨在教授新的技能，减少问题行为和塑造新的功能性行为。如正强化治疗：如果儿童达到了进食新食物的目标，他们就会得到食物阶梯贴纸，可在临床用餐治疗结束时用来换取奖品；逃离消亡治疗：这是一种防止儿童离开进食状态的方法，直到他或她遵从喂养专家的要求咬一口先前拒绝的食物，如果儿童产生拒绝行为（如塞嘴、哭闹、呕吐和把勺子打开）会被忽略，重点是让儿童每周最大限度地取得成功，同时尽可能快地让他们耐受以前不喜欢的食物。经研究证实，ABA 对 ASD 儿童食物选择性问题的干预有效。感觉策略，如序贯口腔疗法（sequential oral therapy，SOS），它以系统脱敏和玩耍作为治疗基础，估计 64% 的患儿将

SOS 作为主要的治疗形式。治疗师通过引导儿童与食物的游戏和互动,帮助儿童进行视觉探索,然后再逐渐使用嗅觉、触觉、味觉探知食物,最后食用食物,在整个过程中,治疗师会监测儿童的身体反应,以确保他 / 她正在逐步突破自我,而不是不知所措,如果儿童在与食物互动的某一新阶段而感到不适,则允许回到舒适的阶段,以便其身体可以恢复到放松状态并重新进行挑战。

五、食物选择

ASD 儿童在食物选择上应在避免食用敏感或过敏的食物前提下,合理搭配饮食,保证营养均衡。研究显示禁食过敏食物对 ASD 患者的症状治疗是有效的,尤其在治疗的早期阶段。分析禁食过敏食物产生效果的原因,认为是 ASD 患儿存在消化酪蛋白和谷蛋白障碍,体内消化酶活性偏低,机体对大蛋白质如麦胶蛋白和酪蛋白消化障碍,产生有毒物质(神经肽),改变神经功能;禁食相关食物,减少有毒物质产生,降低神经毒性,因此改善 ASD 的症状。ASD 儿童存在食物过敏现象很普遍,也是出现胃肠功能失调的原因,禁食过敏食物或敏感食物能显著改善 ASD 的某些症状如易冲动、多动与自伤自残等行为。营养因素在 ASD 的病因学中起重要作用,禁食谷蛋白和酪蛋白,补充 ω-3- 脂肪酸、锌和肌肽对孤独症的治疗是有效的。分析食物不耐受与 ASD 的关系,可能原因是食入敏感或过敏的食物后机体产生有毒分子,激发异常的免疫功能,干扰了肠 - 血 - 脑屏障,使神经毒性分子进入脑内导致脑炎性变化出现 ASD。

总之,在关注 ASD 儿童的营养状况时首先应该科学评估现实状况,认真分析其病理原因,然后才根据实际情况制订个体化的营养指导和进食计划,并将其列为综合的康复措施之一。目前没有证据或是指南显示自闭症儿童对某种食物有特殊性,只要儿童对这种食物没有过敏反应,即可食用。提倡均衡营养、合理膳食,以促进儿童的生长发育。宜清淡饮食,适当配比蛋白质、碳水化合物和脂肪,保证患儿营养,适当补充维生素。忌油炸、熏制、辛辣、刺激性、油腻、生冷、难消化的食物,适当多吃蔬菜、水果,禁饮浓茶、咖啡和含糖量超标的饮料。

(米　阳　赵鹏举　李恩耀)

第七节　儿童苯丙酮尿症营养康复治疗

一、概述

苯丙酮尿症(phenylketonuria, PKU)是一种常染色体隐性遗传病,因苯丙氨酸羟化酶(phenylalanine hydroxylase, PAH)基因突变导致酶活性降低,苯丙氨酸及其代谢产物在体内蓄积导致的疾病。PKU 是先天性氨基酸代谢障碍中最为常见的一种,临床有智力发育落后,皮肤、毛发色素浅淡和鼠尿臭味等表现。本病发病率具有种族和地域差异,我国南方省区发病率稍低,北方较高,西北地区尤其是甘肃省为高发地区。我国 1985—2011 年 3 500万新生儿筛查资料显示,患病率为 1∶10 397(2014 年指南)。男女患病率均等。

人类 PAH 基因位于第 12 号染色体上(12q22-24),基因全长约 90kb,有 13 个外显子和12 个内含子,成熟的 mRNA 约 2.4kb,编码 451 个氨基酸。通过对 PKU 患者进行基因分析,在中国人群中已发现了 100 种以上不同基因突变类型。

二、营养代谢特点

苯丙氨酸(phenylalanine, Phe)是人体必需氨基酸,摄入体内的苯丙氨酸一部分用于蛋白质的合成,一部分通过苯丙氨酸羟化酶作用转变为酪氨酸,仅有少量的苯丙氨酸经过次要代谢途径,在转氨酶的作用下转变成苯丙酮酸。由于患儿苯丙氨酸羟化酶活性降低,不能将苯丙氨酸转化为酪氨酸,导致苯丙氨酸在血液、脑脊液及组织中的浓度增高,通过旁路代谢产生大量苯丙酮酸、苯乙酸、苯乳酸和对羟基苯乙酸,高浓度的苯丙氨酸及其代谢物导致脑损伤。

苯丙氨酸的代谢,除了需要苯丙氨酸羟化酶的作用外,还必须要有辅酶四氢生物蝶呤(BH4)的参与。BH4 是苯丙氨酸、酪氨酸和色氨酸等芳香族氨基酸在催化过程中所必需的共同辅酶,缺乏时不仅苯丙氨酸不能氧化成酪氨酸,而且造成多巴胺、5- 羟色胺等重要神经递质的合成受阻,进一步加重了神经系统的功能损害。我国的高苯丙氨酸血症,大多数为PKU,约 10%~15% 为 BH4 缺乏症。

三、临床表现

患儿通常在 3~6 月龄开始出现症状,1 岁时症状明显,表现为:

(一)神经系统

智力发育落后最为突出,智商常低于正常。有行为异常,如兴奋不安、忧郁、多动孤僻等。也可出现行为、性格、神经认知等异常。可有癫痫小发作,少数呈现肌张力增高和腱反射亢进。

(二)皮肤

患儿在出生数月后因黑色素合成不足,头发由黑变黄,皮肤颜色浅淡。

(三)体味

由于尿液和汗液中排出较多苯乙酸,可有明显鼠尿臭味。

四、辅助检查

(一)新生儿疾病筛查

新生儿哺乳 3~7d,采足跟血滴于专用采血滤纸上,晾干后送检进行苯丙氨酸浓度测定。如苯丙氨酸浓度大于切割值,应进行进一步检查和确诊。

(二)苯丙氨酸浓度测定

正常血苯丙氨酸浓度<120μmol/L(2mg/dL)。根据血苯丙氨酸浓度分为:轻度高苯丙氨酸血症(hyperphenylalaninemia, HPA)(120~360μmol/L)、轻度苯丙酮尿症(phenylketonuria, PKU)(360~1 200μmol/L)、经典型苯丙酮尿症(≥ 1 200μmol/L)。

(三)尿蝶呤图谱分析

主要用于 BH4 缺乏症的鉴别诊断。各种酶缺乏患儿呈现不同的尿蝶呤谱,尿蝶呤图谱分析显示异常者需进一步确诊。

(四)基因诊断

基因诊断是苯丙酮尿症病因的确诊方法,建议常规进行。目前对苯丙氨酸羟化酶及其他如 6- 丙酮酰四氢蝶呤合成酶、二氢生物蝶啶还原酶等可导致高苯丙氨酸血症的酶缺陷都可用 DNA 分析方法进行基因诊断和产前诊断。

（五）头颅影像学检查

有助于评价患儿脑损伤的程度。

五、诊断和鉴别诊断

在新生儿期通过足跟血干滤纸法进行苯丙氨酸定量分析，几乎可以诊断所有的高苯丙氨酸血症（苯丙氨酸浓度>120μmol/L）。

当 BH4 辅酶代谢正常但有以下情况时可诊断为苯丙酮尿症：血浆苯丙氨酸浓度持续>1 200μmol/L（2mg/dL）、苯丙氨酸/酪氨酸比值（Phe/Tyr）>2、基因检测发现两个 PAH 等位基因均存在致病变异。

六、临床治疗

1. 疾病一旦确诊，应立即治疗。

2. 患儿生后主要采用低苯丙氨酸配方奶治疗，待血苯丙氨酸浓度降至理想浓度时，可逐渐少量添加天然饮食，其中首选母乳，母乳中血苯丙氨酸含量仅为牛奶的 1/3。较大婴儿及儿童可加入牛奶、粥、面、蛋等，添加食品应以低蛋白、低苯丙氨酸为原则，其量和次数依据血苯丙氨酸浓度而定。苯丙氨酸浓度过高或者过低都将影响生长发育。

3. 由于每个患儿对苯丙氨酸的耐受量不同，故在饮食治疗中，仍需定期测定血苯丙氨酸浓度，根据患儿具体情况调整食谱，避免苯丙氨酸增高或者缺乏。低苯丙氨酸饮食治疗至少持续到青春期，提倡终身治疗。

4. 沙丙蝶呤（sapropterin）　在部分欧美国家，已经作为治疗 PKU 的药物。

5. 宣传及心理指导　对苯丙酮尿症患儿家长进行苯丙酮尿症基础知识的宣教（包括遗传方式、诊治及随访原则等），提高治疗依从性，达到良好的疗效。

七、营养评定与营养治疗

（一）营养评定

苯丙酮尿症儿童因饮食受限，常出现营养失衡。营养状况评估是所有苯丙酮尿症儿童病情评估和治疗的重要组成部分，同样也是评价患儿生长发育是否偏离正常的主要步骤。主要包括膳食摄入评估，生长发育评估，实验室生化指标等。治疗后每 3~6 个月测量身高、体重及营养评价等，预防发育迟缓及营养不良。

1. 膳食摄入评估　详细的饮食习惯记录，对于摄入量的评估是非常重要的，包括三餐进食时间、食物种类、进食地点（家里或者餐馆）、烹制方式、补充剂应用等。采用 3~5d 饮食记录的方法可以更好地量化评估饮食摄入量。这种方法对日常摄入量进行评估，对识别营养摄入不足及评估饮食和生化指标、疾病本身的关系非常重要。

2. 生长发育评估　从生长水平和生长速度两方面进行评估。

（1）生长水平：身长/体重或体重指数（BMI）可以提供生长和营养状况更全面的描述，可以反映体型和身材的匀称度。头围的增长与脑和颅骨的生长有关，可以间接预测大脑发育的发育情况。将这些指标的测量值与生长标准或参照值比较，可以得到患儿在此年龄的生长水平。

（2）生长速度：体重的变化是营养状况的一个敏感指标，短期的营养不良常使体重减轻,长期营养不良则影响体重、身高(身长)的增长。持续生长监测中如果出现生长曲线向下偏离原来的生长轨道,则需要适当增加监测频率,及时调整苯丙酮尿症儿童饮食情况。

3. 实验室评估 定期评估营养和微量元素等状况,需检测血常规、血浆氨基酸谱、甲状腺素转运蛋白、白蛋白、铁蛋白、25-OH 维生素 D、电解质、肾功能、肝功能、维生素 B_{12}、必需脂肪酸、微量元素(锌、铜、硒)、维生素 A、叶酸等。对生长正常、饮食摄入适当的婴儿期患儿每 6 个月进行甲状腺素转运蛋白、血常规、铁蛋白和 25-OH 维生素 D 的检测,以后每年检测一次。

(二)饮食治疗

低苯丙氨酸饮食治疗是目前苯丙酮尿症的主要治疗方法。苯丙酮尿症患儿苯丙氨酸羟化酶活性不同,导致对苯丙氨酸耐受量的个体差异,需个体化治疗。在明确诊断后应尽早给予低蛋白饮食和低苯丙氨酸配方奶粉,根据血苯丙氨酸浓度及患儿的营养需求来制定不同年龄阶段的食谱,适时增加天然食品。应避免使用含有苯丙氨酸的人工甜味剂阿斯巴甜。根据相应年龄段儿童每日蛋白质需要量、血苯丙氨酸浓度、苯丙氨酸的耐受量、饮食偏好等调整治疗方法。

治疗过程中需要严密监测苯丙氨酸浓度,苯丙酮尿症患儿在特殊奶粉治疗开始后每 3 天测定血苯丙氨酸浓度,根据血苯丙氨酸浓度水平及时调整饮食,添加天然食物。代谢控制稳定后,苯丙氨酸测定时间可适当调整:<1 岁每周 1 次,1~12 岁每 2 周至每个月 1 次,12 岁以上每 1~3 个月测定 1 次。如有感染等应急情况下血苯丙氨酸浓度升高,或血苯丙氨酸波动,或每次添加、更换食谱后 3 天,需密切监测血苯丙氨酸浓度。各年龄段血苯丙氨酸浓度控制的理想范围:1 岁以下 120~240μmol/L,1~12 岁 120~360μmol/L,12 岁以上患儿控制在 120~600μmol/L 为宜。

苯丙氨酸是一种必需氨基酸,治疗过度或未定期检测血苯丙氨酸浓度易导致苯丙氨酸缺乏症,表现为严重皮肤损害、嗜睡、厌食、营养不良、腹泻、贫血、低蛋白血症等,甚至死亡。苯丙氨酸浓度过低时应及时添加天然食物。

八、康复评定与康复治疗

(一)康复评定

智力发育障碍是苯丙酮尿症患儿最主要的表现,包括智力、发育水平、认知和社会适应功能等方面的缺陷。需要在 1 岁、2 岁、3 岁、6 岁时进行智能发育的全面评估。

1. 智能测试

(1) Gesell 发育量表:婴幼儿神经发育障碍性疾病诊断和随访的最常用量表,可以评价中枢神经系统的功能;检测是否存在发育异常;评估和随访高危儿的神经系统发育情况。

(2)贝利婴幼儿发展量表(Bayley Scales of Infant development, BSID):国际通用的婴幼儿发展量表之一。适用于 0~42 个月婴幼儿,包括精神发育量表、运动量表和婴儿行为记录。

(3)韦氏学龄前儿童智力量表(Wechsler preschool and primary scale of intelligence, WPPS):为国内外公认的智力发育检查量表,已经在我国完成了标准化工作,适用于 3.5~6 岁的儿童。

(4)韦氏学龄儿童智力量表(revised Wechsler intelligence scale for children, WISC):适用于 6~16 岁的儿童。通过测试获得语言和操作分测验智商和总智商,智商的均数定为 100,

标准差为15，智力障碍指总智商均值减2个标准差，即70以下。

（5）儿童语言发育迟缓评定（sign-significate relations，S-S法）：S-S法依照语言行为，从语法规则、语义、语言应用三个方面对儿童的语言能力进行评定及分类。将评定结果与正常儿童相比较，可评估患儿的语言发育水平。适用于1.5~6岁。

（6）心理、行为及社会适应能力评定：可采用儿童社会适应能力量表、早期孤独症筛查量表（Chat-23项、ABC量表）、儿童孤独症评定量表（CARS）、Conner行为评定量表、Achenbach儿童行为量表（CBCL）等。

2. 适应性行为测试　适应性行为评定标准包括个人独立的程度以及满足个人和社会要求的程度。国内多采用左启华教授修订的日本S-M社会生活能力检查，即"婴儿-初中学生社会生活能力量表"。

"婴儿-初中学生社会生活能力量表"共132个项目，包括6种行为能力：①独立生活能力，包括进食、脱穿衣服、自理大小便、个人与集体清洁卫生状况等；②运动能力，包括走路、上阶梯、认识交通标志等；③作业，包括抓握物品、画、剪图形、系鞋带等；④交往，包括说话、懂简单指令、交谈、打电话等；⑤参加集体活动，包括做游戏、值日、参加文体活动等；⑥自我管理，包括想自己独干、不随便拿别人的东西、控制自己不提无理要求等。适用于6个月~15岁儿童社会生活能力的评定，当评分<9分者提示社会适应能力的降低。

3. 主要体征　苯丙酮尿症患儿肌力和肌张力、反射发育、姿势发育大多正常，有癫痫小发作的患儿少数伴肌张力增高和腱反射亢进。

4. 辅助检查

（1）头颅影像学：由于髓鞘形成减少，头颅MRI可显示进行性脑白质病。

（2）脑电图：有惊厥者应做动态脑电图检查，并发癫痫者可出现异常改变。

（二）康复治疗

主要是神经发育性治疗，重点是认知能力、精细动作及生活独立性方面的技巧和训练，应根据发育年龄阶段采取不同训练内容。

1. 认知能力训练

（1）感知觉训练：视觉刺激及视觉感知训练；听觉刺激和听觉感知训练；触觉刺激和辨别训练；空间知觉及时间知觉训练；身体形象感知训练；形状及颜色训练等。

（2）计算力训练：数字概念、点数、唱数和简单运算等。

（3）注意力训练：采用视觉跟踪、听觉跟踪、形状辨别、重复数字、删除字母等方法进行注意力训练。

（4）记忆力训练：可进行听指令认物品、取物品、看图说物品名称等训练短时记忆；采用背儿歌、讲故事等反复回忆的方式训练长时记忆。

（5）其他认知能力的训练：包括判断能力、思维能力、组织能力、学习能力、执行任务能力、解决问题能力等，可以进行小组活动或角色扮演游戏。

2. 作业治疗

（1）促进精细运动发育训练：进行够取、抓握、捏取、双手操作能力的训练。

（2）手部感知觉训练：把玩各种形状、质地和用途的玩具/物品；打开和关闭容器；捡拾和释放不同形状和大小的物品；拆装和堆砌小房子，操作把手和纽扣，涂色等。

（3）学习技巧训练：包括握笔、涂鸦、图形临摹、绘画、书写、剪纸、打字等。

（4）日常生活活动能力训练：对日常生活自理技巧的培养应尽早开始。

3. 心理学治疗和心理支持　包括行为干预、心理学治疗和/或精神类药物治疗，同时应加强医疗和教育管理方面的知识宣教，为患儿和家长提供心理咨询和心理支持，营造健康向上的生活氛围和信心，避免社会歧视。

九、食谱推荐

（一）饮食方案的选择

1. 0~6 月龄　选择无苯丙氨酸奶粉和母乳/普通配方奶粉。

2. 6~12 月龄　选择无苯丙氨酸奶粉、母乳/普通配方奶粉和辅食。

3. 1~3 岁幼儿　选择无苯丙氨酸奶粉、低苯丙氨酸面粉、低苯丙氨酸淀粉或低苯丙氨酸食品。

4. 3 岁以上儿童　选用低苯丙氨酸蛋白粉和低苯丙氨酸食品。

（二）食谱制定

1. 根据年龄、体重计算蛋白质和总热量需要量以及苯丙氨酸供应量。推荐患儿热能摄入量：1 岁以内患儿需 110kcal/(kg·d)；1~3 岁需 100kcal/(kg·d)；4~6 岁需 90kcal/(kg·d)。

患儿苯丙氨酸摄入量：2 个月内：约 50mg；2~6 个月：约 47mg；7~9 个月：约 32mg；10~12 个月：约 29mg；1~2 岁：约 25mg；3~6 岁：约 20mg。

患儿蛋白质需要量：1 岁以内 3.5~4.0g/(kg·d)；1~2 岁：30~40g/d；3~6 岁：40~50g/d。

2. 按年龄、体重供给患儿低（或无）苯丙氨酸食品。低苯丙氨酸食品包括麦淀粉、山药、团粉、藕粉、土豆粉、代藕粉、粉条、粉皮、凉粉等，可替代主食。

（1）无苯丙氨酸奶粉：婴儿 60~150g/d，幼儿 150~200g/d，年长儿 200~300g/d。

（2）蛋白粉：按摄入蛋白质中 80%~85% 为低苯丙氨酸蛋白粉计算蛋白粉的供给量。

（3）低苯丙氨酸面粉、淀粉：按所需热量计算需要多少淀粉或面粉，面粉每 100g 含热量 344kcal，淀粉 100g 含热量 320kcal。

3. 确定供给患儿天然食物的种类

（1）母乳：最好的低苯丙氨酸食品，每 100mL 仅含苯丙氨酸 36mg。

（2）不必控制的食物：蔬菜、水果、瓜类、糖类、脂类等，可以自由食用。

（3）需要控制的食物：如乳类、豆类，谷类等，含有一定量的苯丙氨酸，可以食用，但需控制摄入量。

（4）一般不选用食物：如肉类、鱼类、蛋类、海鲜类、乳酪、内脏食物等，含有较高的苯丙氨酸。

（刘　华　汤有才）

第十章

老年人常见疾病营养治疗

第一节 肌少症营养康复治疗

一、概述

肌少症是一种增龄相关的肌肉量减少、肌肉力量下降和／或躯体功能减退的老年综合征。中国逐步进入老龄化社会，肌少症在老年人群中的发病率显著升高。研究发现，我国社区老年人肌少症的患病率为 8.9%~38.8%，而其中 80 岁及以上老年人肌少症患病率高达 67.1%。

肌少症的发病机制尚未明确，年龄增长而导致的原发性肌少症最为常见，也可见其他疾病导致的继发性肌少症，如长期制动、卧床所致的肌肉失用，骨骼肌去神经支配、严重营养不良、肿瘤恶病质、内分泌代谢疾病以及基因遗传等因素导致的肌少症。

二、肌少症的筛查和评估

（一）自我筛查

1. 肌少症五条目（strength, assisitance waiking, rise from a chair, climb stairs and falls, SARC-F 量表） SARC-F 量表包括 5 个项目指标：肌肉力量 S（Strength）、辅助行走 A（Assistance in walking）、起立 R（Rise from a chair）、爬楼梯 C（Climb stairs）和跌倒 F（Falls）次数，得分范围为 0~10 分，总分≥4 分为肌少症筛查阳性，即"肌少症可能患者"。

2. 小腿围 小腿围是使用非弹性皮尺测量双侧小腿的最大周径，也可用于肌少症的有效筛查。男性小腿围≤34cm，女性小腿围≤33cm 为肌少症筛查阳性。

3. SARC-CalF 量表 SARC-F 量表中添加小腿围作为一项评估参数即为 SARC-CalF 量表（表 2-10-1），得分范围 0~20 分，评分≥11 分为筛查阳性。

表 2-10-1 SARC-CalF 量表

项目	问题	得分		
		0	1	2
肌肉力量	举起／搬运约 4.5kg 重物的难度	没有困难	有一定困难	难度较大、无法完成
辅助行走	步行穿越房间的难度	没有困难	有一定困难	难度较大、需要帮助、无法完成
起立	从床或座椅站起的难度	没有困难	有一定困难	难度较大、没有帮助无法完成
爬楼梯	攀爬 10 级台阶的难度	没有困难	有一定困难	难度较大、无法完成
跌倒	过去一年中跌倒的次数	0 次	1-3 次	4 次及以上
小腿围度	测优势小腿维度	0= 男>34cm，女>33cm		
	双脚间距 20cm，腿部放松	1= 男≤34cm，女≤33cm		

（二）评估和诊断

肌肉量、肌肉力量和躯体功能是评估和诊断肌少症的主要指标。

1. 肌肉量 肌肉量指人体骨骼肌的总数量（单位：g），四肢骨骼肌数量和功能的下降是老年人肌少症最主要的特征，因此四肢骨骼肌量（appendicular skeletal muscle mass，ASM）是肌肉量评价的重要指标。双能 X 线吸收法（dual-energy X-ray absorptiometry，DXA）是广泛使用测量 ASM 的"金标准"；生物电阻抗分析法（bioelectrical impedance analysis，BIA）是肌少症在社区和医院的广泛筛查和诊断常用方法。肌肉量与体型大小有关，体型越大肌肉量通常越多，故量化肌肉量时需要通过身高的平方或体重指数校正 ASM 的绝对值，即 ASM/ 身高 ^{2}（kg/m^2）。因此，DXA 法诊断切点值为男性 $7kg/m^2$，女性 $5.4kg/m^2$；BIA 法诊断切点值为男性 $7kg/m^2$，女性 $5.7kg/m^2$。

2. 肌肉力量 肌肉力量是指一个或多个肌肉群所能产生的最大力量，上肢握力作为肌肉力量的常用评价指标。检测时使用优势手或两只手分别使用最大力量抓握，测试至少 2 次，选取最大数值。握力诊断切点值为男性 28kg，女性 18kg。

3. 躯体功能 躯体功能是指可以客观测得的全身性躯体运动功能。测量躯体功能的方法主要包括步速和简易体能状况量表（short physical performance battery，SPPB）。步速测量时指导受试者以常规步行速度通过 6m 长的测试区域，中途不加速不减速，并至少测量 2 次，计算其平均数值，低于 1m/s 有肌少症风险。SPPB 是一项综合性的躯体功能测试工具，包含 3 个部分：三姿测试，即双足并拢站立、双足前后半串联站立和双足前后串联站立，每个姿势测试 10s；步速测试；5 次起坐试验。单项测试分值为 4 分，总分为 12 分，分数越高者体能越好，低于 10 分具有肌少症风险。

肌肉量减少伴随肌肉力量下降或躯体功能下降即被诊断为肌少症；三种症状同时存在，为严重肌少症。

三、肌少症的营养筛查和评估

营养不良是肌少症发生的重要原因，也是其干预的主要靶点。所有肌少症和可能肌少症的老年人需进行必要的营养筛查，可使用营养风险筛查工具（nutritional risk screening 2002，NRS2002），微型营养评估量表（mini-nutritional assessment，MNA）进行营养状况的评估。对于住院的严重肌少症患者，检测营养生化指标如白蛋白、前白蛋白、转铁蛋白、视黄醇结合蛋白等。

四、肌少症的营养康复治疗

（一）营养治疗原则

老年人的肌肉质量、力量和功能同营养补充存在密切联系，肌少症患者的营养康复治疗应满足日常推荐的能量和营养素摄入，尤其注重蛋白质、长链多不饱和脂肪酸、维生素 D 和抗氧化营养素的补充。

1. 蛋白质 蛋白质摄入量与肌肉的质量和力量呈正相关，机体从食物中吸收的蛋白质可促进其自身肌肉蛋白质合成。随着年龄的增加，蛋白质合成效率降低，老年人需要更多的蛋白质进行肌纤维的合成；同时其口腔咀嚼功能和胃肠道消化功能的减退，会降低体内蛋白质消化利用率，继而影响肌肉蛋白质合成。因此，为老年人提供充足的、易于消化吸收的蛋白质可有效预防肌少症的发生。对于非肌少症的 60 岁及以上老年人建议每日摄入

1.0 ~1.2g/（kg·d）的蛋白质以预防肌少症的发生；已确诊的肌少症患者建议每日蛋白质摄入量达到 1.2~1.5g/（kg·d），而对合并严重营养不良的肌少症患者每日蛋白质则需要补充到 1.5g/（kg·d）。蛋白质摄入需平均分布于每日的 3~5 餐中，相比集中在单餐补充，均衡分配更能提高肌肉蛋白质合成速率。优质蛋白质比例最好能达到 50%，动物蛋白如乳清蛋白富含亮氨酸等必需氨基酸，消化吸收好，利用率高，可促进肌肉蛋白质合成、增加瘦体重。在日常膳食和运动的基础上，推荐每天额外补充 2 次，每次摄入 15~20g 乳清蛋白。

亮氨酸促进骨骼肌蛋白合成，克服增龄导致的合成代谢抵抗，推荐摄入亮氨酸 3~7g/d。β- 羟基 -β- 甲基丁酸（HMB）是蛋白质调节中的关键活性代谢产物，膳食中仅 5% 的亮氨酸会转变为 HMB，HMB 通过降低半胱天冬酶活性，减轻分解代谢过程中的细胞凋亡，减轻全身炎症改善蛋白平衡，减少肌肉蛋白分解，HMB 补充联合抗阻力训练对于肌少症具有预防与治疗作用，推荐每日补充 3g HMB，尤其是久坐或卧床的老年人。

2. ω-3 多不饱和脂肪酸　研究发现，二十二碳六烯酸（DHA）和二十碳五烯酸（EPA）的摄入与老年人的骨骼肌功能具有强相关性。补充 ω-3 多不饱和脂肪酸可以增加老年人的握力和蛋白质的合成率，与其他营养物质联合使用配合抗阻运动，能够显著改善运动能力，有利于延缓肌少症的发生和进展。对于肌肉量丢失严重和肌肉功能减弱明显的老年人，在控制总脂肪摄入量的前提下，可以增加深海鱼油、海产品等富含 ω-3 多不饱和脂肪酸的食物摄入，建议每日补充 DHA 3 000mg，EPA 800mg。

3. 维生素 D　对于维生素 D 缺乏的患者及老年人，补充维生素 D 可有效提高肌力。研究表明，老年人的低血清基线维生素 D 水平，与其活动能力降低、握力和腿部力量下降、平衡能力降低等密切相关。应定期检测肌少症老年人体内维生素 D 的水平，当老年人血清 25（OH）D 低于 50nmol/L 时，应及时给予补充。70 岁以下的老年人维生素 D 的补充剂量为 600IU/d，70 岁及以上的老年人为 800IU/d。维生素 D_2 与维生素 D_3 在维持 25（OH）D 水平上具有相同效果，可以替换使用。适当增加海鱼、动物肝脏和蛋黄等维生素 D 含量较高食物的摄入，增加户外活动。

4. 抗氧化营养素　适当补充含多种抗氧化营养素（维生素 C、维生素 E、类胡萝卜素、硒）的膳食补充剂，可以减少肌肉有关的氧化应激损伤。增加深色蔬菜和水果以及豆类等富含抗氧化营养素食物的摄入。

（二）营养制剂的补充

1. 营养制剂的种类及选择　对已存在或可能发生营养不良或具有营养风险的老年人，在饮食基础上添加口服营养制剂或肠内营养制剂进行补充，可增加其能量和蛋白质摄入，有助于减少肌肉丢失、缓慢持续增加体重、加快康复。口服营养补充（oral nutritional supplements，ONS）有助于预防虚弱老年人的肌肉衰减和改善肌少症患者的肌肉量、强度和身体组分。选择高氨基酸 / 蛋白质含量、高维生素 D 含量、高多不饱和脂肪酸（主要是高 ω-3 脂肪酸）、高抗氧化素含量的口服营养制剂，尤其应将必需氨基酸含量作为首要选择标准。每天在餐间 / 时或锻炼后额外补充 2 次营养制剂，每次摄入 15~20g 富含必需氨基酸或亮氨酸的蛋白质及 200kcal（836.8kJ）左右能量。当 ONS 不能满足患者维生素 D、ω-3 脂肪酸等的需求时，可额外单独增加相关营养素的补充，根据病情个体化选择适宜的肠内营养制剂。见图 2-10-1。

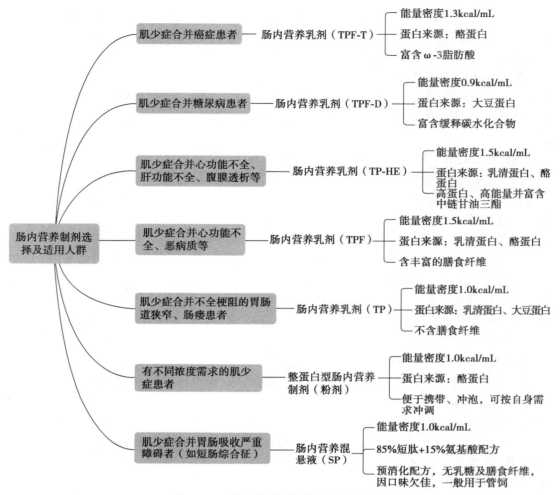

图 2-10-1 肠内营养制剂选择及适用人群

2. 营养制剂的不耐受处理 肌少症患者在 ONS 时出现腹胀、腹泻及腹痛等，可通过调整肠内营养制剂的温度/浓度/速度，酌情增加一些辅助药物（如消化酶、微生态制剂、胃肠动力药物、通便药物）提高患者的耐受性，必要时可更换肠内营养制剂产品。如因乳糖不耐受而出现腹泻的患者，可更换为不含乳糖的口服营养补充制剂。ONS 应遵循循序渐进的原则，啜饮、分次口服或加入日常饮食中，少量慢速开始并逐渐递增到目标量，温度一般以40℃左右为宜。浓度应根据各种不同类型的 ONS 制剂而定，可由稀到浓，具体根据患者的胃肠道适应性调整。

（三）肌少症患者的运动干预

运动可以改善老年人的身体活动能力、提高肌肉肌量、肌力和功能。营养补充与运动干预相结合能更大程度维持和提升肌肉功能。以抗阻运动为基础的运动（如坐位抬腿、静力靠墙蹲、举哑铃、拉弹力带等）能有效改善肌肉力量和身体功能；在运动的同时补充必需氨基酸或优质蛋白质效果更好。有氧运动可以减少身体脂肪比例，改善肌肉代谢以及体肌肉协调能力，进一步改善老年人的活动能力。老年人及肌少症患者应进行多种方式的联合性运动来有效改善躯体功能，包括有氧运动、抗阻运动、拉伸运动以及平衡运动。老年人应每天进行累计 40~60min 中 - 高强度运动（如快走、慢跑），其中抗阻运动 20~30min，保证每周至少 3d，肌少症患者需要更多的运动量。值得注意的是，老年人往往合并多种慢性疾病如高血压、2 型糖尿病、冠心病等，运动需在基础疾病控制稳定后才可实施，并需要制订个体化的运动处方，以避免不适当运动造成的损伤和不良风险。

（四）食谱推荐（表 2-10-2）

表 2-10-2　肌少症患者的一日食谱举例（1 900kcal）

餐次	食品名称	主要食材
早餐	绿豆粥	大米 20g　绿豆 10g
	煮鸡蛋	鸡蛋 50g
	鲜肉包	面粉 15g　瘦猪肉 20g
	牛奶	鲜牛奶 150mL
加餐	水果	脐橙 150g
午餐	米饭	大米 80g
	土豆烧牛肉	牛里脊 80g　土豆 120g
	虾仁豆腐	虾仁 50g　豆腐 50g
	清炒油麦菜	油麦菜 200g
加餐	酸奶	酸奶 150mL
晚餐	菜饭	大米 75g　胡萝卜 50g　菠菜 100g
	清蒸鲈鱼	鲈鱼 80g
	烧带鱼	带鱼 40g
	芹菜炒香干	芹菜 50g　香干 15g
营养分析	能量 8 037kJ（1 920kcal）　蛋白质 116g　脂肪 51g　碳水化合物 257g	
	铁 20.74mg　锌 18.87mg　维生素 B_1 1.22mg　维生素 B_2 1.17mg　维生素 C 148mg	

备注：
1）该食谱以身高 170cm，体重 70kg，轻体力劳动的肌少症患者为例，可结合患者个人实际情况酌情调整。
2）该食谱使用食盐 6g，烹调油 20g。食品原料重量为可食部生重。

（党国栋）

第二节　吞咽障碍营养康复治疗

一、概述

吞咽障碍（dysphagia, deglutition disorders, swallowing disorders）是指由于双唇、舌、下颌、

软腭、咽喉、食管等气管结构和/或功能受损，不能安全有效地把食物输送到胃内的过程。广义的吞咽障碍概念应包含认知和心理等方面的问题引起的行为异常导致的吞咽和进食问题，即摄食-吞咽障碍。狭义的吞咽障碍指多种原因所致口咽部及食管结构与功能异常而造成者，不包括认知及精神心理因素所致行为异常引起的摄食吞咽障碍。可按照有无解剖结构的异常，分为功能性吞咽障碍和器质性吞咽障碍两类。功能性吞咽障碍是由中枢神经系统或周围神经系统损伤、肌病等引起的运动功能异常，无器官解剖结构改变的吞咽障碍；器质性吞咽障碍是指口、咽、喉、食管等解剖结构异常引起的吞咽障碍。

（一）常见病因

吞咽障碍是一种临床常见的症状，而非疾病诊断。多种疾病都可以引起吞咽障碍，包括中枢神经系统疾病、脑神经病变、神经肌肉接头疾病、肌肉疾病、口咽部器质性病变、消化系统疾病和呼吸系统疾病以及口咽部放化疗和手术后的患者都可能出现吞咽障碍。而随着年龄增长，机体的衰老和功能衰退也能引起吞咽障碍。

（二）临床表现和并发症

1. 常见临床表现　吞咽障碍临床表现表现为多方面，除了明显的进食困难以外，还有一些非特异性症状和体征。常见的临床表现有：①流涎；②喝水时呛咳，吞咽时或吞咽后咳嗽；③食物长时间停留在口腔中不吞咽；④进食时会有哽咽，食物黏着在食管的感觉；⑤食物或液体从鼻腔中流出（鼻腔反流）、进食后可能有呕吐；⑥无法完全吞咽口腔内的食物，口腔中会有食物残留；⑦声音变嘶哑，频繁清嗓；⑧反复有肺部感染、或发热；⑨体重下降；⑩隐性误吸。

2. 吞咽障碍的并发症　吞咽障碍常见的并发症有误吸、肺炎和营养不良，以及由此导致的患者心理与社会交往障碍，这些均会增加患者的病死率，使疾病预后不良，无法达到临床预期。

（1）误吸：是指将口咽部或胃内容物吸入声门以下呼吸道的现象。误吸是吞咽障碍最常见的并发症，需要立即处理，将呼吸道内的食物或异物取出。当误吸发生后，患者立即出现刺激性的呛咳、气急甚至哮喘，称为显性误吸；如果患者在误吸发生的当时（>1min）没有出现咳嗽、刺激性呛咳、气急等症状，则称为隐性误吸，常被漏诊。对于有吞咽障碍的患者，应注意隐性误吸的发生。

（2）肺炎：患者吸入带有病原菌的口咽部分泌物或经过口咽部的食物后，细菌进入肺内繁殖，导致肺部感染称为吸入性肺炎。

（3）吞咽障碍后的营养不良：吞咽障碍后的营养不良主要为因无法正常吞咽导致能量、蛋白质、碳水化合物、脂肪及其他营养素摄入不足，造成体内水盐平衡失调，严重者会引起脱水、电解质紊乱以及营养缺乏症。据报道，急性卒中患者吞咽障碍的发生率高达37%~78%，由于经口饮食量的减少导致脱水、电解质紊乱，明显增加卒中患者的死亡率与不良预后，营养不良发生率为6.1%~62%，因此卒中后吞咽障碍是营养不良的独立危险因素。

（4）心理与社会交往障碍：因吞咽障碍，无法经口饮食或者需要借助管饲等原因，患者可能会产生抑郁、焦虑等症状。

（三）吞咽障碍的筛查与评估

筛查与评估不只是筛查有无吞咽障碍，更重要的是评估吞咽安全性和有效性方面存在的风险及其程度。建议在一些发生吞咽障碍风险较高的疾病和特殊人群如脑卒中、气管切开患者、老年虚弱等人群中常规开展吞咽障碍的筛查工作。

1. 吞咽障碍的筛查方法

（1）饮水试验：饮用 30mL 水来筛查患者有无吞咽障碍及其程度，安全快捷。患者取坐位，先用汤匙试验喝水两三口，如无问题，再嘱咐患者饮用 30mL 温水，通过观察患者饮用所需时间以及完成喝水所需的次数、呛咳情况来判断是否有吞咽障碍风险（表 2-10-3）。

表 2-10-3　饮水试验分级标准

分级	判断
1 级：能 1 次并在 5s 内饮完，无呛咳、停顿	1 级：正常
2 级：1 次饮完，但超过 5s，或分 2 次饮完，但无呛咳、停顿	2 级：可疑
3 级：能 1 次饮完，但有呛咳	3~5 级：异常
4 级：分 2 次以上饮完，且有呛咳	
5 级：频繁呛咳，不能全部饮完	

（2）进食评估问卷调查（eating assessment tool，EAT-10）：EAT-10 量表包含 10 项吞咽障碍有关问题，每项评分分为 4 个等级，0 分无障碍，4 分严重障碍，总分在 3 分及以上视为吞咽功能异常。EAT-10 与饮水试验结合使用，可提高筛查试验的敏感性和特异性（表 2-10-4）。

表 2-10-4　EAT-10 吞咽功能筛查量表

问题	评分				
	0	1	2	3	4
1. 我的吞咽问题已让我体重减轻	没有	轻度	中度	重度	严重
2. 我的吞咽问题影响到我在外就餐	没有	轻度	中度	重度	严重
3. 喝液体费力	没有	轻度	中度	重度	严重
4. 吃固体食物费力	没有	轻度	中度	重度	严重
5. 吞药片（丸）费力	没有	轻度	中度	重度	严重
6. 吞食物时疼痛	没有	轻度	中度	重度	严重
7. 我的吞咽问题影响到我享用食物时的乐趣	没有	轻度	中度	重度	严重
8. 我吞食物时有食物卡在喉咙里的感觉	没有	轻度	中度	重度	严重
9. 我吃食物时会咳嗽	没有	轻度	中度	重度	严重
10. 我吞咽时紧张	没有	轻度	中度	重度	严重

2. 吞咽障碍的评估方法　经过筛查，有或者高度怀疑吞咽障碍风险的患者，应进一步进行临床吞咽评估和/或仪器检查。仪器检查包括吞咽造影检查（videofluoroscopic swallowing study，VFSS）和软式喉内镜吞咽功能检查（flexible endoscopic examination of swallowing，FEES），是确定吞咽障碍的金标准。

临床吞咽评估（clinical swallow evaluation，CSE）又称为非仪器评估（clinical non-instrumental evaluation）或者床旁检查（bedside examination）。临床吞咽评估包括全面的病史、口颜面功能和喉部功能评估以及进食评估三个部分。所有的床旁进食评估都需要进行容

积 - 黏度测试（volume-viscosity V-VST），但首先要确认患者是否有适应证和禁忌证。除了容积 - 黏度测试以外，对于有进食能力的患者，还需要进行摄食评估。

（1）容积 - 黏度测试：主要用于吞咽障碍安全性和有效性的风险评估，帮助患者选择摄取液体量最合适的容积和稠度。测试时选择的容积分为少量（5mL）、中量（10mL）、多量（20mL），稠度分为低稠度（水样）、中稠度（糊状）、高稠度（布丁状），按照不同组合，一般从浓度居中的中稠度糊状食物开始，依次喂食 5mL、10mL、20mL，观察患者吞咽的情况，根据安全性和有效性的指标判断进食有无风险，以及该患者适宜的进食浓度与一口量（图 2-10-2）。

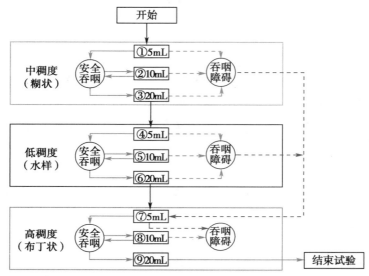

图 2-10-2　容量 - 黏度测试（V-VST）

（2）直接摄食评估：观察患者将食物送入口中的过程，是否有意识地进食，包括摄食过程中流畅地抓取食物、将食物正常送入口中，进食哪种质地的食物。应重点观察患者进食的一口量、进食吞咽时间、呼吸和吞咽的协调情况以及适合患者安全吞咽的食物性状。

（四）吞咽障碍食品

吞咽障碍食品（food for dysphagia）是指通过加工，包括但不仅限于粉碎或添加增稠剂、凝固剂等食品调整剂后制成的符合吞咽障碍人群经口进食要求的特殊食品。

1. 吞咽障碍食品的特点和作用

（1）吞咽障碍食品制作的基本策略：①降低固体食物的咀嚼难度；②降低液体在咽部和食管的流动速度，使患者有充分时间协调呼吸道关闭与食管开放，避免误咽和误吸；③改变固体的质构和液体的黏稠度，以确保患者能够安全的摄入食物和水分；④减少各种并发症与感染。

（2）吞咽障碍食品质构改变的基本原则：①硬的变软——把较硬的食物捣碎成小块状或泥状，比如土豆泥、水果泥、肉泥等，便于咀嚼和吞咽；②稀的增稠——在液体比如水、果汁、牛奶中加入增稠剂，增加液体的黏稠度，降低食物在咽部和食管中流动的速度；③避免液体与固体共同食用，以及容易液固分离的食物；④食物均质，顺滑。

（3）吞咽障碍食品选择的基本原则：通常根据临床和仪器评估的结果确定适合患者的

食品种类与质地。常常将固体食物加工为糊状或凝胶状,包括细泥状、细馅状和软食。对于存在饮用液体容易呛咳的患者,可以加入适量的增稠剂增加内聚性,减缓液体流动速度。但需要注意的是,并不推荐直接食用未经增稠剂加工处理的米糊、芝麻糊、藕粉等糊状食物,这些食物容易残留在口咽部,造成隐性误吸或者误吸,进而加大吸入性肺炎的风险。

2. 吞咽障碍食品分级 参考国际吞咽障碍食物标准行动委员会(IDDSI)分级和日本摄食-吞咽障碍康复学会(JSDR2013)分级,结合中国人的膳食习惯,根据食物的性状和形状,将食物分为液体和固体两个大类,共6级。其中液体食物分为1级低稠型、2级中稠型和3级高稠型三个级别(表2-10-5)。固体食物分为4级细泥型、5级细馅型、6级软食型三个级别(表2-10-6)。另设一种增加摄食训练的专用食品,可作为吞咽造影检查和吞咽喉镜检查最容易咽下的候选检查食物,也适合拔管前后的患者和经口进食的初试患者。

表2-10-5 液体食物分级标准

食品特点	1级　低稠型(吸)	2级　中稠型(喝)	3级　高稠型(吃)
性状描述	入口便在口腔内扩散,下咽时无需太大的力量	入口在口腔内慢慢扩散,容易在舌头上聚集	入口明显感到黏稠,送入咽部需要一定的力量
质地描述	质构均一的液体,用"吸"表达最为合适;用杯子饮用后会在杯壁留下模糊痕迹;倾斜勺子后,液体容易以线条状流出	质构均一的液体,用"喝"表达最为合适;从杯子倒出时会有一层液体附着在杯子表面;倾斜勺子,可以从勺子中以点滴状流出	质地均一、顺滑,无法在餐盘上独立成型,需要使用勺子挖取送食,用"吃"表达最为合适;用勺子舀起后倾斜呈团块状,不会马上流出
适用人群	喝白开水时会呛咳,但喝其他液体不会呛咳的轻度吞咽障碍患者	喝所有低稠液体会产生呛咳的患者;开始治疗性经口进食的患者;吞咽造影检查和吞咽喉镜检查的必备起始液体稠度	喝高含水量的食物会产生呛咳的患者;重度吞咽障碍患者;作为吞咽造影检查和吞咽喉镜检查的高稠液体使用
黏度/(mPa·s)	50~150	150~300	300~500
圈线板扩散试验(LST)	35~43mm	32~36mm	30~32mm

表2-10-6 固体食物分级标准

食品特点	4级　细泥型	2级　细馅型	3级　软食型
性状描述	经口简单操作即可形成食团;易吞咽,不易在口咽部残留,引起误吸	有一定的形状,但容易压碎;食物中可见块状固体,但直径不超过0.5cm,可以用牙龈碾碎;不会在口腔内发生大量的离水,在咽腔部不易散开	可以用筷子、汤匙将此类食物切断或分成小块;固体颗粒物不超过1.5cm;可以用牙龈轻松碾碎

续表

食品特点	4级 细泥型	2级 细馅型	3级 软食型
质地描述	均质、光滑、易聚集，可以用汤匙舀起	质地松软、湿润，有一定的内聚性可以形成食团	质地松软、湿润，不易分散、不易粘连
汤匙倾斜测试	倾斜汤匙，整勺食物会滑出	在汤匙内可保持性状，当倾斜或摇晃汤匙时，整勺食物会全部滑下，在餐盘上可成团或慢慢塌陷	使用汤匙边缘可切断或分成小块，用汤匙头部下压可将一小块食物压扁，抬起汤匙，食物不会恢复原状
所需咀嚼能力	不需要撕咬或咀嚼即可咽下	舌头和上下颚可以压碎	不需要牙齿或义齿也能吞咽，但需具备上下牙床挤压和碾压的能力
适用人群	有意识将舌头推向上颚的患者；不需要咀嚼能力，但具有运送食物能力，可以经口进食的患者	舌头和上下颚可以压碎食物，可通过舌头运送食物者	高龄老人以及存在误吸风险的吞咽障碍功能下降者
食物举例	各种肉类、蔬菜、粥等食物加入食品功能调整剂搅拌后的糊状食物或陈状食物	三分粥、五分粥、各种软食及加入食品功能调整剂搅拌后制成的食物	以软食和流食食品为主，如全粥、软饭及加入食品功能调整剂搅拌后制成的硬度较高的食品

二、营养代谢特点

研究发现，吞咽障碍患者营养不良风险相较无吞咽障碍患者显著增高，这主要与患者经口进食量下降有关，因此其营养代谢特点与营养不良关系较为紧密。吞咽障碍常是脑卒中、帕金森等疾病的继发症状，多项研究中发现该类疾病患者中，吞咽障碍者相较吞咽正常者，微型营养评定法（MNA-SF）得分、体重指数（BMI）、血清总蛋白、血清白蛋白、血清前白蛋白、血红蛋白、胆固醇等指标呈下降趋势或显著下降。然而，个别研究也发现部分吞咽障碍患者相较同年龄同性别的吞咽正常者，BMI、体重下降程度与血清指标无明显差异，仅微型营养评定法（MNA-SF）得分显著降低，这也提示吞咽障碍对患者的营养不良风险是一个动态过程，体重、BMI、血清生化等营养代谢指标的会随着患者吞咽障碍的程度与疾病病程的加重或减缓而改变，应进行动态监测。

三、营养康复治疗

（一）吞咽障碍的营养管理

通过对吞咽障碍患者进行营养管理，促进吞咽障碍患者功能的恢复，减少和／或缩短管饲喂养，以便降低吞咽障碍患者经口进食的难度，尽早实现经口进食，改善患者营养状况，减轻吞咽时的残留和防治误吸、减少和／或缩短管饲喂养的比例和时间，让患者能够尽可能享受美食的乐趣，减少营养不良的风险，降低各种感染的发生率，缩短住院时间，使患者能够尽快回归正常生活与家庭。

1. **吞咽障碍的营养管理流程**　患者的营养摄入状况往往与疾病的康复、并发症发生率、死亡率、预后紧密联系,营养不良同时还会增加住院时间,增加患者的经济负担。吞咽障碍会造成患者经口饮食的摄入量减少,常常会造成患者营养素摄入不足,营养不良又可通过神经肌肉功能障碍加重吞咽障碍的程度,造成恶性循环。因此,尽早针对吞咽障碍患者开展营养管理是相当必要的。吞咽障碍患者营养管理流程详见图2-10-3。

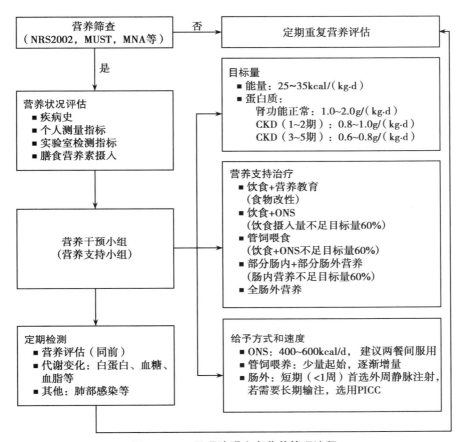

图2-10-3　吞咽障碍患者营养管理流程

2. **吞咽障碍的营养风险筛查**　患者经吞咽障碍筛查与评估确认患有吞咽障碍后,因进一步进行营养风险筛查,以便进一步对其进行营养评估,同时因对吞咽障碍患者进行动态的营养风险筛查与评估,随时掌握其营养状况。常用的营养风险筛查工具有营养风险筛查工具(nutritional risk screening 2002, NRS 2002)、主观全面评定法(subjective global assessment, SGA)、营养不良通用筛查工具(malnutrition universal screening tool, MUST)和微型营养评定法(mini nutritional assessment, MNA),具体详见本书总论篇第二章。

3. **吞咽障碍的营养状况评估**　对于经过营养风险筛查之后确认具有营养不良风险的吞咽障碍患者应及时进行营养评估,以评估患者机体的营养状况。评估内容包括膳食调查、与营养相关的疾病史和药物史及营养相关临床症状、人体测量指标(包括BMI、上臂围和小腿围)和人体成分测定、实验室指标(包括血红蛋白、白蛋白、前白蛋白、血葡萄糖、尿素氮/肌酐、电解质水平、维生素和微量元素水平)等。详见表2-10-7。

表 2-10-7　营养状况评估表

营养史	人体测量与评估	实验室指标	其他
饮食史（食物频率法）	近期体重变化	血红蛋白	肌力
近期饮食变化	BMI/（kg/m²）	白蛋白	生活质量
营养补充剂服用史	上臂围/cm	前白蛋白	
	小腿围/cm	转铁蛋白	
	皮褶厚度/cm	葡萄糖	
	腰臀比	尿素氮/肌酐	
	握力/kg	电解质（K⁺、Na⁺、Cl⁻）	
	体成分评估	C反应蛋白（炎症期）	

（二）吞咽障碍的营养康复治疗

吞咽障碍的营养治疗应结合患者自身年龄、耐受能力、活动水平、疾病消耗等因素综合考虑并进行个性化制订。目的是保持患者良好的营养状况、防止误吸、脱水和延缓吞咽功能损害，减少因营养不良所带来的不良状况。

1. 吞咽障碍的营养支持方式　营养支持的途径包括肠内营养、肠外营养和肠内肠外联合营养支持。由于长期禁食会造成肠上皮绒毛萎缩、肠黏膜萎缩变薄，导致肠黏膜的完整性与通透性受到影响，进一步致使肠屏障功能受损，发生细菌移位等危害。而进行肠内营养支持，可以为肠黏膜提供营养物质，刺激肠道收缩与蠕动，刺激消化液的分泌，增加肠黏膜的血流，维持肠道菌群的平衡，刺激肠黏膜上皮组织的修复与增殖，从而维护肠屏障功能，不仅符合人体生理，同时相较肠外营养支持更经济、安全、便捷，并发症的发生率明显降低，疾病预后佳。

（1）经口饮食：对于吞咽障碍程度较轻，在经过安全有效性测试或仪器检测评估确认其无明显误吸症状，口腔内也没有大团食物残渣后，应首选给予经口饮食作为营养摄入途径，选择的食物性状主要为易咀嚼、吞咽或经质构改变的食物。具体食物需考虑膳食平衡，可根据中国营养学会编制的《中国居民膳食指南（2022）》及《中国居民平衡膳食宝塔（2022）》，食物种类主要为：①谷类、薯类；②蔬菜和水果；③动物性食物；④奶及奶制品、大豆及豆制品；⑤盐、油等调味品。

（2）口服营养补充剂（oral nutritional support，ONS）：当吞咽障碍患者每日经口饮食的能量摄入无法达到目标量的60%时，只要患者肠道功能正常，推荐使用ONS作为额外的营养补充。ONS应该在两餐之间服用，至少达到每天400~600kcal，持续时间因人而异，推荐ONS不应少于1个月。对于部分固体食物摄入困难的患者，可以考虑将ONS作为代餐，以提供机体所需的营养。ONS可以是全营养素的肠内营养剂或营养素组件（单一或多种宏量营养素和/或维生素、矿物质），但配制性状要根据吞咽障碍患者的进食安全性评估，更改液体质构，增加稠度，以保证患者饮用时不会产生呛咳、误吸。

（3）管饲营养（EN）：当吞咽障碍患者每日经口的总能量摄入无法达到目标量的60%时，或因为意识障碍、认知功能障碍等原因不具有经口进食能力的患者，应考虑给予持续管饲或间歇性管饲喂养（管饲喂养常用方法——如鼻饲管和经皮胃镜下PEG）。

（4）肠外营养（PN）：对于任何疾病患者，首选的营养支持途径都是肠内营养（EN）。但若因疾病或其他原因(如消化道大出血、短肠综合征、急性应激状态等)无法进行肠内营养，或者肠内营养的总能量摄入无法达到目标量的60%时，应考虑使用肠外营养。

2. 吞咽障碍的营养支持目标

(1)能量：对于病情平稳的吞咽障碍患者(轻症非卧床)，总能量可以按照25~35kcal/(kg·d)给予，少肌性吞咽障碍可达到30~35kcal/(kg·d)；对于重症或病情不稳定阶段的患者(重症急性应激期)，可适当减少能量至标准能量的80%左右，按照20~25kcal/(kg·d)给予；对于严重营养不良的患者，尤其长期饥饿或禁食的患者，应严格控制起始目标量，逐步增加营养素的摄入(包括肠内和肠外营养)，需动态评估患者的吞咽能量，逐步增加经口饮食量，避免再喂养综合征的发生。不同能量水平各大类食物的推荐量详见表2-10-8。

表2-10-8 不同能量需要水平的平衡膳食模式和食物量[g/(d·人)]

食物种类/g	不同能量摄入水平/kcal						
	1 200	1 400	1 600	1 800	2 000	2 200	2 400
1. 谷类	100	150	200	225	250	275	300
– 全谷物和杂豆	适量	适量	50~150	50~150	50~150	50~150	50~150
薯类	适量	适量	50	50	75	75	100
2. 蔬菜	250	300	300	400	450	450	500
– 深色蔬菜	占所有蔬菜的1/2						
3. 水果	150	150	200	200	300	300	350
4. 畜禽肉类	25	40	40	50	50	75	75
– 蛋类	25	25	40	40	50	50	75
– 水产品	20	40	40	50	50	75	75
5. 乳及乳制品	500	350	300	300	300	300	300
6. 大豆和坚果	15	15	25	25	25	35	35
7. 烹调用油	20~25	20~25	25	25	25	30	30
8. 烹调用盐	<3	<4	<5	<5	<5	<5	<5

(2)蛋白质：蛋白质的目标需要量在1.0~2.0g/(kg·d)，如伴有慢性肾病(chronic kidney disease，CKD)患者，在非替代治疗期间，CKD 1~2期为0.8~1.0g/(kg·d)，CKD 3~5期为0.6~0.8g/(kg·d)，优先动物性食物等优质蛋白的摄入。少肌性吞咽障碍患者应注意补充异亮氨酸和β羟基-β甲基丁酸，减少肌肉蛋白分解，对于改善全身肌肉质量、力量或功能是有效的。

(3)碳水化合物：根据《中国居民膳食营养素参考摄入量(2023版)》推荐，正常健康人的碳水化合物占总能量的50%~65%，疾病状态时可适当增减。

(4)水：水是生命必需的营养物质，是营养素的重要组成部分。常规的最低饮水摄入量为1 500mL/d，推荐为1 500~1 700mL。水的需要量与体重和能量消耗呈正比，可以按照30mL/(kg·d)给予。吞咽障碍患者因结合其评估结果，适当进行增稠。

3. 吞咽障碍的营养监测管理 吞咽障碍为一个动态过程，患者的治疗存在个性化的特点，因此需定期开展功能评估与营养监测，评估当前的进食情况、胃肠道症状、营养素摄入和营养状况，以便及时调整营养支持方案，详见表 2-10-9。

表 2-10-9 营养监测和管理

分类	监测内容	监测目的
进食量	食物/水分摄入量	评估患者营养素和水分摄入是否充足
进食时症状	每口食物多次吞咽 呛咳/反流 异物/梗阻感	确保当前的饮食符合患者的吞咽功能
胃肠道症状	饥饿感/腹胀 便秘/腹泻	评估摄入食物的容量是否合适及胃肠道的耐受情况
人体测量指标	体重/BMI	评估患者的营养状况
实验室指标	前白蛋白/白蛋白 血糖/血脂/电解质 CRP	评估患者的营养状况，监测有无感染及糖脂代谢、电解质异常

四、食谱推荐

吞咽障碍患者的一日食谱举例：以轻度吞咽障碍患者，1 500kcal/d 为例，详见表 2-10-10。

表 2-10-10 吞咽障碍患者参考食谱

餐次	食品名称	主要食材（可食部净重）	做法与注意
早餐	小米杂粮粥	大米 20g　小米 10g	熬煮，注意小米与大米完全软烂，呈糊状
	烧麦	面粉 10g　糯米 15g	糯米蒸煮后松散软糯，便于患者咀嚼
	蒸蛋	鸡蛋 60g	蒸蛋不宜过于滑嫩，避免误吸
	酸奶	酸奶 1 盒（150mL）	使用吸管饮用，根据患者吞咽情况添加食品功能调整剂增加稠度
加餐	香蕉	香蕉 150g	可将香蕉切成小块，根据患者吞咽情况用汤勺背面将香蕉碾碎
中餐	红薯饭	大米 40g　红薯 50g	米饭制作成软饭质地，红薯蒸煮软烂后切小块或用汤勺碾碎与米饭同食
	青菜烧肉圆	青菜 150g　猪肉末 40g	青菜水煮软烂，切碎。肉圆制作时不宜揉捻过紧，应松软，食用时切成小块
	海带豆腐汤	海带结 20g　内酯豆腐 60g	豆腐切块，不宜过小，患者吞咽障碍程度较大时可切丝；海带切断；根据患者吞咽情况添加食品功能调整剂或水淀粉增加稠度
加餐	苹果	苹果 150g	苹果去皮切小块，建议选择黄蕉苹果等肉质偏松软的品种；根据患者吞咽情况可制作成苹果泥

续表

餐次	食品名称	主要食材（可食部净重）	做法与注意
晚餐	菜肉饭	大米 70g　牛瘦肉 40g　胡萝卜 50g　菠菜 100g	牛肉切肉丝、胡萝卜切块蒸煮软烂、菠菜切碎，与米饭同蒸煮，制作成软饭质地。
	盐水虾	基围虾 30g	虾去壳，切成小块
	牛奶	牛奶 150mL	使用吸管饮用，根据患者吞咽情况添加食品功能调整剂增加稠度
烹调油	油	20g	建议花生油、豆油、葵花籽油、玉米油等各类烹调油定期交替使用
食盐	食盐	<5g	
营养分析	钙 806.75mg　铁 16.12mg　锌 8.05mg　硒 40.93μg　铜 1.17mg　镁 315.7mg　钠 2 684.32mg　维生素 B_1 0.74mg　维生素 B_2 1.07mg　维生素 C 161.85mg		

（黄毅澂）

第三节　阿尔茨海默病营养康复治疗

一、概述

阿尔茨海默病（Alzheimer's disease，AD）是一种起病隐匿的，以记忆障碍、失语、失用、失认、视觉空间技能损害、执行功能障碍以及人格和行为改变等全面性痴呆为主要临床表现的神经系统退行性疾病，其发病率随着年龄的增长而升高。随着全球老年化的日益加剧，AD 在疾病谱中的位置不断前移。世界卫生组织（World Health Organization，WHO）报告指出，2015 年全球罹患痴呆的人数约 4 747 万；根据国际阿尔茨海默病协会（Alzheimer's disease International，ADI）的预测，2030 年全球 AD 患者将增加至 8 200 万，到 2050 年将超过 1.52 亿。我国流行病学调查显示，60 岁以上 1 507 万痴呆人群中，AD 患者高达 983 万（65.23%）。

临床研究表明，AD 与肠道菌群失调、膳食结构、某些营养素的摄入水平等存在关联。同时，AD 患者的认知功能减退、日常生活能力降低、精神行为症状等亦会造成进食困难、营养不良的发生，加重 AD 的临床症状，两者关系密切，相互影响。目前国际治疗 AD 的主要手段仍然以胆碱酯酶抑制剂（cholinesterase inhibitors，ChEIs）和 N- 甲基 -D- 门冬氨酸（N-methyl-D-aspartate，NMDA）受体拮抗剂为代表的神经递质环路的对症支持治疗为主。我国最新发布的《阿尔茨海默病脑健康营养干预专家共识》强调"早期、协同、整体、长期"的营养干预原则在预防和延缓 AD 疾病进程、改善整体预后中具有重要地位。

（一）常见病因

目前 AD 的病因仍然尚未明确。AD 可分为家族性 AD 和散发性 AD。家族性 ADAD 患者表现为家族遗传性，呈常染色体显性遗传，一般在 65 岁以前发病。其中最常见的基因突变点位是：21 号染色体的淀粉样前体蛋白（amyloid precursor protein，APP）基因、14 号染色体的早老素 1（presenilin 1，PSEN1）基因和 1 号染色体的早老素 2（presenilin 2，PSEN2）基因。携带有 APP 和 PS1 基因突变的人群几乎 100% 会发病，携带有 PS2 基因突变的人群发病的概率约为 95%。

国内外学者从遗传学、病理学、生理学、生物化学等多方面对 AD 的发病机制进行基础医学与临床探究，目前比较公认影响较广的发病机制有 β- 淀粉样蛋白级联假说。该学说认为 β- 淀粉样蛋白沉积形成神经炎性斑是 AD 发生发展的驱始因素，然后造成 Tau 蛋白过度磷酸化、神经元丢失、突触损伤等一系列病理级联反应。随着研究的进一步深入，研究者还提出 Tau 蛋白假说、神经炎症与免疫机制假说、神经炎症与免疫机制假说，同时发现 AD 可能与 ApoE 基因、大脑葡萄糖代谢功能异常、脑肠轴紊乱等因素存在紧密联系。

AD 的发病危险因素还有受教育程度较低、膳食因素、吸烟、女性雌激素水平降低、高血压、高同型半胱氨酸、血管因素等。

（二）临床表现

AD 通常发病隐匿，为老年人常见的慢性进行性神经系统变性病，临床表现主要为记忆力衰退、进行性认知功能减退，伴有各种精神行为异常和人格改变。一般 AD 包括两个阶段：痴呆前阶段和痴呆阶段。

1. 痴呆前阶段　此阶段分为轻度认知功能障碍发生前期（pre-mild cognitive impairment，pre-MCI）和轻度认知功能障碍期（mild cognitive impairment，MCI）。AD 的 pre-MCI 期没有任何认知障碍的临床表现或仅有极轻微的记忆力减退主诉。AD 的 MCI 期主要表现为记忆力轻度受损，学习和保存新知识的能力下降，其他认知领域，比如注意力、语言表达能力、任务执行能力、视觉空间能力也可能出现轻度受损，但不影响基本生活，不达到痴呆的程度。

2. 痴呆阶段　即传统意义上的 AD 临床表现阶段，此阶段患者会因认知功能障碍导致生活能力的下降影响生活质量。根据认知损害的程度大致可分为轻、中、重三度。

（1）轻度：主要临床表现为记忆障碍。首先是短期记忆的衰退，会常常将日常做过的事、要做的事或将常用物品遗忘。随着病情的发展，可出现远期记忆能力的减退，遗忘很久以前发生的事情和人物。部分患者还会出现视觉空间障碍，会在外出后找不到回家的路，不能精确地临摹立体图。面对生疏和复杂的事务会容易出现疲倦、焦虑和消极情绪，还会出现不爱卫生、不修边幅、暴躁易怒、自私多疑等人格方面的障碍的症状。

（2）中度：记忆障碍会进一步加重，工作、学习新知识和社会接触能力减退明显，特别是原来已掌握的知识、技能或技巧将可能出现明显衰退。患者将出现逻辑思维能力、综合分析能力等多维度能力的减退，会出现言语重复、计算能力下降和明显的视觉空间障碍，比如在家中找不到自己的房间，还可能会出现失语、使用、失认等，有些患者还可能出现癫痫、强直 - 少动综合征。此时患者常有比较明显的行为和精神异常，原本性格内向的患者会变得易激惹、兴奋欣快、言语增多。反之，原本性格外向的患者则可能变得沉默寡言，对外界事物提不起兴趣，出现明显的人格改变，甚至做出一些有违道德丧失羞耻感（随地大小便、吐痰、脱衣服）的行为。

（3）重度：除了记忆障碍、生活能力、言语能力、视觉空间障碍等临床症状进一步加重外，还会出现喜怒无常、情感淡漠、言语能力丧失等严重症状，会导致患者无法完成最简单的比如穿衣服、进食、洗漱、如厕等生活日常事项。患者会长期卧床，与外界无任何交流，逐渐丧失接触能力。同时躯体四肢会出现强直或屈曲瘫痪，括约肌功能障碍。此时，患者还可能因为长期卧床、进食障碍营养不良等各种原因并发全身系统疾病的症状,比如尿路感染、压疮以及全身性衰竭症状,最终往往因并发症严重而死亡。

（三）AD的筛查评估与干预

根据《阿尔茨海默病脑健康营养干预专家共识》,CSPEN 推荐对于 65 岁及以上老年人群、认知障碍科门诊及病房首次纠正患者进行常规营养风险筛查,对于已经确诊为 AD 的患者应在疾病诊断、开始治疗以及症状波动时进行调查,记录患者初始营养状况。经筛查提示为高营养风险的人群,需要进一步完善营养评估,寻找营养风险因素,为之后的营养不良诊断与分级,以及针对 AD 的营养管理计划提供依据。

目前尚没有针对 AD 专门开发设计的营养风险筛查或评估量表等工具。但研究表明,营养风险筛查工具（nutritional risk screening 2002, NRS2002）和营养不良通用筛查工具（malnutrition universal screening tool, MUST）在成年人群（18~90 岁）中的预测结果良好,研究评估发现 MUST 能够更有效地识别营养不良患者。对于 65 岁以上的老年人,使用微型营养评定法（mini nutritional assessment, MNA）完整版和简易版（MNA-SF）能够弥补 MUST 和 NRS2002 中缺乏功能性评估、心理和认知参数的确定,同时 MNA-SF 因既有完整版预测能力又有测量耗时少的优点在临床被更为广泛使用。

AD 的营养风险筛查、营养评估和营养干预流程可参照图 2-10-4。

二、营养代谢特点

（一）碳水化合物

临床研究发现 AD 与碳水化合物的关联主要体现在胰岛素抵抗。临床发现糖尿病患者容易出现不同程度的认知功能障碍,胰岛素管理海马等区域的葡萄糖代谢,并在直接调节 AD 早期极易受损相关激酶中发挥关键作用。高糖饮食会在增加体重的同时引起胰岛素的高浓度分泌,长此以往会引发胰岛素抵抗,出现营养分配中枢调控作用受损、认知和情绪调节功能障碍以及大脑特异性神经退行性病变。同时,胰岛素不仅可以调节血糖,还参与细胞的存活与学习记忆的形成,并且能够抑制细胞的凋亡,因此若出现胰岛素信号转导障碍将导致认知功能障碍。

（二）脂肪

与 AD 研究最广泛的为 ω-3 系脂肪酸,包括 α-亚麻酸、二十二碳六烯酸（docosahexaenoic acid, DHA）、二十碳五烯酸（eicosapentaenoic acid, EPA）、二十二碳五烯酸（docosapentaenoic acid, DPA）、硬脂酸。众所周知,DHA、EPA 与婴幼儿大脑发育密切相关,临床研究表明 ω-3 系脂肪酸摄入量的减少与 AD 相关认知障碍风险的增加有关。反之,高脂饮食同样也是 AD 的危险因素之一。动物实验提示高脂饮食会影响对语言的理解以及对空间的记忆等多方面。这可能与高脂饮食导致包括海马在内的多个大脑区域发生氧化应激反应,其产生的炎性细胞因子会营养大脑的认知功能;研究发现通过控制能量,减少脂肪摄入后能够改善海马相关学习记忆能力,缓解海马炎症。

（三）蛋白质

蛋白质及其组成氨基酸是饮食结构中不可或缺的一部分,其对维持神经细胞功能和完整性至关重要。临床研究显示清蛋白与 AD 发生紧密联系。其可抑制 Aβ 蛋白的纤维增长,减少脑部老年斑块总面积,通过清蛋白的治疗能有效影响星形胶质细胞和小胶质细胞,减少大脑炎症的发生,进而影响 AD 的发展。

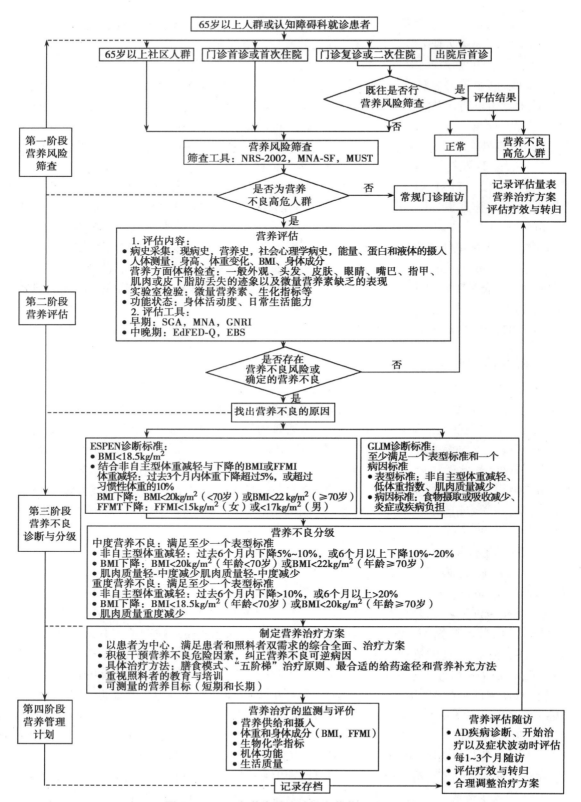

图 2-10-4　阿尔茨海默病脑健康营养干预流程图

（四）维生素

B 族维生素可以通过参与蛋白质代谢改善大脑功能，从而影响 AD 的发生与进程。叶酸和维生素 B_{12} 参与同型半胱氨酸向甲硫氨酸的转化，这两种维生素的摄入减少可致使血浆同型半胱氨酸水平升高（Hcy）。高 Hcy 与 AD 发病密切相关，Hcy 具有神经血管毒性，对线粒体具有兴奋毒性作用，可导致细胞凋亡。研究发现补充叶酸、维生素 B_{12} 可延缓 AD 患者认知功能下降。维生素 C 和维生素 E 具有抗氧化功能，是体内有效的抗氧化剂，这两者缺乏时机体抗氧化功能会发生障碍，细胞膜结构和功能受损，导致细胞功能紊乱。维生素 D 是固醇类的衍生物，其可通过与维生素 D 受体（VDR）结合共同发挥作用，VDR 为亲核蛋白，广泛存在与中枢神经系统中。大型回顾性研究和前瞻性研究显示维生素 D 可能认知功能障碍减退的保护因素。

（五）矿物质

人体所需的矿物质主要通过饮食摄入，主要包括宏量元素（钙、镁、磷、钾等）和微量元素（铁、锌、硒、铜等）两种。研究发现，血清铜水平与 AD 风险呈正相关，血清锌或铁的水平与 AD 风险呈负相关。一些重金属在体内尤其脑部的蓄积可能会使得大脑神经元微管系统功能失调，干扰大脑神经元微管介导的细胞内过程，导致 AD 病程的发展。铅是一种具有强蓄积性的有害微量元素，可产生神经毒性。血铅水平的增高会使得血液中儿茶酚胺水平增高，同时抑制 β 受体兴奋性，使儿茶酚胺对 α 受体作用增强，使动脉收缩，增加血管壁对儿茶酚胺的反应，从而导致血压升高，诱发 AD。长期体内铅蓄积会致使铅中毒，引起精神迟钝、性格异常、智力迟钝等症状。

三、营养康复治疗

（一）阿尔茨海默的营养管理

AD 的营养管理应以患者为中心，医生、护理人员以及照料者共同制订营养治疗方案，最终满足患者能量、液体和营养素的目标需要量。营养干预应该遵循五阶梯治疗原则。首先可通过营养教育或是营养咨询，进行饮食评估，对日常饮食进行科学调整，以满足自身需要。然后依次向上进阶选择口服营养补充（oral nutritional supplements，ONS）、全肠内营养（total enteral nutrition，TEN）、部分肠外营养（partial parenteral nutrition，PPN）、全肠外营养（total parenteral nutrition，TPN）；当下一阶梯不能满足 60% 目标能量需求 3~5d 时，应该选择上一阶梯。

1. 日常饮食　目前与 AD 相关研究较多的膳食模式主要有地中海饮食模式（Mediterranean-type diet，MeDi）、阻止高血压饮食（Dietary Approach to Stop Hypertension，DASH）、MeDi-DASH 饮食延缓神经退行性变（the Mediterranean-DASH diet Intervention for Neurodegenerative Delay，MIND）三种。MeDi 和 DASH 两种膳食模式均强调植物性食物的大量补充，添加面包、坚果等谷物，限制饱和脂肪酸、总脂肪、胆固醇和钠的摄入。MIND 膳食模式结合 MeDi 和 DASH 两种膳食模式中已被证明具有神经保护作用的饮食成分，强调天然植物性食物，限制动物性食物和高饱和脂肪食物的摄入，并规定了浆果和绿叶蔬菜的消耗。三种膳食模式对预防和延缓 AD 相关认知障碍有一定的保护作用，但研究证据多集中在欧洲和西方国家。我国《阿尔茨海默病脑健康营养干预专家共识》推荐"五谷为养，五畜为益，五菜为充，五果为助"的平衡膳食原则，提倡食物来源的多样性，提高全谷物、深色蔬菜、新鲜水果以及富含优质蛋白的豆制品的消费，增加富含多不饱和脂肪酸的水产品和低脂奶制品的摄入,减少油、盐和高度精加工食品的摄入。

AD 患者可遵循《中国居民膳食指南（2022）》和《中国老年人膳食指南（2022）》,做到食物多样、平衡膳食、足量饮水,摄入优质蛋白质。通过合理膳食获取全面均衡的营养素,经营养评估确实存在营养问题再予以补充或调整。多吃粗粮、少吃高添加糖饮食;保证蛋白质的足量摄入,必要时可补充肽类物质;减少膳食饱和脂肪酸、反式脂肪酸的摄入,降低 n-6 与 n-3 脂肪酸的比值。对叶酸缺乏或不足的轻度认知障碍老年人补充叶酸（400~800g/d）,维生素 B_6 和维生素 D 也应注意补充。深色浆果、坚果（≥10g/d）,多吃深色蔬菜。

2. 口服营养补充（oral nutritional support, ONS） 当常规饮食不能满足每日目标能量摄入量的 60% 时,推荐使用 ONS 作为额外的营养补充,提供营养和能量供给。《欧洲肠外与肠内协会（ESPEN）老年病肠内营养指南》推荐老年痴呆患者使用 ONS 改善营养状态,补充合适剂量的 ONS 可以改善 AD 相关认知障碍患者的营养状况和生活质量,对早 - 中期痴呆患者应用 ONS 可有效预防营养不良的发生。商品化的特殊医学用途配方食品（FSMP）作为常用的 ONS 制剂已经应用于临床。与 AD 相关的 FSMP 如 Souvenaid,目前应用较为成熟,研究证据也较为充分。Souvenaid 是一种基于 MeDi 饮食模式,含有神经细胞膜和突触形成与功能所必需的前体和辅助因子（长链 ω-3 脂肪酸、尿苷、胆碱、B 族维生素、维生素 C、维生素 E 和硒）的复合饮品。多项研究表明,Souvenaid 可有效改善患者在 AD 早期阶段的认知功能,而非中晚期。早期 AD 和 AD 源性 MCI 患者可考虑尽早选择 Souvenaid 补充,不推荐中重度或晚期 AD 患者使用任何 ONS 用以改善认知症状。

3. 肠内 / 肠外营养 当晚期或终末期痴呆患者因吞咽困难、终日卧床等原因无法主动进食,此时需要补充肠内（EN）或肠外营养（PN）。EN 不能满足患者总热量的 60% 或有 EN 禁忌和不耐受时,应选用 PN。一般建议每日非蛋白能量供给为 20~30kcal/kg,蛋白质供给为 1.0~1.5g/kg。注重微营养素的补充。对于危重症或有特殊代谢需求的老年患者,建议根据个体化的 PN 处方配制"全合一"制剂;对病情稳定特别是实施家庭 PN 的老年患者考虑使用工业化"多腔袋"制剂,减少血流感染风险。肠内营养受限、处于饥饿状态 3d 以上或营养摄入不足状态 7~10d 时应及时给予肠外营养支持。

4. 营养监测和管理 营养不良是 AD 患者最突出的营养问题。老年人短时间内不明原因的体重下降被认为是 AD 临床前期表现,轻至中度 AD 患者体重可减轻 30%~40%,痴呆严重程度与体重下降之间的相互关系随着痴呆进展逐渐增强。营养不良是 AD 患者病程进展的独立危险因素,对 AD 的影响贯穿疾病全程,相比于营养正常的 AD 患者,营养不良的患者疾病进展加快更加明显。因此,营养状况的评价应贯穿阿尔茨海默病患者的整个治疗过程,检查营养供应是否充足,患者是否耐受,以及预期目标和结果是否实现,进而调整营养治疗方案,以确保达到营养治疗的目的,避免营养不良的发生。

营养治疗后的监测与评价是一系列流程,主要包括以下五方面。①营养供给和摄入是否满足计算出的液体、能量和蛋白质需求。②体重和身体成分是否按预期变化。③生物化学指标:现阶段没有最佳生物标志物评价营养状况,血浆白蛋白和甲状腺素 / 前白蛋白浓度主要用于指示和监测分解代谢活性,但受炎症干扰,它们作为营养指标的有效性很低。④功能:单独评价握力、椅子上升测试和步态速度,或结合综合功能评分,如简易机体功能评估法。⑤生活质量:如健康指数量表 -5D 可作为营养状况变化的非特异性粗略测量指标。

（二）饮食行为干预

针对 AD 患者不同阶段临床表现可能引起的饮食行为问题，给予以下干预建议。

1. 轻度 AD　在 AD 前期，患者可能因为嗅觉和味觉下降、食欲改变而影响摄食量，应采取积极措施引导患者独立进食、经口进食。随着病情进展，患者认知功能丧失损害到注意力和判断能力，对饥饿、口渴和饱腹感觉的识别能力下降。患者注意力下降，导致忘记进食以及经口进食不足。部分患者因为不知道口渴和主动去补充水分，还会存在脱水问题。该阶段可通过频繁给予零食，使用高营养食物和营养补充剂等手段为患者提供能量密集饮食；给予安静的就餐环境，避免患者分心；食物采用小碗或小碟盛放，每次只供给一种食物，并规劝患者进食。

2. 中度 AD　随着社交自控能力的下降，患者可能会出现食用别人的食物的情况，以及进食非可食的物体、变质食物或喝有害液体等行为，患者用餐时，应严密监控其整个进食过程。对于伴有焦虑、抑郁症状的患者，进食时会出现不想进入餐厅、乱吐扔食物、进食太快或太慢等饮食行为问题，应注重提供情感支持、加强用餐期间的互动和交流，规范患者的进食行为。对于伴有兴奋躁动症状的患者，需安抚情绪，提供能量密集饮食，避免过度活动的高能量消耗导致的体重下降和营养不良。患者对周围世界的感知和相关的听觉、视觉以及触觉的识别被扭曲，产生认知障碍，感知不到食物的触觉和气味，无法识别食物或无法使用餐具，表现为不进食。患者可通过模仿陪护人的行为来完成进食；或在进食开始时由陪护人手把手引导进食，然后靠语言提示来完成整个进食过程。

3. 重度 AD　患者出现吞咽困难，丧失进食能力。对患者进行吞咽训练或改变食物性状（具体可参考本章第二节），必要时进行肠内/肠外营养支持。

四、食谱推荐（表 2-10-11）

表 2-10-11　AD 患者的一日食谱举例（1 998kcal）

餐次	食品名称	主要食材
早餐	杂粮粥	大米 10g　燕麦 10g　薏米 20g
	煮鸡蛋	鸡蛋 50g
	鲜肉包	面粉 15g　瘦猪肉 20g
	荠菜包	面粉 15g　荠菜 40g
加餐	水果	脐橙 150g
	牛奶	牛奶 200mL
午餐	米饭	大米 75g
	宫保鸡丁	鸡肉 60g　红萝卜 60g，彩椒 30g　花生 20g
	白灼基围虾	基围虾 100g
	清炒西蓝花	西蓝花 150g
加餐	酸奶	酸奶 100mL
	坚果	核桃仁 15g
	水果	草莓 50g　蓝莓 50g

续表

餐次	食品名称	主要食材
晚餐	菜饭	大米 75g　胡萝卜 50g　菠菜 100g
	清蒸海鲈鱼	海鲈鱼 100g
	芹菜炒香干	芹菜 50g　香干 25g
营养分析	能量 8 351kJ（1 998kcal）　蛋白质 110g　脂肪 45g　碳水化合物 252g　维生素 A 860μg　叶酸 602μg　维生素 C 296μg	

备注：

1）该食谱以身高 170cm，体重 70kg，轻体力劳动的 AD 患者为例，可结合患者个人实际情况酌情调整。

2）该食谱使用食盐 6g，烹调油 20g。食品原料重量为可食部生重。

（黄毅澈　党国栋）

参 考 文 献

[1] Soma-Pillay P, Nelson-Piercy C, Tolppanen H, et al.Physiological changes in pregnancy[J].Cardiovasc J Afr, 2016, 27: 89-94.

[2] Truchet S, Honvo-Houéto E.Physiology of milk secretion[J].Pract Res Clin Endocrinol Metab, 2017, 31: 367-384.

[3] Lips P, Cashman K.D, Lamberg-Allardt C, et al.Current vitamin D status in European and Middle East countries and strategies to prevent vitamin D deficiency: A position statement of the European Calcified Tissue Society[J].Eur J Endocrinol, 2019, 180: 23-54.

[4] Milman N, Taylor CL, Merkel J, et al.Iron status in pregnant women and women of reproductive age in Europe [J].Am J Clin Nutr, 2017, 106: 1655S-1662S.

[5] WHO.WHO Recommendations on Antenatal Care for a Positive Pregnancy Experience[M].WHO Press: Geneva, Switzerland, 2016.

[6] Kocyłowski R, Lewicka I, Grzesiak M, et al.Assessment of dietary intake and mineral status in pregnant women [J].Arch Gynecol Obstet, 2018, 297: 1433-1440.

[7] Kominiarek MA, Rajan P.Nutrition Recommendations in Pregnancy and Lactation[J].Med Clin N Am, 2016, 100: 1199-1215.

[8] Fuzi SFA, Koller D, Bruggraber S, et al.A 1-h time interval between a meal containing iron and consumption of tea attenuates the inhibitory effects on iron absorption: A controlled trial in a cohort of healthy UK women using a stable iron isotope[J].Am J Clin Nutr, 2017, 106: 1413-1421.

[9] Sentilhes L, Maillard F, Brun S, et al.Risk factors for chronic posttraumatic stress disorder development one year after vaginal delivery: A prospective, observational study[J].Sci Rep, 2017, 7: 8724-8732.

[10] Argyridis S.Folic acid in pregnancy[J].Obstet Gynaecol Reprod Med, 2019, 29: 118-120.

[11] Patel KR, Sobczyn skaMalefora A.The adverse effects of an excessive folicacid intake[J].Eur J Clin Nutr, 2016, 71: 159-163.

[12] De-Regil LM, Peña-Rosas JP, Fernández-Gaxiola AC, et al.Effects and safety of periconceptional oral folate supplementation for preventing birth defects[J].Cochrane Database Syst Rev, 2015, 12: CD007950.

[13] Zhou K, West HM, Zhang J, et al.Interventions for leg cramps in pregnancy[J].Cochrane Database Syst Rev, 2015, 8: 010655.

[14] Palacios C, Kostiuk LK, Peña-Rosas JP.Vitamin D supplementation for women during pregnancy[J]. Cochrane Database Syst Rev, 2019, 7: 008873.

[15] World Health Organization.WHO Antenatal Care Recommendations for a positive pregnancy experience. nutritional interventions update: vitamin D supplements during pregnancy[C].World Health Organization: Geneva, Switzerland, 2020.

[16] Holick MF.A call to action: pregnant women in-deed require vitamin D Ssupplementation for better health outcomes[J].J Clin Endocrinol Metab, 2018, 104: 13-15.

［17］EFSA NDA Panel（EFSA Panel on Dietetic Products，Nutrition and Allergies）.Scientific opinion on dietary reference values for vitamin A［J］.EFSA J，2015，13：4028.

［18］McCauley M，Broek NVD，Dou L，et al.Vitamin A supplementation during pregnancy for maternal and newborn outcomes［J］.Cochrane Database Syst Rev，2015，10：CD008666.

［19］Salam R，Zuberi NF，Bhutta ZA.Pyridoxine（vitamin B6）supplementation during pregnancy or labour for maternal and neonatal outcomes［J］.Cochrane Database Syst Rev，2015，6：CD000179.

［20］Rumbold A，Ota E，Hori H，et al.Vitamin E supplementation in pregnancy［J］.Cochrane Database Syst Rev，2015，9：CD004069.

［21］石汉平，刘明，江华.中国成年患者营养治疗通路指南［M］.北京：人民卫生出版社，2022.

［22］Schuetz P，Seres D，Lobo DN，et al.Management of disease-related malnutrition for patients being treated in hospital［J］.Lancet，2021，398（10314）：1927-1938.

［23］Thibault R，Abbasoglu O，Ioannou E，et al.ESPEN guideline on hospital nutrition［J］.Clin Nutr，2021，40（12）：5684-5709.

［24］临床营养项目专家工作组.特殊医学用途配方食品（FSMP）临床管理专家共识（2021版）［J］.中国医疗管理科学，2021，11（4）：91-96.

［25］Bullock A，Greenley S L，Mckenzie G，et al.Relationship between markers of malnutrition and clinical outcomes in older adults with cancer：systematic review，narrative synthesis and meta-analysis［J］.European Journal of Clinical Nutrition，2020，74（11）：1519-1535.

［26］石汉平，丛明华，陈伟.再论营养不良的三级诊断［J］.中国医学前沿杂志（电子版），2020，12（1）：1-7，159.

［27］Cederholm T，Jensen G L，Correia MITD，et al.GLIM criteria for the diagnosis of malnutrition-A consensus report from the global clinical nutrition community［J］.Clinical Nutrition，2019，38（1）：1-9.

［28］孙建琴，张美芳，汤庆娅，等.老年社区营养与慢性病管理［M］.上海：上海科学技术出版社，2019.

［29］Lappas BM，Patel D，Kumpf V，et al.Parenteral Nutrition：Indications，Access，and Complications［J］.Gastroenterol Clin North Am，2018，47（1）：39-59.

［30］Russell MK，Wischmeyer PE.Supplemental Parenteral Nutrition：Review of the Literature and Current Nutrition Guidelines［J］.Nutr Clin Pract，2018，33（3）：359-369.

［31］Ukleja A，Gilbert K，Mogensen KM，et al.Task Force on Standards for Nutrition Support：Adult Hospitalized Patients，the American Society for Parenteral and Enteral Nutrition.Standards for Nutrition Support：Adult Hospitalized Patients.Nutr Clin Pract，2018，33（6）：906-920.

［32］蔡东联，陈新年.实用营养师手册［M］.上海：第二军医大学出版社，1998.

［33］朱利月，梁崎.心肺疾患康复治疗技术［M］.北京：人民卫生出版社，2019.

［34］杨月欣，葛可佑.中国营养科学全书［M］.北京：人民卫生出版社，2021.

［35］何志谦.疾病营养学［M］.北京：人民卫生出版社，2000.

［36］马文领，刘伟，李铁岭.心脑血管疾病预警与干预［M］.北京：军事医学科学出版社，2014.

［37］焦广宇，蒋卓勤，临床营养学［M］.北京：人民卫生出版社，2017.

［38］曾强.功能医学概论［M］.北京：人民卫生出版社，2016.

［39］马丽媛，王增，武樊静.《中国心血管健康与疾病报告2021》要点解读［J］，中国全科医学，2022，25（27）：3331-3346.

［40］Alice H Lichtenstein，Lawrence J Appel，Maya Vadiveloo，et al.2021 Dietary Guidance to Improve

Cardiovascular Health：A Scientific Statement From the American Heart Association.Circulation，2021，144（23）：e472-e487.

［41］中国营养学会.中国居民膳食指南（2022）［M］.北京：人民卫生出版社，2022.

［42］齐玉梅.现代营养治疗［M］.北京：中国医药科技出版社，2016.

［43］黄承钰.医学营养学［M］.北京：人民卫生出版社，2014.

［44］Filippou C D, Tsioufis C P, Thomopoulos C G, et al.Dietary Approaches to Stop Hypertension（DASH）Diet and Blood Pressure Reduction in Adults with and without Hypertension：A Systematic Review and Meta-Analysis of Randomized Controlled Trials［J］.Adv Nutr，2020，11（5）：1150-1160.

［45］侯慧慧，刘明，李刚.低膳食钙与高血压［J］.中华高血压杂志，2022，30（3）：290-293.

［46］陈灏珠，钟南山.内科学［M］.9版.北京：人民卫生出版社，2019.

［47］胡雯，于康.医疗膳食学［M］.北京：人民卫生出版社，2017.

［48］中华中医药学会.慢性胃炎诊疗指南［J］.中国中医药现代远程教育，2011，9（10）：123-125.

［49］无吕宾，陈卫昌，寇毅.慢性胃炎基层诊疗指南（2019年）［J］.中华全科医师杂志，2020，19（9）：768-775.

［50］中华消化杂志编委会.消化性溃疡诊断与治疗规范［J］.中华消化杂志，2016，36（8）：508-513.

［51］Kamada T, Satoh K, Itoh T, et al.Evidence-based clinical practice guidelines for peptic ulcerdisease 2020［J］.J Gastroenterol，2021，56（4）：303-322.

［52］Laine L, Barkun AN, Saltzman JR, et al.ACG Clinical Guideline：Upper Gastrointestinal and Ulcer Bleeding［J］.Am J Gastroenterol，2021，116（5）：899-917.

［53］中华医学会，中华医学会杂志社，中华医学会消化病学分会，等.酒精性肝病基层诊疗指南［J］.中华全科医师杂志，2020，19（11）：983-989.

［54］L Kathleen Mahan, Sylvia Escott-Stump, Janice L Raymond.营养诊疗学［M］.杜寿玢，陈伟，译.13版.北京：人民卫生出版社，2017.

［55］中国便秘联谊会，中国医师协会肛肠分会，中国民族医药学会肛肠分会，等.便秘的分度与临床策略专家共识，2018，21（3）：345-346.

［56］中华医学会外科学分会结直肠外科学组.中国成人慢性便秘评估与外科处理临床实践指南（2022版）［J］.中华胃肠外科杂志，2022，25（1）：1-9.

［57］蓝海波，魏雨，甘华田，等.《2017版便秘的分度与临床策略专家共识》解读［J］.结直肠肛门外科，2020，26（3）：257-259.

［58］中华医学会消化病学分会胃肠动力学组，中华医学会消化病学分会功能性胃肠病协作组.中国慢性便秘专家共识意见（2019）［J］.中华消化杂志，2019，39（9）：577-598.

［59］中华医学会老年医学分会中华老年医学杂志编辑委员会.老年人慢性便秘的评估与处理专家共识［J］.中华老年医学杂志，2017，36（4）：371-381.

［60］蔡威，万燕萍.临床营养学［M］.上海：复旦大学出版社，2018.

［61］吴少雄，殷建忠.营养学［M］.2版.北京：中国质检出版社，中国标准出版社，2018.

［62］于健春，李增宁.临床营养学［M］.北京：人民卫生出版社，2021.

［63］Bischoff SC, Bernal W, Dasarathy S, et al.ESPEN practical guideline：Clinical nutrition in liver disease［J］.Clinical Nutrition，2020，39（12）：3533-3562.

［64］陈巧，李玲，李素云.脂肪肝营养治疗的研究进展［J］.中国医药导报，2021，18（12）：49-52.

［65］中华医学会肝病学分会脂肪肝和酒精性肝病学组，中国医师协会脂肪性肝病专家委员会.酒精性肝病

防治指南［J］.实用肝脏病杂志,2018,21(2):170-176.

［66］Hana'a Mahmoud Al-Dayyat, Yaser Mohammed Rayyan, Reema Fayez Tayyem, et al.Non-alcoholic fatty liver disease and associated dietary and lifestyle risk factors［J］.Diabetes & Metabolic Syndrome:Clinical Research & Reviews, 2018, 12(4):569-575.

［67］Kim A, Krishnan A, Hamilton J P, et al.The Impact of Dietary Patterns and Nutrition in Nonalcoholic Fatty Liver Disease［J］.Gastroenterology Clinics of North America, 2021, 50(1):217-241.

［68］中华医学会肝病学分会.肝硬化诊治指南［J］.临床肝胆病杂志,2019,35(11):2408-2425.

［69］中华医学会肝病学分会.肝硬化肝性脑病诊疗指南［J］.临床肝胆病杂志,2018,34(10):2076-2089.

［70］中华医学会消化病学分会,中华医学会肝病学分会.中国肝性脑病诊治共识意见［J］.中国医学前沿杂志(电子版),2014,6(2):81-93.

［71］中华医学会肝病学分会,中华医学会消化病学分会.终末期肝病临床营养指南［J］.临床肝胆病杂志,2019,35(6):1222-1230.

［72］Amélie Barré, Gaëlle Gusto, Claire Cadeau, et al.Diet and Risk of Cholecystectomy:A Prospective Study Based on the French E3N Cohort［J］.Gastroenterol, 2017, 112(9):1448-1456.

［73］Stokes CS, F Lammert.Excess Body Weight and Gallstone Disease［J］.Visceral Medicine, 2021, 37(4):254-260.

［74］Di Ciaula, A Garruti, G Frühbeck, et al.The Role of Diet in the Pathogenesis of Cholesterol Gallstones［J］.Current Medicinal Chemistry, 2019, 26(19):3620-3638.

［75］中华医学会消化病学分会胰腺疾病学组,《中华胰腺病杂志》编委会,《中华消化杂志》编委会.中国急性胰腺炎诊治指南［J］.临床肝胆病杂志,2019,35(12):2706-2711.

［76］Arvanitakis M, Ockenga J, Bezmarevic M, et al.ESPEN guideline on clinical nutrition in acute and chronic pancreatitis［J］.Clinical Nutrition, 2020, 39(3):612-631.

［77］中华消化杂志编辑委员会,中华医学会消化病学分会肝胆疾病协作组.中国慢性胆囊炎、胆囊结石内科诊疗共识意见(2018年)［J］.临床肝胆病杂志,2019,35(6):1231-1236.

［78］中国医疗保健国际交流促进会急诊医学分会,脓毒症预防与阻断联盟.重症急性胰腺炎预防与阻断急诊专家共识［J］.临床急诊杂志,2022,23(7):451-462.

［79］Sagawa M, Yokomizo H, Yoshimatsu K, et al.The influence of immunity, nutrition, and physical function on the onset of pneumonia after colorectal cancer resection［J］.Gan to kagakuryoho.Cancer & chemotherapy, 2018, 45(10):1486-1488.

［80］Zhou Q, Zhang L, Wang X, et al.Clinical efficacy of nutrition support therapy combined with antibiotics in the patients of community-acquired pneumonia and its influence on serum pct and crp［J］.PAK J PHARM SCI, 2019, 32(5):2477-2480.

［81］Chen B, Liu W, Chen Y, et al.Effect of poor nutritional status and comorbidities on the occurrence and outcome of pneumonia in elderly adults［J］.Front Med(Lausanne), 2021, 8:719530.

［82］Albert BD, Zurakowski D, Bechard LJ, et al.Enteral nutrition and acid-suppressive therapy in the PICU:impact on the risk of ventilator-associated pneumonia［J］.Pediatr Crit Care Med, 2016, 17:924-929.

［83］Lee JC, Williams GW, Kozar RA, et al.Multitargeted feeding Strategies improve nutrition outcome and are associated with reduced pneumonia in a level 1 trauma intensive care unit［J］.JPEN J Parenter Enteral Nutr, 2018, 42:529-537.

［84］Cai H, Wang Y, Cai Z, et al.Nutrition intervention in the management of novel coronavirus pneumonia patients

[J].OPEN LIFE SCI, 2022, 17: 243-247.

[85] Uno C, Maeda K, Wakabayashi H, et al.Nutritional status change and activities of daily living in elderly pneumonia patients admitted to acute care hospital: A retrospective cohort study from the Japan Rehabilitation Nutrition Database[J].NUTRITION, 2020, 71: 110613.

[86] Tang W, Shao X, Chen Q, et al.Nutritional status of protein intake in severe pneumonia patients based on dietary nutrition information system[J].J Infect Public Health, 2021, 14: 66-70.

[87] Chen S, Bie R, Lai Y, et al.Trends and Development in Enteral Nutrition Application for Ventilator Associated Pneumonia: A Scientometric Research Study(1996-2018)[J].Front Pharmacol, 2019, 10: 246.

[88] Mekal D, Czerw A, Deptala A.Dietary behaviour and nutrition in patients with COPD treated with long-term oxygen therapy[J].Int J Environ Res Public Health, 2021, 18(23): 12793.

[89] van de Bool C, Rutten E, van Helvoort A, et al.A randomized clinical trial investigating the efficacy of targeted nutrition as adjunct to exercise training in COPD[J].J Cachexia Sarcopenia Muscle, 2017, 8: 748-758.

[90] Ingadottir AR, Beck AM, Baldwin C, et al.Oral nutrition supplements and between-meal snacks for nutrition therapy in patients with COPD identified as at nutritional risk: a randomised feasibility trial[J].BMJ Open Respir Res, 2019, 6: e349.

[91] Vinke P, Bowen TS, Boekschoten MV, et al.Anti-inflammatory nutrition with high protein attenuates cardiac and skeletal muscle alterations in a pulmonary arterial hypertension model[J].Sci Rep, 2019, 9: 10160.

[92] Zhao X, Li Y, Ge Y, et al.Evaluation of nutrition risk and its association with mortality risk in severely and critically Ⅲ COVID-19 patients[J].JPEN J Parenter Enteral Nutr, 2021, 45: 32-42.

[93] Luo D, Xie N, Yang Z, et al.Association of nutritional status and mortality risk in patients with primary pulmonary hypertension[J].Pulm Circ, 2022, 12: e12018.

[94] Kubota K, Miyanaga S, Iwatani N, et al.Geriatric nutritional risk index is associated with prognosis in patients with pulmonary arterial hypertension and chronic thromboembolic pulmonary hypertension[J].Circ Rep, 2020, 2: 372-377.

[95] Callejo M, Barbera JA, Duarte J, et al.Impact of nutrition on pulmonary arterial hypertension[J].Nutrients, 2020, 12(1): 169.

[96] Vinke P, Jansen SM, Witkamp RF, et al.Increasing quality of life in pulmonary arterial hypertension: is there a role for nutrition? [J].Heart Fail Rev, 2018, 23: 711-722.

[97] Rao MJ, Ahmed S, Rekha RS, et al.Immunomodulatory agents combat multidrug-resistant tuberculosis by improving antimicrobial immunity[J].J Infect Dis, 2021, 224: 332-344.

[98] Chandrasekaran P, Saravanan N, Bethunaickan R, et al.Malnutrition: modulator of immune responses in tuberculosis[J].Front Immunol, 2017, 8: 1316.

[99] 中国医师协会肾脏内科医师分会, 中国中西医结合学会肾脏疾病专业委员会营养治疗指南专家协作组. 中国慢性肾脏病营养治疗临床实践指南(2021版)[J]. 中华医学杂志, 2021, 101(8): 539-559.

[100] Kalista-Richards M.The kidney: medical nutrition therapy-yesterday and today[J].Nutrition in Clinical Practice Official Publication of the American Society for Parenteral & Enteral Nutrition, 2011, 26(2): 143.

[101] Fiaccadori Enrico, Sabatino Alice, Barazzoni Rocco, et al.ESPEN guideline on clinical nutrition in hospitalized patients with acute or chronic kidney disease[J].Clinical Nutriton, 2021, 40(4): 1644-1668.

[102] Brochard L, Abroug F, Brenner M, et al.An official ATS/ERS/ESICM/SCCM/SRLF statement: prevention and management of acute renal failure in the ICU patient: an international consensus conference in intensive

care medicine[J].American Journal of Respiratory & Critical Care Medicine, 2010, 181(10): 1128.

［103］中华人民共和国国家卫生和计划生育委员会.WS/T557—2017慢性肾脏病患者膳食指导[S], 2017.

［104］Webster A C, Nagler E V, Morton R L, et al.Chronic Kidney Disease[J].The Lancet, 2017, 389(10075): 1238-1252.

［105］Ikizler T A, Cano N J, Franch H, et al.Prevention and treatment of protein energy wasting in chronic kidney disease patients: a consensus statement by the International Society of Renal Nutrition and Metabolism[J]. Kidney Int, 2013, 84(6): 1096-1107.

［106］Romero V, Akpinar H, Assimos DG.Kidney stones: a global picture of prevalence, incidence, and associated risk factors[J].Rev Urol, 2010, 12(2/3): e86-96.

［107］Zhe M, Hang Z.Nephrolithiasis as a risk factor of chronic kidney disease: a meta-analysis of cohort studies with 4, 770, 691 participants.Urolithiasis[J], 2016, 45(5): 441-448.

［108］Wang W, Fan J, Huang G, et al.Prevalence of kidney stones in mainland of China: A systematic review[J]. Sci Rep, 2017, 7: 416-430.

［109］Ferraro PM, Bargagli M, Trinchieri A, et al.Risk of kidney stones: influence of dietary factors, dietary patterns, and vegetarian-vegan diets[J].Nutrients, 2020, 12(3): 779.

［110］Ma RH, Luo XB, Li Q, et al.Systemic analysis of urinary stones from the Northern, Eastern, Central, Southern and Southwest China by a multi-center study[J].BMC Urol, 2018, 18(1): 114.

［111］Ye Z, Zeng G, Yang H, et al.The status and characteristics of urinary stone composition in China[J].Bju Int, 2020, 125(6): 801-809.

［112］Kidney Disease: Improving Global Outcomes Diabetes Work G.KDIGO 2020 clinical practice guideline for diabetes management in chronic kidney disease[J].Kidney Int, 2020, 98(4S): S1-S115.

［113］Wright M, Southcott E, MacLaughlin H, et al.Clinical practice guideline on undernutrition in chronic kidney disease[J].BMC Nephrol, 2019, 20(1): 370.

［114］Li Yongze, Teng Di, Shi Xiaoguang, et al.Prevalence of diabetes recorded in mainland of China using 2018 diagnostic criteria from the American Diabetes Association: national cross sectional study[J].BMJ, 2020, 369: m997.

［115］中华医学会糖尿病学分会.中国2型糖尿病防治指南（2020年版）[J].中华糖尿病杂志, 2021, 13(4): 315-409.

［116］葛均波, 徐永健.内科学[M].9版.北京: 人民卫生出版社, 2018.

［117］母义明.中国2型糖尿病合并肥胖综合管理专家共识[J].中华糖尿病杂志, 2016, 8(11): 662-666.

［118］Saeedi P, Petersohn I, Salpea P, et al.Global and regional diabetes prevalence estimates for 2019 and projections for 2030 and 2045: Results from the International Diabetes Federation Diabetes Atlas, 9th edition [J].Diabetes Res Clin Pract, 2019, 157: 107843.

［119］Hors K, Schene MR, Holman R, et al.Effect of fructose consumption on insulin sensitivity in nondiabetic subjects: A systematic review and Meta-analysis of diet-intervention trials[J].Am J Clin Nutr, 2016, 104(6): 1562-1576.

［120］孙长颢.营养与食品卫生学[M].8版.北京: 人民卫生出版社, 2017.

［121］彭璐.糖尿病足病医学营养治疗指南[J].中国组织工程研究, 2019, 23(35): 5682-5689.

［122］吴国豪.临床营养治疗典型病例解析[M].8版.上海: 上海科学技术出版社, 2021.

［123］Oana Ancu, Monika Mickute, Nicola D, et al.Does high dietary protein intake contribute to the increased risk of developing prediabetes and type 2 diabetes?［J］.Appl Physiol Nutr Metab,2021,46(1):1-9.

［124］Alan Sacerdote·Paulomi Dave·Vladimir Lokshin, et al.Type 2 Diabetes Mellitus, Insulin Resistance, and Vitamin D［J］.Current Diabetes Reports,2019,19(10):101.

［125］Blaner WS.Vitamin A Signaling and Homeostasis in Obesity, Diabetes, and Metabolic Disorders［J］.Pharmacol Ther,2019,197:153-178.

［126］Mascolo E, F Vernì.Vitamin B6 and Diabetes:Relationship and Molecular Mechanisms［J］.Int J Mol Sci,2020,21(10):3669.

［127］Das UN.Vitamin C for type 2 diabetes mellitus and hypertension［J］.Archives of Medical Research,2019,50(2):11-14.

［128］梅桂雪,孙捷,殷姝君,等.黄酮类化合物防治糖尿病及其并发症的研究进展［J］.食品与药品,2018,20(4):307-312.

［129］Evert AB, Dennison M, Gardner CD, et al.Nutrition therapy for adults with diabetes or prediabetes:a consensus report［J］.Diabetes Care,2019,42(5):731-754.

［130］American Diabetes Association Professional Practice Committee.5.Facilitating behavior change and well-being to improve health outcomes:standards of medical care in diabetes-2022［J］.Diabetes Care,2022,45(Suppl 1):S60-S82.

［131］Ikizler T A, Burrowes J D, Byham-Gray L D, et al.KDOQI clinical practice guideline for nutrition in CKD:2020 update［J］.American Journal of Kidney Diseases,2020,76(3):S1-S107.

［132］中国营养学会糖尿病营养工作组.《中国2型糖尿病膳食指南》及解读［J］.营养学报,2017,39(6):521-529.

［133］周芸.临床营养学［M］.4版.北京:人民卫生出版社,2017.

［134］查锡良,药立波.生物化学与分子生物学［M］.8版.北京:人民卫生出版社,2013.

［135］Richette P, Doherty M, Pascual E, et al.2018 updated European League Against Rheumatism evidence-based recommendations for the diagnosis of gout［J］.Ann Rheum Dis,2020,79(1):31-38.

［136］中华医学会内分泌学分会.中国高尿酸血症与痛风诊疗指南(2019)［J］.中华内分泌代谢杂志,2020,36(1):1-13.

［137］Pan XF, Wang L, Pan A.Epidemiology and determinants of obesity in China［J］.Lancet Diabetes Endocrinol,2021,9(6):373-392.

［138］Semlitsch T, Stigler FL, Jeitler K, et al.Management of overweight and obesity in primary care-A systematic overview of international evidence-based guidelines［J］.Obes Rev,2019,20(9):1218-1230.

［139］陈伟.临床营养诊疗技术［M］.北京:人民卫生出版社,2017.

［140］中国医疗保健国际交流促进会营养与代谢管理分会等.中国超重/肥胖医学营养治疗指南(2021)［J］.中国医学前沿杂志(电子版),2021,13(11):1-55.

［141］黄晓琳,燕铁斌.康复医学［M］.6版.北京:人民卫生出版社,2018.

［142］René Rizzoli, Emmanuel Biver, Tara C Brennan-Speranza.Nutritional intake and bone health［J］.Lancet Diabetes Endocrinol,2021,9(9):606-621.

［143］中华医学会骨质疏松和骨矿盐疾病分会.中国骨质疏松症流行病学调查及"健康骨骼"专项行动结果发布［J］.中华骨质疏松和骨矿盐疾病杂志,2019,12(4):317-318.

［144］夏维波,章振林,林华,等.原发性骨质疏松症诊疗指南(2017)［J］.中国骨质疏松杂志,2019,25(3):281-309.

［145］中国营养学会骨营养与健康分会,中华医学会骨质疏松和骨矿盐疾病分会.原发性骨质疏松症患者的营养和运动管理专家共识［J］.中华骨质疏松和骨矿盐疾病杂志,2020,13(5):396-410.

［146］Liu C,Kuang X,Li K,et al.Effects of combined calcium and vitamin D supplementation on osteoporosis in postmenopausal women:a systematic review and meta-analysis of randomized controlled trials［J］.Food Funct,2020,11(12):10817-10827.

［147］Palermo A,Tuccinardi D,D' Onofrio L,et al.Vitamin K and osteoporosis:myth or reality?［J］.Metabolism,2017,70:57-71.

［148］Rodríguez-Olleros Rodríguez C,Díaz Curiel M.Vitamin K and bone health:A review on the effects of vitamin K deficiency and supplementation and the effect of non-vitamin K antagonist oral anticoagulants on different bone parameters［J］.J Osteoporos,2019,2019:2069176.

［149］Chin KY,Ima-Nirwana S.Vitamin C and bone health:evidence from cell,animal and human studies［J］.Curr Drug Targets,2018,19:439-450.

［150］Malmir H,Shab-Bidar S,Djafarian K.Vitamin C intake in relation to bone mineral density and risk of hip fracture and osteoporosis:a systematic review and meta-analysis of observational studies［J］.Br J Nutr,2018,119:847-858.

［151］Hurley DL,Binkley N,Camacho PM,et al.The use of vitamins and minerals in skeletal health:American association of clinical endocrinologists and the American college of endocrinology position statement［J］.Endocr Pract,2018,24:915-924.

［152］Shams-White MM,Chung M,Du M,et al.Dietary protein and bone health:a systematic review and metaanalysis from the National Osteoporosis Foundation［J］.Am J Clin Nutr,2017,105:1528-1543.

［153］Rizzoli R,Biver E,Bonjour JP,et al.Benefits and safety of dietary protein for bone health-an expert consensus paper endorsed by the European Society for Clinical and Economical Aspects of Osteopororosis,Osteoarthritis,and Musculoskeletal Diseases and by the International Osteoporosis Foundation［J］.Osteoporos Int,2018,29(9):1933-1948.

［154］Masoumeh Akhlaghi,Maryam Ghasemi Nasab,Maryam Riasatian,et al.Soy isoflavones prevent bone resorption and loss,a systematic review and meta-analysis of randomized controlled trials［J］.Crit Rev Food Sci Nutr,2020,60(14):2327-2341.

［155］杨月欣.中国食物成分表［M］.6版.北京:人民卫生出版社,2019.

［156］中国营养学会"缺铁性贫血营养防治专家共识"工作组.缺铁性贫血营养防治专家共识［J］.营养学报,2019,41(5):417-426.

［157］Pivina L,Semenova Y,Doşa MD,et al.Iron Deficiency,Cognitive Functions,and Neurobehavioral Disorders in Children［J］.J Mol Neurosci,2019,68(1):1-10.

［158］郎海燕,陈信义,杨文华.缺铁性贫血中医药防治康复一体化专家共识［J］.中华中医药杂志,2018,8:3487-3492.

［159］吉慧姝,吴红霞,康虹阳,等.恶性血液病采取造血干细胞移植患者营养支持的研究进展［J］.中国食物与营养,2020,26(6):71-74.

［160］石汉平,李薇,李苏宜,等.肿瘤营养治疗规程［M］.北京:人民卫生出版社,2021.

［161］中国抗癌协会.营养风险筛查［J］.肿瘤代谢与营养电子杂志,2016,3(2):100-101.

［162］翁敏,代正燕,甘志明,等.常见恶性肿瘤住院患者营养状况及影响因素分析［J］.肿瘤代谢与营养电子杂志,2022,9(2):195-199.

［163］许淑芳，毛志锦，付阿丹．均衡营养是基石，合理膳食抗肿瘤［J］．肿瘤代谢与营养电子杂志，2021，8（4）：349-353.

［164］李增宁，陈伟，齐玉梅，等．恶性肿瘤患者膳食营养处方专家共识［J］．肿瘤代谢与营养电子杂志，2017，4（4）：397-408

［165］李文奇，张开明，张俊杰．胃肠手术后患者进行早期肠内营养支持治疗临床效果的分析［J］．全科口腔医学电子杂志，2020，7（4）：150.

［166］中国营养学会肿瘤营养工作组．恶性肿瘤患者康复期营养管理专家共识［J］．营养学报，2017，39（4）：321-326.

［167］石汉平．化疗患者营养治疗指南［J］．肿瘤代谢与营养电子杂志，2016，9（3）：158-163.

［168］石汉平，凌文华，李薇．肿瘤营养学［M］．北京：人民卫生出版社，2012.

［169］CSCO 肿瘤营养治疗专家委员会．恶性肿瘤患者的营养治疗专家共识［J］．临床肿瘤学杂志，2012，17（1）：59-73.

［170］中国抗癌协会肿瘤营养与支持治疗专业委员．中国肿瘤营养治疗指南［M］．北京：人民卫生出版社，2015.

［171］中华医学会放射肿瘤治疗学分会．肿瘤放疗患者口服营养补充专家共识（2017）［J］．中华放射肿瘤学杂志，2017，261（1）：1239-1247.

［172］李涛，吕家华，郎锦义，等．恶性肿瘤放射治疗患者肠内营养专家共识［J］．肿瘤代谢与营养电子杂志，2017，4（3）：272-279.

［173］中华医学会肠外肠内营养学分会．成人补充性肠外营养中国专家共识［J］．中华胃肠外科杂志，2017，20（1）：9-13.

［174］中华医学会肠外肠内营养学分会，中国医药教育协会加速康复外科专业委员．加速康复外科围术期营养支持中国专家共识（2019 版）［J］．中华消化外科杂志，2019，18（10）：897-902.

［175］中国营养学会肿瘤营养管理分会．中国肿瘤患者膳食营养白皮书（2020-2021）［M］，2020.

［176］中华医学会外科学分会胰腺外科学组，中华医学会肠外肠内营养学分会．胰腺外科围术期全程化营养管理中国专家共识（2020 版）［J］．中华消化外科杂志，2020，19（10）：1013-1029.

［177］吴国豪，谈善军．胃肠外科病人围手术期全程营养管理中国专家共识（2021 版）［J］．中国实用外科杂志，2021，41（10）：1111-1125.

［178］董明，周建平，姚宏伟．结直肠癌围手术期营养治疗中国专家共识（2019 版）［J］．中国实用外科杂志，2019，39（6）：533-537.

［179］李子禹，闫超，李沈．胃癌围手术期营养治疗中国专家共识（2019 版）［J］．中国实用外科杂志，2020，40（2）：145-151.

［180］韦军民．从欧洲肠外肠内营养学会外科营养指南更新探讨围术期营养支持［J］．中华消化外科杂志，2020，19（10）：1038-1043.

［181］Sarah J，Peterson，Annalisa，et al.Adequacy of oral intake in critically ill patients 1 week after extubation［J］. J Am Diet Assoc，2010，110（3）：427-433.

［182］Zhu M，Wei J，Chen W，et al.Nutritional risk and nutritional status at admission and discharge among Chinese hospitalized patients：aprospective，nationwide，multicenter study［J］.J Am Coll Nutr，2017，36（5）：357-363.

［183］Zhu MW，Yang X，Xiu DR，et al.Effect of oral nutritional supplementation on the post-discharge nutritional status and quality of life of gastrointestinal cancer patients after surgery：a multi-center study［J］.Asia Pac J Clin Nutr，2019，28（3）：450-456.

［184］中国老年医学学会营养与食品安全分会，中国循证医学中心，《中国循证医学杂志》编辑委员会，等．老年患者家庭营养管理中国专家共识（2017 版）［J］.中国循证医学杂志，2017，17（11）：1251-1259.

［185］陈娇莲，卓紫虹，周小戈，等．我国临床营养学科研究的发展脉络与展望［J］.现代医院，2022，22（2）：245-248.

［186］李庭，江华，刘明.《中国成年患者营养治疗通路指南》解读：鼻肠管［J］.肿瘤代谢与营养电子杂志，2022，9（3）：287-292.

［187］吴飞．早期肠内营养支持联合微生态制剂治疗重症急性胰腺炎的效果及对血清炎症因子水平的影响［J］.临床医学研究与实践，2021，6（5）：34-36.

［188］覃华．某三级甲等医院营养素类药物使用情况调查分析［D］.第四军医大学，2014.

［189］刘晓芳．营养与膳食［M］.北京：人民军医出版社，2007.

［190］唐兴萍，周兵，杨文庆，等．国内大数据与膳食营养健康的研究及应用进展［J］.食品工业科技，2023，44（2）：19-28.

［191］韩尚志，文坤明．肠外瘘治疗进展［J］.医学综述，2020，26（4）：766-770，776.

［192］中华医学会．临床技术操作规范［M］.北京：人民军医出版社，2007.

［193］陈康娜，吴永基．我院 PIVAS 全肠外营养处方的合理性分析［J］.临床合理用药杂志，2021，14（16）：147-149.

［194］蒲成容，张世巧，郭洪莉，等．经锁骨下静脉置入中心静脉导管进行肠外营养的并发症及预防［J］.四川医学，2011，32（7）：1064-1066.

［195］刘远红．重症急性胰腺炎采用营养支持治疗的临床意义［J］.中国实用医药，2021，16（32）：102-104.

［196］徐玉环．锁骨下静脉置管完全胃肠外营养的护理体会［J］.辽宁医学院学报，2012，33（3）：272-274.

［197］钟林．我院住院患者全肠外营养液使用情况分析［J］.临床合理用药杂志，2017，10（13）：122-123.

［198］Scb A，Pa B，Kb C，et al.ESPEN practical guideline：Home enteral nutrition［J］.Clinical Nutrition，2022，41（2）：468-488.

［199］中华医学会肠外肠内营养学分会老年营养支持学组．中国老年患者肠外肠内营养应用指南（2020）［J］.中华老年医学杂志，2020，39（2）：119-132.

［200］刘娟，丁清清，周白瑜，等．中国老年人肌少症诊疗专家共识（2021）［J］.中华老年医学杂志，2021，40（8）：943-952.

［201］Chen LK，Woo J，Assantachai P，et al.Asian Working Group for Sarcopenia：2019 Consensus Update on Sarcopenia Diagnosis and Treatment［J］.J Am Med Dir Assoc，2020，21（3）：300-307.

［202］孙建琴，张坚，常翠青，等．肌肉衰减综合征营养与运动干预中国专家共识（节录）［J］.营养学报，2015，37（04）：5.

［203］中华医学会老年医学分会，《中华老年医学杂志》编辑委员会．老年人肌少症口服营养补充中国专家共识（2019）［J］.中华老年医学杂志，2019（11）：1193-1197.

［204］于普林，高超，周白瑜，等．预防老年人肌少症核心信息中国专家共识（2021）［J］.中华老年医学杂志，2021，40（8）：953-954.

［205］中国营养学会．中国居民膳食营养素参考摄入量（2013）［M］.北京：中国标准出版社，2014.

［206］中国吞咽障碍康复评估与治疗专家共识组．中国吞咽障碍评估与治疗专家共识（2017 年版）第一部分 评估篇［J］.中华物理医学与康复杂志，2017，39（12）：881-892.

［207］中国吞咽障碍康复评估与治疗专家共识组．中国吞咽障碍评估与治疗专家共识（2017 年版）第二部

分 治疗与康复管理篇［J］.中华物理医学与康复杂志，2018，40（1）：1-10.

［208］中国吞咽障碍膳食营养管理专家共识组.吞咽障碍膳食营养管理中国专家共识（2019版）［J］.中华物理医学与康复杂志，2019，41（12）：881-888.

［209］卒中患者吞咽障碍和营养管理中国专家组.卒中患者吞咽障碍和营养管理的中国专家共识（2013版）［J］.中国卒中杂志，2013，8（12）：973-983.

［210］孙建琴，陈艳秋，白慧靖.少肌性吞咽障碍的评估营养与康复治疗［J］.中华物理医学与康复杂志，2019，41（12）：952-955.

［211］中国老年医学学会营养与食品安全分会，中国循证医学中心，《中国循证医学杂志》编辑委员会，等.老年吞咽障碍患者家庭营养管理中国专家共识（2018版）［J］.中国循证医学杂志，2018，18（6）：547-559.

［212］Filomena Gomes, Philipp Schuetz, Lisa Bounoure, et al.ESPEN guidelines on nutritional support for polymorbid internal medicine patients［J］.Clinical nutrition, 2018, 37（1）：336-353.

［213］王卫平，孙锟，常立文.儿科学［M］.9版.北京：人民卫生出版社，2018.

［214］Mihatsch WA, Braegger C, Bronsky J, et al.ESPGHAN/ESPEN/ESPR/CSPEN guidelines on pediatric parenteral nutrition［J］.Clin Nutr, 2018, 37（6）：2303-2305.

［215］Riley LK, Rupert J, Boucher O.Nutrition in Toddlers［J］.Am Fam Physician, 2018, 98（4）：227-233.

［216］Huang LT.Maternal and Early-Life Nutrition and Health［J］.Int J Environ Res Public Health, 2020, 17（21）：7982.

［217］Bhutta ZA, Berkley JA, Bandsma RHJ, et al.Severe childhood malnutrition［J］.Nat Rev Dis Primers, 2017, 3：17067.

［218］Smith JD, Fu E, Kobayashi MA.Prevention and Management of Childhood Obesity and Its Psychological and Health Comorbidities［J］.Annu Rev Clin Psychol, 2020, 16：351-378.

［219］Weihrauch-Blüher S, Kromeyer-Hauschild K, Graf C, et al.Current Guidelines for Obesity Prevention in Childhood and Adolescence［J］.Obes Facts, 2018, 11（3）：263-276.

［220］房红芸，翟屹，赵丽云，等.中国6~17岁儿童青少年超重肥胖流行特征［J］.中华流行病学杂志，2018，39（6）：724-727.

［221］李晓捷，唐久来.儿童康复学［M］.3版.北京：人民卫生出版社，2018.

［222］耿岚岚，龚四堂.儿童慢性腹泻的诊断思路［J］.中国实用儿科杂志，2019，34（11）：885-888，906.

［223］洪莉.0~6月龄婴儿营养评估［J］.中国实用儿科杂志，2019，34（10）：818-822.

［224］杨玉凤.儿童常用的发育评估方法［J］.中国实用儿科杂志，2016，31（10）：739-743.

［225］中华人民共和国国家卫生健康委员会，国家中医药管理局.儿童社区获得性肺炎诊疗规范（2019年版）［J］.中华临床感染病杂志，2019，12（1）：6-13.

［226］Moriguchi Shuhei, Abe Masahiro, Kimura Muneyoshi, et al.The diagnosis of Legionella pneumophila serogroup 5 bacteremic pneumonia during severe neutropenia using loop-mediated Isothermal amplification［J］.Internal medicine（Tokyo, Japan）, 2017, 8（12）：155-159.

［227］Choong K, Canci F, Clark H, et al.Practice recommendations for early mobilisation in critically ill children［J］.J Pediatr Intensive Care, 2018, 7：14-26.

［228］黄晓波，王丽芳，宋卓华，等.重症患儿进阶性心肺康复方案的应用及近期效果评价［J］.中华急危重症护理杂志，2020，5（6）：431-435.

［229］中国康复医学会重症康复专业委员会呼吸重症康复学组.中国呼吸重症康复治疗技术专家共识［J］.

中国老年保健医学, 2018, 16(5): 1-11.

［230］Mehta NM, Skillman HE, Irving SY, et al.Guidelines for the provision and assessment of nutrition support therapy in the pediatric critically ill patient: Society of Critical Care Medicine and American Society for Parenteral and Enteral Nutrition［J］.JPEN J Parenter Enteral Nutr, 2017, 41(5): 706-742.

［231］Zhao YY, WU Y, XIANG B.Tight glycemic control in critically ill pediatric patients: a meta-analysis and systematic review of randomized controlled trials［J］.Pediatr Res, 2018, 84(1): 22-27.

［232］中华医学会肠外肠内营养学分会儿科协作组.中国儿科肠内肠外营养支持临床应用指南［J］.中华儿科杂志, 2010, 48(6): 436-441.

［233］国家卫生健康委.罕见病诊疗指南［S］, 2019.

［234］阎雪, 韩笑, 张会丰.2016 版"营养性佝偻病防治全球共识"解读［J］.中华儿科杂志, 2016, 54(12): 891-895.

［235］Munns CF, Shaw N, Kiely M, et al.Global Consensus Recommendations on Prevention and Management of Nutritional Rickets［J］.Horm Res Paediatr, 2016, 85(2): 83-106.

［236］徐潮, 夏维波, 赵家军.中国低血磷性佝偻病/骨软化症诊疗指南［S］, 2022.

［237］王天有, 申昆玲, 沈颖.实用儿科学［M］.9 版.北京: 人民卫生出版社, 2022.

［238］Giuseppe Saggese, Francesco Vierucci, Prodam F, et al.Vitamin D in pediatric age: consensus of the Italian Pediatric Society and the Italian Society of Preventive and Social Pediatrics, jointly with the Italian Federation of Pediatricians［J］.Italian Journal of Pediatrics, 2018, 44(1): 51.

［239］Clarke G, Stilling RM, Kennedy PJ, et al.Minireview: Gut microbiota: the neglected endocrine organ［J］. Mol Endocrinol, 2014, 28(8): 1221-1238.

［240］Hubbard KL, Anderson SE, Curtin C, et al.A comparison of food refusal related to characteristics of food in children with autism spectrum disorder and typically developing children［J］.Journal of the American Academy of Nutrition and Dietetics, 2014, 114(12): 1981-1987.

［241］S Marí-Bauset, A Llopis-González, I Zazpe-García, et al.Nutritional status of children with autism spectrum disorders(ASDs): A case-control study［J］.Journal of Autism & Developmental Disorders, 2014, 45(1): 203.

［242］Kim JS, de La Serre CB.Diet, gut microbiota composition and feeding behavior［J］.Physiology & Behavior, 2018, 192: 177-181.

［243］Kuschner ES, Morton HE, Maddox BB, et al.The BUFFET program: development of a cognitive behavioral treatment for selective eating in youth with autism spectrum disorder［J］.Clinical Child & Family Psychology Review, 2017, 20(4): 403-421.

［244］Vanessa GL, Despo I, Katharine J, et al.Diet during pregnancy and infancy and risk of allergic or autoimmune disease: A systematic review and meta-analysis［J］.Plos Medicine, 2018, 15(2): e1002507.

［245］Simsek TT, Tuc G.Examination of the relation between body mass index, functional level and health-related quality of life in children with cerebral palsy［J］.Turk Pediatri Ars, 2014, 49(2): 130-137.

［246］李素云, 刘振寰, 金炳旭, 等.个体化营养管理在脑性瘫痪患儿中的应用［J］.中国中西医结合儿科学, 2016, 8(5): 483-486.

［247］Williams SA, McFadden LM, Blackmore AM, et al.Do adolescents with cerebral palsy meet recommendations for healthy weight and physical activity behaviours?［J］.Disabil Rehabil, 2020, 42(9): 1227-1232.

［248］Anker-van der Wel I, Smorenburg ARP, de Roos NM, et al.Dose, timing, and source of protein intake of young people with spastic cerebral palsy［J］.Disabil Rehabil, 2020, 42(15): 2192-2197.

［249］Romano C, van Wynckel M, Hulst J, et al.European Society for Paediatric Gastroenterology, Hepatology and Nutrition Guidelines for the evaluation and treatment of gastrointestinal and nutritional complications in children with neurological impairment［J］.J Pediatr Gastroenterol Nutr, 2017, 65(2): 242-264.

［250］Ahmad R, Rahmann A, Hasan R, et al.Oral health and nutritional status of children with cerebral palsy in northeastern peninsular Malaysia［J］.Spec Care Dentist, 2020, 40(1): 62-70.

［251］Scarpato E, Staiano A, Molteni M.Nutritional assessment and intervention in children with cerebral palsy: a practical approach［J］.Int J Food Sci Nutr, 2017, 68(6): 763-770.

［252］Caselli TB, Lomazi EA, Ontenegro MAS, et al.Comparative study on gastrostomy and orally nutrition of children and adolescents with tetraparesis cerebral palsy［J］.Arq Gastroenterol, 2017, 54(4): 292-296.

［253］Da Silva DCG, de Sá Barreto da Cunha M, de Oliveira Santana A, et al.Malnutrition and nutritional deficiencies in children with cerebral palsy: a systematic review and meta-analysis［J］.Public Health, 2022, 205: 192-201.

［254］中华医学会医学遗传学分会遗传病临床实践指南撰写组. 苯丙酮尿症的临床实践指南［J］. 中华医学遗传学杂志, 2020, 37(3): 226-234.

［255］Ronald E Kleinman. 儿童营养学 .7 版 . 申昆玲, 译 . 北京: 人民军医出版社, 2015.

［256］李晓捷 . 儿童常见疾病康复指南［M］. 北京: 人民卫生出版社, 2022.

［257］中华人民共和国国家卫生和计划生育委员会 .GB29922—2013 食品安全国家标准 特殊医学用途配方食品通则［S］. 北京: 中国标准出版社, 2013.

［258］中华人民共和国国家卫生和计划生育委员会 .GB29922—2013 食品安全国家标准 特殊医学用途婴儿配方食品通则［S］. 北京: 中国标准出版社, 2010.

［259］张春红, 黄建, 李乘风, 等 . 特殊医学用途配方食品现状及前景展望［J］. 中国食品添加剂, 2016(12): 210-214.

［260］中华医学会糖尿病学分会 . 中国糖尿病医学营养治疗指南(2013)［J］. 中华糖尿病杂志, 2015, 10(7): 73-88.

［261］宁杰, 王瑶, 张宪党, 等 . 糖尿病特殊医学用途配方食品研究进展［J］. 中国食物与营养, 2021, 27(4): 49-53.

［262］中国营养学会肥胖防控分会, 中国营养学会临床营养分会, 中华预防医学会行为健康分会, 等 . 中国居民肥胖防治专家共识［J］. 中华流行病学杂志, 2022, 43(5): 18.

［263］石田琼 . 膳食纤维在特殊医学用途配方食品及临床护理中的应用进展［J］. 食品安全质量检测学报, 2021, 12(3): 879-884.

［264］王向向, 丁长河, 韩小存, 等 . 血糖生成指数及它在糖尿病饮食治疗中的作用［J］. 食品研究与开发, 2013, 34(4): 94-98.

［265］Ojo O, Ojo OO, Adebowale F, et al.The effect of dietary glycaemic index on glycaemia in patients with type 2 diabetes: A systematic review and Meta-analysis of randomized controlled trials［J］.Nutrients, 2018, 10(3): 373.

［266］Chiavaroli L, Lee D, Ahmed A, et al.Effect of low glycaemic index or load dietary patterns on glycaemic control and cardiometabolic risk factors in diabetes: systematic review and meta-analysis of randomised controlled trials［J］.Bmj, 2021, 374: n1651.

［267］Leslie WS, Taylor R, Harris L, et al.Weight losses with low-energy formula diets in obese patients with and without type 2 diabetes: systematic review and meta-analysis［J］.Int JObes, 2017, 41(1): 96-101.

［268］Jennings A, MacGregor A, Pallister T, et al.Associations between branched chain amino acid intake and biomarkers of adiposity and cardiometabolic health independent of genetic factors: A twin study[J].Int J Cardiol, 2016, 223: 992-998.

[269] Bettini S, Belligoli A, Fabris R, et al.Diet approach before and after bariatric surgery.Rev Endocr Metab Disord, 2020, 21(3): 297-306.

[270] Telles S, Gangadhar BN, Chandwani KD.Lifestyle modification in the prevention and management of obesity [J].J Obes, 2016, 2016: 5818601.

[271] 于康.营养风险与营养风险筛查[J].内科急危重症杂志, 2010, 16(2): 57-58.

[272] Kondrup J, Rasmussen H H, Hamberg O L E, et al.Nutritional risk screening(NRS 2002): a new method based on an analysis of controlled clinical trials[J].Clinical nutrition, 2003, 22(3): 321-336.

[273] 蒋朱明.有营养风险患者首选肠内营养支持[J].中华临床营养杂志, 2009, 2: 65-66.

[274] 中华人民共和国国家卫生和计划生育委员会.WS/T 427—2013.临床营养风险筛查[S], 2013.

[275] 中华人民共和国国家卫生和计划生育委员会.WS/T 555—2017 肿瘤患者主观整体营养评估[S], 2017.

[276] 许静涌, 杨剑, 康维明.营养风险及营养风险筛查工具营养风险筛查 2002 临床应用专家共识[J].中华临床营养杂志, 2018, 26(3): 131-135.

[277] 闫泽晖.国内外常用营养风险筛查工具的研究进展[J].全科护理, 2021, 19(18): 4.

[278] 中华医学会.临床诊疗指南: 肠外肠内营养学分册(2008 版)[M].北京: 人民卫生出版社, 2009.

[279] Stratton R J, Hackston A, Longmore D, et al.Malnutrition in hospital outpatients and inpatients: prevalence, concurrent validity and ease of use of the 'malnutrition universal screening tool'('MUST')for adults[J]. British Journal of Nutrition, 2004, 92(5): 799-808.

[280] 吉琳琳, 侯栋梁, 宋丽楠, 等.营养风险筛查 2002 营养不良通用筛查工具和患者主观整体评估在住院肿瘤患者中应用和比较[J].营养学报, 2017, 39(3): 242-246.

[281] Rubenstein L Z, Harker J O, Salvà A, et al.Screening for undernutrition in geriatric practice: developing the short-form mini-nutritional assessment(MNA-SF)[J].The Journals of Gerontology Series A: Biological Sciences and Medical Sciences, 2001, 56(6): M366-M372.

[282] 谢琪, 洪莉, 林媛, 等.儿科住院患者营养状况及营养风险调查[J].临床儿科杂志, 2013, 31(8): 748-751.

[283] 蔡威.临床营养基础[M].4 版.上海: 上海交通大学出版社, 2013.

[284] 张雅楠, 丁虹, 杜玉萍.回顾性膳食调查辅助工具的应用现状与评价方法[J].职业与健康, 2015, 31(9): 1294-1296.

[285] 吴欣耘, 汪之顼, 马秀玲, 等.食物图谱辅助提高 24h 回顾法膳食调查准确性的评价研究[J].营养学报, 2012, 34(6): 558-562.

[286] 中国医师协会.临床诊疗指南 临床营养科分册[M].北京: 人民军医出版社, 2011.

[287] 张成芳, 霍霞.卧床危重患者体重测量方法[J].中华现代护理杂志, 2013, 12: 1465-1466.

[288] Gonzalez M C, Mehrnezhad A, Razaviarab N, et al.Calf circumference: cutoff values from the NHANES 1999-2006[J].The American Journal of Clinical Nutrition, 2021, 113(6): 1679-1687.

[289] Kawakami R, Murakami H, Sanada K, et al.Calf circumference as a surrogate marker of muscle mass for diagnosing sarcopenia in Japanese men and women[J].Geriatrics & gerontology international, 2015, 15(8): 969-976.

[290] Rabito E I, Vannucchi G B, Suen V M M, et al.Weight and height prediction of immobilized patients[J]. Revista de Nutrição, 2006, 19: 655-661.

[291] Kyle U G, Bosaeus I, De Lorenzo A D, et al.Bioelectrical impedance analysis—part I: review of principles and methods[J].Clinical nutrition, 2004, 23(5): 1226-1243.

［292］徐英春.北京协和医院医疗诊疗常规(检验科诊疗常规)［M］.2 版.北京：人民卫生出版社，2012

［293］尚红，王毓三，申子瑜.全国临床检验操作规程［M］.4 版.北京：人民卫生出版社，2015.

［294］黄晓琳，燕铁斌.康复医学［M］.6 版.北京：人民卫生出版社，2018.

［295］Walter R Frontera, Joel A Delisa, Alan M Jette, 等.Delisa 物理医学与康复医学理论与实践［M］.励建安，毕胜，黄晓琳，译.5 版.北京：人民卫生出版社，2013.

［296］赵青，柳志红，孙兴国，等.心肺运动试验评估慢性左心衰竭患者的运动能力［J］.中国循环杂志，2011，26(5)：370-373.

［297］杨晓昀，王君，罗跃嘉.认知功能障碍的评估和康复策略［J］.中国康复医学杂志，2008，9：849-853.

［298］吴蓓雯，叶向红，李素云，等.提高口服营养补充依从性临床管理实践的专家共识［J］.肿瘤代谢与营养电子杂志，2021，8(5)：487-494.

［299］张钧，张蕴琨.运动营养学［M］.3 版.北京：高等教育出版社，2022.

［300］Louise Burke, Vicki Deakin.实用运动营养学［M］.常翠青，艾华，译.北京：科学出版社，2020.

［301］Sun M, Min L, Xu N, et al.The effect of exercise intervention on reducing the fall risk in older adults：A Meta-analysis of randomized controlled trials［J］.Int J Environ Res Public Health，2021，18(23)：12562.

［302］Papadopoulou SK, Papadimitriou K, Voulgaridou G, et al.Exercise and nutrition impact on osteoporosis and sarcopenia-the incidence of osteosar copenia：A narrative review［J］.Nutrients，2021，13(12)：4499.

［303］American Diabetes Association.Management of diabetes in pregnancy：standards of medical care in diabetes-2018［J］.Diabetes Care，2018，41(Suppl.1)：S137-S143.

［304］Ramos-Roman MA, Syed-Abdul MM, Adams-Huet B, et al.Lactation versus formula feeding：insulin, glucose, and fatty acid metabolism during the postpartum period［J］.Diabetes，2020，69(8)：1624-1635.

［305］Colleran HL, Hiatt A, Wideman L, et al.The effect of an exercise intervention during early lactation on bone mineral density during the first year postpartum［J］.J Phys Act Health，2019，16(3)：197-204.

［306］Whelton PK, Carey RM, Aronow WS, et al.2017 ACC/AHA/AAPA/ABC/ACPM/AGS/APhA/ASH/ASPC/NMA/PCNA·guideline for the prevention, detection, evaluation, and management of high blood pressure in adults：executive summary：A report of the American College of Cardiology/American Heart Association Task Force on Clinical Practice Guidelines［J］.Circulation，2018，138(17)：e426-e483.

［307］National Institute for Health and Care Excellence(NICE).Hypertension in adults：diagnosis and management［M］.London：National Institute for Health and Care Excellence(NICE)，2022.

［308］Grundy SM, Stone NJ, Bailey AL, et al.2018 AHA/ACC/AACVPR/AAPA/ABC/ACPM/ADA/AGS/APhA/ASPC/NLA/PCNA guideline on the management of blood cholesterol：A report of the American College of Cardiology/American Heart Association Task Force on Clinical Practice Guidelines［J］.Circulation，2019，139(25)：e1082-e1143.

［309］《中国老年骨质疏松症诊疗指南》(2018)工作组，中国老年学和老年医学学会骨质疏松分会.中国老年骨质疏松症诊疗指南(2018)［J］.中国骨质疏松杂志，2018，24(12)：1541-1567.

［310］Ryan DH, Kahan S.Guideline recommendations for obesity management［J］.Med Clin North Am，2018，102(1)：49-63.

［311］Simon A, Pratt M, Hutton B, et al.Guidelines for the management of pregnant women with obesity：A systematic review［J］.Obes Rev，2020，21(3)：e12972.

序号	名称	可食部分/%	能量/kcal	水分/g	蛋白质/g	脂肪/g	膳食纤维/g	碳水化合物/g	维生素A/μgRE	维生素B₁/mg	维生素B₂/mg	烟酸/mg	维生素E/mg	钠/mg	钙/mg	铁/mg	维生素C/mg	胆固醇/mg
1	稻米（大米）	100	346	13.3	7.4	0.8	0.7	77.2	0	0.11	0.05	1.9	0.46	3.8	13	2.3	0	0
2	方便面	100	472	3.6	9.5	21.1	0.7	60.9	0	0.12	0.06	0.9	2.28	1144	25	4.1	0	0
3	麸皮	100	220	14.5	15.8	4	31.3	30.1	20	0.3	0.3	12.5	4.47	12.2	206	9.9	0	0
4	高粱米	100	351	10.3	10.4	3.1	4.3	70.4	0	0.29	0.1	1.6	1.88	6.3	22	6.3	0	0
5	挂面（标准粉）	100	344	12.4	10.1	0.7	1.6	74.4	0	0.19	0.04	2.5	1.11	15	14	3.5	0	0
6	黑米（稻米（紫））	100	333	14.3	9.4	2.5	3.9	68.3	0	0.33	0.13	7.9	0.22	7.1	12	1.6	0	0
7	花卷	100	217	45.7	6.4	1	0	45.6	0	0.02	0.02	1.1	0	95	19	0.4	0	0
8	煎饼	100	333	6.8	7.6	0.7	9.1	74.7	0	0.1	0.04	0.2	0	85.5	9	7	0	0
9	烤麸	100	121	68.6	20.4	0.3	0.2	9.1	0	0.04	0.05	1.2	0.42	230	30	2.7	0	0
10	苦荞麦粉	100	304	19.3	9.7	2.7	5.8	60.2	0	0.32	0.21	1.5	1.73	2.3	39	4.4	0	0
11	烙饼（标准粉）	100	255	36.4	7.5	2.3	1.9	51	0	0.02	0.04	0	1.03	149.3	20	2.4	0	0
12	馒头（蒸，标粉）	100	233	40.5	7.8	1	1.5	48.3	0	0.05	0.07	0	0.86	165.2	18	1.9	0	0
13	面筋（油）（油面筋）	100	490	7.1	26.9	25.1	1.3	39.1	0	0.03	0.05	2.2	7.18	29.5	29	2.5	0	0
14	面条（煮，富强粉）	100	109	72.6	2.7	0.2	0.1	24.2	0	0	0.01	1.8	0	26.9	4	0.5	0	0
15	米饭（蒸，籼米）	100	114	71.1	2.5	0.2	0.4	25.6	0	0.02	0.03	1.7	0	1.7	6	0.3	0	0

续表

序号	名称	可食部分/%	能量/kcal	水分/g	蛋白质/g	脂肪/g	膳食纤维/g	碳水化合物/g	维生素A/μgRE	维生素B₁/mg	维生素B₂/mg	烟酸/mg	维生素E/mg	钠/mg	钙/mg	铁/mg	维生素C/mg	胆固醇/mg
16	米饭（蒸，粳米）	100	117	70.6	2.6	0.3	0.2	26	0	0	0.03	2	0	3.3	7	2.2	0	0
17	米粉（干，细）	100	346	12.3	8	0.1	0.1	78.2	0	0.03	0	0.2	0	5.9	0	1.4	0	0
18	米粥（粳米）	100	46	88.6	1.1	0.3	0.1	9.8	0	0	0.03	0.2	0	2.8	7	0.1	0	0
19	糯米（优糯米）	100	344	14.2	9	1	0.6	74.7	0	0.1	0.03	1.9	0.93	1.2	8	0.8	0	0
20	荞麦	100	324	13	9.3	2.3	6.5	66.5	3	0.28	0.16	2.2	4.4	4.7	47	6.2	0	0
21	青稞	100	298	12.1	10.2	1.2	13.4	61.6	0	0.32	0.21	3.6	1.25	0	0	0	0	0
22	烧饼（糖）	100	302	25.9	8	2.1	0	62.7	0	0	0.01	1.1	0.39	62.5	51	1.6	0	0
23	小麦（龙麦）	100	352	0	12	0	10.2	76.1	0	0.48	0.14	0	1.91	107.4	0	5.9	0	0
24	小麦粉（标准粉）	100	344	12.7	11.2	1.5	2.1	71.5	0	0.28	0.08	2	1.8	3.1	31	3.5	0	0
25	小米	100	358	11.6	9	3.1	1.6	73.5	17	0.33	0.1	1.5	3.63	4.3	41	5.1	0	0
26	小米粥	100	46	89.3	1.4	0.7	0	8.4	0	0.02	0.07	0.9	0.26	4.1	10	1	0	0
27	燕麦片	100	367	9.2	15	6.7	5.3	61.6	0	0.3	0.13	1.2	3.07	3.7	186	7	0	0
28	薏米（薏苡回回米）	100	357	11.2	12.8	3.3	2	69.1	0	0.22	0.15	2	2.08	3.6	42	3.6	0	0
29	油饼	100	399	24.8	7.9	22.9	2	40.4	0	0.11	0.05	0	0	572.5	46	2.3	0	0

续表

序号	名称	可食部分/%	能量/kcal	水分/g	蛋白质/g	脂肪/g	膳食纤维/g	碳水化合物/g	维生素A/μgRE	维生素B₁/mg	维生素B₂/mg	烟酸/mg	维生素E/mg	钠/mg	钙/mg	铁/mg	维生素C/mg	胆固醇/mg
30	荞麦面	100	385	11	12.2	7.2	0	67.8	3	0.39	0.04	3.9	7.96	2.2	27	13.6	0	0
31	油条	100	386	21.8	6.9	17.6	0.9	50.1	0	0.01	0.07	0.7	3.19	585.2	6	1	0	0
32	玉米（黄，苞谷）	100	335	13.2	8.7	3.8	6.4	66.6	17	0.21	0.13	2.5	3.89	3.3	14	2.4	0	0
33	玉米面（白）	100	340	13.4	8	4.5	6.2	66.9	0	0.34	0.06	3	6.89	0.5	12	1.3	0	0
34	玉米粥（即食）	100	390	6.3	7.2	3.7	0.4	81.9	0	0.02	0.03	2.2	0.08	1.7	11	9	0	0
35	糌粑（稞麦（熟品））	100	257	49.3	4.1	13.1	1.8	30.7	0	0.05	0.15	1.9	2.68	8.9	71	13.9	0	0
36	扁豆	100	326	9.9	25.3	0.4	6.5	55.4	5	0.26	0.45	2.6	1.86	2.3	137	19.2	0	0
37	蚕豆（去皮）	100	304	11.5	24.6	1.1	10.9	49	8	0.13	0.23	2.2	4.9	21.2	49	2.9	0	0
38	臭干	100	99	77.9	10.2	4.6	0.4	4.1	0	0.02	0.11	0.1	0	33.8	720	4.2	0	0
39	豆腐	100	81	82.8	8.1	3.7	0.4	3.8	0	0.04	0.03	0.2	2.71	7.2	164	1.9	0	0
40	豆腐干	100	140	65.2	16.2	3.6	0.8	10.7	0	0.03	0.07	0.3	0	76.5	308	4.9	0	0
41	豆腐花	100	401	1.6	10	2.6	0	84.3	42	0.02	0.03	0.4	5	0	175	3.3	0	0
42	豆腐卷	100	201	61.6	17.9	11.6	1	6.2	30	0.02	0.04	0.4	27.63	0	156	6.1	0	0
43	豆腐脑（老豆腐）	100	10	97.8	1.9	0.8	0	0	6	0.04	0.02	0.4	10.46	2.8	18	0.9	0	0

续表

序号	名称	可食部分/%	能量/kcal	水分/g	蛋白质/g	脂肪/g	膳食纤维/g	碳水化合物/g	维生素A/μgRE	维生素B₁/mg	维生素B₂/mg	烟酸/mg	维生素E/mg	钠/mg	钙/mg	铁/mg	维生素C/mg	胆固醇/mg
44	豆腐皮	100	409	16.5	44.6	17.4	0.2	18.6	0	0.31	0.11	1.5	20.63	9.4	116	30.8	0	0
45	豆浆	100	13	96.4	1.8	0.7	1.1	0	15	0.02	0.02	0.1	0.8	3	10	0.5	0	0
46	豆奶	100	30	94	2.4	1.5	0	1.8	0	0.02	0.06	0.3	4.5	3.2	23	0.6	0	5
47	豆沙	100	243	39.2	5.5	1.9	1.7	51	0	0.03	0.05	0.3	4.37	23.5	42	8	0	0
48	腐乳（白）	100	133	68.3	10.9	8.2	0.9	3.9	22	0.03	0.04	1	8.4	2 460	61	3.8	0	0
49	腐竹	100	459	7.9	44.6	21.7	1	21.3	0	0.13	0.07	0.8	27.84	26.5	77	16.5	0	0
50	黑豆（黑大豆）	100	381	9.9	36.1	15.9	10.2	23.3	5	0.2	0.33	2	17.36	3	224	7	0	0
51	红豆馅	100	240	35.9	4.8	3.6	7.9	47.2	0	0.04	0.05	1.7	9.17	3.3	2	1	0	0
52	花豆（红）	100	317	14.8	19.1	1.3	5.5	57.2	72	0.25	0	3	6.13	12.5	38	0.3	0	0
53	黄豆（大豆）	100	359	10.2	35.1	16	15.5	18.6	37	0.41	0.2	2.1	18.9	2.2	191	8.2	0	0
54	豇豆	100	322	10.9	19.3	1.2	7.1	58.5	10	0.16	0.08	1.9	8.61	6.8	40	7.1	0	0
55	绿豆	100	316	12.3	21.6	0.8	6.4	55.6	22	0.25	0.11	2	10.95	3.2	81	6.5	0	0
56	千张（百页）	100	260	52	24.5	16	1	4.5	5	0.04	0.05	0.2	23.38	20.6	313	6.4	0	0
57	青豆（青大豆）	100	373	9.5	34.6	16	12.6	22.7	132	0.41	0.18	3	10.09	1.8	200	8.4	0	0
58	素鸡	100	192	64.3	16.5	12.5	0.9	3.3	10	0.02	0.03	0.4	17.8	373.8	319	5.3	0	0

续表

序号	名称	可食部分/%	能量/kcal	水分/g	蛋白质/g	脂肪/g	膳食纤维/g	碳水化合物/g	维生素A/μgRE	维生素B₁/mg	维生素B₂/mg	烟酸/mg	维生素E/mg	钠/mg	钙/mg	铁/mg	维生素C/mg	胆固醇/mg
59	酥香兰花豆	100	416	9.2	12.8	13.6	1.2	60.5	0	0.26	0.17	1.5	8.13	109.8	59	2.3	0	0
60	豌豆	100	313	10.4	20.3	1.1	10.4	55.4	42	0.49	0.14	2.4	8.47	9.7	97	4.9	0	0
61	油豆腐（豆腐泡）	100	244	58.8	17	17.6	0.6	4.3	5	0.05	0.04	0.3	24.7	32.5	147	5.2	0	0
62	芸豆（杂,带皮）	100	306	9.8	22.4	0.6	10.5	52.8	0	0	0	0	0	10.5	349	8.7	0	0
63	杂豆	100	316	11.4	8.2	1	6.8	68.6	0	0	0	0	0	0	0	0	0	0
64	扁豆（鲜）	91	37	88.3	2.7	0.2	2.1	6.1	25	0.04	0.07	0.9	0.24	3.8	38	1.9	13	0
65	蚕豆（鲜）	31	104	70.2	8.8	0.4	3.1	16.4	52	0.37	0.1	1.5	0.83	4	16	3.5	16	0
66	刀豆	92	35	89	3.1	0.2	1.8	5.3	37	0.05	0.07	1	0.31	5.9	48	3.2	15	0
67	豆角	96	30	90	2.5	0.2	2.1	4.6	33	0.05	0.07	0.9	2.24	3.4	29	1.5	18	0
68	荷兰豆	88	27	91.9	2.5	0.3	1.4	3.5	80	0.09	0.04	0.7	0.3	8.8	51	0.9	16	0
69	黄豆芽	100	44	88.8	4.5	1.6	1.5	3	5	0.04	0.07	0.6	0.8	7.2	21	0.9	8	0
70	豇豆（鲜,长）	98	29	90.8	2.7	0.2	1.8	4	20	0.07	0.07	0.8	0.65	4.6	42	1	18	0
71	绿豆芽	100	18	94.6	2.1	0.1	0.8	2.1	3	0.05	0.06	0.5	0.19	4.4	9	0.6	6	0
72	毛豆（青豆）	53	123	69.6	13.1	5	4	6.5	22	0.15	0.07	1.4	2.44	3.9	135	3.5	27	0

续表

序号	名称	可食部分/%	能量/kcal	水分/g	蛋白质/g	脂肪/g	膳食纤维/g	碳水化合物/g	维生素A/µgRE	维生素B₁/mg	维生素B₂/mg	烟酸/mg	维生素E/mg	钠/mg	钙/mg	铁/mg	维生素C/mg	胆固醇/mg
73	四季豆（菜豆）	96	28	91.3	2	0.4	1.5	4.2	35	0.04	0.07	0.4	1.24	8.6	42	1.5	6	0
74	豌豆苗	98	29	92.7	3.1	0.6	0	2.8	0	0	0	0	0	26.3	59	1.8	0	0
75	百合	82	162	56.7	3.2	0.1	1.7	37.1	0	0.02	0.04	0.7	0	6.7	11	1	18	0
76	荸荠（马蹄，地栗）	78	59	83.6	1.2	0.2	1.1	13.1	3	0.02	0.02	0.7	0.65	15.7	4	0.6	7	0
77	慈菇（乌芋白地果）	89	94	73.6	4.6	0.2	1.4	18.5	0	0.14	0.07	1.6	2.16	39.1	14	2.2	4	0
78	甘薯（红心，山芋，红薯）	90	99	73.4	1.1	0.2	1.6	23.1	125	0.04	0.04	0.6	0.28	28.5	23	0.5	26	0
79	甘薯粉（地瓜粉）	100	336	14.5	2.7	0.2	0.1	80.8	3	0.03	0.05	0.2	26.4	26.4	33	10	0	0
80	甘薯片（白薯干）	100	340	12.1	4.7	0.8	2	78.5	25	0.15	0.11	1.1	0.38	26.4	112	3.7	9	0
81	胡萝卜（红）	96	37	89.2	1	0.2	1.1	7.7	688	0.04	0.03	0.6	0.41	71.4	32	1	13	0
82	茭笋	77	25	91.1	1.7	0.2	2	4.2	0	0.05	0.04	0.8	0.42	39.8	2	0.5	12	0
83	姜	95	41	87	1.3	0.6	2.7	7.6	28	0.02	0.03	0.8	0	14.9	27	1.4	4	0

续表

序号	名称	可食部分/%	能量/kcal	水分/g	蛋白质/g	脂肪/g	膳食纤维/g	碳水化合物/g	维生素A/μg RE	维生素B₁/mg	维生素B₂/mg	烟酸/mg	维生素E/mg	钠/mg	钙/mg	铁/mg	维生素C/mg	胆固醇/mg
84	芥菜头（大头菜，水芥）	83	33	89.6	1.9	0.2	1.4	6	0	0.06	0.02	0.6	0.2	65.6	65	0.8	34	0
85	芋头（芋艿，毛芋）	84	79	78.6	2.2	0.2	1	17.1	27	0.06	0.05	0.7	0.45	33.1	36	1	6	0
86	竹笋	63	19	92.8	2.6	0.2	1.8	1.8	0	0.08	0.08	0.6	0.05	0.4	9	0.5	5	0
87	白菜（大白菜）	92	21	93.6	1.7	0.2	0.6	3.1	42	0.06	0.07	0.8	0.92	89.3	69	0.5	47	0
88	白菜苔（菜苔，菜心）	84	25	91.3	2.8	0.5	1.7	2.3	160	0.05	0.08	1.2	0.52	26	96	2.8	44	0
89	菠菜（赤根菜）	89	24	91.2	2.6	0.3	1.7	2.8	487	0.04	0.11	0.6	1.74	85.2	66	2.9	32	0
90	菜花（花椰菜）	82	24	92.4	2.1	0.2	1.2	3.4	5	0.03	0.08	0.6	0.43	31.6	23	1.1	61	0
91	葱茎（脱水）	100	303	9.7	6.3	0.4	11.4	68.6	35	0.07	0.06	3	0	44.9	49	22.1	89	0
92	葱头（洋葱）	90	39	89.2	1.1	0.2	0.9	8.1	3	0.03	0.03	0.3	0.14	4.4	24	0.6	8	0
93	大白菜（青白口）	83	15	95.1	1.4	0.1	0.9	2.1	13	0.03	0.04	0.4	0.36	48.4	35	0.6	28	0
94	榨菜	100	29	75	2.2	0.3	2.1	4.4	83	0.03	0.06	0.5	0	4 253	155	3.9	2	0
95	草菇（大黑头细花草）	100	23	92.3	2.7	0.2	1.6	2.7	0	0.08	0.34	8	0.4	73	17	1.3	0	0

续表

序号	名称	可食部分/%	能量/kcal	水分/g	蛋白质/g	脂肪/g	膳食纤维/g	碳水化合物/g	维生素A/μgRE	维生素B₁/mg	维生素B₂/mg	烟酸/mg	维生素E/mg	钠/mg	钙/mg	铁/mg	维生素C/mg	胆固醇/mg
96	大红菇（草质红菇）	100	200	15.5	24.4	2.8	31.6	19.3	13	0.26	6.9	19.5	0	1.7	1	7.5	2	0
97	地衣（水浸）	100	3	96.4	1.5	0	1.8	0	37	0.02	0.28	0.5	2.24	10.7	14	21.1	0	0
98	冬菇（干，毛柄金线菌）	86	212	13.4	17.8	1.3	32.3	32.3	5	0.17	1.4	24.4	3.47	20.4	55	10.5	5	0
99	发菜	100	246	10.5	22.8	0.8	21.9	36.8	0	0.23	0	0	21.7	103.3	875	99.3	0	0
100	海带（鲜，江白菜）	100	17	94.4	1.2	0.1	0.5	1.6	0	0.02	0.15	1.3	1.85	8.6	46	0.9	0	0
101	金针菇（智力菇）	100	26	90.2	2.4	0.4	2.7	3.3	5	0.15	0.19	4.1	1.14	4.3	0	1.4	2	0
102	口蘑（白蘑）	100	242	9.2	38.7	3.3	17.2	14.4	0	0.07	0.08	44.3	8.57	5.2	169	19.4	0	0
103	蘑菇（鲜，鲜蘑）	99	20	92.4	2.7	0.1	2.1	2	2	0.08	0.35	4	0.56	8.3	6	1.2	2	0
104	木耳（水发，黑木耳）	100	21	91.8	1.5	0.2	2.6	3.4	3	0.01	0.05	0.2	7.51	8.5	34	5.5	1	0
105	平菇（鲜，糙皮）	93	20	92.5	1.9	0.3	2.3	2.3	2	0.06	0.16	3.1	0.79	3.8	5	1	4	0
106	松蘑（松口蘑，松茸）	100	112	16.1	20.3	3.2	47.8	0.4	0	0.01	1.48	0	3.09	4.3	14	86	0	0

续表

序号	名称	可食部分/%	能量/kcal	水分/g	蛋白质/g	脂肪/g	膳食纤维/g	碳水化合物/g	维生素A/μgRE	维生素B₁/mg	维生素B₂/mg	烟酸/mg	维生素E/mg	钠/mg	钙/mg	铁/mg	维生素C/mg	胆固醇/mg
107	苔菜（苔条条，浒苔）	100	148	23.7	19	0.4	9.1	17.2	0	0.35	0.4	4	0	4 956	185	283.7	0	0
108	香菇（鲜，香蕈，冬菇）	100	19	91.7	2.2	0.3	3.3	1.9	0	0	0.08	2	0	1.4	2	0.3	1	0
109	羊肚菌（干，狼肚）	100	295	14.3	26.9	7.1	12.9	30.8	209	0.1	2.25	8.8	3.58	33.6	87	30.7	3	0
110	银耳（白木耳）	96	200	14.6	10	1.4	30.4	36.9	8	0.05	0.25	5.3	1.26	82.1	36	4.1	0	0
111	紫菜	100	207	12.7	26.7	1.1	21.6	22.5	228	0.27	1.02	7.3	1.82	710.5	264	54.9	2	0
112	芭蕉（甘蕉，板蕉）	68	109	68.9	1.2	0.1	3.1	25.8	0	0.02	0.02	0.6	0	1.3	6	0.3	0	0
113	菠萝（凤梨，地菠萝）	68	41	88.4	0.5	0.1	1.3	9.5	33	0.04	0.02	0.2	0	0.8	12	0.6	18	0
114	草莓	97	30	91.3	1	0.2	1.1	6	5	0.02	0.03	0.3	0.71	4.2	18	1.8	47	0
115	草莓酱	100	269	32.5	0.8	0.2	0.2	66.1	0	0.15	0.1	0.2	0.49	8.7	44	2.1	1	0
116	橙	74	47	87.4	0.8	0.2	0.6	10.5	27	0.05	0.04	0.3	0.56	1.2	20	0.4	33	0
117	橄榄（白榄）	80	49	83.1	0.8	0.2	4	11.1	22	0.01	0.01	0.7	0	0	49	0.2	3	0
118	甘蔗汁	100	64	83.1	0.4	0.1	0.6	15.4	2	0.01	0.02	0.2	0	3	14	0.4	2	0

续表

序号	名称	可食部分/%	能量/kcal	水分/g	蛋白质/g	脂肪/g	膳食纤维/g	碳水化合物/g	维生素A/μgRE	维生素B₁/mg	维生素B₂/mg	烟酸/mg	维生素E/mg	钠/mg	钙/mg	铁/mg	维生素C/mg	胆固醇/mg
119	桂圆（鲜）	50	70	81.4	1.2	0.1	0.4	16.2	3	0.01	0.14	1.3	0	3.9	6	0.2	43	0
120	果丹皮	100	321	16.7	1	0.8	2.6	77.4	25	0.02	0.03	0.7	1.85	115.5	52	11.6	3	0
121	海棠果	86	73	79.9	0.3	0.2	1.8	17.4	118	0.05	0.03	0.2	0.25	0.6	15	0.4	20	0
122	黑枣（无核，乌枣，软）	98	228	39	1.7	0.3	2.6	54.7	7	0	0	2.1	1.88	6.3	108	1.2	0	0
123	红果（山里红，大山楂）	76	95	73	0.5	0.6	3.1	22	17	0.02	0.02	0.4	7.32	5.4	52	0.9	53	0
124	黄果果（黄皮）	59	31	87.6	1.6	0.2	4.3	5.6	0	0.13	0.06	0	0	6.5	0	0.4	35	0
125	金桔（金枣）	89	55	84.7	1	0.2	1.4	12.3	62	0.04	0.03	0.3	1.58	3	56	1	35	0
126	桔（蜜桔）	76	42	88.2	0.8	0.4	1.4	8.9	277	0.05	0.04	0.2	0.45	1.3	19	0.2	19	0
127	桔饼	100	364	5.4	0.6	0.4	3.5	89.4	43	0.03	0.19	0.6	0	485.9	125	0.8	0	0
128	李（玉皇李）	91	36	90	0.7	0.2	0.9	7.8	25	0.03	0.02	0.4	0.74	3.8	8	0.6	5	0
129	梨	75	32	90	0.4	0.1	2	7.3	0	0.01	0.04	0.1	0	3.9	11	0	1	0
130	荔枝（鲜）	73	70	81.9	0.9	0.2	0.5	16.1	2	0.1	0.04	1.1	0	1.7	2	0.4	41	0
131	芒果（抹猛果，望果）	60	32	90.6	0.6	0.2	1.3	7	1342	0.01	0.04	0.3	1.21	2.8	0	0.2	23	0

续表

序号	名称	可食部分/%	能量/kcal	水分/g	蛋白质/g	脂肪/g	膳食纤维/g	碳水化合物/g	维生素A/μgRE	维生素B₁/mg	维生素B₂/mg	烟酸/mg	维生素E/mg	钠/mg	钙/mg	铁/mg	维生素C/mg	胆固醇/mg
132	柠檬	66	35	91	1.1	1.2	1.3	4.9	0	0.05	0.02	0.6	1.14	1.1	101	0.8	22	0
133	柠檬汁	100	26	93.1	0.9	0.2	0.3	5.2	0	0.01	0.02	0.1	0	1.2	24	0.1	11	0
134	枇杷	62	39	89.3	0.8	0.2	0.8	8.5	117	0.01	0.03	0.3	0.24	4	17	1.1	8	0
135	苹果	76	52	85.9	0.2	0.2	1.2	12.3	3	0.06	0.02	0.2	2.12	1.6	4	0.6	4	0
136	苹果酱	100	277	30.4	0.4	0.1	0.3	68.7	0	0.28	0.02	0	0	11	2	1.3	1	0
137	苹果脯	100	336	14.2	0.6	0.1	1.6	83.3	12	0.01	0.09	0.1	0.44	12.8	9	1.6	0	0
138	葡萄	86	43	88.7	0.5	0.2	0.4	9.9	8	0.04	0.02	0.2	0.7	1.3	5	0.4	25	0
139	葡萄干	100	341	11.6	2.5	0.4	1.6	81.8	0	0.09	0	0	0	19.1	52	9.1	5	0
140	青梅果脯	100	308	20	1.2	0.6	2.9	74.5	2	0	0.33	0.1	88	222.8	106	4	4	0
141	人参果	88	80	77.1	0.6	0.7	3.5	17.7	8	0	0.25	0.3	0	7.1	13	0.2	12	0
142	桑葚	100	49	82.8	1.7	0.4	4.1	9.7	5	0.02	0.06	0	9.87	2	37	0.4	0	0
143	柿	87	80	80.6	0.4	0.1	1.4	17.1	20	0.02	0.02	0.3	1.12	0.8	9	0.2	30	0
144	柿饼	97	250	33.8	1.8	0.2	2.6	60.2	48	0.01	0	0.5	0.63	6.4	54	2.7	0	0
145	石榴（红粉皮石榴）	57	64	78.7	1.3	0.1	4.9	14.5	0	0.05	0.03	0	3.72	0.8	16	0.2	13	0

续表

序号	名称	可食部分/%	能量/kcal	水分/g	蛋白质/g	脂肪/g	膳食纤维/g	碳水化合物/g	维生素A/μg RE	维生素B₁/mg	维生素B₂/mg	烟酸/mg	维生素E/mg	钠/mg	钙/mg	铁/mg	维生素C/mg	胆固醇/mg
146	桃	86	48	86.4	0.9	0.1	1.3	10.9	3	0.01	0.03	0.7	1.54	5.7	6	0.8	7	0
147	桃脯	100	310	19.2	1.4	0.4	2.4	75.2	8	0.01	0.12	0.8	6.25	243	96	10.4	6	0
148	无花果	100	59	81.3	1.5	0.1	3	13	5	0.03	0.02	0.1	1.82	5.5	67	0.1	2	0
149	香蕉	59	91	75.8	1.4	0.2	1.2	20.8	10	0.02	0.04	0.7	0.24	0.8	7	0.4	8	0
150	杏	91	36	89.4	0.9	0.1	1.3	7.8	75	0.02	0.03	0.6	0.95	2.3	14	0.6	4	0
151	杨梅（树梅，山杨梅）	82	28	92	0.8	0.2	1	5.7	7	0.01	0.05	0.3	0.81	0.7	14	1	9	0
152	杨桃	88	29	91.4	0.6	0.2	1.2	6.2	3	0.02	0.03	0.7	0	1.4	4	0.4	7	0
153	椰子	33	231	51.8	4	12.1	4.7	26.6	0	0.01	0.01	0.5	0	55.6	2	1.8	6	0
154	樱桃	80	46	88	1.1	0.2	0.3	9.9	35	0.02	0.02	0.6	2.22	8	11	0.4	10	0
155	柚（文旦）	69	41	89	0.8	0.2	0.4	9.1	2	0	0.03	0.3	0	3	4	0.3	23	0
156	枣（鲜）	87	122	67.4	1.1	0.3	1.9	28.6	40	0.06	0.09	0.9	0.78	1.2	22	1.2	243	0
157	枣（干）	80	264	26.9	3.2	0.5	6.2	61.6	2	0.04	0.16	0.9	3.04	6.2	64	2.3	14	0
158	猕猴桃（中华猕猴桃）	83	56	83.4	0.8	0.6	2.6	11.9	22	0.05	0.02	0.3	2.43	10	27	1.2	62	0
159	白果	100	355	9.9	13.2	1.3	0	72.6	0	0	0	0	0.73	17.5	54	0.2	0	0

续表

序号	名称	可食部分/%	能量/kcal	水分/g	蛋白质/g	脂肪/g	膳食纤维/g	碳水化合物/g	维生素A/μg RE	维生素B1/mg	维生素B2/mg	烟酸/mg	维生素E/mg	钠/mg	钙/mg	铁/mg	维生素C/mg	胆固醇/mg
160	核桃（鲜）	43	327	49.8	12.8	29.9	4.3	1.8	0	0.07	0.14	1.4	41.17	0	0	0	10	0
161	花生（生，落花生）	53	298	48.3	12.1	25.4	7.7	5.2	2	0	0.04	14.1	2.93	3.7	8	3.4	14	0
162	肠（火腿肠）	100	212	57.4	14	10.4	0	15.6	5	0.26	0.43	2.3	0.71	771.2	9	4.5	0	57
163	肠（腊肠）	100	584	8.4	22	48.3	0	15.3	0	0.04	0.12	3.8	0	1420	24	3.2	0	88
164	叉烧肉	100	279	49.2	23.8	16.9	0	7.9	16	0.66	0.23	7	0.68	818.8	8	2.6	0	68
165	狗肉	80	116	76	16.8	4.6	0	1.8	157	0.34	0.2	3.5	1.4	47.4	52	2.9	0	62
166	火腿（熟）	100	529	24.6	12.4	50.4	0	6.4	0	0.17	0	0	0	0	0	0	0	166
167	腊肉	100	498	31.1	11.8	48.8	0	2.9	96	0	0	0	6.23	763.9	22	7.5	0	123
168	驴肉（瘦）	100	116	73.8	21.5	3.2	0	0.4	72	0.03	0.16	2.5	2.76	46.9	2	4.3	0	74
169	卤猪杂	100	186	57.5	24.6	4.8	0	11	0	0.01	0.1	2.2	0	881.4	14	3	0	208
170	牛肚	100	72	83.4	14.5	1.6	0	0	2	0.03	0.13	2.5	0.51	60.6	40	1.8	0	104
171	牛肉（肥瘦）	100	190	68.1	18.1	13.4	0	0	9	0.03	0.11	7.4	0.22	57.4	8	3.2	0	84
172	牛肉（瘦）	100	106	75.2	20.2	2.3	0	1.2	6	0.07	0.13	6.3	0.35	53.6	9	2.8	0	58
173	牛肉干	100	550	9.3	45.6	40	0	1.9	0	0.06	0.26	15.2	0	412.4	43	15.6	0	120

续表

序号	名称	可食部分/%	能量/kcal	水分/g	蛋白质/g	脂肪/g	膳食纤维/g	碳水化合物/g	维生素A/μg RE	维生素B₁/mg	维生素B₂/mg	烟酸/mg	维生素E/mg	钠/mg	钙/mg	铁/mg	维生素C/mg	胆固醇/mg
174	牛舌	100	196	66.7	17	13.3	0	2	8	0.1	0.16	3.6	0.55	58.4	6	3.1	0	92
175	牛肾	89	94	78.3	15.6	2.4	0	2.6	88	0.24	0.85	7.7	0.19	180.8	8	9.4	0	295
176	牛蹄筋	100	151	62	38.4	0.5	0	0	0	0.07	0.13	0.7	0	153.6	5	3.2	0	0
177	牛心	100	106	77.2	15.4	3.5	0	3.1	17	0.26	0.39	6.8	0.19	47.9	4	5.9	0	115
178	兔肉	100	102	76.2	19.7	2.2	0	0.9	212	0.11	0.1	5.8	0.42	45.1	12	2	0	59
179	午餐肉	100	229	59.9	9.4	15.9	0	12	0	0.24	0.05	11.1	0	981.9	57	0	0	56
180	羊肉（肥、瘦）	90	198	66.9	19	14.1	0	0	22	0.05	0.14	4.5	0.26	80.6	6	2.3	0	92
181	羊肉（瘦）	90	118	74.2	20.5	3.9	0	0.2	11	0.15	0.16	5.2	0.31	69.4	9	3.9	0	60
182	羊肉串（炸）	100	217	57.4	18.3	11.5	0	10	40	0.04	0.41	4.7	6.56	580.8	38	4.2	0	93
183	珍珠里脊丝（罐头）	100	215	63.6	6.7	17.3	0	8.1	0	0.09	0.04	5.4	0.67	572.3	34	1.4	0	120
184	猪大肠	100	191	74.8	6.9	18.7	0	0	7	0.06	0.11	1.9	0.5	116.3	10	1	0	137
185	猪胆肝	100	336	16.3	44.2	6.4	0	25.3	3582	0.41	2.5	11	0	3625	12	181.3	0	1017
186	猪肚	96	110	78.2	15.2	5.1	0	0.7	3	0.07	0.16	3.7	0.32	75.1	11	2.4	0	165
187	猪耳	100	190	69.4	22.5	11.1	0	0	0	0.05	0.12	3.5	0.85	68.2	6	1.3	0	92

续表

序号	名称	可食部分/%	能量/kcal	水分/g	蛋白质/g	脂肪/g	膳食纤维/g	碳水化合物/g	维生素A/μgRE	维生素B₁/mg	维生素B₂/mg	烟酸/mg	维生素E/mg	钠/mg	钙/mg	铁/mg	维生素C/mg	胆固醇/mg
188	猪肺	97	84	83.1	12.2	3.9	0	0.1	10	0.04	0.18	1.8	0.45	81.4	6	5.3	0	290
189	猪肝	99	129	70.7	19.3	3.5	0	5	4 972	0.21	2.08	15	0.86	68.6	6	22.6	0	288
190	猪脑	100	131	78	10.8	9.8	0	0	0	0.11	0.19	2.8	0.96	130.7	30	1.9	0	2 571
191	猪肉（肥、瘦）	100	395	46.8	13.2	37	0	2.4	0	0.22	0.16	3.5	0.49	59.4	6	1.6	0	80
192	猪肉（瘦）	100	143	71	20.3	6.2	0	1.5	44	0.54	0.1	5.3	0.34	57.5	6	3	0	81
193	猪肉松	100	396	9.4	23.4	11.5	0	49.7	44	0.04	0.13	3.3	10.02	469	41	6.4	0	111
194	猪舌（口条）	94	233	63.7	15.7	18.1	0	1.7	15	0.13	0.3	4.6	0.73	79.4	13	2.8	0	158
195	猪肾（猪腰子）	93	96	78.8	15.4	3.2	0	1.4	41	0.31	1.14	8	0.34	134.2	12	6.1	0	354
196	猪蹄（熟，爪尖）	43	260	55.8	23.6	17	0	3.2	0	0.13	0.04	2.8	0	363.2	32	2.4	0	86
197	猪蹄筋	100	156	62.4	35.3	1.4	0	0.5	0	0.01	0.09	2.9	0.1	178	15	2.2	0	79
198	猪小排（排骨）	72	278	58.1	16.7	23.1	0	0.7	5	0.3	0.16	4.5	0.11	62.6	14	1.4	0	146
199	猪心	97	119	76	16.6	5.3	0	1.1	13	0.19	0.48	6.8	0.74	71.2	12	4.3	0	151
200	猪血	100	55	85.8	12.2	0.3	0	0.9	0	0.03	0.04	0.3	0.2	56	4	8.7	0	51
201	鹌鹑	58	110	75.1	20.2	3.1	0	0.2	40	0.04	0.32	6.3	0.44	48.4	48	2.3	0	157

续表

序号	名称	可食部分/%	能量/kcal	水分/g	蛋白质/g	脂肪/g	膳食纤维/g	碳水化合物/g	维生素A/μg RE	维生素B₁/mg	维生素B₂/mg	烟酸/mg	维生素E/mg	钠/mg	钙/mg	铁/mg	维生素C/mg	胆固醇/mg
202	斑鸠肉（麒麟鸟）	100	171	66.8	21.4	8.5	0	2.2	0	0	0	0	0	0	0	0	0	125
203	北京烤鸭	80	436	38.2	16.6	38.4	0	6	36	0.04	0.32	4.5	0.97	83	35	2.4	0	91
204	鹅	63	245	62.9	17.9	19.9	0	0	42	0.07	0.23	4.9	0.22	58.8	4	3.8	0	74
205	鹅肝	100	129	70.7	15.2	3.4	0	9.3	6 100	0.27	0.25	0	5.29	70.2	2	7.8	0	285
206	鸽	42	201	66.6	16.5	14.2	0	1.7	53	0.06	0.2	6.9	0.99	63.6	30	3.8	0	99
207	鸡	66	167	69	19.3	9.4	0	1.3	48	0.05	0.09	5.6	0.67	63.3	9	1.4	0	106
208	酱鸭	80	266	53.6	18.9	18.4	0	6.3	11	0.06	0.22	3.7	0	981.3	14	4.1	0	107
209	鸡胸脯肉	100	133	72	19.4	5	0	2.5	16	0.07	0.13	10.8	0.22	34.4	3	0.6	0	82
210	鸡血	100	49	87	7.8	0.2	0	4.1	56	0.05	0.04	0.1	0.21	208	10	25	0	170
211	鸡爪	60	254	56.4	23.9	16.4	0	2.7	37	0.01	0.13	2.4	0.32	169	36	1.4	0	103
212	鸡肫（鸡胗）	100	118	73.1	19.2	2.8	0	4	36	0.04	0.09	3.4	0.87	74.8	7	4.4	0	174
213	烤鸡	73	240	59	22.4	16.7	0	0.1	37	0.05	0.19	3.5	0.22	472.3	25	1.7	0	99
214	烧鹅	73	289	52.8	19.7	21.5	0	4.2	9	0.09	0.11	3.6	0.07	240	91	3.8	0	116
215	瓦罐鸡汤（汤）	100	408	0	1.3	2.4	0	95.2	0	0.01	0.07	0	0.21	251.4	2	0.3	0	24

续表

序号	名称	可食部分 /%	能量 / kcal	水分 /g	蛋白质 /g	脂肪 /g	膳食纤维 /g	碳水化合物 /g	维生素 A/ μg RE	维生素 B₁/ mg	维生素 B₂/ mg	烟酸 / mg	维生素 E/ mg	钠 /mg	钙 /mg	铁 /mg	维生素 C/ mg	胆固醇 /mg
216	鸭	68	240	63.9	15.5	19.7	0	0.2	52	0.08	0.22	4.2	0.27	69	6	2.2	0	94
217	鸭肠	53	129	77	14.2	7.8	0	0.4	0	0.02	0.22	3.1	0	32	31	2.3	0	187
218	鸭翅	67	146	70.6	16.5	6.1	0	6.3	0	0.02	0.16	2.4	0	53.6	20	2.1	0	49
219	鸭肝	100	128	76.3	14.5	7.5	0	0.5	1 040	0.26	1.05	6.9	1.41	87.2	18	23.1	0	341
220	盐水鸭（熟）	81	312	51.7	16.6	26.1	0	2.8	35	0.07	0.21	2.5	0.42	1 558	10	0.7	0	81
221	鸭皮	100	538	28.1	6.5	50.2	0	15.1	21	0.01	0.04	1	0	26.2	6	3.1	0	46
222	鸭肉（胸脯肉）	100	90	78.6	15	1.5	0	4	0	0.01	0.07	4.2	1.98	60.2	6	4.1	0	0
223	鸭舌（鸭条）	61	245	62.6	16.6	19.7	0	0.4	35	0.01	0.21	1.6	0.23	81.5	13	2.2	0	118
224	鸭肫	93	92	77.8	17.9	1.3	0	2.1	6	0.04	0.15	4.4	0.21	69.2	12	4.3	0	153
225	鸭心	100	143	74.5	12.8	8.9	0	2.9	24	0.14	0.87	8	0.81	86.2	20	5	0	120
226	鸭血（白鸭）	100	58	85	13.6	0.4	0	0	0	0.06	0.06	0	0.34	173.6	5	30.5	0	95
227	鸭掌	59	150	64.7	13.4	1.9	0	19.7	11	0	0.17	1.1	0	61.1	24	1.3	0	36
228	黄油	100	892	0.5	1.4	98.8	0	0	0	0	0.02	0	0	40.3	35	0.8	0	296
229	黄油渣	100	599	4.7	11.1	43.8	0	40	0	0.03	0.47	0.4	0	60.2	597	2.6	0	150
230	炼乳（罐头，甜）	100	332	26.2	8	8.7	0	55.4	41	0.03	0.16	0.3	0.28	211.9	242	0.4	0	36

续表

序号	名称	可食部分/%	能量/kcal	水分/g	蛋白质/g	脂肪/g	膳食纤维/g	碳水化合物/g	维生素A/μgRE	维生素B₁/mg	维生素B₂/mg	烟酸/mg	维生素E/mg	钠/mg	钙/mg	铁/mg	维生素C/mg	胆固醇/mg
231	奶豆腐（鲜）	100	305	31.9	46.2	7.8	0	12.5	0	0.01	0.69	0.7	0	90.2	597	3.1	0	36
232	奶酪（干酪）	100	328	43.5	25.7	23.5	0	3.5	152	0.06	0.91	0.6	0.6	584.6	799	2.4	0	11
233	奶片	100	472	3.7	13.3	20.2	0	59.3	75	0.05	0.2	1.6	0.05	179.7	269	1.6	0	65
234	奶油	100	720	18	2.5	78.6	0	0.7	1 042	0	0.05	0.1	66.01	29.6	1	0.7	0	168
235	牛乳	100	54	89.8	3	3.2	0	3.4	24	0.03	0.14	0.1	0.21	37.2	104	0.3	0	15
236	牛乳粉（全脂）	100	478	2.3	20.1	21.2	0	51.7	141	0.11	0.73	0.9	0.48	260.1	676	1.2	0	110
237	酸奶	100	72	84.7	2.5	2.7	0	9.3	26	0.03	0.15	0.2	0.12	39.8	118	0.4	0	15
238	羊乳粉（全脂）	100	498	1.4	18.8	25.2	0	49	0	0.06	1.6	0.9	0.2	0	0	0	0	75
239	鹌鹑蛋	86	160	73	12.8	11.1	0	2.1	337	0.11	0.49	0.1	3.08	106.6	47	3.2	0	515
240	鹅蛋	87	196	69.3	11.1	15.6	0	2.8	192	0.08	0.3	0.4	4.5	90.6	34	4.1	0	704
241	鸡蛋（红皮）	88	156	73.8	12.8	11.1	0	1.3	194	0.13	0.32	0.2	2.29	125.7	44	2.3	0	585
242	松花蛋（鸭，皮蛋）	90	171	68.4	14.2	10.7	0	4.5	215	0.06	0.18	0.1	3.05	542.7	63	3.3	0	608
243	鸭蛋	87	180	70.3	12.6	13	0	3.1	261	0.17	0.35	0.2	4.98	106	62	2.9	0	565
244	鲍鱼（杂色鲍）	65	84	77.5	12.6	0.8	0	6.6	24	0.01	0.16	0.2	2.2	2 012	266	22.6	0	242

续表

序号	名称	可食部分/%	能量/kcal	水分/g	蛋白质/g	脂肪/g	膳食纤维/g	碳水化合物/g	维生素A/μgRE	维生素B$_1$/mg	维生素B$_2$/mg	烟酸/mg	维生素E/mg	钠/mg	钙/mg	铁/mg	维生素C/mg	胆固醇/mg
245	蛏子	57	40	88.4	7.3	0.3	0	2.1	59	0.02	0.12	1.2	0.59	175.9	134	33.6	0	131
246	干贝	100	264	27.4	55.6	2.4	0	5.1	11	0	0.21	2.5	1.53	306.4	77	5.6	0	348
247	海蛎肉	100	66	85.6	8.4	2.3	0	2.9	0	0.03	0.07	1.7	7.66	194	167	5.4	0	0
248	海参	93	262	18.9	50.2	4.8	0	4.5	39	0.04	0.13	1.3	0	4 968	0	9	0	62
249	海蜇头	100	74	69	6	0.3	0	11.8	14	0.07	0.04	0.3	2.82	467.7	120	5.1	0	10
250	蛤蜊	45	31	91	5.8	0.4	0	1.1	19	0.01	0.1	0.5	0.86	317.3	138	2.9	0	156
251	蚶子（银蚶）	27	71	82.7	12.2	1.4	0	2.3	0	0	0.06	0.9	0.55	280.1	49	7.3	0	89
252	河蚌	23	36	89.8	6.8	0.6	0	0.8	202	0.01	0.13	1	1.36	28.7	306	3.1	0	57
253	河蚬（蚬子）	35	47	88.5	7	1.4	0	1.7	37	0.08	0.13	1.4	0.38	18.4	39	11.4	0	257
254	螺蛳	37	59	83.3	7.5	0.6	0	6	0	0	0.28	2	0.43	252.6	156	1.4	0	86
255	墨鱼	69	82	79.2	15.2	0.9	0	3.4	0	0.02	0.04	1.8	1.49	165.5	15	1	0	226
256	牡蛎	100	73	82	5.3	2.1	0	8.2	27	0.01	0.13	1.4	0.81	462.1	131	7.1	0	100
257	生蚝	100	57	87.1	10.9	1.5	0	0	0	0.04	0.13	1.5	0.13	270	35	5.5	0	94
258	乌贼（鲜,枪乌贼）	97	84	80.4	17.4	1.6	0	0	35	0.02	0.06	1.6	1.68	110	44	0.9	0	268

续表

序号	名称	可食部分 /%	能量 /kcal	水分 /g	蛋白质 /g	脂肪 /g	膳食纤维 /g	碳水化合物 /g	维生素 A/ μg RE	维生素 B₁/ mg	维生素 B₂/ mg	烟酸 / mg	维生素 E/ mg	钠 /mg	钙 /mg	铁 /mg	维生素 C/ mg	胆固醇 /mg
259	鲜扇贝	35	60	84.2	11.1	0.6	0	2.6	0	0	0.1	0.2	11.85	339	142	7.2	0	0
260	鱿鱼（水浸）	98	75	81.4	18.3	0.8	0	0	16	0	0.03	0	0.94	134.7	43	0.5	0	0
261	章鱼（真蛸）	100	52	86.4	10.6	0.4	0	1.4	7	0.07	0.13	1.4	0.16	288.1	22	1.4	0	114
262	春卷	100	463	23.5	6.1	33.7	1	33.8	0	0.01	0.01	3	3.89	485.8	10	1.9	0	0
263	蛋糕	100	347	18.6	8.6	5.1	0.4	66.7	86	0.09	0.09	0.8	2.8	67.8	39	2.5	0	0
264	豆汁（生）	100	10	97.4	0.9	0.1	0.1	1.3	0	0.02	0.02	0.1	0.34	6.5	8	0.4	0	0
265	绿豆糕	100	349	11.5	12.8	1	1.2	72.2	47	0.23	0.02	6.1	3.68	11.6	24	7.3	0	0
266	面包	100	312	27.4	8.3	5.1	0.5	58.1	0	0.03	0.06	1.7	1.66	230.4	49	2	0	0
267	年糕	100	154	60.9	3.3	0.6	0.8	33.9	0	0.03	0	1.9	1.15	56.4	31	1.6	0	0
268	热干面	100	152	63	4.2	2.4	0.2	28.5	0	0	0	0	0.29	165.8	67	2.8	0	0
269	三鲜豆皮	100	240	51.2	6	10.2	0	31	74	0.05	0.08	1.1	2.83	207	4	1.3	0	70
270	烧饼	100	326	27.3	11.5	9.9	2.5	47.6	0	0.03	0.01	0	5.19	84.1	40	6.9	0	0
271	烧麦	100	238	51	9.2	11	2.3	25.6	0	0.07	0.07	14.6	0.68	0	10	2.1	0	0
272	桃酥	100	481	5.4	7.1	21.8	1.1	64	0	0.02	0.05	2.3	14.14	7.73	33.9	48	0	0
273	油茶	100	94	76.3	2.4	0.9	0.9	19.1	0	0.01	0.06	0.4	0.06	19.6	22	1.1	0	0

续表

序号	名称	可食部分/%	能量/kcal	水分/g	蛋白质/g	脂肪/g	膳食纤维/g	碳水化合物/g	维生素A/μgRE	维生素B₁/mg	维生素B₂/mg	烟酸/mg	维生素E/mg	钠/mg	钙/mg	铁/mg	维生素C/mg	胆固醇/mg
274	月饼（百寿宴点）	100	428	16.9	5.1	22.1	3	52.3	85	0.13	0.04	2.8	0.79	11.1	31	2.1	0	0
275	冰淇淋	100	126	74.4	2.4	5.3	0	17.3	48	0.01	0.03	0.2	0.24	54.2	126	0.5	0	51
276	萝卜	94	20	93.9	0.8	0.1	0.6	4	3	0.03	0.06	0.6	1	60	56	0.3	18	0
277	马铃薯（土豆洋芋）	94	76	79.8	2	0.2	0.7	16.5	5	0.08	0.04	1.1	0.34	2.7	8	0.8	27	0
278	藕（莲藕）	88	70	80.5	1.9	0.2	1.2	15.2	3	0.09	0.03	0.3	0.73	44.2	39	1.4	44	0
279	藕粉	100	372	6.4	0.2	0	0.1	92.9	0	0	0.01	0.4	0	10.8	8	41.8	0	0
280	山药（薯蓣）	83	56	84.8	1.9	0.2	0.8	11.6	7	0.05	0.02	0.3	0.24	18.6	16	0.3	5	0
281	大白菜（小白口）	85	14	95.2	1.3	0.1	0.9	1.9	5	0.02	0.03	0.5	0.21	34.8	45	0.9	19	0
282	大葱（鲜）	82	30	91	1.7	0.3	1.3	5.2	10	0.03	0.05	0.5	0.3	4.8	29	0.7	17	0
283	大蒜（蒜头）	85	126	66.6	4.5	0.2	1.1	26.5	5	0.04	0.06	0.6	1.07	19.6	39	1.2	7	0
284	红菜苔	52	29	91.1	2.9	0	0.9	4.3	13	0.05	0.04	0.9	0.51	1.5	26	2.5	57	0
285	茴香菜（小茴香）	86	24	91.2	2.5	0.4	1.6	2.6	402	0.06	0.09	0.8	0.94	186.3	154	1.2	26	0

续表

序号	名称	可食部分/%	能量/kcal	水分/g	蛋白质/g	脂肪/g	膳食纤维/g	碳水化合物/g	维生素A/μgRE	维生素B₁/mg	维生素B₂/mg	烟酸/mg	维生素E/mg	钠/mg	钙/mg	铁/mg	维生素C/mg	胆固醇/mg
286	芥菜（大叶芥菜）	71	14	94.6	1.8	0.4	1.2	0.8	283	0.02	0.11	0.5	0.64	29	28	1	72	0
287	芥蓝（甘蓝菜）	78	19	93.2	2.8	0.4	1.6	1	575	0.02	0.09	1	0.96	50.5	128	2	51	0
288	韭菜	90	26	91.8	2.4	0.4	1.4	3.2	235	0.02	0.09	0.8	0.96	8.1	42	1.6	24	0
289	蕨菜（脱水）	100	251	7.2	6.6	0.9	25.5	54.2	0	0	0.16	2.7	0.53	0	851	23.7	3	0
290	芦笋（石刁柏龙须菜）	90	18	93	1.4	0.1	1.9	3	17	0.04	0.05	0.7	0	3.1	10	1.4	45	0
291	芹菜（白芹，旱芹，药芹）	66	14	94.2	0.8	0.1	1.4	2.5	10	0.01	0.08	0.4	2.21	73.8	48	0.8	12	0
292	生菜	94	13	95.8	1.3	0.3	0.7	1.3	298	0.03	0.06	0.4	1.02	32.8	34	0.9	13	0
293	蒜苗（蒜苔）	82	37	88.9	2.1	0.4	1.8	6.2	47	0.11	0.08	0.5	0.81	5.1	29	1.4	35	0
294	汤菜	86	22	93.2	1.8	0.5	0.8	2.6	68	0	0.68	0.6	1.55	28	131	5.8	57	0
295	茼蒿（蓬蒿菜，艾菜）	82	21	93	1.9	0.3	1.2	2.7	252	0.04	0.09	0.6	0.92	161.3	73	2.5	18	0
296	蕹菜（空心菜）	76	20	92.9	2.2	0.3	1.4	2.2	253	0.03	0.08	0.8	1.09	94.3	99	2.3	25	0
297	莴苣笋（莴苣）	62	14	95.5	1	0.1	0.6	2.2	25	0.02	0.02	0.5	0.19	36.5	23	0.9	4	0

续表

序号	名称	可食部分/%	能量/kcal	水分/g	蛋白质/g	脂肪/g	膳食纤维/g	碳水化合物/g	维生素A/μgRE	维生素B₁/mg	维生素B₂/mg	烟酸/mg	维生素E/mg	钠/mg	钙/mg	铁/mg	维生素C/mg	胆固醇/mg
298	莴苣叶（莴笋叶）	89	18	94.2	1.4	0.2	1	2.6	147	0.06	0.1	0.4	0.58	39.1	34	1.5	13	0
299	苋菜（紫，紫苋菜红苋）	73	31	88.8	2.8	0.4	1.8	4.1	248	0.03	0.1	0.6	1.54	42.3	178	2.9	30	0
300	香椿（香椿头）	76	47	85.2	1.7	0.4	1.8	9.1	117	0.07	0.12	0.9	0.99	4.6	96	3.9	40	0
301	小白菜（青菜，白菜）	81	15	94.5	1.5	0.3	1.1	1.6	280	0.02	0.09	0.7	0.7	73.5	90	1.9	28	0
302	小葱	73	24	92.7	1.6	0.4	1.4	3.5	140	0.05	0.06	0.4	0.59	10.4	72	1.3	21	0
303	西蓝花（绿菜花）	83	33	90.3	4.1	0.6	1.6	2.7	1 202	0.09	0.13	0.9	0.91	18.8	67	1	51	0
304	雪里蕻（雪菜，雪里红）	94	24	91.5	2	0.4	1.6	3.1	52	0.03	0.11	0.5	0.74	30.5	230	3.2	31	0
305	油菜	87	23	92.9	1.8	0.5	1.1	2.7	103	0.04	0.11	0.7	0.88	55.8	108	1.2	36	0
306	油菜苔	82	20	92.4	3.2	0.4	2	1	90	0.08	0.07	0.8	0.89	83.2	156	2.8	65	0
307	圆白菜（甘蓝，卷心菜）	86	22	93.2	1.5	0.2	1	3.6	12	0.03	0.03	0.4	0.5	27.2	49	0.6	40	0

续表

序号	名称	可食部分/%	能量/kcal	水分/g	蛋白质/g	脂肪/g	膳食纤维/g	碳水化合物/g	维生素A/μgRE	维生素B₁/mg	维生素B₂/mg	烟酸/mg	维生素E/mg	钠/mg	钙/mg	铁/mg	维生素C/mg	胆固醇/mg
308	芫荽（香菜，香荽）	81	31	90.5	1.8	0.4	1.2	5	193	0.04	0.14	2.2	0.8	48.5	101	2.9	48	0
309	冬瓜	80	11	96.6	0.4	0.2	0.7	1.9	13	0.01	0.01	0.3	0.08	1.8	19	0.2	18	0
310	哈密瓜	71	34	91	0.5	0.1	0.2	7.7	153	0	0.01	0	0	26.7	4	0	12	0
311	黄瓜（胡瓜）	92	15	95.8	0.8	0.2	0.5	2.4	15	0.02	0.03	0.2	0.46	4.9	24	0.5	9	0
312	黄河蜜瓜	56	5	95	0.4	0	3.2	0.8	30	0.02	0.01	0.5	0	0	0	0	15	0
313	苦瓜（凉瓜，癞葡萄）	81	19	93.4	1	0.1	1.4	3.5	17	0.03	0.03	0.4	0.85	2.5	14	0.7	56	0
314	木瓜	86	27	92.2	0.4	0.1	0.8	6.2	145	0.01	0.02	0.3	0.3	28	17	0.2	43	0
315	南瓜（饭瓜，番瓜，倭瓜）	85	22	93.5	0.7	0.1	0.8	4.5	148	0.03	0.04	0.4	0.36	0.8	16	0.4	8	0
316	丝瓜	83	20	94.3	1	0.2	0.6	3.6	15	0.02	0.04	0.4	0.22	2.6	14	0.4	5	0
317	笋瓜（生瓜）	91	12	96.1	0.5	0	0.7	2.4	17	0.04	0.02	0	0.29	0	14	0.6	5	0
318	甜瓜（香瓜）	78	26	92.9	0.4	0.1	0.4	5.8	5	0.02	0.03	0.3	0.47	8.8	14	0.7	15	0
319	西瓜（寒瓜）	56	25	93.3	0.6	0.1	0.3	5.5	75	0.02	0.03	0.2	0.1	3.2	8	0.3	6	0
320	西葫芦	73	18	94.9	0.8	0.2	0.6	3.2	5	0.01	0.03	0.2	0.34	5	15	0.3	6	0

续表

序号	名称	可食部分/%	能量/kcal	水分/g	蛋白质/g	脂肪/g	膳食纤维/g	碳水化合物/g	维生素A/μgRE	维生素B₁/mg	维生素B₂/mg	烟酸/mg	维生素E/mg	钠/mg	钙/mg	铁/mg	维生素C/mg	胆固醇/mg
321	茄子（长）	96	19	93.1	1	0.1	1.9	3.5	30	0.03	0.03	0.6	0.2	6.4	55	0.4	7	0
322	青椒（灯笼椒，柿子椒）	82	22	93	1	0.2	1.4	4	57	0.03	0.03	0.9	0.59	3.3	14	0.8	72	0
323	番茄（西红柿，番柿）	97	19	94.4	0.9	0.2	0.5	3.5	92	0.03	0.03	0.6	0.57	5	10	0.4	19	0
324	番茄酱（罐头）	100	81	75.8	4.9	0.2	2.1	14.8	0	0.03	0.03	5.6	4.45	37.1	28	1.1	0	0
325	辣椒（红尖，干）	88	212	14.6	15	12	41.7	11	0	0.53	0.16	1.2	8.76	1.8	12	6	0	0
326	茄子	93	21	93.4	1.1	0.2	1.3	3.6	8	0.02	0.04	0.6	1.13	5.4	24	0.5	5	0
327	秋葵（黄秋葵，羊角豆）	88	37	86.2	2	0.1	3.9	7.1	52	0.05	0.09	1	1.03	3.9	45	0.1	4	0
328	洋姜（咸，地姜，鬼子姜）	100	34	74	2.6	0	1	5.8	0	0.17	0.06	1.4	0	5 443	244	6.8	0	0
329	花生仁（炒）	100	581	1.8	24.1	44.4	4.3	21.2	0	0.12	0.1	18.9	14.97	445.1	284	6.9	0	0
330	葵花子（炒）	52	616	2	22.6	52.8	4.8	12.5	5	0.43	0.26	4.8	26.46	1322	72	6.1	0	0
331	莲子（干）	100	344	9.5	17.2	2	3	64.2	0	0.16	0.08	4.2	2.71	5.1	97	3.6	5	0
332	栗子（鲜，板栗）	80	185	52	4.2	0.7	1.7	40.5	32	0.14	0.17	0.8	4.56	13.9	17	1.1	24	0

续表

序号	名称	可食部分/%	能量/kcal	水分/g	蛋白质/g	脂肪/g	膳食纤维/g	碳水化合物/g	维生素A/μgRE	维生素B$_1$/mg	维生素B$_2$/mg	烟酸/mg	维生素E/mg	钠/mg	钙/mg	铁/mg	维生素C/mg	胆固醇/mg
333	南瓜子（炒，白瓜子）	68	574	4.1	36	46.1	4.1	3.8	0	0.08	0.16	3.3	27.28	15.8	37	6.5	0	0
334	山核桃（熟，小核桃）	30	596	2.2	7.9	50.8	7.8	26.8	0	0.02	0.09	1	14.08	430.3	133	5.4	0	0
335	松子仁	100	698	0.8	13.4	70.6	10	2.2	2	0.19	0.25	4	32.79	10.1	78	4.3	0	0
336	西瓜子（炒）	43	573	4.3	32.7	44.8	4.5	9.7	0	0.04	0.08	3.4	1.23	187.7	28	8.2	0	0
337	杏仁	100	514	5.6	24.7	44.8	19.2	2.9	0	0.08	1.25	0	18.53	7.1	71	1.3	26	0
338	榛子（干）	27	542	7.4	20	44.8	9.6	14.7	8	0.62	0.14	2.5	36.43	4.7	104	6.4	0	0
339	鸭蛋（咸）	88	190	61.3	12.7	12.7	0	6.3	134	0.16	0.33	0.1	6.25	2 706	118	3.6	0	647
340	鲅鱼（马鲛鱼，燕鲅鱼）	80	122	72.5	21.2	3.1	0	2.2	19	0.03	0.04	2.1	0.71	74.2	35	0.8	0	75
341	八爪鱼（八角鱼）	78	135	65.4	18.9	0.4	0	14	0	0.04	0.06	5.4	1.34	65.4	21	0.6	0	0
342	鳊鱼（鲂鱼，武昌鱼）	59	135	73.1	18.3	6.3	0	1.2	28	0.02	0.07	1.7	0.52	41.1	89	0.7	0	94
343	草鱼（白鲩，草包鱼）	58	112	77.3	16.6	5.2	0	0	11	0.04	0.11	2.8	2.03	46	38	0.8	0	86

续表

序号	名称	可食部分/%	能量/kcal	水分/g	蛋白质/g	脂肪/g	膳食纤维/g	碳水化合物/g	维生素A/μgRE	维生素B1/mg	维生素B2/mg	烟酸/mg	维生素E/mg	钠/mg	钙/mg	铁/mg	维生素C/mg	胆固醇/mg
344	鲳鱼（平鱼，银鲳，刺鲳）	70	142	72.8	18.5	7.8	0	0	24	0.04	0.07	2.1	1.26	62.5	46	1.1	0	77
345	赤眼鳟（金目鱼）	59	114	76.5	18.1	5	0	0	12	0.02	0.08	4.7	1.7	87	59	6.4	0	121
346	大黄鱼（大黄花鱼）	66	96	77.7	17.7	2.5	0	0.8	10	0.03	0.1	1.9	1.13	120.3	53	0.7	0	86
347	带鱼（白带鱼，刀鱼）	76	127	73.3	17.7	4.9	0	3.1	29	0.02	0.06	2.8	0.82	150.1	28	1.2	0	76
348	鲽（比目鱼，凸眼鱼）	72	107	74.6	21.1	2.3	0	0.5	117	0.03	0.04	1.5	2.35	150.4	107	0.4	0	73
349	鳜鱼（桂鱼）	61	117	74.5	19.9	4.2	0	0	12	0.02	0.07	5.9	0.87	68.6	63	1	0	124
350	海鳗（海鳗鱼，鲫勾）	67	122	74.6	18.8	5	0	0.5	22	0.06	0.07	3	1.7	95.8	28	0.7	0	71
351	黄颡鱼（戈牙鱼，黄鳍）	52	124	71.6	17.8	2.7	0	7.1	0	0.01	0.06	3.7	1.48	250.4	59	6.4	0	90
352	黄鳝（鳝鱼）	67	89	78	18	1.4	0	1.2	50	0.06	0.98	3.7	1.34	70.2	42	2.5	0	126
353	尖嘴白	80	137	68.6	22.7	3.3	0	4.1	0	0.05	0.02	0	0.27	48.3	27	0.6	0	73

续表

序号	名称	可食部分/%	能量/kcal	水分/g	蛋白质/g	脂肪/g	膳食纤维/g	碳水化合物/g	维生素A/μgRE	维生素B$_1$/mg	维生素B$_2$/mg	烟酸/mg	维生素E/mg	钠/mg	钙/mg	铁/mg	维生素C/mg	胆固醇/mg
354	鲹鱼（小凤尾鱼）	90	124	72.7	15.5	5.1	0	4	14	0.06	0.06	0.9	0.74	38.5	78	1.6	0	0
355	鲫鱼（喜头鱼，海鲫鱼）	54	108	75.4	17.1	2.7	0	3.8	17	0.04	0.09	2.5	0.68	41.2	79	1.3	0	130
356	鲢鱼（白鲢，胖子）	61	102	77.8	17.8	3.6	0	0	20	0.03	0.07	2.5	1.23	57.5	53	1.4	0	99
357	鲮鱼(雪鲮)	57	95	77.7	18.4	2.1	0	0.7	125	0.01	0.04	3	1.54	40.1	31	0.9	0	86
358	鲤鱼（鲤拐子）	54	109	76.7	17.6	4.1	0	0.5	25	0.03	0.09	2.7	1.27	53.7	50	1	0	84
359	罗非鱼	55	98	76	18.4	1.5	0	2.8	0	0.11	0.17	3.3	1.91	19.8	12	0.9	0	78
360	鲈鱼(鲈花)	58	100	77.7	18.6	3.4	0	0	19	0.03	0.17	3.1	0.75	144.1	138	2	0	86
361	鳗鲡（鳗鱼，河鳗）	84	181	67.1	18.6	10.8	0	2.3	0	0.02	0.02	3.8	3.6	58.8	42	1.5	0	177
362	泥鳅	60	96	76.6	17.9	2	0	1.7	14	0.1	0.33	6.2	0.79	74.8	299	2.9	0	136
363	青鱼（青皮鱼，青鳞鱼）	63	116	73.9	20.1	4.2	0	0.2	42	0.03	0.07	2.9	0.81	47.4	31	0.9	0	108
364	小黄鱼（小黄花鱼）	63	99	77.9	17.9	3	0	0.1	0	0.04	0.04	2.3	1.19	103	78	0.9	0	74

续表

序号	名称	可食部分/%	能量/kcal	水分/g	蛋白质/g	脂肪/g	膳食纤维/g	碳水化合物/g	维生素A/μg RE	维生素B₁/mg	维生素B₂/mg	烟酸/mg	维生素E/mg	钠/mg	钙/mg	铁/mg	维生素C/mg	胆固醇/mg
365	鳕鱼（鳕狭、明太鱼）	45	88	77.4	20.4	0.5	0	0.5	14	0.04	0.13	2.7	0	130.3	42	0.5	0	114
366	鳙鱼（胖头鱼，摆佳鱼）	61	100	76.5	15.3	2.2	0	4.7	34	0.04	0.11	2.8	2.65	60.6	82	0.8	0	112
367	鱼子酱（大麻哈鱼）	100	252	49.4	10.9	16.8	0	14.4	111	0.33	0.19	0.5	12.25	0	23	2.8	0	486
368	鳟鱼（红鳟鱼）	57	99	77	18.6	2.6	0	0.2	206	0.08	0	0	3.55	110	34	0	0	102
369	鲜贝	63	71	80.8	15	0.9	0	0.8	283	0.01	0.22	0.4	0	6.1	190	50	0	148
370	河虾	86	84	78.1	16.4	2.4	0	0	48	0.04	0.03	0	5.33	138.8	325	4	0	240
371	基围虾	60	101	75.2	18.2	1.4	0	3.9	0	0.02	0.07	2.9	1.69	172	83	2	0	181
372	龙虾	46	90	77.6	18.9	1.1	0	1	0	0	0.03	4.3	3.58	190	21	1.3	0	121
373	蟹（河蟹）	42	103	75.8	17.5	2.6	0	2.3	389	0.06	0.28	1.7	6.09	193.5	126	2.9	0	267
374	茶油	100	899	0.1	0	99.9	0	0	0	0	0	0	27.9	0.7	5	1.1	0	0
375	大麻油	100	897	0.3	0	99.9	0	0	0	0	0	0	8.55	1.5	15	3.1	0	0
376	豆油	100	899	0.1	0	99.9	0	0	0	0	0	0	93.08	4.9	13	2	0	0
377	花生油	100	899	0.1	0	99.9	0	0	0	0	0	0	42.06	3.5	12	2.9	0	0

续表

序号	名称	可食部分/%	能量/kcal	水分/g	蛋白质/g	脂肪/g	膳食纤维/g	碳水化合物/g	维生素A/μg RE	维生素B$_1$/mg	维生素B$_2$/mg	烟酸/mg	维生素E/mg	钠/mg	钙/mg	铁/mg	维生素C/mg	胆固醇/mg
378	胡麻油	100	900	0	0	100	0	0	0	0	0	0	389.9	0.6	3	0.2	0	0
379	葵花籽油	100	899	0.1	0	99.9	0	0	0	0	0	0	54.6	2.8	2	1	0	0
380	辣椒油	100	900	0	0	100	0	0	0	0	0	0	87.24	0	0	0	0	0
381	牛油	100	835	6.2	0	92	0	1.8	54	0	0	0	0	9.4	9	3	0	0
382	羊油	100	824	4	0	88	0	8	33	0	0	0	1.08	13.2	0	1	0	0
383	玉米油	100	895	0.2	0	99.2	0	0.5	0	0	0	0	51.94	1.4	1	1.4	0	0
384	芝麻油（香油）	100	898	0.1	0	99.7	0	0.2	0	0	0	0	68.53	1.1	9	2.2	0	0
385	猪油（未炼）	100	827	4	0	88.7	0	7.2	89	0	0	0	21.83	138.5	0	2.1	0	0
386	饼干	100	433	5.7	9	12.7	1.1	70.6	37	0.08	0.04	4.7	4.57	204.1	73	1.9	0	81
387	汽水（橙汁汽水）	100	20	94.9	0	0	0	0	10	0	0.02	0	0	8.1	10	0.1	0	0
388	白砂糖	100	400	0	0	0	0	99.9	0	0	0	0	0	0.4	20	0.6	0	0
389	蜂蜜	100	321	22	0.4	1.9	0	75.6	0	0	0.05	0.1	0	0.3	4	1	3	0
390	红糖	100	389	1.9	0.7	0	0	96.6	0	0.01	0	0.3	0	18.3	157	2.2	0	0
391	巧克力	100	586	1	4.3	40.1	1.5	51.9	0	0.06	0.08	1.4	1.62	111.8	111	1.7	0	0

续表

序号	名称	可食部分/%	能量/kcal	水分/g	蛋白质/g	脂肪/g	膳食纤维/g	碳水化合物/g	维生素A/μg RE	维生素 B₁/mg	维生素 B₂/mg	烟酸/mg	维生素E/mg	钠/mg	钙/mg	铁/mg	维生素C/mg	胆固醇/mg
392	淀粉（团粉，芡粉）	100	346	12.6	1.5	0	0.8	85	0	9.01	0	0.2	0	13.3	34	3.6	0	0
393	粉丝	100	335	15	0.8	0.2	1.1	82.6	0	0.03	0.02	0.4	0	9.3	31	6.4	0	0
394	醋	100	31	90.6	2.1	0.3	0	4.9	0	0.03	0.05	1.4	0	262.1	17	6	0	0
395	豆瓣酱	100	178	46.6	13.6	6.8	1.5	15.6	0	0.11	0.46	2.4	0.57	6 012	53	16.4	0	0
396	豆豉（五香）	100	244	22.7	24.1	0	5.9	36.8	0	0.02	0.09	0.6	40.69	263.8	29	3.7	0	0
397	黄酱（大酱）	100	131	50.6	12.1	1.2	3.4	17.9	13	0.05	0.28	2.4	14.12	3 606	70	7	0	0
398	花生酱	100	594	0.5	6.9	53	3	22.3	0	0.01	0.15	2	2.09	2 340	67	7.2	0	0
399	酱油	100	63	67.3	5.6	0.1	0.2	9.9	0	0.05	0.13	1.7	0	5 757	66	8.6	0	0
400	芥末	100	476	7.2	23.6	29.9	7.2	28.1	32	0.17	0.38	4.83	9.83	7.8	656	17.2	0	0
401	味精	100	268	0.2	40.1	0.2	0	26.5	0	0.08	0	0.3	0	21 053	100	1.2	0	0
402	盐	100	0	0.1	0	0	0	0	0	0	0	0	0	25 127	22	1	0	0
403	芝麻酱	100	618	0.3	19.2	52.7	5.9	16.8	17	0.16	0.22	5.8	35.09	0	1 170	9.8	0	0
404	蚕蛹	100	230	57.5	21.5	13	0	6.7	0	0.07	2.23	2.2	9.89	140.2	81	2.6	0	155
405	甲鱼	70	118	75	17.8	4.3	0	2.1	139	0.07	0.14	3.3	1.88	96.9	70	2.8	0	101

序号	名称	可食部分/%	能量/kcal	水分/g	蛋白质/g	脂肪/g	膳食纤维/g	碳水化合物/g	维生素A/µgRE	维生素B₁/mg	维生素B₂/mg	烟酸/mg	维生素E/mg	钠/mg	钙/mg	铁/mg	维生素C/mg	胆固醇/mg
406	蛇	78	91	78.5	15.7	1.7	0	3.3	23	0.05	0.4	3.5	0.93	98.6	49	8.9	0	80
407	田鸡（青蛙）	37	93	79.4	20.5	1.2	0	0	7	0.26	0.28	9	0.55	11.8	127	1.5	0	40
408	芝麻（黑）	100	531	5.7	19.1	46.1	14	10	0	0.66	0.25	5.9	50.4	8.3	780	22.7	0	0
409	中国鲎	68	63	84.1	10.3	1.5	0	2.1	4	0.08	0.46	1.9	2.3	0	38	1.8	0	160
410	二锅头（58度）		352	0	0	0	0	0	0	0.05	0	0	0	0.5	1	0.1	0	0
411	白葡萄酒（14.2度）		80	0	0	0	0	0	0	0.01	0	0	0	0	0	2	0	0
412	中国红葡萄酒（16度）			91	0	0.1	0	0	0	0	0	0.01	0	0	1.8	27	0.3	0
413	黄酒（5.5度）		31	0	0	0	0	0	0	0.03	0	0	0	0	0	0	0	0
414	酒酿原汁（江米酒）		0	0	1.6	0	0	0	0	0.03	0.01	0	0	1	16	0.1	0	0
415	武汉啤酒（3.2度）		18	0	0	0	0	0	0	0.03	0.11	0	0	0.9	7	0	0	0

中国居民膳食指南(2022) 平衡膳食准则八条

准则一：食物多样，合理搭配

Enjoy a varied and well-balanced diet

平衡膳食模式是最大程度上保障人类营养需要和健康的基础，食物多样是平衡膳食模式的基本原则。多样的食物应包括谷薯类、蔬菜水果类、畜禽鱼蛋奶类大豆坚果类等。建议平均每天摄入 12 种以上食物，每周 25 种以上。谷类为主是平衡膳食模式的重要特征，建议平均每天摄入谷类食物 200~300g，其中全谷物和杂豆类 50~150g；薯类 50~100g。每天的膳食应合理组合和搭配，平衡膳食模式中碳水化合物供能占膳食总能量的 50%~65%，蛋白质占 10%~15%，脂肪占 20%~30%。

准则二：吃动平衡，健康体重

Be active to maintain a healthy body weight

体重是评价人体营养和健康状况的重要指标，运动和膳食平衡是保持健康体重的关键。各个年龄段人群都应该坚持每天运动、维持能量平衡、保持健康体重。体重过低和过高均易增加疾病的发生风险。推荐每周应至少进行 5 天中等强度身体活动，累计 150 分钟以上，坚持日常身体活动，主动身体活动最好每天 6 000 步；注意减少久坐时间，每小时起来动一动，动则有益。

准则三：多吃蔬果、奶类、全谷、大豆

Have plenty of vegetables, fruits, dairy, whole grains and soybeans

蔬菜、水果、奶类和大豆及其制品是平衡膳食的重要组成部分，坚果是膳食的有益补充。蔬菜和水果是维生素、矿物质、膳食纤维和植物化学物的重要来源奶类和大豆类富含钙、优质蛋白质和 B 族维生素，对降低慢性病的发病风险具有重要作用。推荐餐餐有蔬菜，每天摄入不少于 300g 蔬菜，深色蔬菜应占 1/2。推荐天天吃水果，每天摄入 200~350g 新鲜水果，果汁不能代替鲜果。吃各种各样的奶制品，摄入量相当于每天 300mL 以上液态奶。经常吃全谷物、豆制品，适量吃坚果。

准则四：适量吃鱼、禽、蛋、瘦肉

Eat moderate amounts of fish, poultry, eggs and lean meats

鱼、禽、蛋和瘦肉可提供人体所需要的优质蛋白质、维生素 A、B 族维生素等，有些也含有较高的脂肪和胆固醇。目前我国畜肉消费量高，过多摄入对健康不利，应当适量食用。动物性食物优选鱼和禽类，鱼和禽类脂肪含量相对较低，鱼类含有较多的不饱和脂肪酸。蛋类各种营养成分齐全，瘦肉脂肪含量较低。过多食用烟熏和腌制肉类可增加部分肿瘤的发生风险 应当少吃。推荐成年人平均每天摄入动物性食物总量 120~200g，相当于每周摄入鱼类 2 次或 300~500g、畜禽肉 300~500g、蛋类 300~350g。

准则五：少盐少油，控糖限酒

Limit foods high in salt, sugar and cooking oil, avoid alcoholic drinks

我国多数居民食盐、烹调油和脂肪摄入过多，是目前肥胖、心脑血管疾病等慢性病发病

率居高不下的重要因素，因此应当培养清淡饮食习惯，推荐成年人每天摄入食盐不超过 5g、烹调油 25~30g，避免过多动物性油脂和饱和脂肪酸的摄入。过多摄入添加糖可增加龋齿和超重的发生风险，建议不喝或少喝含糖饮料。推荐每天摄入糖不超过 50g，最好控制在 25g 以下。儿童青少年、孕妇、乳母不应饮酒，成年人如饮酒，一天饮酒的酒精量不超过 15g。

准则六：规律进餐，足量饮水

Adhere to a healthy eating habit and drink adequate amounts of water

规律进餐是实现合理膳食的前提，应合理安排一日三餐，定时定量、饮食有度，不暴饮暴食。早餐提供的能量应占全天总能量的 25%~30%，午餐占 30%~40%，晚餐占 30%~35%。水是构成人体成分的重要物质并发挥着多种生理作用。水摄入和排出的平衡可以维护机体适宜水 合状态和健康。建议低身体活动水平的成年人每天饮 7~8 杯水，相当于男性每天喝水 1 700mL，女性每天喝水 1 500mL。每天主动、足量饮水，推荐喝白水或茶水，不喝或少喝含糖饮料。

准则七：会烹会选，会看标签

Learn nutrition labeling, shop

食物是人类获取营养、赖以生存和发展的物质基础，在生命的每一个阶段都应该规划好膳食。

了解各类食物营养特点，挑选新鲜的、营养素密度高的食物，学会通过食品营养标签的比较，选择购买较健康的包装食品。烹饪是合理膳食的重要组成部分，学习烹饪和掌握新工具，传承当地美味佳肴，做好一日三餐，家家实践平衡膳食，享受营养与美味。如在外就餐或选择外卖食品，按需购买，注意适宜份量和荤素搭配，并主动提出健康诉求。

准则八：公筷分餐，杜绝浪费

Pay attention to dietetic hygiene, serve individual portions, and reduce food waste

日常饮食卫生应首先注意选择当地的、新鲜卫生的食物，不食用野生动物。食物制备生熟分开，储存得当。多人同桌，应使用公筷公勺、采用分餐或份餐等卫生措施。勤俭节约是中华民族的文化传统，人人都应尊重和珍惜食物，在家在外按需备餐，不铺张不浪费。从每个家庭做起，传承健康生活方式，树饮食文明新风。社会餐饮应多措并举，倡导文明用餐方式，促进公众健康和食物系统可持续发展。

附表 3-1　膳食能量需要量(EER)

年龄/阶段	男性 PAL I[a] MJ/d	男性 PAL I[a] kcal/d	男性 PAL II[b] MJ/d	男性 PAL II[b] kcal/d	男性 PAL III[c] MJ/d	男性 PAL III[c] kcal/d	女性 PAL I[a] MJ/d	女性 PAL I[a] kcal/d	女性 PAL II[b] MJ/d	女性 PAL II[b] kcal/d	女性 PAL III[c] MJ/d	女性 PAL III[c] kcal/d
0岁~	—	—	0.38MJ/(kg·d)	90kcal/(kg·d)	—	—	—	—	0.38MJ/(kg·d)	90kcal/(kg·d)	—	—
0.5岁~	—	—	0.31MJ/(kg·d)	75 kcal/(kg·d)	—	—	—	—	0.31 MJ/(kg·d)	75 kcal/(kg·d)	—	—
1岁~	—	—	3.77	900	—	—	—	—	3.35	800	—	—
2岁~	—	—	4.60	1 100	—	—	—	—	4.18	1 000	—	—
3岁~	—	—	5.23	1 250	—	—	—	—	4.81	1 150	—	—
4岁~	—	—	5.44	1 300	—	—	—	—	5.23	1 250	—	—
5岁~	—	—	5.86	1 400	—	—	—	—	5.44	1 300	—	—
6岁~	5.86	1 400	6.69	1 600	7.53	1 800	5.44	1 300	6.07	1 450	6.90	1 650
7岁~	6.28	1 500	7.11	1 700	7.95	1 900	5.65	1 350	6.49	1 550	7.32	1 750
8岁~	6.69	1 600	7.74	1 850	8.79	2 100	6.07	1 450	7.11	1 700	7.95	1 900
9岁~	7.11	1 700	8.16	1 950	9.20	2 200	6.49	1 550	7.53	1 800	8.37	2 000
10岁~	7.53	1 800	8.58	2 050	9.62	2 300	6.90	1 650	7.95	1 900	8.79	2 100
11岁~	7.95	1 900	9.20	2 200	10.25	2 450	7.32	1 750	8.37	2 000	9.41	2 250
12岁~	9.62	2 300	10.88	2 600	12.13	2 900	8.16	1 950	9.20	2 200	10.25	2 450
15岁~	10.88	2 600	12.34	2 950	13.81	3 300	8.79	2 100	9.83	2 350	11.09	2 650

续表

年龄/阶段	男性						女性					
	PAL I[a]		PAL II[b]		PAL III[c]		PAL I[a]		PAL II[b]		PAL III[c]	
	MJ/d	kcal/d	MJ/d	kcal/d	MJ/d	kcal/d	MJ/d	kcal/d	MJ/d	kcal/d	MJ/d	kcal/d
18岁～	9.00	2 150	10.67	2 550	12.55	3 000	7.11	1 700	8.79	2 100	10.25	2 450
30岁～	8.58	2 050	10.46	2 500	12.34	2 950	7.11	1 700	8.58	2 050	10.04	2 400
50岁～	8.16	1 950	10.04	2 400	11.72	2 800	6.69	1 600	8.16	1 950	9.62	2 300
65岁～	7.95	1 900	9.62	2 300	—	—	6.49	1 550	7.74	1 850	—	—
75岁～	7.53	1 800	9.20	2 200	—	—	6.28	1 500	7.32	1 750	—	—
孕早期	—	—	—	—	—	—	+0	+0	+0	+0	+0	+0
孕中期	—	—	—	—	—	—	+1.05	+250	+1.05	+250	+1.05	+250
孕晚期	—	—	—	—	—	—	+1.67	+400	+1.67	+400	+1.67	+400
乳母	—	—	—	—	—	—	+1.67	+400	+1.67	+400	+1.67	+400

注：PAL I[a]、PAL II[b]、PAL III[c] 分别代表低强度身体活动水平、中等强度身体活动水平和高强度身体活动水平。

"—"表示未制定或未涉及；"+"表示在相应年龄阶段的成年女性需要量基础上增加的需要量。

附表 3-2　膳食蛋白质参考摄入量

年龄/阶段	EAR/(g·d⁻¹)		RNI/(g·d⁻¹)		AMDR/%E
	男性	女性	男性	女性	
0 岁 ~	—	—	9（AI）	9（AI）	—
0.5 岁 ~	—	—	17（AI）	17（AI）	—
1 岁 ~	20	20	25	25	—
2 岁 ~	20	20	25	25	—
3 岁 ~	25	25	30	30	—
4 岁 ~	25	25	30	30	8~20
5 岁 ~	25	25	30	30	8~20
6 岁 ~	30	30	35	35	10~20
7 岁 ~	30	30	40	40	10~20
8 岁 ~	35	35	40	40	10~20
9 岁 ~	40	40	45	45	10~20
10 岁 ~	40	40	50	50	10~20
11 岁 ~	45	45	55	55	10~20
12 岁 ~	55	50	70	60	10~20
15 岁 ~	60	50	75	60	10~20
18 岁 ~	60	50	65	55	10~20
30 岁 ~	60	50	65	55	10~20
50 岁 ~	60	50	65	55	10~20
65 岁 ~	60	50	72	62	15~20
75 岁 ~	60	50	72	62	15~20
孕早期	—	+0	—	+0	10~20
孕中期	—	+10	—	+15	10~20
孕晚期	—	+25	—	+30	10~20
乳母	—	+20	—	+25	10~20

注：“—”表示未制定或未涉及；“+”表示在相应年龄阶段的成年女性需要量基础上增加的需要量。

附表 3-3　膳食脂肪及脂肪酸参考摄入量

年龄/阶段	总脂肪	饱和脂肪酸	n-6 多不饱和脂肪酸	n-3 多不饱和脂肪酸	亚油酸	亚麻酸	EPA+DHA
	AMDR/%E	AMDR/%E	AMDR/%E	AMDR/%E	AI/%E	AI/%E	AMDR/ AI/(g·d⁻¹)
0 岁 ~	48（AI）	—	—	—	8.0（0.15gª）	0.90	0.1ᵇ
0.5 岁 ~	40（AI）	—	—	—	6.0	0.67	0.1ᵇ
1 岁 ~	35（AI）	—	—	—	4.0	0.60	0.1ᵇ
3 岁 ~	35（AI）	—	—	—	4.0	0.60	0.2
4 岁 ~	20~30	<8	—	—	4.0	0.60	0.2
6 岁 ~	20~30	<8	—	—	4.0	0.60	0.2
7 岁 ~	20~30	<8	—	—	4.0	0.60	0.2
9 岁 ~	20~30	<8	—	—	4.0	0.60	0.2
11 岁 ~	20~30	<8	—	—	4.0	0.60	0.2
12 岁 ~	20~30	<8	—	—	4.0	0.60	0.25
15 岁 ~	20~30	<8	—	—	4.0	0.60	0.25
18 岁 ~	20~30	<10	2.5~9.0	0.5~2.0	4.0	0.60	0.25~2.00（AMDR）
30 岁 ~	20~30	<10	2.5~9.0	0.5~2.0	4.0	0.60	0.25~2.00（AMDR）
50 岁 ~	20~30	<10	2.5~9.0	0.5~2.0	4.0	0.60	0.25~2.00（AMDR）
65 岁 ~	20~30	<10	2.5~9.0	0.5~2.0	4.0	0.60	0.25~2.00（AMDR）
75 岁 ~	20~30	<10	2.5~9.0	0.5~2.0	4.0	0.60	0.25~2.00（AMDR）
孕早期	20~30	<10	2.5~9.0	0.5~2.0	+0	+0	0.25（0.2ᵇ）
孕中期	20~30	<10	2.5~9.0	0.5~2.0	+0	+0	0.25（0.2ᵇ）
孕晚期	20~30	<10	2.5~9.0	0.5~2.0	+0	+0	0.25（0.2ᵇ）
乳母	20~30	<10	2.5~9.0	0.5~2.0	+0	+0	0.25（0.2ᵇ）

注：ª 花生四烯酸；ᵇ DHA。

"—"表示未制定；"+"表示在相应年龄阶段的成年女性需要量基础上增加的需要量。

附表 3-4　膳食碳水化合物参考摄入量

年龄/阶段	总碳水化合物		膳食纤维	添加糖[a]
	EAR/($g·d^{-1}$)	AMDR/%E	AI/($g·d^{-1}$)	AMDR/%E
0岁~	60（AI）	—	—	—
0.5岁~	80（AI）	—	—	—
1岁~	120	50~65	5~10	—
4岁~	120	50~65	10~15	
7岁~	120	50~65	15~20	<10
9岁~	120	50~65	15~20	<10
12岁~	150	50~65	20~25	<10
15岁~	150	50~65	25~30	<10
18岁~	120	50~65	25~30	<10
30岁~	120	50~65	25~30	<10
50岁~	120	50~65	25~30	<10
65岁~	120	50~65	25~30	<10
75岁~	120	50~65	25~30	<10
孕早期	+10	50~65	+0	<10
孕中期	+20	50~65	+4	<10
孕晚期	+35	50~65	+4	<10
乳母	+50	50~65	+4	<10

注：[a] 添加糖每天不超过 50g/d，最好低于 25g/d。

"—"表示未制定；"+"表示在相应年龄阶段的成年女性需要量基础上增加的需要量。

附表 3-5　膳食宏量营养素可接受范围（AMDR）

单位：%E

年龄/阶段	碳水化合物	总脂肪	蛋白质
0岁~	—	48（AI）	—
0.5岁~	—	35（AI）	—
1岁~	50~65	20~30	
4岁~	50~65	20~30	8~20

年龄/阶段	碳水化合物	总脂肪	蛋白质
6 岁~	50~65	20~30	10~20
7 岁~	50~65	20~30	10~20
11 岁~	50~65	20~30	10~20
12 岁~	50~65	20~30	10~20
15 岁~	50~65	20~30	10~20
18 岁~	50~65	20~30	10~20
30 岁~	50~65	20~30	10~20
50 岁~	50~65	20~30	10~20
65 岁~	50~65	20~30	15~20
75 岁~	50~65	20~30	15~20
孕早期	50~65	20~30	10~20
孕中期	50~65	20~30	10~20
孕晚期	50~65	20~30	10~20
乳母	50~65	20~30	10~20

注:"—"表示未制定。

附表3-6　膳食微量营养素平均需要量（EAR）

年龄/阶段	钙/(mg·d^{-1})	磷/(mg·d^{-1})	镁/(mg·d^{-1})	铁/(mg·d^{-1}) 男	铁 女	碘/(µg·d^{-1})	锌/(mg·d^{-1}) 男	锌 女	硒/(µg·d^{-1})	铜/(mg·d^{-1})	钼/(µg·d^{-1})	维生素A/(µgRAE·d^{-1}) 男	维生素A 女	维生素D/(µg·d^{-1})	维生素B$_1$/(mg·d^{-1}) 男	B$_1$ 女	维生素B$_2$/(mg·d^{-1}) 男	B$_2$ 女	烟酸/(mgNE·d^{-1}) 男	烟酸 女	维生素B$_6$/(mg·d^{-1})	叶酸/(µgDFE·d^{-1})	维生素B$_{12}$/(µg·d^{-1})	维生素C/(mg·d^{-1})
0岁~	—	—	—	—	—	—	—	—	—	—	—	—	—	—	—	—	—	—	—	—	—	—	—	—
0.5岁~	—	—	—	7	7	—	—	—	—	—	—	—	—	—	—	—	—	—	—	—	—	—	—	—
1岁~	400	250	110	7	7	65	3.2	3.2	20	0.26	8	250	240	8	0.5	0.5	0.6	0.5	5	4	0.5	130	0.8	35
4岁~	500	290	130	7	7	65	4.6	4.6	25	0.30	10	280	270	8	0.7	0.7	0.7	0.6	6	5	0.6	160	1.0	40
7岁~	650	370	170	9	9	65	5.9	5.9	30	0.38	12	300	280	8	0.8	0.7	0.8	0.7	7	6	0.7	200	1.2	50
9岁~	800	460	210	12	12	65	5.9	5.9	40	0.47	15	400	380	8	0.9	0.8	0.9	0.8	9	8	0.8	240	1.5	65
12岁~	850	580	260	12	14	80	7.0	6.3	50	0.56	20	560	520	8	1.2	1.0	1.2	1.0	11	10	1.1	310	1.7	80
15岁~	800	600	270	12	14	85	9.7	6.5	50	0.59	20	580	480	8	1.4	1.1	1.3	1.0	13	10	1.2	320	2.1	85
18岁~	650	600	270	9	12	85	10.1	6.9	50	0.62	20	550	470	8	1.2	1.0	1.2	1.0	12	10	1.2	320	2.0	85
30岁~	650	590	270	9	12	85	10.1	6.9	50	0.60	20	550	470	8	1.2	1.0	1.2	1.0	12	10	1.2	320	2.0	85
50岁~	650	590	270	9	8ª	85	10.1	6.9	50	0.60	20	540	470	8	1.2	1.0	1.2	1.0	12	10	1.3	320	2.0	85
					12ᵇ																			
65岁~	650	570	260	9	8	85	10.1	6.9	50	0.58	20	520	460	8	1.2	1.0	1.2	1.0	12	10	1.3	320	2.0	85
75岁~	650	570	250	9	8	85	10.1	6.9	50	0.57	20	500	430	8	1.2	1.0	1.2	1.0	12	10	1.3	320	2.0	85
孕早期	+0	+0	+30	—	+0	+75	—	+1.7	+4	+0.10	+0	—	+0	+0	—	+0	—	+0	—	+0	+0.7	+200	+0.4	+0

续表

年龄/阶段	钙/(mg·d⁻¹)	磷/(mg·d⁻¹)	镁/(mg·d⁻¹)	铁/(mg·d⁻¹) 男	铁 女	碘/(µg·d⁻¹)	锌/(mg·d⁻¹) 男	锌 女	硒/(µg·d⁻¹)	铜/(mg·d⁻¹)	钼/(µg·d⁻¹)	维生素A/(µgRAE·d⁻¹) 男	维A 女	维生素D/(µg·d⁻¹)	维生素B₁/(mg·d⁻¹) 男	维B₁ 女	维生素B₂/(mg·d⁻¹) 男	维B₂ 女	烟酸/(mgNE·d⁻¹) 男	烟酸 女	维生素B₆/(mg·d⁻¹)	叶酸/(µgDFE·d⁻¹)	维生素B₁₂/(µg·d⁻¹)	维生素C/(mg·d⁻¹)
孕中期	+0	+0	+30	—	+7	+75	—	+1.7	+4	+0.10	+0	—	+50	+0	—	+0.1	—	+0.1	—	+0	+0.7	+200	+0.4	+10
孕晚期	+0	+0	+30	—	+10	+75	—	+1.7	+4	+0.10	+0	—	+50	+0	—	+0.2	—	+0.2	—	+0	+0.7	+200	+0.4	+10
乳母	+0	+0	+0	—	+6	+85	—	+4.1	+15	+0.50	+4	—	+400	+0	—	+0.2	—	+0.4	—	+3	+0.2	+130	+0.6	+40

注：ᵃ无月经；ᵇ有月经。
"—"表示未制定；"+"表示在相应年龄阶段的成年女性需要量基础上增加的需要量。

附表 3-7　膳食矿物质推荐摄入量（RNI）或适宜摄入量（AI）

年龄/阶段	钙/(mg·d⁻¹) RNI	磷/(mg·d⁻¹) RNI	钾/(mg·d⁻¹) AI	钠/(mg·d⁻¹) AI	镁/(mg·d⁻¹) RNI	氯/(mg·d⁻¹) AI	铁/(mg·d⁻¹) RNI 男	铁 女	碘/(µg·d⁻¹) RNI	锌/(mg·d⁻¹) RNI 男	锌 女	硒/(µg·d⁻¹) RNI	铜/(mg·d⁻¹) RNI	氟/(mg·d⁻¹) AI	铬/(µg·d⁻¹) AI 男	铬 女	锰/(mg·d⁻¹) AI 男	锰 女	钼/(µg·d⁻¹) RNI
0岁~	200 (AI)	105(AI)	400	80	20 (AI)	120	0.3(AI)	0.3(AI)	85 (AI)	1.5(AI)	1.5(AI)	15 (AI)	0.3 (AI)	0.01	0.2	0.2	0.01	0.01	3 (AI)
0.5岁~	350(AI)	180 (AI)	600	180	65 (AI)	450	10	10	115 (AI)	3.2(AI)	3.2(AI)	20 (AI)	0.3 (AI)	0.23	5	5	0.7	0.7	6(AI)
1岁~	500	300	900	500~700ᵃ	140	800~1 100ᵇ	10	10	90	4.0	4.0	25	0.3	0.6	15	15	2.0	1.5	10
4岁~	600	350	1 100	800	160	1 200	10	10	90	5.5	5.5	30	0.4	0.7	15	15	2.0	2.0	12
7岁~	800	440	1 300	900	200	1 400	12	12	90	7.0	7.0	40	0.5	0.9	20	20	2.5	2.5	15

续表

年龄/阶段	钙/(mg·d⁻¹) RNI	磷/(mg·d⁻¹) RNI	钾/(mg·d⁻¹) AI	钠/(mg·d⁻¹) AI	镁/(mg·d⁻¹) RNI	氯/(mg·d⁻¹) AI	铁/(mg·d⁻¹) RNI 男	铁/(mg·d⁻¹) RNI 女	碘/(µg·d⁻¹) RNI	锌/(mg·d⁻¹) RNI 男	锌/(mg·d⁻¹) RNI 女	硒/(µg·d⁻¹) RNI	铜/(mg·d⁻¹) RNI	氟/(mg·d⁻¹) AI	铬/(µg·d⁻¹) AI 男	铬/(µg·d⁻¹) AI 女	锰/(mg·d⁻¹) AI 男	锰/(mg·d⁻¹) AI 女	钼/(µg·d⁻¹) RNI
9 岁~	1 000	550	1 600	1 100	250	1 700	16	16	90	7.0	7.0	45	0.6	1.1	25	25	3.5	3.0	20
12 岁~	1 000	700	1 800	1 400	320	2 200	16	18ᵈ	110	8.5	7.5	60	0.7	1.4	33	30	4.5	4.0	25
15 岁~	1 000	720	2 000	1 600	330	2 500	16	18ᵈ	120	11.5	8.0	60	0.8	1.5	35	30	5.0	4.0	25
18 岁~	800	720	2 000	1 500	330	2 300	12	18ᵈ	120	12.0	8.5	60	0.8	1.5	35	30	4.5	4.0	25
30 岁~	800	710	2 000	1 500	320	2 300	12	18ᵈ	120	12.0	8.5	60	0.8	1.5	35	30	4.5	4.0	25
50 岁~	800	710	2 000	1 500	320	2 300	12	10ᶜ	120	12.0	8.5	60	0.8	1.5	30	25	4.5	4.0	25
65 岁~	800	680	2 000	1 400	310	2 200	12	10	120	12.0	8.5	60	0.8	1.5	30	25	4.5	4.0	25
75 岁~	800	680	2 000	1 400	300	2 200	12	10	120	12.0	8.5	60	0.7	1.5	30	25	4.5	4.0	25
孕早期	+0	+0	+0	+0	+40	+0	—	+0	+110	—	+2.0	+5	+0.1	+0	—	+0	—	+0	+0
孕中期	+0	+0	+0	+0	+40	+0	—	+7	+110	—	+2.0	+5	+0.1	+0	—	+3	—	+0	+0
孕晚期	+0	+0	+0	+0	+40	+0	—	+11	+110	—	+2.0	+5	+0.1	+0	—	+5	—	+0	+0
乳母	+0	+0	+400	+0	+0	+0	—	+6	+120	—	+4.5	+18	+0.7	+0	—	+5	—	+0.2	+5

注：ᵃ "1岁~为500mg/d，2岁~为600mg/d，3岁~为700mg/d。

ᵇ "1岁~为800mg/d，2岁~为900mg/d，3岁~为1 100mg/d。

ᶜ 无月经

ᵈ 有月经

"—"表示未制定；"+"表示在相应年龄阶段的成年女性需要量基础上增加的需要量。

附表3-8　膳食维生素推荐摄入量（RNI）或适宜摄入量（AI）

年龄/阶段	维生素A/(μgRAE·d⁻¹) RNI 男	女	维生素D/(μg·d⁻¹) RNI	维生素E/(mgα-TE·d⁻¹) AI	维生素K/(μg·d⁻¹) AI	维生素B₁/(mg·d⁻¹) RNI 男	女	维生素B₂/(mg·d⁻¹) RNI 男	女	烟酸/(mgNE·d⁻¹) RNI 男	女	维生素B₆/(mg·d⁻¹) RNI	叶酸/(μgDFE·d⁻¹) RNI	维生素B₁₂/(μg·d⁻¹) RNI	泛酸/(mg·d⁻¹) AI	生物素/(μg·d⁻¹) AI	胆碱/(mg·d⁻¹) AI 男	女	维生素C/(mg·d⁻¹) RNI
0岁~	300(AI)		10(AI)	3	2	0.1(AI)		0.4(AI)		1(AI)		0.1(AI)	65(AI)	0.3(AI)	1.7	5	120		40(AI)
0.5岁~	350(AI)		10(AI)	4	10	0.3(AI)		0.6(AI)		2(AI)		0.3(AI)	100(AI)	0.6(AI)	1.9	10	140		40(AI)
1岁~	340	330	10	6	30	0.6	0.6	0.7	0.6	6	5	0.6	160	1.0	2.1	17	170		40
4岁~	390	380	10	7	40	0.9	0.9	0.9	0.8	7	6	0.7	190	1.2	2.5	20	200		50
7岁~	430	390	10	9	50	1.0	0.9	1.0	0.9	9	8	0.8	240	1.4	3.1	25	250		60
9岁~	560	540	10	11	60	1.1	1.0	1.1	1.0	10	10	1.0	290	1.8	3.8	30	300		75
12岁~	780	730	10	13	70	1.4	1.2	1.4	1.2	13	12	1.3	370	2.0	4.9	35	380		95
15岁~	810	670	10	14	75	1.6	1.3	1.6	1.2	15	12	1.4	400	2.5	5.0	40	450	380	100
18岁~	770	660	10	14	80	1.4	1.2	1.4	1.2	15	12	1.4	400	2.4	5.0	40	450	380	100
30岁~	770	660	10	14	80	1.4	1.2	1.4	1.2	15	12	1.4	400	2.4	5.0	40	450	380	100
50岁~	750	660	10	14	80	1.4	1.2	1.4	1.2	15	12	1.6	400	2.4	5.0	40	450	380	100
65岁~	730	640	15	14	80	1.4	1.2	1.4	1.2	15	12	1.6	400	2.4	5.0	40	450	380	100
75岁~	710	600	15	14	80	1.4	1.2	1.4	1.2	15	12	1.6	400	2.4	5.0	40	450	380	100

续表

年龄/阶段	维生素A/(μgRAE·d⁻¹) RNI		维生素D/(μg·d⁻¹) RNI	维生素E/(mgα-TE·d⁻¹) AI	维生素K/(μg·d⁻¹) AI	维生素B₁/(mg·d⁻¹) RNI		维生素B₂/(mg·d⁻¹) RNI		烟酸/(mgNE·d⁻¹) RNI		维生素B₆/(mg·d⁻¹) RNI	叶酸/(μgDFE·d⁻¹) RNI	维生素B₁₂/(μg·d⁻¹) RNI	泛酸/(mg·d⁻¹) AI	生物素/(μg·d⁻¹) AI	胆碱/(mg·d⁻¹) AI		维生素C/(mg·d⁻¹) RNI
	男	女				男	女	男	女	男	女						男	女	
孕早期	—	+0	+0	+0	+0	—	+0	—	+0	—	+0	+0.8	+200	+0.5	+1.0	+10	—	+80	+0
孕中期	—	+70	+0	+0	+0	—	+0.2	—	+0.1	—	+0	+0.8	+200	+0.5	+1.0	+10	—	+80	+15
孕晚期	—	+70	+0	+0	+0	—	+0.3	—	+0.2	—	+0	+0.8	+200	+0.5	+1.0	+10	—	+80	+15
乳母	—	+600	+0	+3	+5	—	+0.3	—	+0.5	—	+4	+0.3	+150	+0.8	+2.0	+10	—	+120	+50

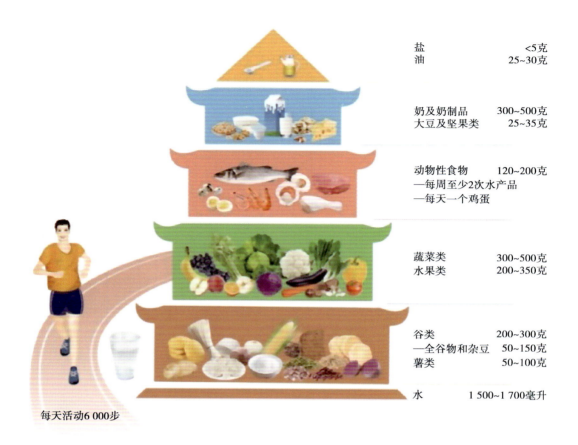

盐　　　　　　　　　　　　<5克
油　　　　　　　　　　　　25~30克

奶及奶制品　　　　　　　　300~500克
大豆及坚果类　　　　　　　25~35克

动物性食物　　　　　　　　120~200克
—每周至少2次水产品
—每天一个鸡蛋

蔬菜类　　　　　　　　　　300~500克
水果类　　　　　　　　　　200~350克

谷类　　　　　　　　　　　200~300克
—全谷物和杂豆　　　　　　50~150克
薯类　　　　　　　　　　　50~100克

水　　　　　　　　　　　　1 500~1 700毫升

每天活动6 000步

图 1-1-1　　中国居民平衡膳食宝塔（2022）

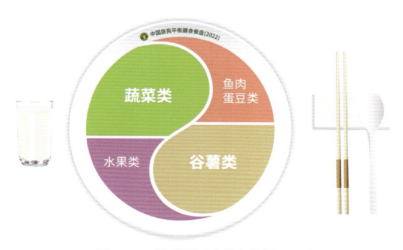

图 1-1-2　　中国居民平衡膳食餐盘（2022）

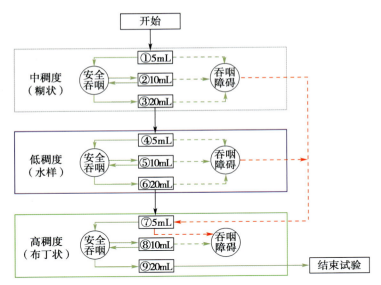

图 2-10-2　容量 - 黏度测试（V-VST）